临床血液学检验

第4版

（供医学检验技术专业用）

主　编　王学锋　江　虹

副主编　马雅静　林慧君　李绵洋　戴　菁　毛　飞

编　者　（以姓氏笔画为序）

马雅静（石河子大学医学院）　　　　王学锋（上海交通大学医学院）

王晓蓓（华中科技大学同济医学院）　毛　飞（江苏大学医学院）

付书南（遵义医科大学）　　　　　　冯厚梅（南方医科大学）

朱喜丹（西南医科大学）　　　　　　江　虹（四川大学华西临床医学院）

孙玉洁（湖北中医药大学）　　　　　李　英（川北医学院）

李　鹏（长治医学院）　　　　　　　李绵洋（中国人民解放军医学院）

吴春梅（青岛大学医学院）　　　　　邹国英（湖南中医药大学）

宋　辉（济宁医学院）　　　　　　　张　军（皖南医学院）

陈海生（佛山大学医学部）　　　　　林慧君（杭州医学院）

金艳慧（温州医科大学）　　　　　　周　强（广州医科大学）

郝艳梅（蚌埠医科大学）　　　　　　施秀英（南通大学公共卫生学院）

彭赛亮（厦门医学院）　　　　　　　蒋能刚（四川大学华西临床医学院）

谢朝阳（广东医科大学）　　　　　　戴　菁（上海交通大学医学院）

中国健康传媒集团

中国医药科技出版社

内 容 提 要

本教材是"全国高等医药院校医学检验技术专业第五轮规划教材"之一，系根据医学检验技术专业课程标准编写。本教材分四篇，共十八章内容，涵盖临床血液学检验基础理论、红细胞疾病及其检验、白细胞疾病及其检验、血栓与止血及其检验。本教材在第 3 版教材的基础上进行了结构调整，将疾病和检验内容进行整合，注重新知识、新技术、新方法的更新，删减陈旧内容，增加了大量的形态学图片，丰富了新颖的实验方法与技术以及国内、外最新的诊断标准，同时在每章均引入思维导图，加入知识拓展和临床案例分析，以培养学生的应用能力和创新能力，满足医学检验技术专业的人才培养和教学需求。本教材为书网融合教材，即纸质教材有机融合电子教材、教学配套资源（PPT、微课、视频、图片等）、题库系统、数字化教学服务（在线教学、在线作业、在线考试）。

本教材主要供全国高等医药院校医学检验技术专业师生教学使用，也可供临床医学专业学生、相关专业的研究生及血液科医生参考使用。

图书在版编目（CIP）数据

临床血液学检验／王学锋，江虹主编. -- 4 版.
北京：中国医药科技出版社，2025. 1. --（全国高等医药院校医学检验技术专业第五轮规划教材）. -- ISBN 978-7-5214-4846-7

Ⅰ. R446.11

中国国家版本馆 CIP 数据核字第 2024E1K809 号

美术编辑　陈君杞
版式设计　友全图文

出版　**中国健康传媒集团** | 中国医药科技出版社
地址　北京市海淀区文慧园北路甲 22 号
邮编　100082
电话　发行：010 - 62227427　邮购：010 - 62236938
网址　www.cmstp.com
规格　889mm×1194mm $\frac{1}{16}$
印张　23 $\frac{1}{2}$
字数　673 千字
初版　2004 年 8 第 1 版
版次　2025 年 1 月第 4 版
印次　2025 年 1 月第 1 次印刷
印刷　天津市银博印刷集团有限公司
经销　全国各地新华书店
书号　ISBN 978 - 7 - 5214 - 4846 - 7
定价　**95.00 元**

获取新书信息、投稿、为图书纠错，请扫码联系我们。

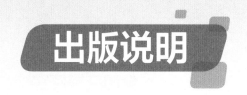

出版说明

全国高等医药院校医学检验技术专业本科规划教材自2004年出版至今已有20多年的历史。国内众多知名的有丰富临床和教学经验、有高度责任感和敬业精神的专家、学者参与了本套教材的创建和历轮教材的修订工作，使教材不断丰富、完善与创新，形成了课程门类齐全、学科系统优化、内容衔接合理、结构体系科学的格局。因课程引领性强、教学适用性好、应用范围广泛、读者认可度高，本套教材深受各高校师生、同行及业界专家的高度好评。

为深入贯彻落实党的二十大精神和全国教育大会精神，中国医药科技出版社通过走访院校，在对前几轮教材特别是第四轮教材进行广泛调研和充分论证基础上，组织全国20多所高等医药院校及部分医疗单位领导和专家成立了全国高等医药院校医学检验技术专业第五轮规划教材编审委员会，共同规划，正式启动了第五轮教材修订。

第五轮教材共18个品种，主要供全国高等医药院校医学检验技术专业用。本轮规划教材具有以下特点。

1.立德树人，融入课程思政　深度挖掘提炼医学检验技术专业知识体系中所蕴含的思想价值和精神内涵，把立德树人贯穿、落实到教材建设全过程的各方面、各环节。

2.适应发展，培养应用人才　教材内容构建以医疗卫生事业需求为导向，以岗位胜任力为核心，注重吸收行业发展的新知识、新技术、新方法，以培养基础医学、临床医学、医学检验交叉融合的高素质、强能力、精专业、重实践的应用型医学检验人才。

3.遵循规律，坚持"三基""五性"　进一步优化、精炼和充实教材内容，坚持"三基""五性"，教材内容成熟、术语规范、文字精炼、逻辑清晰、图文并茂、易教易学、适用性强，可满足多数院校的教学需要。

4.创新模式，便于学生学习　在不影响教材主体内容的基础上设置"学习目标""知识拓展""重点小结""思考题"模块，培养学生理论联系实践的实际操作能力、创新思维能力和综合分析能力，同时增强教材的可读性及学生学习的主动性，提升学习效率。

5.丰富资源，优化增值服务　建设与教材配套的中国医药科技出版社在线学习平台"医药大学堂"教学资源（数字教材、教学课件、图片、微课/视频及练习题等），邀请多家医学检验相关机构丰富优化教学视频，使教学资源更加多样化、立体化，满足信息化教学需求，丰富学生学习体验。

本轮教材的修订工作得到了全国高等医药院校、部分医院科研机构以及部分医药企业的领导、专家与教师们的积极参与和支持，谨此表示衷心的感谢！希望本教材对创新型、应用型、技能型医学人才培养和教育教学改革产生积极的推动作用。同时，精品教材的建设工作漫长而艰巨，希望广大读者在使用过程中，及时提出宝贵意见，以便不断修订完善。

中国医药科技出版社

2025年1月

数字化教材编委会

前言 PREFACE

五年制医学检验专业更改为四年制医学检验技术专业，要求对学生的培养更注重凸显技术属性，以提升其实践能力和创新思维。为适应这种转变，满足医学检验技术专业的人才培养和教学需求，我们在第3版《临床血液学检验》的基础上重新修订，组织编写了第4版《临床血液学检验》，力求体现最新的教学理念和教学思想，以适应医学检验技术专业的特点。

经严格认真的遴选和审定，本教材的编委会由24所高等医学院校的26位专家组成，续聘了有着丰富编写经验的前三版的部分编委，新增了长期从事临床血液学检验教学及血液病诊治的专家，旨在将丰富的教学、临床经验及对血液学检验的深刻理解介绍给学生，同时也让更多其他读者有所收获。

第4版《临床血液学检验》在编写风格上继承了第3版教材生动、有趣、文字简练、图文并茂的特点，保留第2版教材将基础理论、实验检查和疾病诊断整合的编写框架，将全书调整为四篇共十八章，涵盖了临床血液学检验的基础理论、红细胞疾病及其检验、白细胞疾病及其检验、血栓与止血及其检验，利于融会贯通，方便学习。

近年来，血液病的诊断与治疗发生很大的变化，检查方法与手段也不断迭代。本教材更新了大量形态学图片和表格，增加了部分新颖的方法与技术以及真实的临床案例，删减了陈旧内容，注重体现新知识、新技术、新方法，培养学生探索和创新能力。由于造血与淋巴组织肿瘤诊断分型进展较快，我们依据最新的WHO（2022版）造血与淋巴组织肿瘤分类标准，对书中涉及的恶性血液病部分做了相应修改。作为本教材的特色，编写了PBL实践教程，供读者教学参考，也可作为一种问题为引导的学习方式，读者尽可从不同的角度去讨论、分析和总结。

在此，感谢读者对前三版教材的使用和对第4版教材的选择，感谢各参编学校及相关单位的大力支持，感谢在教材编写中给予过指导与帮助的专家、学者。虽经全体编委的共同努力，但教材的错误和不足在所难免，恳请读者批评指正。

编　者
2024年10月

CONTENTS 目录

绪论 ·· 1

 一、血液学的组成 ··· 1

 二、血液学的发展 ··· 2

 三、血液系统的基本结构与功能 ·· 4

 四、血液系统疾病的基本特点和相互关系 ···························· 5

 五、血液病的诊断步骤 ·· 7

 六、血液病与其他疾病的关系 ··· 7

 七、未来发展趋势 ··· 8

第一篇 临床血液学检验基础理论

第一章 造血组织和造血调控 ·· 10

 第一节 造血器官 ·· 10

  一、胚胎期造血器官 ··· 10

  二、出生后造血器官 ··· 12

 第二节 造血微环境 ·· 14

  一、骨髓神经 ··· 14

  二、骨髓血管系统 ·· 14

  三、骨髓基质细胞、细胞外基质及细胞因子 ······················ 15

 第三节 造血干（祖）细胞及骨髓间质干细胞 ···················· 16

  一、造血干（祖）细胞 ·· 16

  二、骨髓间质干细胞 ··· 19

 第四节 血细胞的增殖和成熟 ··· 20

  一、血细胞的增殖、分化、成熟和释放 ···························· 20

  二、血细胞的命名 ·· 20

  三、血细胞发育成熟的一般规律 ······································ 21

 第五节 造血调控 ·· 22

  一、造血基因调控 ·· 22

  二、造血体液调控 ·· 23

第六节　血细胞凋亡 ·· 25
一、细胞凋亡的特征 ·· 25
二、细胞凋亡的基因调控 ·· 27
三、细胞凋亡常用的检验方法 ·· 28
四、细胞凋亡的生物学意义 ·· 29

第七节　细胞自噬 ·· 29
一、细胞自噬的特征 ·· 29
二、细胞自噬的调控 ·· 30
三、细胞自噬常用的检测方法 ·· 30
四、细胞自噬的生物学意义 ·· 31

第二章　血细胞生理、结构与功能 ·· 32

第一节　红细胞系统 ·· 32
一、红细胞的生理特性 ·· 32
二、红细胞的生成和破坏 ·· 33
三、红细胞结构与功能 ·· 37

第二节　粒细胞系统 ·· 43
一、粒细胞的生理特性 ·· 43
二、粒细胞的结构 ·· 44
三、粒细胞的功能 ·· 45

第三节　单核-吞噬细胞系统 ·· 47
一、单核-吞噬细胞系统的生理特性 ···································· 47
二、单核-吞噬细胞系统的结构与功能 ·································· 48

第四节　淋巴-浆细胞系统 ·· 48
一、淋巴细胞和浆细胞的生理特性 ···································· 48
二、淋巴细胞和浆细胞的结构与功能 ·································· 49

第五节　巨核细胞系统 ·· 50
一、巨核细胞系统的生理特性 ·· 51
二、巨核细胞系统的结构与功能 ······································ 51

第三章　造血检验技术 ·· 53

第一节　正常骨髓细胞形态学特征 ·· 53
一、红细胞系统 ·· 53
二、粒细胞系统 ·· 55
三、单核细胞系统 ·· 58
四、淋巴细胞系统 ·· 59
五、浆细胞系统 ·· 60
六、巨核细胞系统 ·· 60
七、其他细胞 ·· 62

第二节　骨髓细胞学检验 ··· 66

一、骨髓检验的临床应用 ··· 66

二、骨髓穿刺术 ··· 66

三、骨髓常规检验涂片染色 ··· 69

四、骨髓常规检验 ··· 70

五、大致正常骨髓象 ··· 76

六、骨髓象分析 ··· 76

第三节　细胞化学染色 ··· 78

一、细胞化学染色基本步骤 ··· 78

二、髓过氧化物酶染色 ··· 79

三、过碘酸－希夫染色 ··· 81

四、中性粒细胞碱性磷酸酶染色 ··· 81

五、氯乙酸 AS－D 萘酚酯酶染色 ·· 83

六、α－醋酸萘酚酯酶染色 ·· 85

七、醋酸 AS－D 萘酚酯酶染色 ·· 86

八、α－丁酸萘酚酯酶染色 ·· 87

九、酯酶双染色 ··· 87

十、铁染色 ··· 87

十一、酸性磷酸酶染色 ··· 89

第四节　骨髓活体组织检验 ··· 90

一、骨髓活检的适应证 ··· 90

二、骨髓活检的临床应用 ··· 91

第五节　骨髓细胞培养技术 ··· 92

一、概述 ··· 92

二、粒－单核系造血祖细胞培养 ··· 92

三、红系造血祖细胞的培养 ··· 93

四、巨核系造血祖细胞培养 ··· 93

五、混合祖细胞培养 ··· 94

第六节　免疫表型分析 ··· 94

一、概述 ··· 94

二、荧光显微镜计数法 ··· 95

三、流式细胞仪法 ··· 95

四、免疫表型分析的临床意义 ··· 96

第七节　细胞遗传学检验 ··· 101

一、染色体检查的方法及原理 ··· 101

二、染色体的识别和命名 ··· 103

三、染色体的异常 ··· 105

四、染色体检查的临床意义 ··· 107

第八节　分子生物学检验 ··· 110

一、核酸分子杂交技术 ………………………………………………… 110

二、聚合酶链反应技术 ………………………………………………… 111

三、基因芯片技术 ……………………………………………………… 112

四、核酸测序技术 ……………………………………………………… 112

五、分子生物学检验的临床意义 …………………………………… 113

第二篇 红细胞疾病及其检验

第四章　红细胞疾病概述 …………………………………………… 115

第一节　贫血的定义和分类 ………………………………………… 115

一、贫血的定义 ……………………………………………………… 115

二、贫血的分类 ……………………………………………………… 115

第二节　贫血的实验诊断 …………………………………………… 116

一、贫血的临床表现 ………………………………………………… 117

二、贫血的诊断标准、程度及类型 ………………………………… 117

三、查明贫血的原因 ………………………………………………… 117

第五章　缺铁性贫血 ………………………………………………… 120

第一节　铁代谢及其检验 …………………………………………… 120

一、概述 ……………………………………………………………… 120

二、铁代谢相关检验 ………………………………………………… 121

第二节　缺铁性贫血 ………………………………………………… 122

一、概述 ……………………………………………………………… 122

二、实验室检查 ……………………………………………………… 123

三、诊断及鉴别诊断 ………………………………………………… 124

第六章　叶酸、维生素 B_{12} 代谢和巨幼细胞贫血 ……………… 127

第一节　叶酸、维生素 B_{12} 代谢及其检验 ……………………… 127

一、概述 ……………………………………………………………… 127

二、叶酸、维生素 B_{12} 代谢相关检验 …………………………… 128

第二节　巨幼细胞贫血 ……………………………………………… 129

一、概述 ……………………………………………………………… 129

二、实验室检查 ……………………………………………………… 129

三、诊断及鉴别诊断 ………………………………………………… 130

第七章　造血功能障碍性贫血 ……………………………………… 133

第一节　再生障碍性贫血 …………………………………………… 133

一、病因与发病机制 ………………………………………………… 133

二、临床特征 ………………………………………………………… 134

三、实验室检查 ·· 134

四、诊断和鉴别诊断 ··· 135

第二节　单纯红细胞再生障碍性贫血 ··· 137

一、病因与发病机制 ··· 137

二、临床特征 ·· 138

三、实验室检查 ·· 138

四、诊断与鉴别诊断 ··· 138

第八章　溶血性贫血 ·· 140

第一节　溶血性贫血 ··· 140

一、概述 ·· 140

二、实验室检查 ·· 142

三、诊断与鉴别诊断 ··· 142

第二节　遗传性红细胞膜缺陷性溶血性贫血 ··· 143

一、遗传性球形红细胞增多症 ·· 143

二、遗传性椭圆形红细胞增多症 ··· 144

第三节　遗传性红细胞酶缺陷性溶血性贫血 ··· 145

一、葡萄糖-6-磷酸脱氢酶缺乏症 ··· 145

二、红细胞丙酮酸激酶缺乏症 ·· 147

第四节　血红蛋白病 ··· 148

一、珠蛋白生成障碍性贫血 ··· 148

二、异常血红蛋白病 ··· 153

第五节　自身免疫性溶血性贫血 ··· 155

一、温抗体型自身免疫性溶血性贫血 ·· 155

二、冷凝集素综合征 ··· 156

三、阵发性冷性血红蛋白尿症 ·· 157

第六节　阵发性睡眠性血红蛋白尿症 ··· 157

一、概述 ·· 157

二、实验室检查 ·· 158

三、诊断及鉴别诊断 ··· 158

第七节　其他溶血性贫血 ··· 159

一、机械性损伤所致的溶血性贫血 ·· 159

二、感染因素所致的溶血性贫血 ··· 159

三、化学物质所致溶血性贫血 ·· 159

第九章　继发性贫血 ·· 161

第一节　慢性病性贫血 ·· 161

第二节　肿瘤所致贫血 ·· 161

第三节　骨髓病性贫血 ·· 162

第四节　内分泌疾病所致贫血 ……………………………………………………………… 162

第三篇 白细胞疾病及其检验

第十章　白细胞疾病概述 ……………………………………………………………………… 164

第一节　造血与淋巴组织肿瘤分类 …………………………………………………… 164

一、血液肿瘤的分类标准概述 …………………………………………………… 164

二、髓系肿瘤 ………………………………………………………………………… 165

三、组织细胞和树突细胞肿瘤 …………………………………………………… 168

四、淋巴组织肿瘤 ………………………………………………………………… 168

第二节　非恶性白细胞疾病的分类 …………………………………………………… 169

一、中性粒细胞疾病 ……………………………………………………………… 169

二、单核 – 吞噬细胞系统异常疾病 …………………………………………… 170

三、淋巴细胞和浆细胞疾病 ……………………………………………………… 170

第十一章　髓系肿瘤 ……………………………………………………………………… 173

第一节　克隆性造血 …………………………………………………………………… 173

一、克隆性造血概述 ……………………………………………………………… 173

二、潜能未定的克隆性造血和意义未明的克隆性血细胞减少 …………… 174

三、克隆性造血与髓系肿瘤的关系 …………………………………………… 175

第二节　急性髓系白血病 ……………………………………………………………… 175

一、病因与发病机制 ……………………………………………………………… 176

二、临床特征 ……………………………………………………………………… 176

三、实验室检查 …………………………………………………………………… 176

四、诊断与分型 …………………………………………………………………… 177

第三节　系列不明急性白血病 ………………………………………………………… 185

一、临床特征 ……………………………………………………………………… 186

二、实验室检查 …………………………………………………………………… 186

三、系列不明急性白血病各亚型的特征及诊断 …………………………… 188

第四节　急性髓系白血病疗效判断和微小残留病的检测 ……………………… 191

一、急性髓系白血病疗效判断 ………………………………………………… 191

二、急性髓系白血病微小残留病的检测 …………………………………… 191

第五节　骨髓增生异常性肿瘤 ………………………………………………………… 192

一、临床特征 ……………………………………………………………………… 192

二、骨髓增生异常性肿瘤的诊断与分型标准 ……………………………… 193

三、遗传学异常定义的骨髓增生异常性肿瘤 ……………………………… 194

四、形态学定义的骨髓增生异常性肿瘤 …………………………………… 195

五、诊断及鉴别诊断 ……………………………………………………………… 199

第六节 骨髓增殖性肿瘤 ·· 200
一、概述 ··· 200
二、慢性髓细胞白血病 ·· 200
三、真性红细胞增多症 ·· 204
四、原发性血小板增多症 ··· 206
五、原发性骨髓纤维化 ·· 208
六、慢性中性粒细胞白血病 ··· 209
七、慢性嗜酸性粒细胞白血病 ·· 210
八、幼年型粒单核细胞白血病 ·· 211
第七节 骨髓增生异常/骨髓增殖性肿瘤 ··· 212
一、概述 ··· 212
二、慢性粒单核细胞白血病 ··· 212
三、骨髓增生异常/骨髓增殖性肿瘤伴中性粒细胞增多 ····································· 214
四、骨髓增生异常/骨髓增殖性肿瘤伴 *SF3B1* 基因突变和血小板增多 ················ 214
第八节 继发性髓系肿瘤 ·· 214
一、概述 ··· 214
二、分类 ··· 214
三、实验室检查 ·· 215
四、诊断与鉴别诊断 ··· 216

第十二章 组织细胞和树突细胞肿瘤 ·· 217
第一节 浆细胞样树突细胞肿瘤 ·· 217
一、临床表现 ·· 218
二、实验室检查 ·· 218
第二节 朗格汉斯细胞及其他树突细胞肿瘤 ··· 220
一、朗格汉斯细胞肿瘤 ·· 220
二、其他树突细胞肿瘤 ·· 223
第三节 组织细胞肿瘤 ··· 224
一、幼年黄色肉芽肿 ··· 224
二、Erdheim – Chester 病 ··· 225
三、Rosai – Dorfman 病 ··· 226
四、ALK 阳性组织细胞增多症 ··· 227
五、组织细胞肉瘤 ··· 229

第十三章 淋巴组织肿瘤 ·· 231
第一节 B 细胞肿瘤 ··· 231
一、B 淋巴母细胞白血病/淋巴母细胞淋巴瘤 ·· 232
二、肿瘤前及肿瘤性小淋巴细胞增殖 ··· 235
三、脾 B 细胞淋巴瘤及白血病 ··· 238

四、淋巴浆细胞淋巴瘤 ·· 241

五、其他成熟 B 细胞肿瘤 ··· 242

六、霍奇金淋巴瘤 ·· 243

七、浆细胞骨髓瘤 ·· 244

八、意义未明的单克隆丙种球蛋白血症 ·· 248

第二节　T 细胞及 NK 细胞肿瘤 ··· 248

一、T 淋巴母细胞白血病/淋巴瘤 ·· 249

二、T - 大颗粒淋巴细胞白血病 ·· 250

三、侵袭性 NK 细胞白血病 ··· 252

四、成人 T 细胞白血病/淋巴瘤 ··· 253

第十四章　非恶性白细胞疾病 ·· 255

第一节　中性粒细胞减少和缺乏症 ·· 255

第二节　类白血病反应 ··· 258

第三节　传染性单核细胞增多症 ·· 261

第四节　脾功能亢进 ··· 264

第五节　类脂质沉积病 ··· 266

一、戈谢病 ·· 266

二、尼曼 - 匹克病 ·· 267

三、海蓝组织细胞增生症 ··· 268

第六节　噬血细胞综合征 ·· 269

第四篇　血栓与止血及其检验

第十五章　血栓与止血基础理论 ·· 273

第一节　血管壁的止血作用 ·· 273

一、血管壁的结构 ·· 273

二、血管壁的止血作用 ·· 274

三、血管内皮细胞的抗血栓作用 ·· 275

第二节　血小板的止血作用 ·· 276

一、血小板的结构 ·· 276

二、血小板的代谢与活化 ··· 280

三、血小板的止血功能 ·· 282

第三节　血液凝固系统 ··· 284

一、凝血因子 ·· 284

二、凝血机制 ·· 287

第四节　抗凝血系统 ··· 289

一、抗凝血酶 ·· 289

二、蛋白 C 系统 ·· 290

三、组织因子途径抑制物 ································ 292

四、α_2 巨球蛋白和 α_1 抗胰蛋白酶 ······················· 292

五、蛋白 Z 和蛋白 Z 依赖的蛋白酶抑制物 ·············· 293

第五节　纤维蛋白溶解系统 ······························ 293

一、纤溶系统的组分及功能 ·························· 293

二、纤维蛋白（原）溶解机制 ························ 295

三、纤维蛋白（原）降解产物的作用 ·················· 297

第六节　血栓形成 ······································ 297

一、血栓分类 ·· 297

二、血栓形成机制 ···································· 298

第十六章　止血与血栓相关检验 ·························· 301

第一节　血管壁和血管内皮细胞的检验 ···················· 301

一、束臂试验 ·· 301

二、出血时间 ·· 302

三、血管性血友病因子抗原 ·························· 302

四、血管性血友病因子活性 ·························· 302

五、凝血酶调节蛋白 ·································· 303

第二节　血小板功能的检验 ······························ 303

一、血小板功能分析初筛试验 ························ 303

二、血小板聚集试验 ·································· 304

三、血小板活化指标检测 ······························ 305

四、血小板膜糖蛋白 ·································· 305

第三节　凝血系统的检验 ································ 306

一、内源凝血系统的检验 ······························ 306

二、外源凝血系统的检验 ······························ 308

三、共同凝血途径的检验 ······························ 309

第四节　抗凝系统的检验 ································ 310

一、生理性抗凝物质检测 ······························ 310

二、病理性抗凝物质检测 ······························ 311

第五节　纤维蛋白溶解系统的检验 ························ 313

第六节　血栓弹力图检测 ································ 316

第十七章　出血性疾病 ·································· 319

第一节　概述 ·· 319

一、出血性疾病分类 ·································· 319

二、出血性疾病的临床特征 ·························· 319

三、出血性疾病的实验室诊断 ························ 320

第二节　遗传性出血性疾病 ……………………………………………… 321

一、血小板无力症 …………………………………………………… 321

二、血友病 …………………………………………………………… 322

三、血管性血友病 …………………………………………………… 326

四、遗传性纤维蛋白原缺陷症 ……………………………………… 328

第三节　获得性出血性疾病 …………………………………………… 330

一、过敏性紫癜 ……………………………………………………… 330

二、原发免疫性血小板减少症 ……………………………………… 332

三、继发性血小板减少性紫癜 ……………………………………… 334

四、肝病所致的凝血障碍 …………………………………………… 335

五、依赖维生素 K 凝血因子缺乏症 ………………………………… 336

六、获得性抗凝物质增多 …………………………………………… 337

七、弥散性血管内凝血 ……………………………………………… 339

第十八章　血栓性疾病 ………………………………………… 343

第一节　概述 …………………………………………………………… 343

第二节　易栓症 ………………………………………………………… 343

一、病因与发病机制 ………………………………………………… 344

二、临床特征 ………………………………………………………… 345

三、实验室检查 ……………………………………………………… 345

四、诊断 ……………………………………………………………… 346

第三节　抗凝和溶栓治疗监测 ………………………………………… 346

一、抗凝治疗的监测 ………………………………………………… 346

二、溶栓治疗的监测 ………………………………………………… 348

三、抗血小板治疗的监测 …………………………………………… 348

PBL 实践教程 ……………………………………………………… 350

参考文献 …………………………………………………………… 357

绪　论

血液学（hematology）是临床医学学科的一个独立分支。主要研究对象是血液和造血组织，包括研究血液中有形成分形态的血细胞形态学，研究细胞来源、增殖、分化和功能的血细胞生理学，研究血细胞组成、结构、代谢和血浆成分的血液生化学，研究血细胞免疫和体液免疫的血液免疫学，研究血液病遗传方式和信息传递的遗传血液学，研究血液流动性和血细胞变形性的血液流变学，研究实验技术和建立实验方法的实验血液学等。近年来，随着基础学科的飞速发展，实验技术的日新月异，促使血液学的研究内容和范畴不断地深入和扩大，开拓了许多新的领域，如血细胞生物学和血液分子生物学等。血液学已成为生理和病理多种专业工作者共同耕耘的园地，范围不断扩大。总体上血液学可分为临床血液学、基础血液学、实验血液学等。

一、血液学的组成

临床血液学（clinical hematology）是血液学基础，也是血液学得以发展的内在动力。我国的临床血液学以《邓家栋临床血液学》为标志。临床血液学是以疾病为研究对象、基础理论与临床实践紧密结合的综合性临床学科，主要包括来源于血液和造血组织的原发性血液病以及非血液病所致的继发性血液病。临床血液学重点研究血细胞（如白血病等）、造血组织（如再生障碍性贫血等）、出血倾向（如血友病等）和血栓栓塞（如深静脉血栓形成等）等的致病原因、发病机制、临床表现和诊治措施等。此外，也研究临床各科疾病，如肝脏病、肾脏病、冠心病、糖尿病、脑血管病、呼吸病、传染病、免疫病、妊娠疾病、恶性肿瘤、遗传病等，以及外科手术、严重创伤、药物治疗等所引起的血液学异常。近年来，利用分子标志物对白血病进行免疫学分型和对血栓前状态进行精确诊断也取得了极大的进展。生理学家、生物化学家、免疫学家、遗传学家、肿瘤学家等与临床血液学家密切合作，使临床血液学的预防、诊断和治疗水平不断提高；同时，临床血液学又为多基础学科解决了不少问题，并开阔了新的领域。

基础血液学（basic hematology）是研究血液的各种组分，是对血液学基本理论、基本概念的研究，是血液病诊断、治疗、预防的基础，是指导血液学发展纲领性成果的探索过程。《血栓与止血——基础与临床》在引领中国血液学教学、科研和临床工作方面都有极高的价值。

实验血液学（experiments in hematology）是根据各种血液学理论和学说进行的体内和体外试验，或者是分子、蛋白水平的模式研究，以证实理论和学说的正确性，并为临床血液学研究提供必要的基础。这不仅是血液学研究的重要环节，也是血液学与其他学科关联、与生命科学协同的重要途径，也被认为可独立展开研究的重要组成部分。它是以血液学的理论为基础，以检验医学的实验方法为手段，以临床血液病为工作对象，创建了一个理论—检验—疾病相互结合、紧密联系的体系，且在实践过程中不断发展、完善和提高。医学分子生物学的进展全面推动了血液分子细胞生物学的发展，血细胞的分子和细胞学结构的研究及其在发病中的作用原理，对血液疾病的理论和实践有了更深入的认识；在方法学上，多聚酶链反应等分子生物学研究方法在血液学检验和临床诊断中已广泛应用，使认识和诊断疾病从原来的细胞水平上升到亚细胞水平，把血液学检验提高到崭新的分子水平。公共信息平台的构建和先进实验仪器的快速发展使中国的血液检验在标准化、实验室论证体系建设方面紧跟时代发展潮流。

二、血液学的发展

细胞形态学至今还是血液学家研究的重要部分。随着观察血细胞的技术不断改进，光学显微镜的精密度不断提高，染色技术使细胞形态更清晰易于鉴别，特殊显微镜的发明使血细胞形态学概念更加充实。目前应用的特殊显微镜：暗视野显微镜、位相显微镜、偏光显微镜、干涉显微镜以及电子显微镜等。19 世纪 60 年代后开始了解到血细胞产生于骨髓，骨髓中有幼稚血细胞，这些幼稚细胞成熟后才进入血液。1929 年发明了骨髓穿刺针，骨髓可像血液一样被吸取和推成薄膜片，在油镜下观察。从此骨髓细胞观察成为血细胞形态学研究的一个重要内容。

血液学发展很大程度上是研究能力和实验技术的发展，如血细胞吸管（1852—1867 年）、血细胞计数板（1855 年）、血红蛋白定量（1878—1895 年）和细胞分类技术（1877—1912 年）的发明。1953 年，世界上第一台血细胞自动计数仪问世。此后，各种全自动化血细胞计数分析仪不断问世并被广泛应用，极大推动了血液病诊断技术的发展。

1. 对红细胞的认识　对红细胞功能的认识，最先开始于 1871—1876 年，已知红细胞有携氧功能且能在组织中参与呼吸作用，1900—1930 年对此有更全面的了解。1935 年发现红细胞内有碳酸酐酶，能将大量二氧化碳转变成碳酸根离子，使之溶解于血液中；同时也能将碳酸根离子转化成二氧化碳，在肺泡中释放。这一发现不仅明确了红细胞的呼吸作用，而且了解到红细胞和血液酸碱平衡有密切关系。1967 年以后明确红细胞内 2,3-二磷酸甘油酸可作用于脱氧的血红蛋白分子，有利于组织获得更多的氧。1946 年确定红细胞寿命在 120 天左右。人体输血能较安全地开展是在 1900 年发现红细胞 ABO 血型之后。在 20 世纪 20 年代已知红细胞在体外保存需要葡萄糖，20 世纪 30 年代已应用体外保存的血液作输血之用，20 世纪 40 年代血库才开始逐渐建立。对红细胞糖代谢的全面了解是在 1959 年后。近 30 年来，红细胞结构与脂肪、蛋白的关系已较明确。

2. 对白细胞的认识

（1）对粒细胞的认识　1892—1930 年已知中性粒细胞有趋化、吞噬和杀灭细菌的作用，到 1986 年后才知道杀灭细菌的作用依赖于细胞内存在的过氧化物酶，使自身体内的 H_2O_2 起氧化作用之故。嗜酸性粒细胞的功能虽然至今还不十分清楚，但早在 1949 年就知道嗜酸颗粒会转变成夏科 - 莱登结晶（Charcot - Leyden crystal）。近年来得知嗜酸性粒细胞内有阳离子蛋白，具有杀死微小生物的作用。对嗜碱性粒细胞功能也有一定了解。嗜碱颗粒中有多种化学成分，如组胺（血清素）等都是一些参与过敏反应的物质。

（2）对单核细胞的认识　单核细胞的吞噬功能在 1910 年后才有报道，此类细胞不但能吞噬一般细菌，而且能吞噬较难杀灭的特殊细菌（如结核杆菌、麻风杆菌），也能吞噬较大的真菌和单细胞寄生虫。故当时有人称之为"打扫战场的清道夫"。60 年代后发现，单核细胞杀死和消化吞噬的物质，主要依靠单核细胞内大量存在的溶酶体。近年来了解到单核细胞在免疫作用中也起了很大作用，能将外来物质抗原提呈给淋巴细胞，同时又可调节淋巴细胞以及其他血细胞生长、增殖或受抑功能。1924 年所谓"网状内皮系统"（reticulo - endothelial system，RES）这一名称被提出，1976 年后已被否定，而代以与单核细胞有关的"单核 - 吞噬细胞系统"（mononuclear phagocyte system，MPS）。现已知单核细胞只是该系统中一个较短暂留在血液内的细胞，以后进入各种组织转变成组织细胞。组织细胞内如已有吞噬物质，则称为巨噬细胞。

（3）对淋巴细胞和浆细胞的认识　对淋巴细胞功能的认识主要在最近 30 年，过去认为淋巴细胞是淋巴系统中最末的一代，已经成熟到不能再分化，而且对它的作用也很不了解。1959 年以来发现，淋巴细胞受到丝裂原和抗原刺激后又转化为免疫母细胞，并能再进行有丝分裂和增殖。近年来更明确，淋巴细胞虽然形态都相似，但在功能上却显著不同：B 细胞产生抗体；T 细胞中有的起杀伤作用，有的起辅助作用，有的起抑制作用，有的起诱导作用等。其实各类淋巴细胞还有更细的分工，一个淋巴细胞只对 1~2 种抗原起反应，抗原有千千万万，可以想象淋巴细胞分工的复杂性。至于浆细胞是 B 淋巴细胞受到抗原刺激后转化出来的一种能分泌免疫球蛋白的细胞，这已在 60 年代得到肯定。T 细胞还能产生多种细胞因子（cytokine）。

3. 对血栓与止血的认识　1842 年发现血小板，直至 1882 年才发现它有止血和修补血管壁的功能，1923 年了解到血小板有聚集功能和黏附功能。它的作用机制和超微结构在近 20 年逐渐清晰，现知聚集和黏附功能受到体内许多物质的影响，例如肾上腺素、凝血酶、胶原、前列腺素等；而其中有些物质却又能在血小板内生成并通过微管分泌至血小板外，然后又作用于血小板。血小板超微结构的研究进展明确了血小板内各种亚结构，并且也明确了这些亚结构与上述一些物质的产生和分泌有关。激光共聚焦显微镜进行单个血小板断层扫描分析单个血小板激活过程中钙离子浓度，流式细胞仪观察群体血小板钙离子流变化，证实血小板激活过程中，血小板外钙内流起重要作用，为临床工作中血栓性疾病的诊断及抗血小板药物的研究建立了重要的方法学基础。

对止血与血栓的认识开始于对出血问题的认识。例如血友病早在 2000 年以前已有记载。20 世纪 50 年代以后，对凝血机制有了深入的认识，到了 60 年代，"瀑布学说"已成为公认的凝血机制。60 年代以后逐渐认识到血栓形成比止血缺陷对人类健康威胁更大，对血液凝固的研究拓展到血管内血栓问题。近年来随着研究工作的深入，不仅在凝血因子方面有了新的发现，同时对体内抗凝蛋白，如蛋白 C、蛋白 S、抗凝血酶和组织因子途径抑制物等也加深了研究。活化蛋白 C 抵抗（activated protein C resistance，APCR）的研究与临床应用，使血栓与止血实验诊断工作进入了新阶段。纤维蛋白溶解问题也取得新的认识和进展。分子标志物检测将是研究和诊断血栓前状态和易栓症的重要方法和依据。

对于凝血、纤溶和血小板等在血栓形成中的作用也在分子水平上有了深入的认识。随着分子生物学、分子免疫学等学科的发展，在血栓和止血方面已发展和建立了一系列的方法用于诊断出血性疾病和对血栓性疾病危险因素的检测以及抗凝溶栓治疗的监测。

4. 造血干细胞的认识　造血干细胞是由胚胎干细胞发育而来，在造血微环境及造血因子等诱导下，增殖、分化、发育成熟为各系血细胞，释放至外周血液执行其生物学功能。

造血与造血的调控是生命活动的重要部分，造血系统持续不断生成新的血细胞以替换那些衰老退变的细胞，以维持体内恒定的血细胞数量，从而保证生命活动中机体对各类血细胞的需要。多年来，关于血细胞起源问题单元论及多元论争论不休。20 世纪初，造血干细胞（hematopoietic stem cell，HSC）的概念被提出，当时对这种细胞认识不甚清楚。直至 1961 年有学者用致死量放射线照射实验小鼠，然后进行骨髓移植，后者成功地在脾脏形成结节，发现了造血干细胞即这类形成脾结节的原始细胞。后采用性染色体及性别决定基因作为细胞遗传的标志，结合造血干细胞研究中的单个脾集落转移技术，研究结果表明脾集落生成细胞是一类多能造血干细胞。此后进一步深入研究，在实验血液学研究史上写下光辉的一页。1979 年，体外培养人造血祖细胞成功，对造血干细胞、祖细胞有了崭新的认识。造血干细胞分化为各系祖细胞，进一步分化、成熟为各系成熟细胞。造血干细胞具有高度自我更新（复制）及多向分化这两个最基本的特征，是机体赖以维持正常造血的主要原因。

20 世纪末，由于造血干细胞、造血祖细胞检测技术的进展，使血液学研究深入到对造血和血液病发病机制的探索。为了进一步研究造血干细胞的分化性能，采用了天然的细胞标志纯化造血干细胞和发展体外造血干细胞培养技术，同时为应用造血干细胞移植治疗白血病、再生障碍性贫血等打开了新局面。

5. 造血调控的认识　血细胞生成是造血干细胞经历连续增殖与分化的结果。机体根据需要，有条不紊地调控造血干细胞的增殖与分化，保持各类细胞数量的相对恒定。在这个复杂的细胞活动中，造血细胞与间质细胞之间通过受体与配体的相互接触，以及细胞因子与造血细胞受体之间相互作用，并通过不同的信号转导通路启动或关闭一系列的基因从而实现对造血细胞增殖、分化与凋亡的调控。近年来，在生理性及病理性造血调控研究方面取得明显进展，对血细胞的发生从分子水平上有了进一步的了解。造血调控研究是造血的基础研究，它对于阐明造血机制以及造血系统疾病的诊断、治疗和病因分析等都有重要作用。细胞因子及其受体的互相作用与信号传导是造血调控研究的另一个热点领域。对各系血细胞的调节因子如 SCF、G－CSF、GM－CSF、EPO、TPO、IL 等的理化性质、氨基酸序列、作用特点均已有较为详细的了解，细胞因子与受体的纯化、克隆、功能研究等不断地有新的进展。造血微环境中同时存在着造血细胞和间质细胞，它们之间的相互作用构成了造血调控的重要内容。造血微环境主要包括基质细胞、细胞外基质（extracellular matrix，ECM）、细胞黏附分子（cell adhesion molecules，CAM）及各种正负调控因子等，造血微环境对于造血干细胞的增殖与自我更新，造血细胞的迁移与定位，各系祖细胞的发育、分化与成熟等均具有十分重要的调控作用。各种整合素、Ig 超家族分子、选择素等 CAM 间的互相识别，各种蛋白多糖如 SHPG、CS、HC 等对细胞因子的富集作用，各型胶原、糖蛋白（如 Fn、Lm、Hn、TSP 等）与造血细胞的定位、分化、成熟、释放等方面的研究也都取得了明显的进展。1973 年造血细胞体外长期培养体系的建立为体外模拟造血迈出了一大步。由骨髓细胞构造的贴壁细胞层对造血干细胞增殖与分化的调控则通过造血微环境细胞分泌的细胞因子实现。

造血调控的研究一方面为认识生命科学的许多基本问题提供了重要的研究模型和理论；另一方面在血液系统疾病、恶性肿瘤、遗传性疾病等的发病机制、诊断、治疗和预后判断中均具有十分重要的意义。

三、血液系统的基本结构与功能

血液在动物进化中产生，是机体生命活动中不可缺少的组成部分，随着生物进化出现循环系统而分成血液与组织液。血液系统是机体生命活动中不可缺少的组成部分，血液的有形成分是血细胞。包括红细胞、白细胞和血小板；白细胞分为粒细胞（中性粒细胞、嗜酸性粒细胞、嗜碱性粒细胞）、单核细胞和淋巴细胞。血细胞执行着多种生理功能，并不断地消亡和更新，但其在外周血中的数量仍然保持于一定的范围内，这有赖于血细胞生成和需求的动态平衡。血液的无形成分中溶入了大量的蛋白质，与血细胞一起在机体中不停地运行，对维持机体的内环境稳定具有重要作用。

1. 细胞成分　如果将血液采集后立即与一定的抗凝剂混合，放入血细胞比容管中离心 30 分钟（3000r/min），可见血液分为三层：上层为淡黄色透明液体，即血浆，占总体积 50%~60%；下层为红色的红细胞层，占总体积的 40%~50%，即通常测定的血细胞比容；两层之间还有一层菲薄的白细胞和血小板层，通常称白膜层。从这种分层可知红细胞的相对密度大，白细胞和血小板次之，血浆相对密度最小。

2. 非细胞成分　血液的非细胞成分指血浆或血清。如果在血液中加抗凝剂，离心分离出的上清液为血浆；如果不加抗凝剂，几分钟后血液就会凝固成胶冻状的血块。在 37℃ 水浴中放置 30 分钟或更长时间后，血块回缩，体积变小，而挤出淡黄色液体，即为血清。血浆与血清的成分基本相同，血清只是缺少部分凝血因子如因子Ⅰ（纤维蛋白原）、因子Ⅱ（凝血酶原），因子Ⅴ和Ⅷ等。

血液中水占 780~820g/L，而血浆含水（910~920g/L）较红细胞含水（650~680g/L）为多。水作为溶剂参与各种化学反应，参与维持渗透压和酸碱平衡，由于其比热大，有利于维持体温。血液中的无机物绝大部分是以离子的形式存在。在血浆中主要是钠、氯及碳酸氢根离子，在血细胞中主要是钾、碳酸氢根及氯离子。

血浆中维持一定的电解质浓度的重要意义在于：①参与调节组织中电解质成分，例如血浆钙离子水平可以影响骨髓的钙盐沉积或脱钙；②参与维持血浆渗透压和酸碱平衡；③保持神经肌肉的兴奋性，其中钠离子、钾离子、钙离子、镁离子尤为重要。

血液中一些成分因进食后发生变动，故一般血液分析的采血应在空腹安静的条件下进行。血液成分的正常值常因测定方法不同而有差异，应予注意。

3. 其他无机物和有机物　包括氧、二氧化碳、糖类、脂酸、磷酸、中性脂肪、胆固醇、氨基酸、尿素、尿酸、肌酸、肌酐、乳酸、酮体、激素、维生素、各种生物活性物质等。其中有些是分解代谢的产物，有些是合成代谢成分，有些供能量消耗之用，有些为调节机体正常生命活动所需。血浆蛋白质是血浆中除水分外含量最多的一类化合物。正常含量为 60～80g/L。临床检验中常用硫酸铵或硫酸钠或亚硫酸钠盐析法，将血浆蛋白质分为白蛋白、球蛋白、纤维蛋白原（fibrinogen）等几部分，再进行定量测定。人体中含量分别为：白蛋白 38～50g/L，球蛋白 20～30g/L，两者比值即清球比（A/G）为 1.5～2.5。用滤纸电泳或乙酸纤维素薄膜电泳可将血浆蛋白质分为白蛋白、α_1-球蛋白、α_2-球蛋白、β-球蛋白和 γ-球蛋白等五种成分。用聚丙烯酰胺凝胶电泳和免疫电泳等能分出更多种成分，近年已知血浆蛋白质有 200 多种。血浆蛋白质中有些成分含量甚微，其结构与功能还不清楚，所以对血浆蛋白质尚难作出十分恰当的分类。一种分类为：白蛋白、免疫球蛋白、糖蛋白、金属结合蛋白、脂蛋白、酶类等；此外，还有按生理功能进行分类的（多功能蛋白质按其主要功能分类）（表绪-1）。

表绪-1　人血浆蛋白质的分类

种类	举例
载体蛋白	白蛋白、运铁蛋白、结合珠蛋白等
脂蛋白	HDL，LDL，VLDL 等
免疫球蛋白	IgG，IgM，IgA 等
补体系统蛋白质	C1～C9 等
凝血和纤溶蛋白质	因子Ⅶ、Ⅷ、Ⅹ、Ⅻ，凝血酶原等
酶	磷脂酰胆碱-胆固醇酰基转移酶等
蛋白酶抑制物	α_1-抗胰蛋白酶、α_2-巨球蛋白等
功能不明蛋白质	β_2-糖蛋白、C 反应蛋白等
过路蛋白	胰岛素、CK、乙型肝炎表面抗原等

四、血液系统疾病的基本特点和相互关系

从 20 世纪 50 年代后期开始，我国血液学工作者在全国各地进行了一定规模的正常血液学数据调查工作。迄今，累计抽样调查样本为确定我国正常人血液数值提供了可靠的资料。

1. 血液病的分类　对原发于造血组织的血液病，按血液组成的发病类型分类，通常分为红细胞疾病、白细胞疾病和出血与血栓性疾病三大类。

（1）红细胞疾病　传统上按外周血红细胞数量的改变分为红细胞增多症和贫血，后者包括溶血性贫血、再生障碍性贫血、缺铁性贫血、巨幼细胞贫血、铁粒幼细胞贫血、失血性贫血等。

（2）白细胞疾病　一般按疾病性质分为恶性白细胞疾病和反应性白细胞疾病，前者如白血病、淋巴瘤；后者如传染性单核细胞增多症、类白血病反应等。也有按外周血白细胞数量和分类比例的改变分为中性粒细胞增多、中性粒细胞减少、中性粒细胞形态异常，嗜酸性粒细胞增多、淋巴细胞增多、淋巴细胞减少、反应性淋巴细胞增多，单核细胞增多，浆细胞增多等。

（3）出血与血栓性疾病　按血浆蛋白改变分为凝血因子缺乏，如血友病；凝血和血液凝固调节的缺陷，如易栓症等；也可为血小板数量和功能改变单列，如血小板减少症、血小板无力症等。

在特殊情况下，还有将有关血液系统疾病综合征单列分类，如 PNH - 再障综合征、先天性再生障碍性贫血（fanconi syndrome）、先天性纯红细胞再生障碍性贫血（diamond - blackfan syndrome）、骨髓 - 胰腺综合征（pearson syndrome）、Schwachman - Diamond 综合征、先天性白细胞颗粒异常综合征（chediak - higashi syndrome）、惰性白细胞综合征（lazy - leukocyte syndrome）、C_5 功能不全综合征、高 IgE 综合征、18q - 综合征、先天性胸腺发育不良（digeorge syndrome，第 3、4 对咽囊发育不良）、新生儿联合免疫缺陷病（omenn syndrome）、POEMS 综合征（crow - fukase syndrome，takatsuki syndrome）、gardner - diamond 综合征（自身红细胞过敏）、骨髓增生异常性肿瘤（myelodysplastic neoplasms，缩写仍用 MDS）、噬血细胞综合征（hemophagocytic syndrome）、Wiskott - Aldrich 综合征、May - Hegglin 异常、Trousseau 综合征、Alport 综合征（epstien syndrome）、血小板减少伴桡骨缺失综合征（TAR syndrome）、巨大血小板综合征（bernard - soulier syndrome）、血管瘤 - 血小板减少综合征（kasabach - merritt syndrome）、血小板第 3 因子缺陷病（scott syndrome）、色素沉着性紫癜（schamberg syndrome）、HELLP 综合征、溶血尿毒症综合征（hemolytic uremia syndrome）、高黏滞综合征（hyperviscosity syndrome）等。

2. 血液病的流行病学特点　血液病种类繁复，无论生理情况改变还是年龄环境影响，都可以使同样的疾病表现出完全不同的特点。

（1）一般特点　就血液细胞调查而言，结果表明，在我国辽阔的幅员内，除海拔 2000m 以上的高原、高山区以外，正常血象数值几无明显差别。与欧美人相较，我国成人红细胞平均数稍低（3.0~5.0）×10^{12}/L，血红蛋白平均量也稍低（100~150g/L），其他项目则无明显不同。这种情形可能主要反映种族的差异。若干血液系统疾病，如恶性贫血，发生率随年龄而增长。以 5 年为间距，白血病、淋巴瘤和骨髓瘤的发生率，显示了造血克隆性（肿瘤性）疾病的明显增长。虽然急性淋巴细胞白血病大约在 3.5 岁时有一高发期，中年以后发病率再度上升，但这并不影响总体鲜明的年龄依赖性发病率。这些研究并未提供年龄依赖性的原因。

（2）新生儿血液学特点　新生儿出生后第 1 周，红细胞、血红蛋白和血细胞比容值轻微下降，而在接下来的 5~8 周下降更快，产生新生儿生理性贫血。新生儿血液中的中性粒细胞绝对数通常比大龄儿童要高。刚出生时，白细胞以杆状核为主。随着中性粒细胞数量下降，淋巴细胞成为数量最多的细胞，并在出生后前 4 年一直维持如此。新生儿血小板计数在（150~400）×10^9/L，与成人值相当。新生儿淋巴细胞绝对数与大龄儿童相等，血液中 $CD3^+$ 和 $CD4^+$ 的 T 细胞亚型绝对数明显高于成人。B 细胞免疫也在妊娠早期得到发育，但直到出生后才具有完全活性。在新生儿血液中，大约 15% 的淋巴细胞表面有免疫球蛋白，包括所有同种型的免疫球蛋白。新生儿平均血浆凝血因子 Ⅱ、Ⅸ、Ⅹ、Ⅺ 和 Ⅻ，前激肽释放酶和高分子量激肽原等水平低（＜成人水平的 60%）。相反，血浆凝血因子 Ⅷ 浓度与大龄儿童和成人相当，而 VWF（von Willebrand factor）比大龄儿童和成人高。

（3）老年血液学特点　造血系统受年龄影响，65 岁以后表现尤为突出。随年龄的增长，造血性骨髓容量持续下降，但在外周血，除平均血红蛋白浓度轻微下降外（≤1.0g/dl），粒细胞、单核细胞、血小板计数并无明显的变化。中性粒细胞对外源性刺激的募集反应能力轻度下降，但对感染的反应能力并未受到明显的影响。中性粒细胞的功能并不随机体的年龄增长显著下降。尽管维生素 B_{12} 和叶酸的平均水平随年龄增长而降低，但除个别明显维生素 B_{12} 及叶酸缺乏症患者外，从血细胞计数看，这种改变并不降低造血。老年人贫血的检查和年轻人相同。一些凝血蛋白随年龄增长而改变明显，其凝血及代偿性纤溶增强，使凝血和纤溶处于新的平衡状态。在老年人中，免疫细胞功能的下降是最常见且最重要的变化。尽管老年人淋巴细胞数量有所减少，但免疫功能衰退的主要原因是 T 细胞功能的失调。

这一变化可能与胸腺萎缩有关，胸腺的逐渐退化导致 T 辅助细胞功能受损，进而影响细胞免疫反应以及抗原 – 抗体反应。

五、血液病的诊断步骤

面对患者，医生应辨别重要的症状，并通过适当问诊了解患者现病史和既往史，以尽可能获取大量有关疾病发生和发展以及患者一般健康状况的相关信息。复习以前的病历可以增进对疾病发生或发展的了解。应仔细寻访、评估遗传和环境因素。内科医生一边体检一边询问治疗史以获得患者一般健康状况的数据，并仔细检查病史所提供的疾病体征，在体格检查中获得额外的病史，提出额外诊断或更改诊断。因此，应结合病史和体检提供的基本信息以助进一步的诊断。

原发性血液病不多见，而继发于其他疾病的血液病却时常发生。例如，贫血的症状和体征及淋巴结肿大是与血液病有关的常见表现，但它们更常当作某些继发的、最初不考虑为血液病的血液系统紊乱的临床表现。许多疾病可产生血液病的症状和体征，如转移性的肿瘤患者有贫血的所有症状和体征，有明显的淋巴结肿大，但是通常还有除血液和淋巴结以外一些最初受累系统的临床表现。深入细致的病史询问和体格检查是系统地掌握其疾病的本质开始。血液病的诊断必须结合临床化学和临床病理的检查，并在疾病的演变过程中实行全面监测。

六、血液病与其他疾病的关系

血液通过心脏、血管循环全身，各种组织都与血液密切接触。全身各系统的疾病可以反映在血液变化中，血液系统疾病也可影响其他器官和组织的功能。

1. 非血液系统疾病合并血液病 许多非血液系统疾病可以出现血液系统的并发症。红细胞异常增高可见于氧交换困难的呼吸系统疾病，也可见于某些肿瘤，如小脑肿瘤、肾肿瘤等。贫血可见于消化系统疾病、肾衰竭、肝炎后、自身免疫病、恶性肿瘤和全身衰竭等。白细胞增高几乎见于绝大多数的感染情况，甚至出现白细胞计数显著增高称为"类白血病反应（leukemoid reaction）"。白细胞减少有时可以提示发生了伤寒杆菌和一些病毒性感染，白细胞显著减少可见于应用某些药物治疗之后，如抗癌药物或药物过敏等。出血现象可见于肝脏疾病、肾衰竭等。肺外科手术、心血管外科手术、肝胆系统外科手术和妇产科的妊娠分娩前后、死胎、胎盘早剥等，以及内科严重感染都可以出现弥散性血管内凝血（disseminated intravascular coagulation，DIC）。此类情况出血时不仅有血小板减少，而且有多种凝血因子被消耗，但有时却表现为高凝状态，常需血液学专科医师协助处理和研究。

另有许多非血液系统疾病可以同时存在血液系统疾病。外科医师在脾切除术后发现患者血小板显著增高，实际是潜在骨髓增殖性肿瘤（myeloproliferative neoplasms，MPN）。妊娠伴有自身免疫性血小板减少性紫癜时，常需血液科医师帮助处理。至于许多遗传性血液病常可于其他疾病就诊或住院时发现，其中尤以遗传性出血性疾病会给外科医师和妇产科医师带来困扰。血液系统肿瘤，有时也会因同时有其他疾病而收入其他非血液科的病室。

2. 血液病合并非血液系统疾病 血液系统疾病有时也需其他专科医师帮助治疗。有些患者因症状特异，就诊于其他科室才发现血液病，也有些血液疾病在其他脏器出现特异表现，需求助于其他专科医师的检查。例如巨幼细胞贫血，可因神经系统症状而就诊于神经科，因消化系统症状就诊于消化科。重型血友病因关节症状可能首次就诊于骨科。骨髓瘤可因肾衰竭就诊于肾脏科，因骨痛或神经症状就诊于骨科或神经科。皮肤性淋巴瘤（如 Sezary 综合征）和蕈样肉芽肿多被皮肤科医师所诊断。白血病可有多种皮肤表现，包括红皮病也常由皮肤科医师发现。粒细胞缺乏症和白血病有时可因严重喉头感染和水肿而急诊住入五官科病室。有经验的眼科医师可以从眼底检查中发现血液疾病，如巨球蛋白血症有典型眼底表现。

3. 血液制品的临床应用 血液含有形成分（红细胞、白细胞、血小板）和无形成分（白蛋白、球蛋白、凝血蛋白等）。根据临床的不同需要，可以选择针对性的血液成分进行输注，以达到挽救患者生命和特效治疗的目的。例如，对于急性大失血的患者，可输全血、红细胞悬液或血浆；对于血小板重度减少的患者，可以输注血小板；对于免疫缺陷患者，可以静脉输注丙种球蛋白；对于血友病 A 的患者可以输注抗血友病球蛋白制剂；对于肝脏疾病出血和手术出血的患者可以输注凝血酶原复合物等。这种补充（替代）治疗可获得显著疗效，已被广泛应用于临床。

七、未来发展趋势

血液学与血液学检验技术的未来发展，既是科技进步的直接反映，也受到临床需求的驱动。通过整合多学科技术，血液学的研究和应用将迎来更加广阔的前景。以下从技术创新、精准医学、人工智能、全球化合作等方面探讨血液学领域的未来趋势。

1. 多组学整合与系统生物学 多组学整合与系统生物学是未来血液学研究的核心方向之一。传统的单组学研究（如基因组学或蛋白组学）虽提供了宝贵的信息，但往往无法揭示复杂的生物学过程。通过整合基因组学、转录组学、蛋白组学和代谢组学的数据，研究者可以全面了解血液病的发生、发展和治疗反应。例如，在急性髓系白血病（AML）研究中，多组学整合分析不仅帮助分类不同分子亚型，还揭示了耐药机制，为个性化治疗提供了理论支持。

此外，系统生物学的理念强调以全局视角研究血液系统的动态变化。借助数学建模和生物信息学工具，科学家能够模拟复杂的分子网络，预测药物的作用机制及其可能的副作用。这一方法特别适用于开发多靶点药物或设计联合治疗方案。

2. 精准医学 精准医学是医学发展的重要方向，其核心理念是根据每位患者的分子特征量身定制治疗方案。在血液学领域，精准医学的应用已初见成效。例如，在弥漫性大 B 细胞淋巴瘤的治疗中，基于患者的基因突变和分子特征选择靶向药物，可以显著提高治疗效果并降低毒副作用。未来，单细胞测序技术的广泛应用将进一步推动精准医学的发展。这项技术能够以单细胞分辨率描绘患者血液系统的全貌，从而识别出关键的致病细胞群体。

3. 人工智能与自动化检测 人工智能（AI）技术正在以不可忽视的速度渗透血液学领域。通过结合深度学习算法和大数据分析，AI 可以显著提升血液病的诊断效率和准确性。例如，在血涂片分析中，AI 算法能够快速识别并分类异常血细胞，为实验室检测节省了大量时间。此外，AI 还可以用于预测疾病风险、评估治疗反应以及优化治疗方案。

自动化检测技术也是实验室医学发展的重要方向。随着全自动血液分析仪和流式细胞仪的普及，血液检测的速度和精度大幅提升。未来，智能化实验室将整合自动化设备和 AI 技术，实现从样本处理到结果分析的全流程自动化。这不仅减少了人为操作引起的误差，还能够应对日益增长的检测需求。

4. 新型治疗策略的开发 血液病的治疗策略正在向多样化和精准化方向发展。以下是一些前沿治疗策略的趋势。

（1）免疫微环境调控 血液病的发生和发展与免疫微环境密切相关。未来，针对肿瘤微环境的免疫调控疗法将成为研究热点。例如，通过靶向影响免疫抑制细胞（如调节性 T 细胞或髓源性抑制细胞）的功能，可以增强患者免疫系统对肿瘤细胞的杀伤能力。

（2）纳米技术在药物递送中的应用　纳米技术为药物递送提供了前所未有的精准性。例如，通过将化疗药物或靶向治疗分子封装在纳米颗粒中，研究者可以实现药物的定点释放，从而减少全身毒性。纳米药物在多发性骨髓瘤和淋巴瘤等血液肿瘤的治疗中已展现出良好的前景。

（3）基因治疗与核酸药物　基因治疗和包括多种类型 RNA 的核酸药物是血液病治疗的前沿领域。通过健康基因替代或应用 CRISPR 基因编辑技术对突变基因进行基因编辑纠正基因缺陷是治疗甚至治愈血液遗传性疾病的希望。例如，β 地中海贫血患者接受基因治疗后，红细胞功能得以恢复，摆脱了输血依赖。而应用如反义 RNA 或小干扰 RNA 的核酸类药物则通过干扰异常基因的表达，实现对疾病的分子发病机制中重要分子靶点的调控，达到控制和治疗疾病的目的。

（王学锋）

第一章 造血组织和造血调控 ⓔ 微课/视频

PPT

学习目标

1. 通过本章学习，掌握造血器官、造血微环境、造血干细胞及造血祖细胞概念，血细胞的发育成熟及其形态演变的一般规律；熟悉人体胚胎期和出生后造血器官及其造血特点，造血干细胞及造血祖细胞的生物学特征，造血微环境及造血调控；了解血细胞凋亡的形态学和生物学特征及意义，自噬的生物学特性和意义。

2. 具有扎实的专业知识和不断拓展知识视野的能力。

3. 树立自立、创新、严谨的学习理念。

第一节 造血器官

造血器官（hematopoietic organ）是指能够生成并支持造血细胞增殖、分化、发育成熟为各种血细胞的组织器官。造血器官生成各种血细胞的过程称为造血（hematopoiesis）。造血器官不断生成新的血细胞，替换衰亡的血细胞，保持体内血细胞数量的相对恒定。人体的造血器官起源于中胚层的原始间叶细胞，造血器官包括骨髓、胸腺、淋巴结、肝和脾等。造血过程可分为胚胎期造血及出生后造血。不同造血时期，主要的造血器官和造血功能各不相同。

一、胚胎期造血器官

胚胎发育过程中造血中心不断迁移，根据造血中心的位置不同，胚胎期造血可分为：中胚层造血、肝造血和骨髓造血。

1. 中胚层造血　中胚层造血又称卵黄囊造血。人胚胎发育第 2 周末，卵黄囊已经形成。此时胚外中胚层的间质细胞在内胚层细胞的诱导下开始分化，分化后这些细胞具有自我更新能力，并在卵黄囊壁上聚集成团，称为血岛（blood island）（图 1-1）。血岛是人类最初的造血和血管的生发中心。血岛最初是实心的细胞团，随着细胞不断分裂，血岛外层的间质细胞分化成扁平的内皮细胞，形成血管干细胞，血岛中央部分的细胞逐渐变圆并游离下来，形成最早的造血干细胞（hematopoietic stem cell, HSC）。最初的原始血细胞分化能力有限，仅能够产生类似于巨幼样的原始红细胞，且不能脱核分化为成熟的红细胞，细胞内含有特殊的血红蛋白 Gower 1（Hb Gower 1），称为第一代巨幼红细胞。约在人胚胎第 7 周，红细胞形态才趋于正常，还可相继产生 Hb Gower 2 和 Hb portland，血岛内的造血干细胞不产生粒细胞和巨核细胞。这一阶段造血也是人体唯一的血管内造血。

随着胚胎发育，卵黄囊的微环境已不能满足造血的需求，原始血细胞开始随血流迁移到适宜的微环境即肝、脾和淋巴组织等部位中增殖、分化。至胚胎第6周，卵黄囊的造血功能逐渐退化，巨幼样红细胞逐渐减少，至胚胎12~15周消失。由肝和脾等造血器官取代其继续造血。

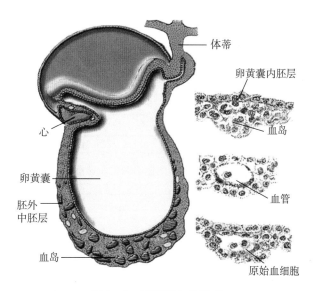

图1-1 卵黄囊血岛形成

2. 肝造血 在人胚胎发育第6周初，由卵黄囊血岛产生的HSC随血流迁移至肝后在肝内增殖形成造血组织灶。胚胎3~6个月，肝是主要的造血场所，肝造血的特点是以生成红细胞为主，约90%的血细胞为有核红细胞，仍然为巨幼样红细胞，但形态很快趋于正常，分化形成无核的红细胞。至胚胎17周，不再合成Hb Gower 1、Hb Gower 2，主要合成胎儿血红蛋白F（HbF），此为第二代幼红细胞，肝造血成为第二代造血。胚胎第4个月以后的肝才生成粒细胞，并可产生少量的巨核细胞，但不生成淋巴细胞。

在肝造血同时，胸腺、脾、淋巴结等处也相继参与造血。

胸腺造血约始于人胚胎第6周，在其皮质产生淋巴细胞，髓质产生少量的红细胞和粒细胞。在胚胎后期，胸腺成为诱导和分化T淋巴细胞的器官。

淋巴结造血约始于人胚胎第7~8周，淋巴结产生红细胞的时间很短，自人胚胎第4个月，在肝、胸腺和骨髓发育成熟的T淋巴细胞、B淋巴细胞迁入其中，使其终身只产生淋巴细胞和浆细胞。

脾造血约始于人胚胎第9周，肝的HSC经血流入脾，在此增殖、分化和发育。此时主要产生红细胞和粒细胞，第5个月后产生淋巴细胞和单核细胞，同时出现破坏血细胞的功能，此后其制造红细胞和粒细胞的活动减少，并逐渐消失，而生成淋巴细胞的功能可维持终生。

在胚胎肝造血最旺盛的第4个月，骨髓已具有初步的造血功能，以后逐渐取代肝造血，胚胎第5个月肝造血逐渐减弱，到出生时停止。

3. 骨髓造血 随着骨髓腔的形成，肝的HSC随血流进入骨髓，自胚胎14周时，在长骨骨髓中开始造血。骨髓的造血细胞大部分来源于肝，部分来源于脾。人胚胎5个月后骨髓造血已高度发育，髓腔中呈现密集的造血灶且各系造血细胞均可见，从此肝、脾造血功能减退，骨髓造血迅速增强，并成为造血中心。骨髓造血为第三代造血，此时，红细胞中的血红蛋白除HbF外，已产生少量的HbA和HbA$_2$。骨髓是产生红细胞、粒细胞和巨核细胞的主要场所，同时也产生淋巴细胞和单核细胞，因此骨髓不仅是造血器官，也是一个中枢淋巴器官。

胚胎期的三个造血阶段不是截然分开，而是互相交替此消彼长、各有造血特征的（图1-2）。各类血细胞形成的顺序：红细胞、粒细胞、巨核细胞、淋巴细胞和单核细胞。

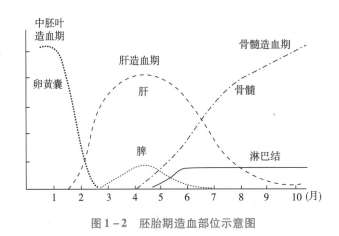

图 1-2 胚胎期造血部位示意图

二、出生后造血器官

出生后，主要的造血器官是骨髓。生理情况下，出生 2~5 周后，骨髓是唯一产生红系、粒系和巨核系细胞的场所，同时也能生成淋巴细胞和单核细胞。胸腺、脾、淋巴结等造血器官成为终生制造淋巴细胞的场所。根据造血器官不同，将出生后造血分为骨髓造血和淋巴器官造血。

（一）骨髓造血

骨髓被封闭于坚硬的骨髓腔中，肉眼观是一种海绵样、胶状的组织。健康成人骨髓约占全身体重的 4.5%（3.5%~5.9%），平均重量为 2800g（1600~3700g）。骨髓按其组成和功能分为红骨髓和黄骨髓，各自约占骨髓总量的 50%。

1. 红骨髓 红骨髓是参与造血的骨髓，具有活跃的造血功能，因含大量血细胞而呈红色（图 1-3）。不同年龄人群的红骨髓分布不同。5 岁以下的儿童全身的骨髓腔内均为红骨髓，5~7 岁后，长骨的骨髓中开始出现脂肪细胞，随着年龄的增长，由远心端向近心端逐渐扩展。至 18 岁时，红骨髓仅存在于扁平骨、短骨及长管状骨的近心端，如颅骨、胸骨、椎骨、肋骨、髂骨以及肱骨和股骨的近心端。因此做骨髓穿刺或活检时，髂骨、胸骨和脊椎棘突等部位适用于成人，胫骨粗隆则适用于 2 岁以下的婴幼儿。

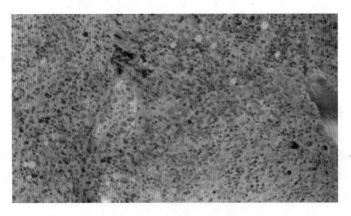

图 1-3 红骨髓（×100）

红骨髓主要由结缔组织、血管、神经及造血细胞组成，由网状纤维和网状细胞构成立体网架，各发育阶段的血细胞位于网孔中。红骨髓内有丰富的血管系统，血窦是最突出的结构。血窦内是成熟血细胞，血窦间是处于各发育阶段的造血细胞。骨髓中造血细胞的分布具有一定的区域性。红细胞和粒细胞常呈岛状分布，形成红细胞造血岛和粒细胞造血岛。红细胞造血岛常位于血窦附近，中心有 1 ~ 2 个巨噬细胞，对周围的红细胞起看护作用，又称"nurse 细胞"，各阶段有核红细胞围绕其排列。随着细胞成熟，后者逐渐远离巨噬细胞，贴近血窦壁，脱核，成为网织红细胞，并通过内皮细胞进入血窦；粒细胞造血岛远离血窦，位于造血索中央，因粒细胞有活跃的变形运动功能，成熟后移向血窦，穿过血窦壁进入血流；巨核细胞常紧贴在血窦壁上，将其伪足伸入血窦内，当血小板成熟后从巨核细胞的胞质分离出来直接释放进入血；淋巴细胞、组织细胞和浆细胞等组成的淋巴小结，往往散在分布于造血索中，单核细胞散在于造血细胞之间。

2. 黄骨髓 骨髓中的造血细胞被脂肪细胞替代成为黄骨髓（图 1 – 4）。在正常情况下，黄骨髓不再参与造血，但仍保留造血潜能，是潜在的造血组织。当机体需要时（如急性失血或溶血时）可重新恢复其造血功能，因此骨髓具有较强的造血代偿能力。

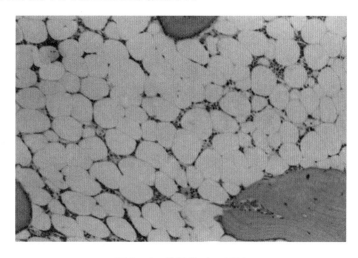

图 1 – 4 黄骨髓（×100）

（二）淋巴器官造血

淋巴器官分为中枢淋巴器官和周围淋巴器官，中枢淋巴器官包括骨髓和胸腺，是淋巴细胞产生、增殖、分化和成熟的场所；周围淋巴器官包括脾、淋巴结和弥散的黏膜淋巴组织（如扁桃体），是淋巴细胞聚集和免疫应答发生的场所。在骨髓内，HSC 分化出淋巴干细胞，后者再分化成 T 淋巴祖细胞、B 淋巴祖细胞。B 淋巴祖细胞在骨髓内发育成熟；T 淋巴祖细胞随血流迁移至胸腺、脾和淋巴结内发育成熟。

1. 胸腺 胸腺是中枢淋巴器官，主要功能是产生淋巴细胞和分泌可促进 T 细胞分化、发育和成熟的胸腺素。来自骨髓的 HSC 经血流进入胸腺后，在胸腺皮质内增殖并在胸腺素的作用下，诱导分化为淋巴细胞后进入髓质，通过髓质小静脉释放入血并迁移到周围淋巴器官的胸腺依赖区，成为胸腺依赖淋巴细胞即 T 淋巴细胞，在周围淋巴器官中定居、增殖并参与细胞免疫应答。

2. 脾 脾是周围淋巴器官，分为白髓、边缘区和红髓。白髓是淋巴细胞聚集处，由脾动脉周围淋巴鞘和脾小结构成。小梁动脉的分支进入白髓，称为中央动脉。动脉周围淋巴鞘包绕中央动脉，是脾的胸腺依赖区，富含 T 淋巴细胞，相当于淋巴结的副质区。脾小结位于脾动脉周围淋巴鞘内一侧，是 B 淋巴细胞居留之处。边缘区位于白髓周围，是白髓和红髓之间副皮质的一部分，内有 T 淋巴细胞、B 淋巴细胞及较多巨噬细胞。红髓位于白髓周围，可分为脾索和脾窦。脾索为网状结缔组织形成的条索状分支结构，充满各种细胞，包括巨噬细胞、树突状细胞、淋巴细胞、粒细胞、红细胞和少量浆细胞。脾索是脾滤过血液的主要场所。脾窦即脾血窦，窦壁由一层内皮细胞平行排列而成。内皮细胞间常有不完整的基膜及环形网状纤维围绕，如同多孔隙的栅栏状结构，形成许多2~5μm宽的间隙，脾索内的血细胞可经此穿越进入血窦。由于窦壁间隙狭小，血细胞必须变形后才能通过血窦壁。而衰老或异常血细胞，由于变形能力差，不易穿越窦壁流回血窦，滞留在脾索，被巨噬细胞吞噬。脾切除后，血液中的异形红细胞会大量增多。

生理情况下，出生后脾不再参与制造其他血细胞。脾是T淋巴细胞、B淋巴细胞分化成熟的主要场所之一，同时具有造血、储血、滤血和免疫反应等多种功能。

3. 淋巴结 淋巴结是周围淋巴器官。淋巴结的生发中心有大量B淋巴细胞聚集，受抗原刺激增殖、发育；皮质深层和滤泡间隙为副皮质区，为弥散淋巴组织，主要是由胸腺迁移而来的T淋巴细胞聚集的场所，又称胸腺依赖区。淋巴结中央为髓质，由髓索和髓窦组成；髓索呈条索状，主要含B淋巴细胞和浆细胞及巨噬细胞、肥大细胞、嗜酸性粒细胞等。出生后淋巴结只产生淋巴细胞和浆细胞，淋巴细胞可经血流向组织、淋巴器官，再返回血流，不断地进行淋巴细胞再循环。

（三）髓外造血

生理情况下，出生2个月后骨髓以外的造血组织如肝、脾、淋巴结等不再制造红细胞、粒细胞和血小板，但在某些病理情况下，这些组织可重新恢复造血功能，称为髓外造血（extramedullary hemato-poiesis，EH）。髓外造血是机体对血细胞需求明显增高或对骨髓造血障碍的一种代偿，常见于儿童或骨髓纤维化及某些恶性贫血的成人，这种代偿作用不完善。由于幼稚髓系细胞离开特殊的骨髓造血微环境，在髓外制造的血细胞大多发育成熟障碍，通常为无效造血。由于肝、脾、淋巴结等组织无骨髓-血屏障（marrow-blood barrier，MBB），幼稚细胞不经筛选直接进入外周血循环，导致血中出现较多幼稚细胞及细胞碎片。髓外造血部位除肝、脾、淋巴结外，也可累及胸腺、肾上腺、胃肠道等，常可导致相应器官肿大。

第二节 造血微环境

造血依赖特定的造血微环境（hematopoietic microenvironment，HM）。这是一个复杂的网络系统，由骨髓基质细胞（stromal cell）、神经、微血管、细胞外基质和基质细胞分泌的细胞因子等构成，是造血干细胞赖以生存的场所，支持和调控造血细胞的生长和发育。造血微环境直接和造血细胞接触，对造血干细胞的自我更新、多向分化及造血细胞增殖、分化、发育、成熟等的调控起重要作用（图1-5）。

一、骨髓神经

骨髓神经来自脊神经，伴骨髓动脉行走；其神经束分支沿着动脉壁呈网状分布。此外，有无数的无鞘神经纤维分布在骨髓表面或骨内膜。骨髓神经调节骨髓血管的扩展或收缩，从而影响血流速度和压力，对血细胞的释放起调节作用。另外，骨髓血管内皮细胞中有P物质的神经激肽受体，可受无鞘神经纤维末端含有的神经介质P物质作用，刺激造血祖细胞的生长。

二、骨髓血管系统

骨髓有丰富的血管系统以供给营养物质，由动脉、小动脉和毛细血管等构成，是造血微环境的主要组成部分。骨髓的营养动脉不断分支形成微血管、毛细血管，毛细血管再注入管腔膨大的静脉窦，汇集成集合窦注入中心静脉。静脉窦和集合窦统称骨髓血窦。血窦密布于整个骨髓腔，血窦内是成熟

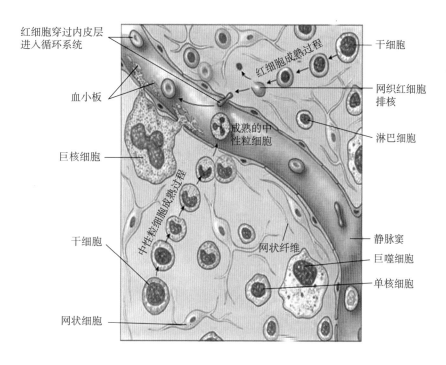

红细胞穿过内皮层进入循环系统

血小板

巨核细胞

干细胞

网状细胞

中性粒细胞成熟过程

成熟的中性粒细胞

红细胞成熟过程

网状纤维

干细胞

网织红细胞排核

淋巴细胞

静脉窦

巨噬细胞

单核细胞

图 1-5 造血模式图

血细胞，血窦间是骨髓实质，即造血索。骨髓内成熟血细胞进入外周血必须穿越血窦壁，因此，血窦壁组成了骨髓 – 血屏障。

血窦壁极薄，绝大部分仅由一层内皮细胞构成，当血细胞通过时，可形成一个临时通道。造血活跃时，窦壁孔隙增多，以利于成熟的血细胞释放入血。内皮细胞转运细胞的孔道常达 2~3μm，最大直径为 6μm。因此，穿越的细胞必须具有变形性（图 1-6）。正常情况下，红系只有网织红细胞和成熟红细胞才能进入血循环，而幼稚红细胞的核坚固不能变形被阻滞在血窦壁外。成熟白细胞穿过时细胞核必须重排成线状才能进入血窦内；巨核细胞只有胞质穿过，向血窦内释放血小板。血细胞通过窦壁后可立即恢复形态。窦壁细胞起到造血细胞的支架作用，并能调节造血组织的容量。

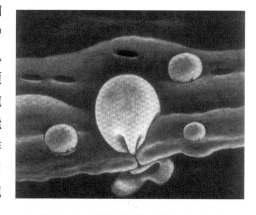

图 1-6 成熟血细胞穿越血窦壁

造血活跃的骨髓血窦丰富，造血功能减低的骨髓血窦减少。在黄骨髓中，微血管呈毛细血管状。病理情况下，如白血病细胞增殖造成髓腔压力增大、缺氧、细菌毒素的作用，骨髓 – 血屏障受损，幼稚血细胞也能进入外周血循环。

三、骨髓基质细胞、细胞外基质及细胞因子

1. 骨髓基质细胞 由成纤维细胞、内皮样细胞、脂肪细胞、巨噬细胞、基质干细胞等多种细胞成分构成。骨髓基质细胞通过与造血细胞的密切接触而营养造血细胞并支持其增殖和分化。骨髓基质细胞能分泌许多造血调控因子，如多种集落刺激因子（colony stimulating factors，CSFs）、白细胞介素（interleukin，IL）等，基质细胞表面也有细胞因子受体，能接受外源信号影响其细胞因子的分泌程度及种类。

2. 细胞外基质 由骨髓基质细胞分泌，包括糖蛋白、蛋白多糖和胶原。糖蛋白主要有纤维连接蛋

白、层黏连蛋白和血细胞黏连蛋白等。蛋白多糖为黏蛋白，有硫酸软骨素、硫酸肝素和透明质酸等。胶原主要有Ⅰ、Ⅲ、Ⅳ、Ⅵ型。细胞外基质构成微环境中有活力的结构支架，填充在骨髓腔中，支撑、保护和营养造血细胞，使其聚集于特定区域进行生理活动。特别值得关注的是细胞外基质的黏附作用。各种黏附分子分布在细胞膜上或释放到细胞外基质液中，介导了造血细胞与基质细胞及细胞外基质的相互识别和作用，也介导造血细胞和多种细胞因子间的黏附和信号传导。如层黏连蛋白由内皮细胞分泌，它与中性粒细胞膜表面受体结合，促进粒细胞的趋化和氧化作用；纤维连接蛋白由成纤维细胞产生，能够连结各种细胞因子及细胞外基质成分。造血微环境中无定形基质内含有一些造血必须物质，如：蛋白质、脂类、糖类及与细胞代谢有关的酶。

3. 细胞因子　细胞因子（cytokine，CK）主要由骨髓基质细胞分泌，如粒 - 单核系集落刺激因子（granulocyte - monocyte colony stimulating factor，GM - CSF）、干细胞因子（stem cell factor，SCF）、促红细胞生成素（erythropoietin，EPO）、白细胞介素、白血病抑制因子（leukemia inhibitory factor，LIF）、转化生长因子 - β（transforming growth factor β，TGF - β）等，对造血干细胞增殖、分化和发育成熟起正、负调控作用。骨髓基质细胞也能产生大量黏附因子，调节造血细胞的增殖和分化，选择性地将一些造血生长因子（hematopoietic growth factor，HGF）与带有相应受体的干（祖）细胞黏附于基质细胞表面，是调节造血干（祖）细胞回髓定位和信号传递的分子基础。造血干细胞必须通过骨髓 - 血屏障返回骨髓微环境中，才能完成其功能，这是造血干细胞的归巢（homing）。上述因素互相影响，共同调节 HSC 增殖、分化和归巢。

第三节　造血干（祖）细胞及骨髓间质干细胞

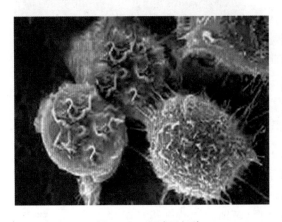

图 1 - 7　胚胎干细胞

在人胚胎和成熟组织中存在一些具有高度的自我更新和多向分化潜能但尚未分化的干细胞。根据发育先后次序，干细胞可分为胚胎干细胞和成体（组织）干细胞。按分化潜能的大小，可分三类：一类是全能干细胞如胚胎干细胞（图 1 - 7）。它是从早期胚胎的内细胞团中分离出来的具有高度分化、形成完整个体潜能的细胞系，可以无限增殖并分化成为多种细胞类型，进而形成机体的任何组织或器官；第二类是多能干细胞，具有分化出多种组织细胞的潜能，但却丧失发育成完整个体的能力，如造血干细胞、骨髓间质干细胞、神经干细胞等；第三类为专能干细胞，只能向一种类型或密切相关的两种类型的细胞分化，如肝干细胞、肠上皮干细胞等。在骨髓中存在两类干细胞，即造血干细胞和骨髓间质干细胞。

一、造血干（祖）细胞

1. 造血干细胞　20 世纪 60 年代初，应用脾集落实验技术，发现了集落中有红细胞、中性粒细胞、嗜酸性粒细胞、巨核细胞或混合 1~2 种的细胞，它们都由单个细胞分化而来。如取任一集落制成的细胞悬液输入另外受致死量照射的小鼠，小鼠脾上同样也生成 4 种细胞组成的造血细胞集落（脾结节），即脾集落，称为脾集落形成单位（colony forming unit - spleen，CFU - S）。这说明脾集落细胞有自我更新和多向分化能力，因此也被称为多能造血干细胞，从而第一次发现并证实了造血干细胞的存在。

1979 年，应用体外半固体血细胞培养技术从人骨髓和血液中培养造血祖细胞获得成功，证实了人类造血干细胞的存在。造血干细胞（图 1 - 8）是由胚胎干细胞发育而来，具有高度自我更新和多向分化能力，在造血组织中含量极少，形态难以辨认的类似小淋巴细胞样的一群异质性的细胞群体，可分化为各系祖细胞，是所有血细胞的起源细胞。

造血干细胞具有以下一般特征：①高度的自我更新能力，也称自我维持。造血干细胞进行不对称有丝分裂产生的两个子细胞，一个保持干细胞的全部特性不变，另一个分化为早期造血祖细胞，这种分裂方式使造血干细胞的数量和特征始终维持不变，这是机体赖以维持高度正常造血、保持血细胞数量和功能恒定的重要原因；②多向分化能力，也称多能性。在造血微环境中造血干细胞分化为各系祖细胞，再定向分化发育为各系的原始、幼稚及成熟细胞。研究表明，造血干细胞在一定条件下可被诱导跨系分化为多种组织细胞，如肌细胞、神经细胞等，这也体现了造血干细胞的多能性；③具有不均一性，即多态性。造血干细胞仅少数向下分化，分化中的造血干细胞还可能处于不同的分化时刻，其形态和生物物理特征及表面标志都不同，具有异质性和"等级性"，也称之为"代龄"，代龄大表示有丝分裂次数多而将走向衰老，代龄差异反映出这一群体的代龄结构，形成造血干细胞的多态性。

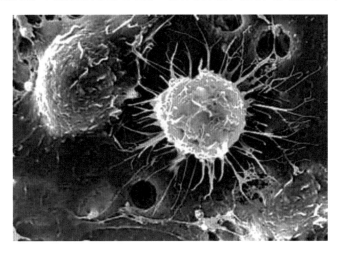

图 1 - 8　造血干细胞

正常情况下，体内 95% 以上造血干细胞处于 G_0 期即静止期，其增殖分化为髓系干细胞和淋巴干细胞需要多种造血调控因子的参与。造血干细胞属单核细胞，类似于小淋巴细胞，缺乏形态和表型特征，难以辨认。通常采用的方法是在造血干细胞上选择一个或几个具有遗传学特征的标志，来识别和推断造血干细胞的特征和分化。目前认为造血干细胞表面标志有：CD34、CD133、CD38、CD117（C - KIT）、Thy - 1（CD90）、CD71 等，其中最重要的是 CD34。

CD34 是与造血干、祖细胞密切相关的一个阶段特异性抗原，是造血干（祖）细胞分离纯化的主要标志。目前 CD34+ 造血细胞被公认为理想的造血干（祖）细胞移植物。造血干细胞是未分化的前体细胞，主要存在于 CD34+ 的细胞群中，不表达髓系和淋巴系特异性抗原，故又称系列阴性细胞（Lineage negative，Lin-），并证实 CD34+Lin- 细胞具有重建长期造血的能力。近年研究发现 CD34+Lin- 细胞群中同样含有自我更新和多向分化能力的造血干细胞，具有重建长期造血的能力。从发育生物学观点来看，CD34+Lin- 细胞起源于 CD34-Lin- 细胞，由于造血干细胞的多态性，CD34 抗原在造血干细胞中的表达也呈现不均一性，体现有不同的 CD34 细胞亚群。当造血干细胞分化为各系祖细胞，并出现髓系或淋巴各系的专一性标志时，如：淋巴系的 CD19/CD7、粒系的 CD33/CD13、红系的 CD71 和巨核系的 CD41/CD61 等，统称为 Lin+。当各系祖细胞分化为形态可辨认的各系原始和幼稚细胞时，

CD34 抗原标志消失，成为 CD34$^-$Lin$^+$的细胞。在 CD34$^+$细胞群中，同时有 99% 的 CD38$^-$细胞。CD38 是造血干细胞向多系定向分化抗原，随分化过程其表达水平增高。在造血干（祖）细胞产生、发育、分化和成熟过程中，CD34 表面标志从无到有，又从有到无，为研究 CD34$^+$及其亚群细胞，为造血干（祖）细胞的建库、扩增，造血干细胞移植、基因治疗等提供新的理论和技术保证。

Thy – 1（CD90），即胸腺抗原 – 1，是比 CD34 出现更早的造血干细胞抗原标记，CD34$^+$Thy – 1$^+$ 细胞约占 CD34$^+$细胞群的 0.1% ~ 0.5%。

CD133 是另一种比 CD34 更早的造血干细胞标记，CD133$^+$细胞是最原始的造血细胞，具有长期培养起始细胞（long – term culture – initiating cells，LTC – IC）和长期重建造血细胞（long term repopulation cells，LTRC）的能力。与 CD34 不同，CD133 不表达于前 B 细胞、红系及粒系集落形成单位等晚期祖细胞上。此外，神经干细胞、胚胎干细胞系和具有多向分化潜能的成熟干细胞，均不表达 CD34，但可表达 CD133，因此 CD133 可作为此类非造血干细胞的表面标记。

C – KIT 受体（CD117），又称干细胞因子受体，系原癌基因，属于 III 型酪氨酸激酶受体家族。其广泛分布于造血细胞群中，通过配体干细胞因子激活 C – KIT 的信号传导，在调节造血干细胞生存、迁徙和扩散增殖中起重要作用。有 1% ~ 4% 的骨髓细胞表达 C – KIT 分子，且大部分 CD117$^+$细胞表达 CD113（90%）和 CD34（50% ~ 70%）。骨髓 CD117$^+$细胞也具有分化为造血细胞和成骨细胞的潜能，对正常造血细胞、黑色素细胞和生殖细胞的分化等方面具有重要作用。

2. 造血祖细胞 造血祖细胞（hematopoietic progenitor cell，HPC）是指一类由造血干细胞分化而来，但部分或全部失去了自我更新能力的过渡性、增殖性细胞群。

1965 年小鼠骨髓细胞体外琼脂培养技术建立，在 CSF 作用下，造血细胞可在体外琼脂培养基上形成集落，每个集落称为一个集落形成单位（colony – forming unit，CFU）。通过不同的体外培养系统，证实了三种早期的祖细胞，它们是集落形成原始细胞（colony – forming unit – blast）、高增殖潜能集落形成细胞（high proliferative potential colony – forming cell，HPP – CFC）和长期培养起始细胞（LTC – IC）。

早期造血祖细胞保留了部分造血干细胞的自我更新能力，具有较强的增殖和分化能力，但与造血干细胞相比，分化方向较局限，仅向有限的几个或一个方向分化和增殖。根据其分化能力，分为多向祖细胞及单向祖细胞，多向祖细胞可以进一步分化为单向祖细胞。造血祖细胞的分化方向一般可分为淋巴系祖细胞（colony – forming unit – lymphocyte，CFU – L），包括 T 细胞祖细胞（CFU – TL）和 B 细胞祖细胞（CFU – BL）；红细胞早期（或爆式）集落形成单位（burst forming unit – erythrocyte，BFU – E）和红系祖细胞（colony – forming unit – erythrocyte，CFU – E）；粒 – 单核系祖细胞（colony – forming unit – granulocyte monocyte，CFU – GM），包括粒系和单核系祖细胞；巨核系祖细胞（colony – forming unit – megakaryocyte，CFU – Meg）；嗜酸性粒细胞祖细胞（colony – forming unit – eosinophilic granulocyte，CFU – Eo）；嗜碱性粒细胞祖细胞（colony – forming unit – basophilic granulocyte，CFU – Bas）。这些较成熟的造血祖细胞丧失自我更新能力，但具有增殖和单向分化能力。

造血干细胞分化时伴特异性表面标志的变化，从 CD34$^+$、CD33$^-$、CD38$^-$、Lin$^-$、HLA – DR$^-$等，过渡到早期的造血祖细胞表达 CD34 抗原较弱，逐渐到晚期 CD34$^-$、CD38$^+$、CD71$^-$、Lin$^+$等。根据这一特性，可采用流式细胞术或其他免疫学技术区分造血干、祖细胞。造血祖细胞以对称性有丝分裂方式增殖，细胞边增殖边分化，且增殖能力较强，对血细胞的数量起主要的放大作用。由于祖细胞部分（早期）甚至全部（晚期）丧失自我更新和自我维持能力，所以早期祖细胞只能短期重建造血，晚期则丧失重建造血的能力。目前对于造血干（祖）细胞的认识主要依据它们的体内、外生物学特性以及细胞表面标志，更严格意义上的区分迄今还十分困难。

3. 造血干（祖）细胞临床应用 任何原因引起造血干（祖）细胞异常都可能导致血液系统疾病。研究造血干（祖）细胞的增殖、分化和调控等对基础血液学，临床血液系统疾病的发病机制、诊断、治疗、疗效观察、预后判断和药物筛选等方面的研究都有重要的意义。

（1）造血干（祖）细胞移植 造血干细胞移植（hematopoietic stem cell transplantation，HSCT）是指对患者进行放疗、化疗和免疫抑制预处理后，将正常供体或自体的造血细胞经血管输注给患者，让正常造血干细胞替代异常造血干细胞，重建正常的造血和免疫功能。根据造血干细胞来源不同分为：骨髓移植（bone marrow transplantation，BMT）、外周血干细胞移植（peripheral blood stem cell transplantation，PBSCT）、脐血干细胞移植（cord blood stem cell transplantation，CBSCT）、胎肝干细胞移植（fetal liver stem cell transplantation，FLSCT）。根据造血干细胞供体来源的不同分为异基因骨髓移植（allogeneic BMT）和自体造血干细胞移植（autologous stem cell transplantation，ASCT）。

骨髓移植在临床上应用最早，但骨髓取材来源困难，而外周血干细胞取材简单，在体外采集 CD34$^+$ 细胞，供者易于接受，近年来几乎取代骨髓移植。脐血干细胞移植刚起步，脐血干细胞免疫原性较弱，增殖能力强，移植排斥反应较少，但脐血干细胞数量较少，只适宜儿童移植。脐血库的建立以及如何使脐血干细胞在体外扩增以满足移植的需要成为临床新的课题。胎肝干细胞移植少用。

（2）基因治疗 是运用重组 DNA 技术，将具有正常基因及其表达所需的序列导入患者有缺陷基因的细胞中，并能在患者体内长期表达，达到根治疾病的目的。因造血干细胞具有自我更新和多向分化的多能性，是公认的理想靶细胞。目前，造血干细胞的体外扩增和诱导分化获得重大进展，在临床应用具有极大的前景。如：将多药耐药基因、二氢叶酸还原酶基因等转导入造血干细胞，其增殖分化的细胞可以免受放、化疗的损伤，可增加化疗药物的剂量，提高放、化疗效果，延长患者生命。另外，某些遗传性疾病、自身免疫病等也可能通过含靶基因的造血干细胞导入而达到治疗目的。

二、骨髓间质干细胞

骨髓间质干细胞（mesenchymal stem cell，MSC）是成体干细胞，具有干细胞的共性，即多向分化和自我更新能力，可在不同环境中被诱导分化成不同种类的细胞，如成骨细胞、脂肪细胞和血管内皮细胞等。目前临床治疗应用的骨髓单核细胞，是包含 MSC 在内的混合细胞群。

MSC 约占骨髓有核细胞的 0.001% ~ 0.01%，大约有 20% 的 MSC 为 G_0 期细胞，表明其强大的增殖能力。MSC 在体外经 20 ~ 25 次传代后，其表型和分化潜能不会发生明显改变。MSC 可分泌 IL – 6、IL – 7、IL – 8、IL – 11、IL – 12、IL – 14、IL – 15、白血病抑制因子（LIF）、M – CSF、Flt – 3 配体、SCF 等多种造血因子，对造血调控有重要作用。体外与 CD34$^+$ 造血细胞长期培养证实 MSC 具有支持长期培养起始细胞（LTC – IC）的功能，能支持造血，扩增造血干细胞。共移植造血干细胞和 MSC 可促进造血干细胞的植入，在移植后造血重建中起重要作用。

在 IL – 3、IL – 6、SCF 存在时，MSC 能够促进外周血 CD34$^+$ 细胞增殖和逆转录病毒介导的基因转染，在 CD34$^+$ 细胞被转染时 MSC 也被转染并表达。一般认为 MSC 只存在于骨髓中，但最近从人骨骼肌中也分离出了 MSC，可以分化为骨骼肌管、平滑肌、骨、软骨及脂肪。此外，人骨外膜或骨小梁也分离出 MSC。同造血干细胞相似，MSC 尚无特异性标志，对 MSC 的特征描述及分离方法都是以一个细胞群体的形式。MSC 既容易从骨髓中获得，也易于在体外扩增，同时易于外源基因的导入和表达，因此在干细胞移植和基因治疗中作为载体，MSC 比 HSC 显示出更大的优势。

造血干细胞研究进展

造血干细胞是体内造血系统维持的关键，且造血干细胞移植在血液系统疾病治疗中广泛应用，然而目前尚无法实现造血干细胞的大规模扩增。其重要原因是造血干细胞在活化状态下需要经历细胞周期、能量代谢、蛋白质合成等一系列的改变，而能量代谢和蛋白稳态的失衡则会导致造血干细胞长期造血能力的丢失。近期，国内研究者首次在造血干细胞中揭示了能量代谢和蛋白质稳态维持之间的关联和分子机制，并发现代谢物烟酰胺核糖可以调控氨基酸分解代谢，促进造血干细胞的蛋白质稳态维持，保护长期造血能力，对于促进造血干细胞的体外扩增和增强移植后造血干细胞的造血重建能力有重要临床意义。

第四节 血细胞的增殖和成熟

血细胞的发育成熟是一个连续的过程，经历了增殖、分化、成熟和释放等动力学过程。血细胞的发育成熟过程：造血干细胞经由多能干细胞（包括髓系和淋巴系干细胞）增殖分化为各系祖细胞，再定向发育为特征可辨认的各系原始细胞，经过幼稚阶段，最终发育为具有特定功能的成熟阶段的终末细胞，释放入外周血发挥作用。

一、血细胞的增殖、分化、成熟和释放

1. 血细胞增殖 是指血细胞通过分裂进行复制，使数量增加的现象。血细胞主要通过有丝分裂方式增殖，在增殖过程中，母细胞有丝分裂后形成子细胞的同时趋向分化成熟。子细胞还可以进一步增殖，每增殖一次都趋向于进一步分化。一般情况下，一个原始细胞到成熟细胞可经过 4~5 次有丝分裂增殖，一个原始红细胞经 4~5 次增殖后可产生 32 个或 64 个成熟红细胞。血细胞的这种增殖称为对称性增殖。与其他系统增殖不同，巨核细胞是以连续双倍增殖 DNA 的方式即细胞核成倍增殖，每增殖一次，核即增大一倍，而胞质并不分裂。因此，巨核细胞体积巨大，属多倍体细胞。

2. 血细胞分化 是指细胞在发育过程中内部结构发生变化而失去某些潜能，同时又获得新的功能，即通过特定基因的表达合成了特定的蛋白质，产生了新的生物学性状，形成在形态、功能、代谢等方面具有不同特征的细胞。这种分化过程是不可逆的。

3. 血细胞成熟 是指细胞定向分化后通过增殖和演变，由原始细胞经幼稚细胞到成熟细胞的全过程。细胞的每一次有丝分裂和分化都伴有细胞的成熟，血细胞越成熟，其形态特征越明显，功能越完善。晚期阶段的细胞不再合成 DNA，失去增殖能力，属于非增殖细胞，只能进一步分化，趋于成熟。

4. 血细胞的释放 是成熟的终末细胞进入血循环的过程。骨髓造血是血管外造血，成熟的血细胞需要通过骨髓–血屏障进入外周血循环，未成熟的幼稚细胞不能随意进入血循环。

二、血细胞的命名

骨髓造血细胞按所属系列归为六大系统，各系列依其发育水平分为原始、幼稚及成熟三个阶段。红系和粒系的幼稚阶段又分为早幼、中幼和晚幼三个时期（图 1–9）。各系列的发育顺序和名称如下。

1. 红细胞系统 原始红细胞、早幼红细胞、中幼红细胞、晚幼红细胞、网织红细胞、成熟红

细胞。

2. 粒细胞系统 原始粒细胞、早幼粒细胞、中幼粒细胞、晚幼粒细胞、杆状核粒细胞、分叶核粒细胞，其中包括中幼及以下阶段的嗜酸性粒细胞和嗜碱性粒细胞。

3. 淋巴细胞系统 原始淋巴细胞、幼稚淋巴细胞、淋巴细胞。

4. 单核细胞系统 原始单核细胞、幼稚单核细胞、单核细胞。

5. 巨核细胞系统 原始巨核细胞、幼稚巨核细胞、颗粒型巨核细胞、产血小板型巨核细胞、裸核、血小板。

6. 浆细胞系 原始浆细胞、幼稚浆细胞、浆细胞。

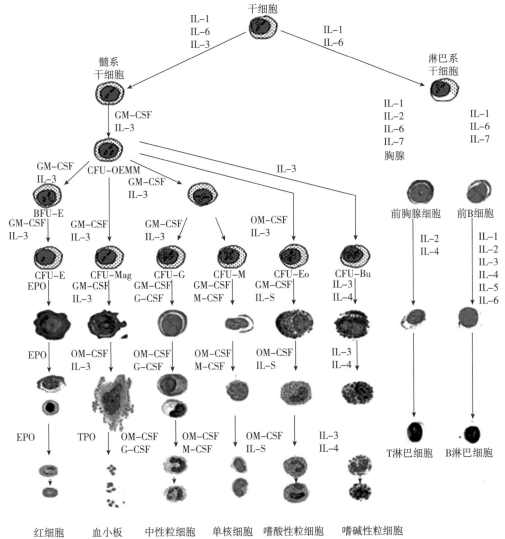

图 1-9 血细胞的发育和造血生长因子的作用

三、血细胞发育成熟的一般规律

血细胞发育成熟实际上是一个连续的过程，为了方便研究，人为地将其划分为各个阶段。血细胞发育过程中形态演变的一般规律如下（表 1-1）。

表 1 – 1　血细胞发育过程中形态演变一般规律

项目	幼稚 原始———→成熟	备注
细胞大小	大———→小	原粒细胞比早幼粒细胞小，巨核细胞由小变大
核大小	大———→小	成熟红细胞核消失
核质比例	大———→小	
核形态	圆——→凹陷——→分叶 （规则——→不规则）	有的细胞不分叶
核染色质	细致———→粗糙 疏松———→致密	
核膜	不明显（薄）——→明显（厚）	淋巴细胞核膜较明显
核仁	有———→无	
胞质量	少———→多	小淋巴细胞胞质较少
胞质颜色	蓝（嗜碱）——→红（嗜酸） 或天蓝——→浅蓝	淋巴细胞胞质始终为蓝色
胞质颗粒	无——→少——→多	红细胞系统无颗粒；粒细胞特异性颗粒分为三种

第五节　造血调控

造血调控是涉及多因素、多水平的复杂调控，包括基因水平调控、微环境中的细胞因子、细胞因子受体、细胞黏附分子、细胞外基质及细胞信号转导、miRNA 等的调控，以不同的方式共同调控造血细胞的增殖、分化、成熟、释放、归巢和凋亡等过程，达到维持造血平衡的目的。

一、造血基因调控

尽管目前对造血基因调控的复杂机制了解不多，但可以肯定造血干（祖）细胞增殖分化的各环节都受到多基因调控。该调控的完成主要通过细胞内、外的信号传递，启动或关闭一系列相关基因，正或负调节基因表达产物以参与对造血的正向或负向调控。研究表明从胚胎期到成人的造血过程一直都存在着造血调控基因按限定顺序的开、关的表达，特别是原癌基因和抑癌基因的表达产物及信号转导途径参与调控作用是公认的。原癌基因为正信号、显性；抑癌基因为负信号、隐性。

1. 原癌基因　目前研究较多的原癌基因如：*C – MYC*、*RAS* 相关基因、*C – ABL*、*BCL – 2*、*C – KIT* 等基因是细胞基因组的正常成员。原癌基因编码的产物可为：细胞因子、细胞因子受体、细胞内蛋白激酶、细胞内信号传递分子及转录因子等。如：*P – ONC* 基因编码的生长因子及其受体调节细胞的生长和增殖；*INT – 2* 基因编码的 P30INT – 2 与成纤维细胞生长因子受体结合后能够促进细胞增殖。各种产物以不同方式参与 DNA 复制和特定基因的表达，促进造血细胞的增殖和调控造血细胞的发育。正常时原癌基因不表达或低表达但不引起细胞恶变。原癌基因在某些因素作用下引起结构改变转化为癌基因，导致细胞增殖失控和分化阻滞。

2. 抑癌基因　抑癌基因的产物对细胞生长、增殖起负调控作用，并能抑制潜在的细胞恶变。如 *P53*、*WT1*、*NF1*、*PRB*、*DCC*、*RB* 等基因。抑癌基因编码的产物可以是正常细胞增殖的负调节因子、抑制细胞增殖、诱导分化、维持基因稳定、调节生长及负性生长因子的信号传导、诱导细胞凋亡等。如：*P53* 基因具有转录因子的作用，可与抑制细胞增殖基因的 DNA 结合加强其转录和表达，还能抑制与细胞增殖有关基因如 *C – MYC* 的表达。

3. 信号转导的调控 基因转录是细胞生命活动的一种重要调控方式，由一类被称为基因编码的蛋白质进行调节，这些蛋白质称为转录因子。转录因子将各种细胞外信号向细胞内传递并引起细胞发生相应反应的过程就是信号转导。原癌基因编码一些转录因子如 ERBA、ETS、FOS、JUN、MYB、MYC 等参与细胞内信号转导。这些核蛋白因子能够识别并与特定 DNA 序列相互作用来调节特定基因的转录或表达。细胞信号转导也受正、负因素的调节，不同强度的信号作用会发生不同的转录活动。如果信号转导过程出现紊乱，就会对血细胞的增殖、分化、发育及其相应的生物化学功能产生影响。体内有很多细胞信号转导通路，如 G 蛋白偶联受体、cAMP - PKA、$PLC_\beta/IP_3/DG$、酶偶联受体等信号转导通路；它们形成复杂的信号网络，并与转录因子相互作用、相互协调，使细胞在特定信号作用下基因转导作出专一性表达来诱导或抑制细胞增殖与分化。

4. miRNA 的调控 microRNA（miRNA）是一类广泛存在真核生物中、内源性的单链小分子 RNA，不编码蛋白质，可在转录后和翻译水平上影响基因表达，并对其进行微调。

造血干细胞及其发育过程中存在特征性 miRNA 表达谱。miRNA 可能是通过关闭编码细胞因子、转录因子、细胞周期调节因子、信号转导途径等中的一个或一系列靶基因，实现对造血干（祖）细胞自我更新、分化、增殖和凋亡的调控。目前研究发现，与造血活动密切相关的 miRNA 包括：miR - 142、miR - 181、miR - 222、miR - 290 和 miR - 342 等。

二、造血体液调控

在造血的诸多调控因素中，细胞因子对造血的体液调控尤为重要。造血体液调控因子分为两大类：即正向和负向调控因子，分别对造血起正向调控和负向调控作用，二者共同维持造血活动的动态平衡。目前明确的造血调控因子至少有 30 余种，它们之间的协同作用引发细胞内部的一系列生化反应，最终决定了造血细胞的增殖、分化、成熟、释放以及衰老、凋亡等生理活动。

1. 造血正向调控因子 造血的正向调控主要通过 HGF 来调控。HGF 是一组低分子量糖蛋白，在体内外均可促进造血细胞的生长和分化。研究认为体内 HGF 的生成障碍是影响造血干细胞实现向终末血细胞分化的一个重要原因。在人体造血功能极度低下的情况下，应用一定量的 HGF 可以有效地促进或加速造血的恢复或成熟血细胞的生成。迄今为止，大多数 HGF 的基因已被克隆，获得许多 HGF 的重组产物，不仅用于体外试验，部分已作为治疗药物应用于临床。参与造血正向调控的因子分为两类：①作用于早期造血干细胞的早期造血因子，包括干细胞因子（SCF）和 FLT - 3 配体（FL）等。②作用于后阶段的晚期造血因子，包括 M - CSF、GM - CSF、EPO、TPO 等。

（1）干细胞因子（SCF） 是原癌基因 *C - KIT* 产物的配体，即 Kit - Ligand（KL），又称为钢因子（steel factor）。SCF 作用于较早期的干（祖）细胞，其参与造血调控的作用有：①与 IL - 3 或 IL - 2 协同刺激 $CD34^+Lin^-$ 干细胞生长；②与 IL - 7 协同刺激前 B 细胞生长；③与 EPO 协同刺激 BFU - E 形成；④与 G - CSF 协同刺激 CFU - G 生成；⑤与 IL - 3 协同刺激 HPC 生长；⑥与 GM - CSF、IL - 3 或 IL - 6 协同刺激原始细胞及巨核细胞集落的形成；⑦与 IL - 3、GM - CSF/IL - 3 融合蛋白协同提高脐血中 $CD34^+$ 细胞的量；⑧与 G - CSF 或 GM - CSF 协同促进粒细胞生长，使外周血粒细胞增加，促进巨核细胞生长及血小板生成。

（2）FLT - 3 配体（FL） FL 的体外造血调控作用主要是：①与 IL - 3、G - CSF、GM - CSF、SCF 协同作用促进骨髓及脐血 $CD34^+$ 细胞形成粒 - 单细胞集落、粒细胞或单核细胞集落；②在无血清培养液中与 EPO 协同促进红系造血祖细胞增殖和分化；③单独或与 SCF 协同作用促进 B 淋巴系祖细胞增殖和分化；④与 IL - 3 或 IL - 6 协同可明显促进 $CD34^+CD38^-$ 细胞的体外扩增；⑤促进 G_0 期的 HPC 进入细胞周期，同时能维持其在体外的长期增殖；⑥与 TPO 协同促进长期培养的人 $CD34^+$ 脐血细胞形成巨核系祖细胞。体内试验表明，FL 可动员造血干（祖）细胞由骨髓进入外周血，有效提高外周血 CD34$^+$细胞和树突状细胞数量，提示 FL 可在临床上作为造血干细胞动员剂。一般认为 FL 主要调节早期造血干（祖）细胞的增殖和分化，对定向或成熟的造血细胞几乎没有作用。

（3）多系集落刺激因子　又称 IL-3，对造血调控的主要作用是：①能刺激多系细胞集落生长，形成的集落中可含有不同分化程度的红细胞、粒细胞、单核细胞和巨核细胞等；②可促进肥大细胞生长；③能诱导巨噬细胞表达 M-CSF；④与 EPO 协同促进 BFU-E 及 CFU-E 的增殖；⑤与 CSF-1、GM-CSF、G-CSF 或 IL-1 协同作用促进 HPP-CFC 的生长；⑥与 IL-2 协同作用促进 T 细胞的生长；⑦体外能促进 BFU-E 和髓系白血病细胞的增殖。IL-3 在细胞发育的早期作用于造血细胞，刺激其生长和分化，在人体内能提高中性粒细胞、单核细胞、淋巴细胞、嗜酸性粒细胞和网织红细胞水平。

（4）粒-单核系集落刺激因子（GM-CSF）　是一种能刺激红系、粒系、单核系、巨核系及嗜酸系祖细胞增殖、分化并形成集落的多集落 HGF。其造血调控作用主要是：①刺激骨髓细胞生成由粒系和单核巨噬细胞组成的集落，促进粒系和单核系祖细胞增殖、分化、成熟；②应用 GM-CSF 可使获得性免疫缺陷综合征（acquired immunodeficiency syndrome，AIDS）患者体内剂量依赖的中性粒细胞、嗜酸性粒细胞和单核细胞产生增加，并能抑制化疗患者中性粒细胞下降。

（5）粒系集落刺激因子（G-CSF）　是一种能刺激粒细胞集落形成的 HGF，其造血调控作用主要包括：①促进粒系祖细胞的增殖和分化；②诱导早期造血干（祖）细胞从 G$_0$ 期进入 G$_1$~S 期；③与 IL-3、GM-CSF 或其他因子协同促进血细胞的增殖与分化；④诱导某些白血病细胞株分化成熟。G-CSF 的体内作用主要表现在剂量依赖的中性粒细胞增加，伴有单核细胞、淋巴细胞及血小板增加。

（6）单核系集落刺激因子（M-CSF）　又称 CSF-1，其造血调控作用主要有：①促进单核巨噬细胞生长和分化；②体外培养可诱导生成巨噬细胞集落；③体内有增加中性粒细胞水平的作用。

（7）巨核系集落刺激因子（Meg-CSF）和促血小板生成素（TPO）　Meg-CSF 是一种能促进巨核细胞集落形成的因子，并刺激巨核细胞生成血小板，这一过程需要 TPO 的参与。TPO 是作用于巨核细胞的特异性因子，能促进巨核细胞的增殖与分化，促进血小板产生。体内使用重组 TPO 可提高外周血中血小板数量。

（8）促红细胞生成素（EPO）　EPO 对造血调控作用主要包括：①刺激 HSC 形成红系祖细胞及以后各阶段细胞，在培养基中加入 EPO 后可获得 BFU-E 和 CFU-E 两种集落，BFU-E 集落较大，可爆散成许多小的集落，即 CFU-E 的集落，因此认为 BFU-E 较幼稚且更接近于造血干细胞；而 CFU-E 是介于 BFU-E 和原始红细胞间的细胞，CFU-E 有更多的 EPO 受体，是 EPO 作用的靶细胞；②促进幼红细胞分化、成熟，缩短红细胞生成时间，促进幼红细胞脱核进入血液；③促进幼红细胞血红蛋白合成；④降低红系祖细胞凋亡比例。重组人促红细胞生成素在临床主要用于治疗各种贫血。

（9）白细胞介素（IL）　又称淋巴因子，这是一类由活化白细胞产生的信号分子，已正式命名 IL-1~IL-20。他们不仅在免疫细胞间传递信息，也参与造血调控，主要作用有：①对 T 细胞、B 细胞的成熟、活化及其生物学功能起调节作用；②与其他造血因子构成复杂网络，在造血及免疫调节中起协同或促进作用。

（10）白血病抑制因子（LIF）　LIF 主要作用是：①单独或与 IL-6、GM-CSF、G-CSF 联合应用可抑制人白血病细胞 HL-60 和 U937 集落形成；②刺激巨核系祖细胞的增殖与分化；③促进胚胎干细胞增殖。

（11）其他细胞因子　除上述因子外，还有一些细胞因子也参与造血调控，如胰岛素类生长因子 Ⅰ 和 Ⅱ，可刺激红系和粒系祖细胞的生长；肝细胞生长因子与其他因子协同作用促进祖细胞生长；血小板衍生生长因子可直接作用于红系和粒系祖细胞，间接作用于早期多系造血干细胞。

2. 造血负向调控因子　造血的负向调控主要是通过造血抑制因子的作用来完成。这类因子如 TGF － β、TNF － α 等，通过减弱造血正向调控细胞因子的生成或调控其功能来实现造血负向调控。

（1）转化生长因子 β（TGF － β）　TGF － β 是一种重要的造血抑制因子，对血细胞生长的抑制作用有：①阻止细胞进入 S 期，对造血祖细胞的增殖具有高度的选择性抑制作用；②通过对造血细胞增殖的负调节作用影响造血生成，而对祖细胞的分化无抑制作用；③抑制多种 IL 和其他细胞因子产生的正向调控信号的作用。

（2）肿瘤坏死因子（TNF）　包括 TNF － α 和 TNF － β，对造血调控作用包括：①与其他因子协同抑制造血，能抑制 CFU － GEMM、CFU － GM、BFU － E 和 CFU － E 的生长，引起红细胞生成减少，破坏增加，且这种作用不可逆；②对祖细胞具有抑制和激活两种效应，可刺激人早期造血，又可抑制 HPP － CFC 的生长。

（3）干扰素（IFN）　包括 IFN － α、IFN － β 和 IFN － γ，是一组具有抗病毒，影响细胞生长、分化和调节免疫功能等活性的蛋白质，在造血调控中的作用同 TNF。这两类因子可能是造血的主要负调控因子，TNF － α 和 IFN － γ 可通过诱导 Fas 抗原而对造血起负调控作用。

（4）趋化因子　是造血负调控因子的主要成员。抑制 HSC 进入细胞周期的趋化因子主要有：MIP － 1α、血小板第 4 因子（platelet factor，PF_4）、NAP － 2、IL － 8、MCP － 1、IP － 10 及 CCF18 等。MIP － 1α 又称造血干细胞抑制因子，可抑制 HSC 形成的 CFU － S、CFU － CEMM、BFU － E、CFU － GM 增殖，使 HSC 处于 G_0 期，但不影响肿瘤细胞的细胞周期，因此具有 HSC 保护作用。PF_4 和 IL － 8 也具有类似于 MIP － 1α 的造血干细胞保护作用。

（5）其他抑制因子　包括：PGI2，抑制 CFU － M、CFU － GM 和 CFU － G；乳酸铁蛋白，抑制单核细胞释放 CSF 和 IL － 1，从而抑制 CFU － GM；H － subunit － 铁蛋白，抑制 BFU － E、CFU － GM、CFU － GEMM 等。

第六节　血细胞凋亡

细胞坏死（necrosis）一直被认为是细胞死亡的主要方式，即指细胞在生理过程中遇到某些因素对细胞的侵袭，使细胞损伤意外死亡，是一种被动死亡过程。20 世纪 70 年代初，病理学家发现了一种新的细胞死亡类型，并命名为细胞凋亡（apoptosis），随后对细胞凋亡的研究受到广泛关注。研究表明，细胞凋亡是细胞死亡的一种主要方式，是细胞本身在一定的生理或病理条件下，由相关基因调控按照自身程序，自主性、生理性的死亡过程，又称为 I 型程序性细胞死亡（programmed cell death，PCD）。它是细胞死亡的一种生理形式，是一个涉及多步骤、多基因的激活、表达以及调控作用的复杂过程，与机体的多种生理、病理机制有关。

但细胞凋亡和程序性细胞死亡在概念上有所区别，前者着重形态学改变，后者着重功能学的改变。目前研究凋亡的实验动物模型不断更新，检测方法已从单纯的形态学检查发展为生物化学、免疫化学及分子生物学检测。细胞凋亡有复杂的分子调控机制，与临床许多疾病的病理生理机制密切相关，人们对凋亡的发生机制及其与疾病的关系已经有了较全面清晰的认识，这对重新认识疾病的发生发展机制具有重要意义。

一、细胞凋亡的特征

1. 细胞凋亡的形态特征　细胞凋亡的形态变化是多阶段的，且涉及单个细胞，主要形态学改变为：细胞脱水、胞质浓缩致胞体变小、变圆，与邻近细胞连接消失。染色质逐渐凝集、最后碎裂成多个小块。部分胞膜形成小泡状，逐渐内陷，但胞膜结构仍然完整，包裹核碎片、胞质、细胞器形成大小不一的泡状小体，即凋亡小体（apoptotic body），很快被巨噬细胞吞噬清除（图1-10、图1-11）。上述改变与细胞坏死引起的细胞内容物溢出、成群细胞丢失，引起组织损伤是不同的（图1-12）。

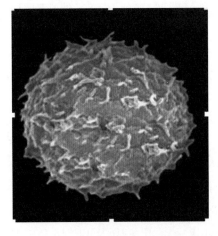

图1-10　电镜下正常白细胞

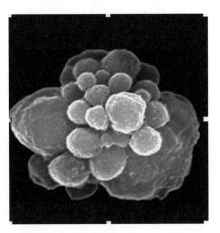

图1-11　电镜下凋亡白细胞

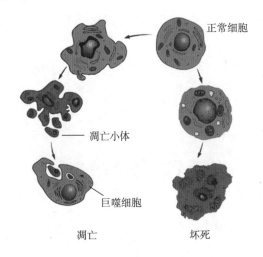

图1-12　细胞凋亡与坏死比较

2. 细胞凋亡的生化特征

（1）染色质 DNA 的降解　凋亡时细胞内源性核酸内切酶被激活，核小体间的连接 DNA 被降解，形成 180~200bp 的整倍寡聚核苷酸（DNA）片段，在琼脂糖凝胶电泳上呈特征性的梯状条带（ladder），这被认为是细胞凋亡的标志之一。而细胞核内组蛋白和其他核内蛋白质不降解，核基质也不改变。

（2）胞质内 Ca^{2+} 浓度增高　细胞内质网储存 Ca^{2+} 释放，以及胞外 Ca^{2+} 内流，导致胞内 Ca^{2+} 浓度增高、pH 降低，引起众多靶酶的活化而直接影响细胞的多种功能，如激活内源性核酸内切酶，使核染色体 DNA 降解；上调谷氨酰胺转移酶、酸性磷脂酶的活性等。此外，Ca^{2+} 的增多使胞内许多结构发生改变如破坏细胞骨架等，也促进了细胞凋亡。

（3）RNA 与蛋白质大分子的合成　凋亡过程中细胞核裂解或 DNA 断裂，同时又有基因激活及表达，导致一系列 RNA 和蛋白质等生物大分子的合成，这也说明凋亡是一个耗能的主动过程。

（4）内源性核酸内切酶与蛋白质酶的参与　参与凋亡的内源性核酸内切酶有：核酸内切酶 I

（DNase Ⅰ）、核酸内切酶Ⅱ（DNase Ⅱ）及 Nuc－18 等；参与凋亡的蛋白酶有 ICE 家族、端粒酶和 Calpain 等。

二、细胞凋亡的基因调控

细胞凋亡是基因调控下的细胞自我消亡过程，且与细胞增殖和癌变相关的原癌基因和抑癌基因有关。这些基因分为两类，一类是促进细胞凋亡的基因如：*P53*、*C－MYC*、*ICE*、*FOS*、*C－REL*、*C－JUN*、*TCL－30*、*FAS*、*PRB* 等，另一类是抑制细胞凋亡的基因如：*BCL－2*、*WERNERS*、*ADENOVIRUS* 等。调控细胞凋亡的基因亦受多种凋亡信号转导途径的调节。

1. 细胞凋亡基因

（1）*P53* 基因　是一种重要的抑癌基因。野生型 *P53* 基因具有阻滞细胞周期、诱导细胞凋亡、促进细胞分化和广谱抑制肿瘤的作用。突变型 *P53* 基因能够抑制野生型 *P53* 基因的功能使细胞转化，抑制细胞凋亡，导致肿瘤发生。所以，*P53* 基因是细胞生长的负调节因子，也可与多种癌基因和生长因子协同调节细胞凋亡。

（2）*C－MYC* 基因　该基因可促进细胞增殖也可诱导细胞凋亡。增殖或凋亡的发生与细胞接受的调控信号有关。细胞若接受了增殖信号，则向增殖发展；反之细胞则发生凋亡。

（3）*ICE*　即白细胞介素 1β 转换酶，是一种蛋白裂解酶。已证实 *ICE* 是体内控制程序性细胞死亡的自杀基因之一，引起的细胞凋亡可被 *BCL－2* 等阻断。

（4）*C－REL* 基因　是一种原癌基因，将其导入骨髓细胞，使该基因过度表达，则骨髓细胞发生凋亡。

（5）*PRB* 基因　是视网膜母细胞瘤（RB）基因，为一种抑癌基因，可促进细胞凋亡。

（6）*WT－1* 基因　是儿童肾母细胞瘤（Wilms tumor）的抑癌基因，该基因缺失是儿童肾母细胞瘤发生的分子机制，研究认为该基因也与细胞凋亡相关。

（7）*BAX*　该基因编码的蛋白质为 *BCL－2* 相关 X 蛋白（*BAX*），*BAX* 可与线粒体电压依赖性阴离子通道（mitochondrial voltage－dependent anion channel，VDAC）相互作用，增加 VDAC 的开放，导致线粒体膜电位丧失并释放细胞色素 C，起到促凋亡作用。

2. 抑制细胞凋亡基因

（1）*BCL－2* 基因家族　*BCL－2* 家族有较多成员，在功能上有促进细胞凋亡和抗细胞凋亡两类作用。抗凋亡的基因有：*BCL－2*、*BCL－XL*、*MCL－1*、*BCL－W*；促凋亡的基因有：*BAX*、*BAK*、*BAD*、*BIK*、*HRK*、*BID*、*BCL－XS*。B 细胞淋巴瘤/白血病－2（*BCL－2*）基因是一种原癌基因，是调节细胞凋亡的主要基因，抗凋亡机制包括：①能抑制氧化物诱导的细胞凋亡，延长细胞寿命；②抑制细胞周期动力学；③促进对损伤 DNA 的修复；④抑制其他促凋亡蛋白（如 caspase 蛋白酶家族）的活性，阻断细胞凋亡；*BCL－2* 还能与 *BAX* 结合，抑制 *BAX*、*BAK* 等的促凋亡活性；⑤阻断多种信号（如 *FAS*、*C－MYC* 等）诱导的细胞凋亡；⑥抑制细胞色素 C 从线粒体中释放，促进凋亡。

（2）*C－ABL* 基因　是与慢性髓细胞性白血病（CML）有关的原癌基因，定位于 9 号染色体上，再转位到 22 号染色体断裂区（breakpoint cluster region，BCR）的基因位置上，形成 *BCR∷ABL*/融合基因。该基因编码一种相对分子质量为 210000Da 的融合蛋白，该蛋白具有较高的酪氨酸激酶活性，能够促进 CML 骨髓细胞的增殖，同时抑制这类细胞的凋亡。

（3）*RAS* 相关基因　是一类促进细胞增殖的原癌基因，与多种肿瘤的发生和发展密切相关。人的 *RAS* 基因（*H－RAS*）编码一种相对分子质量为 21000Da 的多肽，称 P21。*H－RAS* 可抑制细胞凋亡，促进细胞增殖。

三、细胞凋亡常用的检验方法

随着对细胞凋亡认识的不断深入，细胞凋亡的检测方法也不断地发展，细胞凋亡的检测水平已从形态学到细胞染色质水平又发展到分子水平。

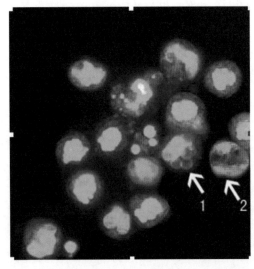

图 1 – 13　凋亡细胞与正常细胞荧光显微镜下比较
图中 1 为凋亡细胞（内含凋亡小体），2 为正常细胞

1. **形态学观察**　①普通光学显微镜检查：细胞涂片经 Wright 或 Giemsa 染色，组织切片经苏木素 – 伊红染色（H – E 染色）或甲基绿 – 派洛宁染色后在普通光学显微镜下观察细胞形态。②荧光显微镜检查：用荧光染料 PI、DAPI 或 AO 单染法，或者用 Annexin – V – FLUOS 和 PI 双染法进行染色，荧光显微镜下计算凋亡细胞（图 1 – 13）的百分率。③透射电镜检查：该方法被认为是最经典、可靠的判定细胞凋亡的方法，是形态学鉴定细胞凋亡的金标准。

2. **DNA 分子水平检测**　细胞发生凋亡时，DNA 降解的发生早于细胞形态学的变化，所以建立 DNA 分子水平的检测对早期疾病的诊断有很重要的作用。检测方法包括①凝胶电泳检测：通过 DNA 核小体间断裂形成 180 ~ 200bp 的片段，出现特征性梯形条带（DNA Ladder）；②当凋亡细胞少时，通过连接介导 PCR（LM – PCR）专一扩增梯形片段，再进行凝胶电泳，从而提高检测的灵敏度；③TdT 酶介导的缺口末端标记技术（即 Tunel 法）。上述后两种方法都针对凋亡晚期 DNA 断裂这一特征，但细胞受到其他损伤（如机械损伤，紫外线等）也会产生这一现象，应注意此类干扰。

3. **流式细胞仪检测**　方法有：①用碘化丙啶（PI）染色作 DNA 含量分析；②PI 和 HO 双染色检测凋亡细胞形态学及细胞膜的完整性；③Annexin – V 联合 PI 法检测细胞膜磷脂酰丝氨酸（PS）变化；④流式细胞术 Tunel 检测；⑤末端脱氧核糖核苷酸转移酶（TdT）标记技术；⑥凋亡细胞线粒体膜电位变化的检测。用 FCM 检测细胞凋亡既可定性又可定量，具有操作简单、快速和敏感等许多优点。

4. **ELISA 法检测**　凋亡细胞的 DNA 断裂使细胞质内出现核小体。核小体由组蛋白及其伴随的 DNA 片断组成，利用单克隆抗体可定量测定凋亡过程中裂解的单核小体或寡核苷酸小体。该方法更具有特异性、高敏感性，较少的细胞就可获得结果。

5. **细胞内氧化还原状态改变的检测**　细胞中有可被凋亡信号启动的 ATP 依赖的 GSH 转移系统，当细胞内 GSH 的排出非常活跃时，细胞液就由还原环境转为氧化环境，通过荧光染料（MCB）检测凋亡细胞胞质中谷胱苷肽的量来检测凋亡早期细胞内氧化还原状态的变化。

目前对细胞凋亡检测的方法越来越多，特异性更强、敏感性也越来越高。对凋亡检测方法的选择，不仅要考虑凋亡细胞的类型、所处的不同时期以及凋亡发生的原因，也要考虑检测目的和预期结果等。如对早期细胞凋亡的检测可采用细胞外膜上 PS 的检测（Annexin – V 检测）、细胞内氧化还原状态改变的检测、细胞色素 C 的定位检测、线粒体膜电位变化的检测等；晚期细胞凋亡可选用 Tunel、LM – PCR Ladder 和凝胶电泳的检测等。此外，采用单一方法检测凋亡有时会出现假阳性结果，需要选择多种方法，综合各种方法的优点，才能获得更准确的结果。

四、细胞凋亡的生物学意义

目前，凋亡的研究已成为细胞生物学、免疫学、肿瘤学及生命科学研究的热点，细胞凋亡与临床许多疾病如免疫性疾病、病毒性疾病、恶性血液病和恶性肿瘤等的病理生理机制密切相关。

1. 细胞凋亡普遍的生物学意义 细胞凋亡现象普遍存在于生物界，既可发生于生理状态下，也可发生于病理状态下。由于细胞凋亡在胚胎发育、组织内正常细胞群的稳定、机体的正常防御和免疫反应、病理情况下的细胞损伤、老化以及肿瘤的发生发展中起重要作用，并具有潜在的治疗意义，至今仍是生物医学研究的热点。

细胞凋亡失控可导致多种疾病发生，凋亡过度可引起 Alzheimer 病、Parkinson 病、再生障碍性贫血、巨幼细胞贫血、珠蛋白生成障碍性贫血、骨髓增生异常性肿瘤等；凋亡不足在肿瘤发生中具有重要意义，可引起恶性肿瘤、白血病等。针对自身抗原的淋巴细胞凋亡障碍可导致自身免疫病，某些病毒能抑制其感染细胞的凋亡而使病毒存活。

2. 血液系统细胞凋亡的意义 血液系统中各种细胞的凋亡现象十分活跃，对于维持造血干细胞的自我更新、分化和保持血细胞数量和功能的恒定有重要意义。对细胞凋亡机制的深入研究有助于了解造血和造血调控机制；有助于揭示白血病、淋巴瘤、多发性骨髓瘤等恶性血液肿瘤的发病机制；有助于建立上述疾病治疗的新方法。除传统的放、化疗外，药物诱导细胞分化或凋亡是白血病等治疗的新思路。研究表明许多抗白血病药物是通过诱导细胞凋亡而发挥作用的，而某些恶性血液病耐药的原因之一是不易诱导细胞凋亡。由于凋亡的发生受凋亡相关基因调节，因此抑制抗凋亡基因或增加促凋亡基因的表达，有望增加促细胞凋亡的效果，达到有效治疗恶性血液病的目的。

第七节 细胞自噬

细胞自噬（autophagy）是指由自噬相关基因介导的、待降解底物被一种双层膜结构包裹形成自噬体（autophagosome）并运输到溶酶体发生膜融合，由溶酶体中的一系列水解酶消化细胞自身蛋白质或细胞器以支持细胞本身代谢和某些细胞器更新的过程，在调节细胞生命活动中具有重要作用。自噬是细胞的一种自我保护机制，同时自噬相关基因过度上调又会导致自噬的异常激活，最终引起"自噬性细胞死亡"（也称Ⅱ型程序性细胞死亡）。

细胞自噬是一种广泛存在于真核生物中的古老生命现象，最早于1962年通过电子显微镜在人的肝细胞中观察到。根据底物进入溶酶体途径的不同，可将自噬分为巨自噬（macroautophagy）、微自噬（microautophagy）和分子伴侣介导的自噬（chaperone–mediated autophagy，CMA）3 类。巨自噬多由较大的物体如变性线粒体诱导发生，自噬结构体积较大，在透射电镜和激光扫描共聚焦显微镜下都可观察到。微自噬多吞饮少量细胞质，自噬体较小，只有在透射电镜下才能清晰可见。与巨自噬和微自噬比较，分子伴侣介导的自噬的主要特点是细胞质内的蛋白质直接经溶酶体膜转运入溶酶体腔，不需形成自噬体。其中，对巨自噬的研究最为深入，通常所说的"细胞自噬"主要指巨自噬。

一、细胞自噬的特征

1. 细胞自噬的形态特征 电镜检查是检测细胞自噬的金标准。胞质中出现大量的双膜自噬体和溶酶体是细胞自噬的主要形态特征。自噬起始时细胞质内出现许多游离双层膜结构逐渐形成杯状凹陷，这些结构称为前自噬结构或自噬前体（autophagosome precursor），多为新月形或半环形游离双层膜结构，两层膜之间的内腔无明显的有形成分，透射电镜下电子密度很低。自噬体为双层膜包被的圆形或椭圆形结构，多位于细胞核周围，线粒体和粗面内质网附近。自噬溶酶体（autophagolysosome）多呈圆形或椭圆形。在早期的自噬溶酶体内含单层膜包被的自噬体。晚期自噬溶酶体的电子密度较低，内含物较细小而排列不规则。

2. 细胞自噬的生化特征　细胞自噬是一个受严格调节的细胞内容物的降解和再循环过程。当细胞受到 Unc-51 样激酶（Unc-51-like kinase，ULK）复合物的激活而启动自噬后，胞质中的蛋白质和脂质在 Beclin-1-PI3K Ⅲ复合物的作用下被不断募集形成前自噬体膜，其启动的重要标志物是磷酸化哺乳动物雷帕霉素靶蛋白（phosphorylated mammalian target of rapamycin，Phospho-mTOR）和 Beclin1。之后，在泛素激活酶 E1、泛素结合酶 E2 以及泛素连接酶 E3 的类似物共同参与下，前自噬体的双层膜开始扩大伸展，包裹胞质中老化、受损的细胞器等，形成球状自噬体。自噬泡的成熟受 SNARE 蛋白 VAMP7 及其伴侣 SNAREs 的调节。囊膜成核后，p62 的自身寡聚化促进 ULK1 共定位于自噬泡膜上。最终，自噬泡与溶酶体膜在 LC3 和 GATE-16 N 末端的参与下发生融合，使自噬泡的内容物降解。降解产物氨基酸、核酸等可以重新运回细胞质中参与物质代谢。

二、细胞自噬的调控

自噬的调控十分复杂，受多种基因的调控，如自噬相关基因（autophagy related gene，ATG）、蛋白激酶基因、磷酸酶基因等。2003 年以酵母的自噬基因为标准进行了统一命名，以"autophagy"中的 Atg 命名来代表自噬相关基因及其对应蛋白。

1. mTOR 信号途径　TOR 激酶是氨基酸、ATP 和激素的感受器，对细胞生长具有重要调节作用，是自噬的负调控分子，并发挥"门卫"作用。TOR 蛋白调节自噬的机制在酵母中已被广泛研究。在饥饿条件下，TOR 活性被抑制，Atg13 去磷酸化并与 Atg1 激酶紧密结合导致 Atg1 激酶激活，启动自噬。相反，在营养丰富条件下，细胞自噬被抑制。

2. PI3K/AKT 信号途径　PI3K/AKT 途径也是自噬调控的通路之一，该通路具有促进细胞生长的作用。PI3K Class Ⅰ 与 Class Ⅲ参与细胞自噬的调控。PI3K Class Ⅰ 是自噬的负调控分子。PTEN 磷酸酶是自噬的正调控分子，能解除 Class Ⅰ PI3K/AKT 途径对自噬的抑制。而经典的自噬抑制剂 3-甲基腺嘌呤通过抑制 Class Ⅲ PI3K 抑制自噬。

3. BECLIN-1 途径　BECLIN-1 基因 ATG6 的哺乳动物同源基因，其通过调控细胞自噬以维持机体内环境稳定。BECLIN-1 与 UVRAG、VPS15 形成的多蛋白复合体对激活 VPS34 十分重要，是参与调控自噬体双层膜形成过程的关键因子。

4. P53 途径　P53 在细胞自噬过程中也发挥着重要作用，P53 在细胞中的不同定位对细胞自噬产生完全不同的影响。P53 在胞核中能促进自噬的发生，而在胞质中抑制细胞自噬。

5. 其他途径　应用 RNAi 抑制 ATG5、ATG10、ATG12 可阻止自噬体形成，而应用自噬抑制剂氯喹（chloroquine）可阻止自噬体与溶酶体结合以干预细胞自噬过程。激素在自噬的调控中也起重要作用，胰岛素可抑制自噬，而胰高血糖素则促进自噬。酪氨酸激酶受体、MAP 激酶、钙也存在于自噬过程错综复杂的调控网络中，但其机制还不甚清楚。

三、细胞自噬常用的检测方法

1. 自噬泡和自噬体形成的稳态监测　方法包括电镜、LC3 Western blot、TOR 和 ATGL 激酶活性、MDC 染色法、AO 染色法（图 1-14）等。通过电镜可观察到自噬体典型的双层膜结构、量化自噬体的大小，从而判断自噬的激活或抑制，是细胞自噬检测的金标准；LC3 Ⅱ量的变化，是唯一能可靠关联自噬体的蛋白标记物；TORC1 和 ATGL 激酶的活性可验证自噬是否诱导成功；MDC 染色法是一种检测自噬体的特异方法；AO 染色是一种间接检测自噬体的方法。

2. 细胞自噬的过程监测　方法包括自噬性蛋白降解速率、LC3-Ⅱ蛋白的动态变化、GFP-ATG8/LC3

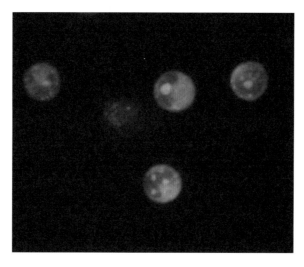

图 1-14 自噬细胞（AO 染色）在荧光显微镜下的形态

复合物游离 GFP 的释放、p62 蛋白水平检测等。自噬性蛋白降解速率是一种高度量化检测自噬过程的方法；监测胞质内 LC3Ⅱ/LC3Ⅰ的比率比监测总 LC3Ⅱ的水平更准确全面；检测 GFP-ATG8/LC3 复合物游离 GFP 的释放既可动态又可量化监测自噬体内膜的分解过程；通过荧光显微镜可动态观察及定位 GFP-LC3 向溶酶体的移动过程；p62 蛋白也是细胞自噬检测的指标之一。

四、细胞自噬的生物学意义

细胞自噬不仅可发生在正常生理条件下也可发生于不同疾病进程中。在正常生理条件下，细胞自噬对维持能量代谢及应激状态改变、维持细胞稳态及清除细胞内一些受损或衰老的组分有着重要作用。细胞自噬与疾病的关系如下。①肿瘤：在人多种癌细胞中都能发现细胞自噬相关基因的缺失，但其在肿瘤的发生发展中发挥双重作用。在肿瘤发生的早期，抑制细胞自噬可促进肿瘤的增长，在肿瘤的进程中可以抑制肿瘤细胞的凋亡，促进肿瘤细胞的转移和持续增殖。另外，在肿瘤治疗时，细胞自噬也发挥双重作用。一方面，可以保护肿瘤细胞免受化、放疗的损伤，另一方面，可以诱导肿瘤细胞的程序性凋亡。②病原体、炎症性疾病：研究表明，细胞自噬能够清除进入人体内的细菌、病毒，从而抵抗病原体感染。细胞自噬与 Crohn 病等炎症性疾病也具有相关性。③其他：与神经退行性疾病、肌病、糖尿病肾病、肝及心脏疾病、细胞衰老关系密切。

？思考题

答案解析

（1）请简述什么是造血器官？
（2）请简述造血干细胞概念及特征？造血干细胞的临床应用有哪些？
（3）血细胞发育过程中形态演变一般规律有哪些？

（宋　辉）

书网融合……

重点小结

题库

微课/视频

第二章　血细胞生理、结构与功能

微课/视频

PPT

✎ **学习目标**

1. 通过本章学习，能掌握各系统血细胞生理特性；熟悉各系统、各阶段血细胞的形态学特点；了解各系统血细胞的生成和破坏，各类成熟血细胞结构和功能特点。

2. 具有对血液、骨髓中常见细胞形态及功能异常的辨别和鉴别能力。

3. 树立实事求是的科学态度，注重合理检查，选择合理的实验方案。

第一节　红细胞系统

红细胞是外周血液中数量最多的一类细胞，红细胞的生理功能除携带氧气和运输二氧化碳外，对信息传递、细胞免疫及维持体内衡态等都有重要作用。红细胞数量、形态、性能、组分的变化将会引起各种红细胞疾病。由于红细胞循环周身，其他系统的疾病，如糖尿病、严重肝病及动脉粥样硬化等都会累及红细胞。因此，红细胞的研究对血液病及其他系统疾病的认识均有重要意义。

一、红细胞的生理特性

正常成熟红细胞为中间薄、周边厚的双凹圆盘形，无细胞核、无细胞器，直径 $7 \sim 8 \mu m$。成熟红细胞具有可塑变形性、悬浮稳定性和渗透脆性等生理特性，这都与红细胞双凹圆盘形结构有关。

1. 可塑变形性　成熟红细胞需要变形才能通过口径比自身直径小的毛细血管和血窦孔隙，通过后又能够恢复原状，这种在外力作用下具有变形的能力，称为可塑变形性（plastic deformation）。可塑变形性是红细胞生存所需的最重要的特性，其变形能力受红细胞几何形状、红细胞黏度以及红细胞膜弹性的影响，其中红细胞的几何形状最为重要。衰老或有病变的红细胞变形能力降低，难以通过直径只有 $0.5 \sim 3 \mu m$ 的脾窦，会被脾窦中的巨噬细胞吞噬清除。在骨髓中，未成熟的红细胞胞体变形能力低，难以通过骨髓血窦裂隙，因而不易进入血液循环。若红细胞成为球形，变形能力会减弱。此外，当红细胞黏度增大或红细胞膜的弹性降低时，红细胞变形能力也会降低。当血红蛋白（hemoglobin，Hb）发生变性或细胞内 Hb 浓度过高时，红细胞内黏度会增高，红细胞的变形性也会降低。

2. 悬浮稳定性　血液经过抗凝处理后，垂直静置于血沉管内，由于红细胞比重大于血浆，会逐渐下沉。正常红细胞沉降速率缓慢，表明红细胞能相对稳定地悬浮于血浆中，称为红细胞的悬浮稳定性（suspension stability）。通常用红细胞在初始一小时末下沉的距离表示红细胞沉降的速度，称为红细胞沉降率，即血沉，血沉测定可作为临床疾病的一种诊断手段。健康成年男子血沉为 $0 \sim 15 mm/h$，成年女性为 $0 \sim 20 mm/h$。沉降越快，表示红细胞的悬浮稳定性越小。红细胞在血浆中的悬浮稳定性，和红细胞与血浆之间的摩擦对红细胞下沉的阻碍作用有关。双凹圆盘形结构使红细胞具有较大的表面积与体积之比，产生的摩擦较大，使红细胞下沉缓慢。在某些疾病中（如风湿热、活动性结核病等），由于电荷和重力的作用，多个红细胞彼此能较快地以凹面相贴形成一叠红细胞，称为红细胞叠连；叠连以后，其总表面积和总体积比值减小，摩擦力相对减小而血沉加快。叠连形成的快慢主要取决于血浆的性质，而不是红细胞本身。若将正常人的红细胞置于血沉快者的血浆中，红细胞也会较快发生叠连而沉降率加快，而将血沉快者的红细胞置于正常人的血浆中，则血沉正常。当血浆中纤维蛋白原、球蛋白及胆固醇含量增高时，可加速红细胞叠连和沉降；血浆中白蛋白、卵磷脂含量增多时则可抑制叠连发生，使沉降率减慢。

3. 渗透脆性　红细胞在低渗盐溶液中发生膨胀破裂，称为红细胞渗透脆性（osmotic fragility），简称脆性。渗透脆性越大，细胞膜抗破裂的能力越低。红细胞在等渗 0.9% NaCl 溶液中可保持正常大小和形态。红细胞对低渗盐溶液具有一定的抵抗力。如果红细胞在高于 0.45% NaCl 溶液中就开始溶血，表明红细胞脆性增大（抵抗力减小），在低于 0.40% NaCl 溶液中才开始溶血，表明脆性减小（抵抗力增大）。生理情况下，衰老红细胞对低渗盐溶液的抵抗力低，即脆性高；而刚成熟的红细胞的抵抗力高，即脆性低。红细胞渗透脆性的测定有助于一些疾病的临床诊断，如遗传性球形红细胞增多症患者的红细胞脆性变大，巨幼细胞贫血患者的红细胞脆性减小。

二、红细胞的生成和破坏

人体内红细胞的数量与骨髓红系细胞的增殖、分化密切相关。在生理情况下，正常红细胞的平均寿命为 120 天，每天约有 0.8% 红细胞被破坏，同时有同样数量的红细胞产生。在红细胞的生成与破坏之间维持着一种动态平衡的过程。

（一）红细胞的生成

红细胞经历造血干细胞、红系祖细胞、原始红细胞至晚幼红细胞的增殖与分化阶段和网织红细胞的增殖与成熟阶段，成为成熟红细胞。

造血干细胞在促红细胞生成素（erythropoietin，EPO）等细胞因子的刺激下，向红系祖细胞分化。造血干细胞一旦分化为早期祖细胞，立即出现对称性有丝分裂，其自我更新和自我维持的能力立即下降。晚期祖细胞则全部进行对称性有丝分裂，完全丧失了自我更新的能力。由于红系祖细胞可以在 EPO 的作用下向红系前体细胞的方向分化、增殖，最后成为成熟红细胞，故这类细胞也被称为 EPO 反应细胞（erythropoietin reaction cell，ERC）或 EPO 敏感细胞（erythropoietin sensitive cell，ESC）。这类细胞无自我维持能力，不能称为干细胞。ERC 在高浓度 EPO 条件下，当培养延续到 14 ~ 16 天，会骤然生成由 30000 ~ 40000 个红系细胞组成的红系集落，称为红系爆式形成单位（burst forming unit - erythrocyte，BFU - E），是 ESC 群体中较早期分化的细胞。BFU - E 是更接近造血干细胞的红系祖细胞，可分化为红系集落形成单位（colony forming unit - erythrocyte，CFU - E），其细胞沉降率较 CFU - E 缓慢，DNA 合成期的比例亦较少，仅为 0% ~ 25%。BFU - E 在形态学上较 CFU - E 更不成熟，呈轻度卵圆形，核染色体细致，具有多个大的核仁，胞质呈碱性，偶有伪足。

BFU - E 进入 CFU - E 期后开始表达可识别红系细胞的特征，这些具有特征的蛋白包括唾液酸糖蛋白、血型糖蛋白 A（A blood group antigen glycoprotein）和 Rh 抗原等。在 CFU - E 细胞上还存在大量的 EPO 受体。EPO 受体在 CFU - E 及原始红细胞上表达最多，随着红细胞的成熟逐渐减少，到晚幼红细胞已消失。

转铁蛋白受体（transferrin receptor，TfR），也是在 CFU - E 和红系前体细胞时表达最高，到网织红细胞时最低。TfR 是由二硫键连接的双链跨膜糖蛋白，分子量为 180kDa。TfR 是控制细胞摄取铁的重要因素，当红系细胞开始合成 Hb 时，TfR 的表达明显增多，随着细胞成熟 TfR 逐渐减少。

红系前体细胞阶段可以用形态学标准区分，经原始红细胞、早幼红细胞、中幼红细胞、晚幼红细胞及网织红细胞阶段而达到成熟红细胞。细胞成熟的过程（图 2 - 1）是 Hb 增加和细胞核活性衰减的过程。在中幼红细胞后期，细胞中 Hb 含量 ≥13.5pg。红细胞内 Hb 的增高促使核失去活性，不再合成

DNA 或 RNA。这是由于 Hb 通过核膜间孔进入核内，作用于核组蛋白，导致染色体失活而促进核凝缩。晚幼红细胞已失去继续分裂的能力，细胞核进一步浓缩并逸出，被单核-巨噬细胞吞噬，或在脾脏内碎裂、溶解，成为无胞核的网织红细胞。

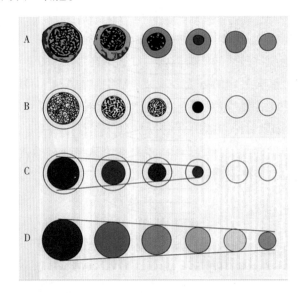

图 2 - 1　红细胞系细胞成熟过程的形态演变规律

A 红细胞成熟过程各组分变化。B 核染色质从细致、疏松到粗糙致密、结块到消失。C 核变小，颜色从紫红色到深蓝色。D 细胞体积变小，胞质从蓝色到红色

根据红细胞内 Hb 浓度增高会促使细胞核失去活性的理论，红细胞成熟过程分裂的次数、细胞最终的大小与 Hb 合成的快慢有一定的关系。如机体缺铁时的小红细胞是因为 Hb 的合成速度慢，需要较长的时间才能达到需要的 Hb 浓度，故在细胞核停止活动（或聚缩）之前分裂的次数多，造成细胞体积减小。而在大细胞时，细胞核过早地变性，分裂的次数减少，细胞体积增大。随着细胞的成熟，红系细胞的直径逐渐缩短，体积缩小，这是因为细胞内一些用以合成 Hb、基质蛋白及各种酶的细胞器（如线粒体、高尔基体、聚核糖体）逐渐减少，细胞器也逐渐退化消失。Hb 的重要组成部分珠蛋白在原始红细胞中仅占蛋白质的 0.1%，到网织红细胞时达 95%。已知成年人珠蛋白的合成主要是 HbA（$\alpha_2\beta_2$），少量的 HbA$_2$（$\alpha_2\delta_2$）及 HbF（$\alpha_2\gamma_2$）。

晚幼红细胞通过增加本身的波状运动，再经过几次收缩，核被挤到胞质的一端而后脱出，这是红细胞的脱核与释放。

成熟红细胞通过骨髓的窦壁、内皮细胞联合处的胞质而释放入血。红细胞通过骨髓 - 血液屏障是一个复杂的过程。当红细胞进入血窦时，易变形的胞质先进入，把细胞核留在血窦处，红细胞进入血窦后，内皮细胞即收缩而使血窦孔闭合。骨髓的血窦间隙处尚有大量巨噬细胞分布（窦周巨噬细胞），它能吞噬脱出的红细胞核，筛过和移去缺陷细胞（约占 2%）。

如果红系前体细胞由于某种原因在从骨髓释放前或以后短期死亡，称为无效造血。正常人的红细胞无效造血只占极少部分（<10%），而在某些病理情况（如巨幼细胞贫血、珠蛋白生成障碍性贫血及铁粒幼细胞贫血）时，无效造血会明显增加。红细胞无效造血的原因可能是：①红系干、祖细胞本身的缺陷，使生成的红细胞质和量异常；②幼稚红细胞的分裂周期延长，导致骨髓过度增生、成熟障碍，致使幼稚红细胞在骨髓内破坏；③有缺陷的红细胞生成及释放入血后不久即遭破坏；④骨髓幼稚细胞内造血物质（卟啉、铁）转输和代谢加速，出现"血红素无效生成"也可出现无效应红细胞生成。

决定红细胞外形及可变性的膜蛋白，如收缩蛋白、血型糖蛋白、带 3 蛋白、4.1 蛋白和锚蛋白均

出现于 CFU－E 期，带 3 蛋白、4.1 蛋白及血型糖蛋白，特别是血型糖蛋白 A 大量出现于 CFU－E 的晚期阶段或原始红细胞阶段。

（二）红细胞生成的调节

红细胞生成的调节因素较为复杂。一般认为外周血中红细胞数量的动态平衡，主要是通过骨髓内红细胞生成的自身调节完成。在造血干细胞与成熟红细胞之间形成了互相关联、互相制约的一个复杂的动态平衡。当机体内的红细胞数量改变时，造血组织通过各种途径不断对这种动态平衡起着自身调节的作用。

1. 基因转录水平的调节　研究表明在红系分化和发育过程中，红系特异性转录因子对于调节红系造血基因表达有重要作用。其中最重要的是转录因子 GATA 家族（GATA－1，GATA－2，GATA－3）和 NF－E2，这是一个重要的位点功能控制部位，可调节珠蛋白基因表达。

2. 促红细胞生成素　EPO 是红系发育必需的生长因子，其对红细胞生成的作用可归结为：①刺激有丝分裂，促进红系祖细胞的增殖；②激活红系特异转录基因，诱导分化；③能显著减缓 CFU－E DNA 的降解速率，阻抑 CFU－E 的凋亡；④加速网织红细胞的释放；⑤提高红细胞膜的抗氧化功能。

3. 其他红细胞生成的调节物质

（1）其他细胞因子　如红系分化因子（erythroid differentiation factor，EDF）能直接诱导 Hb 表达及间接地促进红系祖细胞生长；红系分化去核因子（erythroid differentiation denucleation factor）诱导后期红细胞排核；转录因子 GATA－1 能激活多种红系特异基因，诱导细胞沿红系分化，并抑制细胞凋亡。

（2）雄激素　睾酮对红系造血所起的作用主要是刺激 EPO 的产生。雄激素可刺激肾脏产生更多 EPO 或红细胞因子，并刺激正铁血红素的合成。雄激素可能还有增加 EPO 敏感细胞数目及驱使 G_0 期的 CFU－E 进入 DNA 合成期；增加红系祖细胞数量的作用；也可直接刺激骨髓促进红细胞的生成。

（3）雌激素　可能抑制红细胞的生成。小剂量雌激素可减低红系祖细胞对 EPO 的反应。在很大剂量时，可能有抑制 EPO 生成的作用，而间接影响红系造血。

（4）其他　如甲状腺素、肾上腺皮质激素和生长激素等均可改变组织对氧的要求而间接影响红系造血。此外，环腺苷酸（cyclic adenosine monophosphate，cAMP）亦可刺激 EPO 的生成，其作用可被 EPO 抗体所阻断。T 淋巴细胞及其产物可促进 BFU－E 的形成，与 EPO 共同调节红细胞生成。

除刺激红细胞生成的体液因子外，也有一些因子能抑制红细胞生成，如再生障碍性贫血及慢性尿毒症患者尿中的红细胞生成抑制因子，正常新鲜血清中的红细胞抑制素，多血症动物血中的促红细胞生成素抑制因子以及单纯红细胞再生障碍性贫血患者血浆中的抑制因子。刺激因子与抑制因子互相拮抗，互相影响，共同构成对红细胞造血稳定而灵敏的反馈调节，在机体红细胞生成的调节中发挥重要作用。

4. 骨髓造血微环境　骨髓造血微环境对红系造血的影响除了基质细胞及细胞因子对造血的调控作用，红系造血细胞和骨髓巨噬细胞有着特殊联系。巨噬细胞与发育中红细胞接触，在原红细胞岛的周边部位，有较成熟的细胞。

（三）红细胞的破坏

红细胞在体内的衰亡和破坏的机制仍未完全清楚。正常人体内的红细胞寿命平均为 120 天，主要是因衰老而消失。另有极少数红细胞可因其他因素，导致其变形性下降或细胞表面性质改变而过早破坏。

成熟的红细胞在长期存活过程中逐渐衰老，表现在细胞膜的蛋白质脂质含量、红细胞酶活性、糖酵解能力下降、物质交换及能量转换均逐渐减少，对红细胞的重要生理功能有不良影响。老龄红细胞的唾液酸含量也减低，影响红细胞的寿命，再加上膜表面电荷密度减少，表面积和容积的比值下降，细胞呈球形易被巨噬细胞识别吞噬。

红细胞在体内破坏的场所主要在单核-巨噬细胞系统。首要器官是脾脏和肝脏，其次为骨髓及其他部位。脾脏具有清除老龄红细胞和消除已受损伤红细胞的功能。脾脏内葡萄糖浓度低，氧分压及 pH 值低，血流缓慢。正常红细胞通过脾小动脉进入白髓的边缘区而进入红髓，通过狭窄的脾索被挤压进入脾窦，再经过脾窦（含有单核-巨噬细胞）的内皮细胞孔隙，直接进入脾静脉。脾脏某些部位的血管内径特别细小，有的直径仅为 $3\mu m$，细胞需要变形才能顺利地通过。衰老的或有损伤的红细胞易受机械性滤过作用，被阻留于脾脏内，加重葡萄糖的消耗，造成 pH 低、缺氧的非生理性环境，促使红细胞的脆性增加，易被吞噬细胞吞噬。

血液通过脾脏的容量仅占全身的5%，而通过肝脏的高达35%，由于肝脏对红细胞的微细改变的识别能力较差，不及脾脏敏感，因而肝脏仅对畸变较明显的红细胞才有清除作用。

1. 红细胞老化的改变 红细胞在完全成熟后，胞内核糖体已消失，细胞本身已不能再合成蛋白，因而随着红细胞的老化，细胞体积、细胞密度、胞质及质膜成分均有改变，红细胞内所含的许多酶系统的生物活性也在逐渐降低，故随着红细胞年龄的增加，其生化和生理功能均有改变。

（1）糖酵解的改变 糖酵解中产生的 ATP 是红细胞能量的主要来源，已知在老龄红细胞内葡萄糖酵解途径中的 3 个关键性的限速酶——己糖激酶、磷酸果糖激酶和丙酮酸激酶的活性均有降低。其他如磷酸葡萄糖异构酶、醛缩酶、3-磷酸甘油醛脱氢酶和磷酸甘油酸激酶等活性均下降，结果使整个糖酵解速率迅速减低。红细胞生存 60 天后，ATP 的生成即开始减低，ATP 的减少会影响红细胞的能量供应和生理功能。

2,3-二磷酸甘油酸（2,3-diphosphoglycerate，2,3-DPG）是红细胞内糖酵解旁路的代谢产物，在红细胞内是调节 Hb 对氧亲和力的重要因素。老龄红细胞内参与糖酵解的酶系统活性降低，2,3-DPG 的浓度亦会降低，使 Hb 的氧离解曲线左移，氧释放量减少。

糖酵解至 6-磷酸葡萄糖途径时，有一条磷酸戊糖旁路参与反应。参与磷酸戊糖旁路的酶有葡萄糖-6-磷酸脱氢酶（glucose-6-phosphate dehydrogenase，G-6-PD）。以辅酶Ⅱ（nicotinamide adenine dinucleotide phosphate，NADP）作为反应的辅酶，使其还原为还原型辅酶Ⅱ（NADPH），后者具有多种生理功能，可以在红细胞内作为谷胱甘肽还原酶的辅酶，以维持细胞内还原型谷胱甘肽（reduced glutathione，GSH）的正常含量。GSH 是红细胞对抗氧化性损伤的主要物质，对稳定 Hb、膜蛋白及其巯基等起着重要的作用。老龄红细胞己糖旁路糖酵解的衰竭可使红细胞内氧化产生的 H_2O_2 不能还原为 H_2O，Hb 氧化变性，形成变性珠蛋白小体（Heinz 小体），沉积于红细胞膜的胞质面，使胞膜局部变僵硬，红细胞的变形性下降，容易导致破坏。

（2）红细胞膜的改变 红细胞膜主要由膜脂质和蛋白质构成，不仅包裹整个细胞起到保护作用，而且参与细胞内外物质的交流；维持红细胞膜的通透性、控制膜内外离子平衡和水合作用；维持细胞的正常新陈代谢；保持膜脂质双分子层的定向排列和防止膜脂肪酸的过氧化以及维持红细胞正常双凹形态、细胞的表面积和体积比等。老龄红细胞膜脂质含量降低，膜表面积减少，膜糖蛋白和其他膜蛋白质含量减少。同时由于 ATP 供给不足，"钠泵"失调，导致细胞内 K^+ 减低和 Na^+ 增多，细胞肿胀呈球形，变形性降低。

（3）Hb 的改变 红细胞内由于各种氧化作用，经常会有少量的高铁血红蛋白（methemoglobin，MHb）产生。细胞本身由于有一系列还原系统，主要因还原型辅酶Ⅰ脱氢酶（nicotinamide adenine dinucleotide，NADH）和 GSH 存在，MHb 仅占 Hb 总量的 2% 以下。当老龄红细胞内糖代谢的酶活性改变时，NADH 和 GSH 的含量均有一定程度的下降，MHb 的浓度增高，沉积于红细胞膜上即为 Heinz 小体。此外，正常人 Hb 中以 $HbA(\alpha_2\beta_2)$ 占绝大多数，$HbA_2(\alpha_2\delta_2)$ 仅占 2% ~ 3%。在老龄红细胞中，

HbA$_2$的比例明显增多。

由于上述各项改变，使老龄红细胞的体积缩小，细胞密度增高，红细胞的变形性降低，渗透脆性明显增高，易于破坏，是引起细胞衰亡的重要因素。

2. 红细胞的衰亡　红细胞老化是一个受多种因素影响的复杂过程，目前认为可能与下列途径有关。

（1）红细胞碎裂　在生理情况下，红细胞的局部破裂或缺损可以自己修补，以恢复红细胞的完整。老龄红细胞因其生化成分和物理性能的改变，影响了其修复功能。另外，老龄红细胞在循环的运转过程中，由于变形性降低，在通过直径较小的微血管时，容易遭受局部的挤压而破碎，这与老龄红细胞的能量减少、膜脂质、蛋白含量降低、钙离子的积聚、红细胞的变形性下降有密切关系。

（2）渗透性溶解　生理情况下，由于"钠泵"的作用，可使进入细胞内的水分子排出细胞外。老龄红细胞由于糖代谢的减少、ATP含量及其活性均降低、"钠泵"作用障碍，排水能力下降。红细胞肿胀，形态可由双凹盘形变成球形。如细胞肿胀的程度大于红细胞容积的1~2倍时，细胞膜就会出现损伤，易致细胞渗透性溶解而衰亡。

（3）噬红细胞作用（erythrophagocytosis）　噬红细胞作用是指整个红细胞被循环中的单核或中性粒细胞、组织巨噬细胞所吞噬。这种现象往往见于已受损伤的红细胞或抗体被覆的红细胞。

（4）补体诱导的红细胞溶解　补体可结合于细胞膜，特别是C3、C6、C7、C8和C9可以侵入红细胞膜脂类双分子层，造成细胞呈灶性改变，使红细胞膜功能缺陷而发生渗透溶解，细胞内Hb和细胞其他成分外溢，进而可引起红细胞破坏。老龄红细胞对补体所致细胞溶解的敏感性可能是增高的，与红细胞的衰亡有一定关系。

三、红细胞结构与功能

红细胞膜参与细胞运输、信息传递、血型抗原构成、免疫及出凝血调节等反应，对机体的生长、发育、维持物质代谢的动态平衡等方面起着重要的作用。

（一）红细胞膜的组成

红细胞膜由蛋白质、脂类、糖类及无机离子等组成。其中蛋白质占49.3%、脂质占42%、糖类占8%。红细胞膜的特点是脂质含量高，蛋白质与脂质的比例1:1，该比值变化与膜的功能密切相关。

1. 膜糖类　红细胞膜上的糖类很多，有葡萄糖、半乳糖、甘露糖、岩藻糖、唾液酸，含量较多的有乙酰半乳糖胺和 N – 乙酰神经氨酸。膜上的糖都与蛋白质或脂质结合以糖蛋白或糖脂蛋白形式存在，由于糖蛋白的糖链大多数存在于膜外，有受体反应、抗原性、信息传递等多种功能，故有细胞"天线"之称。

2. 膜脂质

（1）磷脂与胆固醇膜脂质　主要由磷脂及胆固醇组成。其中磷脂占60%，胆固醇和中性脂肪酸占33%，其余是糖脂类化合物。磷脂主要是磷脂酰胆碱（phosphatidylcholine，PC），占28%；磷脂酰乙醇胺（phosphatidylethanol amine，PE），占27%；磷脂酰丝氨酸（phosphatidylserine，PS），占14%；鞘磷脂（sphingomyelin，SM），占27%；磷脂酰肌醇（phosphatidylinositol，PI），磷脂酸和溶血磷脂酰胆碱占2%~3%。各种磷脂所含的脂肪酸都不同，但脂肪酸含量依饮食及外界环境的改变而异。红细胞不能合成脂肪酸，主要与血浆中的脂肪酸进行交换更新。磷脂中以PC交换最快，每小时1%，SM最慢。红细胞膜含游离胆固醇较多，胆固醇酯较少。胆固醇含量与磷脂比值为0.8~1.0。胆固醇在膜中可能起调节脂质物理状态的作用。

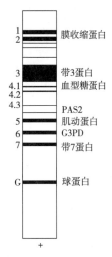

图 2-2 SDS-PAGE

（2）糖脂 有多种，红细胞膜上的糖脂属 SM。SM 是以鞘氨醇为骨架，通过酰胺键与一个脂肪酸相连，其极性头部是单糖或多糖。红细胞膜上的糖脂种类很多，其主要差异是糖的组分及结构不同、糖与糖的连接的复杂性。SM 有很多功能，如红细胞膜抗原性，细胞表面的黏附、细胞与细胞间的相互作用等均与糖脂有关。

3. 膜蛋白 红细胞膜蛋白分为外周蛋白和内在蛋白。采用十二烷基磺酸钠聚丙烯酰胺凝胶电泳（sodium dodecyl sulfate polyacrylamide gel electrophoresis，SDS-PAGE）可将红细胞膜的蛋白质分成 7（或 8）条主带（图 2-2），按 Fairbank 分别命名为 1，2，3，4，5，6，7，8。当红细胞膜用 Triton-100 处理约 1 小时，去除大部分膜磷脂及胆固醇，余下的膜在相差显微镜下观察仍为双凹圆盘形，这时的膜组成有区带 1、2、2.1、4.1、4.9 及 5，这些蛋白被称为"膜骨架蛋白"（cytoskeleton protein）或 Triton 壳（Triton shell），它们在维持红细胞形态及功能上起着重要的作用（表 2-1）。

表 2-1 红细胞膜的主要蛋白质

区带	蛋白质	亚基分子量 kDa	存在形式	数/细胞	占膜蛋白（%）
1	收缩蛋白 α 链	260	$\alpha_2\beta_2$ 四聚体	10^5	15
2	收缩蛋白 β 链	225	同上	10^5	15
2.1	锚蛋白（2.1）	215	单体	10^5	
	Adducin *	103			
	Adducin *	97			
3	阴离子通道	89~95	四聚体	2.5×10^5	25
	$Na^+ - K^+ - ATP$ 酶	90			
	乙酰胆碱酯酶	89			
4.1a		80		2×10^5	4.2~6
4.1b		78			
4.2	蛋白激酶	72		2×10^5	3~4
4.5	葡萄糖运转蛋白	49			
4.9	Dematin	48+52			1
	P^{55} **	55			
5	肌动蛋白	43	12-17 亚单位聚体	5×10^5	4~5
	原肌球调节蛋白	43			
6	3 磷酸甘油醛脱氢酶	35	四聚体	5×10^5	5~6
7	Stomatin	31			2.5
	原肌动蛋白	27+29			
7.2b	调节 K 通道	31			
8		23			
PAS1	血型糖蛋白 A（α）	90	二聚体	2×10^5	5
PAS2	血型糖蛋白 A（α）		单体		
PAS2	血型糖蛋白 C（β）		单体	3×10^5	
PAS3	血型糖蛋白 B（δ）		单体	7×10^5	
PAS4	血型糖蛋白 A 及 B		αδ 二聚体		

注：* Adducin：加合蛋白。有 αβ 两种亚基。
** Dematin，P^{55} 这两种蛋白在 SDS-PAGE 都在带 4.9 位置，所以写在 4.9 的后面，但不是同一个蛋白。

知识拓展

红细胞膜的主要蛋白质

区带 1 和 2 蛋白总称为收缩蛋白（spectrin），位于红细胞膜内侧，是红细胞膜骨架蛋白中最主要的组成部分。2.1 蛋白又称"锚蛋白"（ackyrin），膜骨架通过锚蛋白固定于质膜上。2.1 蛋白有收缩蛋白及波形蛋白（vimetin）结合部位。区带 3 蛋白是贯穿膜脂双层的内在蛋白，它与水及阴离子（Cl^-，HCO_3^-）运转有关，又称为"阴离子通道"。区带 4 蛋白位于红细胞膜内侧。区带 5 蛋白即肌动蛋白（actin）。区带 6 蛋白位于红细胞膜内侧，具有 3-磷酸甘油醛脱氢酶活性。区带 7 蛋白有 Ca^{2+} – ATP 酶活性，目前认为它似肌钙蛋白。加合素（adducin）通过 Ca^{2+} 和钙调蛋白影响骨架稳定性，从而影响红细胞的形态。细胞结构和功能的研究，可以帮助我们对血液疾病有更深入的理解，从而为疾病的预防和治疗提供新的思路和方法。

4. 膜酶　红细胞膜的酶可分为两大类：一类位于膜上，胞质内不存在，如核苷酸代谢酶类（腺苷酸环化酶等）、糖代谢酶类、ATP 酶（$Na^+ – K^+ – ATP$ 酶、$Ca^{2+} – Mg^{2+} – ATP$ 酶）、蛋白激酶及乙酰胆碱脂酶等；另一类在膜与胞质中均存在，如某些磷酸酶类（酸性磷酸酶、2,3-二磷酸甘油酸磷酸酶等）、葡萄糖代谢酶类（3-磷酸甘油醛脱氢酶、乳酸脱氢酶等）、谷胱甘肽代谢酶类（谷胱甘肽还原酶、谷胱甘肽过氧化物酶）。

（二）红细胞膜的结构

红细胞膜以脂质双层构成膜的支架，内外两层脂类分子分布是不对称的，蛋白质镶嵌在脂质双层（图 2 – 3）。红细胞膜的理化性质亦遵循生物膜的一般规律，同时又具有其特殊性。

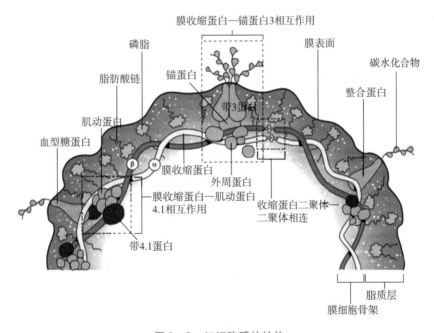

图 2 – 3　红细胞膜的结构

1. 细胞膜的不对称性　是指红细胞膜脂双层的内外两层脂类分子分布的不均一性及物理性质的不同，以及膜蛋白在膜内、外两侧分布也是不对称性。

（1）膜脂质的不对称性　红细胞膜脂质双层中脂类分子呈不对称性分布，其外层脂类富含 PC 和 SM，内层脂类以 PS 和 PE 为主，膜脂质双层的外层脂类分子密度大于内层，流动性也大于内层。膜脂的不对称分布与膜的结构与功能密切相关，脂质双层的某一层发生变化，都会使红细胞形态发生变化。在体外试验中将溶血磷脂酰胆碱插入到膜脂质双层的外层，结果发现红细胞形态转变成棘状；若是插入到脂质双层的内层，则变为口形红细胞，表明脂质不对称分布是维持红细胞正常形态的基础。PS 为血液凝固提供了磷脂表面，一旦翻转到膜的表面，就能促进血液凝固。镰状细胞贫血临床常出现的腰痛或腹痛与小静脉栓塞有关，这可能是由于 PS 外翻所致。对镰状细胞贫血患者红细胞膜磷脂分析，发现原来全部位于膜内侧的 PS 有 20% 外翻到膜的外层，因而促进了血栓的发生。PS 外翻还能使膜抗原性发生变化，促进单核细胞对红细胞的吞噬；使补体被激活，导致红细胞被破坏。

（2）膜蛋白分布的不对称性　膜蛋白在脂双层两侧的分布不对称性是绝对的，因为有的膜蛋白位于脂质双层的内侧，有的在脂质双层的外侧；有的蛋白虽是跨膜的，但没有一种蛋白位于脂质双层的内侧与外侧是相等的。更重要的是糖蛋白，糖链都位于蛋白一侧。膜蛋白结构上两侧的不对称性保证了膜的方向性功能。

2. 膜流动性　膜的流动性是红细胞膜结构的基本特征，适当的流动性是膜正常功能必需的。

3. 红细胞膜骨架的组装　红细胞膜骨架是由收缩蛋白、锚蛋白、肌动蛋白、4.1 和 4.9 蛋白、加合素、肌球蛋白和原肌球蛋白等膜骨架蛋白在膜胞质侧表面相互连接构成一层具有五边或六边形网络状结构，形成基本骨架。

（三）红细胞膜的功能

红细胞膜除维持红细胞的正常形态外，红细胞与外界环境发生的一切联系和反应（如物质运输、免疫功能、信息传递和药物的作用等）都必须通过红细胞膜。

1. 物质运输　细胞内外物质交换需通过红细胞膜，红细胞内外无机离子、糖等浓度差别很大，许多物质的运输都有各自的机制。

（1）阳离子运转　红细胞膜内外阳离子浓度差别很大，如胞外 Ca^{2+} 浓度大约是胞内的 1000 倍，主要运输方式是依赖各种 ATP 酶：红细胞膜上有 $Na^+ - K^+ - ATP$ 酶可把细胞内的 Na^+ 泵出细胞外，同时又把细胞外的 K^+ 泵入细胞内，所以又称其为钠/钾泵，红细胞内 K^+ 含量相当于血浆中 K^+ 的 30 倍。$Ca^{2+} - Mg^{2+} - ATP$ 酶是需 ATP 转运 Ca^{2+} 的酶，其作用是将 Ca^{2+} 运至细胞外，使细胞内 Ca^{2+} 浓度维持恒定，所以也称为钙泵。其活性是钠/钾泵的 3~8 倍，红细胞依赖这些 ATP 酶的作用以维持细胞内外渗透压的平衡，使红细胞不致破溶。

（2）阴离子转运　红细胞阴离子运转主要是带 3 蛋白。其运转过程不需能量，但与细胞代谢有关，它主要介导 HCO_3^- 与 Cl^- 进行 1:1 交换，以维持体内酸碱平衡。

（3）水的运输　膜脂具有疏水性，水分子很难通过，所以它和离子一样需要有水通道。水通道已被克隆成功，称 Aquaporin（AQP）。后来发现有 7 种 AQP。红细胞上的称 AQP1，从氨基酸的序列看属于 MIP（major intrinsic protein）家族的氨基酸。红细胞依赖水通道维持细胞内外的平衡，保护红细胞不被破溶。

（4）葡萄糖运转　红细胞葡萄糖的运转也有葡萄糖运转体（glucose transporter，GLUT），这是一个家族，共有 5 种（$GLUT_{1-5}$）。红细胞存在 $GLUT_1$，其运转方式与阴离子通道相似，通过变构将葡萄糖从胞外运到胞内。

2. 免疫功能　红细胞不仅参与机体的免疫反应，还参与免疫调控，红细胞的一些免疫功能是其他免疫细胞无法代替的。

（1）清除免疫复合物的作用　红细胞膜上有补体 C3b 受体（Ⅰ型补体受体，CR1），CR1 和补体的作用是红细胞具有免疫作用的重要因素。CR1 是一种单链糖蛋白，存在于多种细胞上，平均每个红细胞表面 CR1 位点数为 950，中性粒细胞 57000，淋巴细胞 210000，单核细胞 480000。由于红细胞数量众多，因此血循环中95%的CR1位于红细胞膜上。可溶性IC激活补体而产生C3b，并形成C3b-IC复合物，后者可与红细胞等细胞表面的CR1结合，继而转运至肝和脾而被局部巨噬细胞清除。红细胞清除IC的机会比白细胞大500~1000倍。IC在周围组织中的沉积是导致许多免疫性疾病的主要因素；红细胞与IC的结合，减少IC对组织细胞的损伤；如果IC过多地黏附在吞噬细胞等免疫细胞上将削弱其免疫功能。红细胞竞争性地黏附IC，可消除IC对吞噬细胞、淋巴细胞等免疫细胞的抑制作用，间接提高它们的免疫功能。

（2）对淋巴细胞的调控作用　红细胞能将IC结合的补体降解为C3dg，C3dg可与红细胞膜上的CR2（Ⅱ型补体受体）结合，诱导B细胞由静止期转向有丝分裂期，促使其增殖分化，并产生抗体。此外，红细胞膜上的LEA-3（淋巴细胞功能抗原3）与T淋巴细胞CD$_2$作用，从而激活T淋巴细胞免疫功能。另外，红细胞还能直接增强NK细胞抗肿瘤作用。

（3）对吞噬细胞的作用　红细胞有明显促进吞噬细胞吞噬功能，这可能是红细胞膜CR1、CR3和吞噬细胞上的CR1、FCR、CR3、CR4等共同作用造成的。此外，吞噬细胞在吞噬过程中释放大量氧自由基，可对吞噬细胞造成损伤，红细胞上的超氧化物歧化酶（superoxide dismutase，SOD）能够及时清除氧自由基，从而促进吞噬细胞的吞噬功能。

（4）对补体活性调节　补体包括20多种蛋白组分，当抗原-抗体反应激活补体之后，经"瀑布式反应"最终形成补体的复合物，使细胞破溶，如果在红细胞膜上，即造成溶血。在补体一系列反应中有激活剂参与，也有抑制补体活化的分子参与，以调节补体的作用。红细胞膜上有三种抑制补体的分子：C3转化酶衰变加速因子（decay accelerating factor，DAF，CD55）；反应性溶血的膜抑制剂（membrane inhibitor reactive lysis，MIRL，CD59）；补体8结合蛋白（binding protein C8）。这些因子在结构上都有一个共同点，虽然都是膜蛋白，但它们是含糖肌醇磷脂的蛋白，以磷脂的两个脂肪酸插入膜，蛋白质在膜外，由于它们以肌醇磷脂插入膜，所以又称糖肌醇磷脂锚蛋白（glycosyl-phosphatidylinositol anchored protein）。

3. 抗原性

（1）血型抗原　红细胞膜上的抗原性物质由遗传基因决定，其化学组成为糖蛋白或糖脂。在红细胞系中，已发现400多种抗原物质，分属于20多个血型系统。

（2）老化抗原　已知衰老或病变红细胞的清除主要在其通过脾脏时被吞噬细胞吞噬，吞噬细胞是如何识别这些细胞，目前尚不完全清楚。近年的研究认为这些异常红细胞膜表面出现了称之为"老化抗原"（senescent cell antigen，SCA）的新抗原，SCA可被血浆自身抗体识别并结合，吞噬细胞有IgG Fc段受体，可识别结合在异常红细胞上的IgG，从而将这些异常红细胞吞噬。

4. 变形性　红细胞的变形性与红细胞的功能及寿命密切相关，红细胞具有变形性有利于其自身通过微循环。如果膜变形性差，红细胞便无法通过微循环。因此红细胞的变形性有助于机体对异常红细胞的清除。因为衰老或有缺陷的红细胞变形能力均下降，在通过微血管时受挤压而破溶，或是受阻于狭小脾窦裂隙，从而被脾窦吞噬细胞吞噬清除。红细胞保存期愈长，红细胞变形性降低愈明显。表明变形性下降是老化细胞破坏的一个重要因素。

膜变形性也有利于防止未成熟红细胞进入血循环，红细胞由骨髓进入血循环必须经过骨髓血窦裂隙。成熟红细胞无核，变形性好，易通过，未成熟有核红细胞变形性差，不易通过。此外，红细胞变形性还可以影响血黏度，如果变形性好，可降低血黏度，从而血流通畅。

影响红细胞变形性主要有以下几个因素：①膜骨架蛋白组分和功能状态，骨架过于僵硬则不易变形，骨架松散则易于碎裂。②膜脂质流动性大有利于变形。③细胞表面积与细胞体积比值：正常红细胞呈双凹盘状，有较大比值；变形性良好。如果比值减小，细胞趋于口形或球形；变形性降低。④Hb

的质和量：细胞内的 Hb 浓度增高，或有变性 Hb 附着在膜上，均能使变形性降低。⑤膜的离子通透性：一般离子通过膜的速度很慢，相比之下极性弱的易透过，极性强的不易透过，例如，K^+ 半交换期超过 30 小时，Cl^- 只需 0.2 秒。在某些病理情况下红细胞的通透性发生改变，使 Na^+、K^+ 通透性增加。如果 Na^+ 进入细胞量远大于 K^+ 的外漏，细胞内则积水，导致细胞肿胀；相反，若 K^+ 的漏出多于 Na^+ 的内流，细胞会脱水，体积减少，细胞内黏度显著增高，以上两种情况都会导致红细胞变形性降低。

（四）血红蛋白的结构与功能

Hb 是人和各种动物红细胞内一种重要结合蛋白，它由珠蛋白和亚铁血红素组成。它的主要功能是吸收肺部大量的 O_2，并将其输送到身体的各个组织，然后将产生的 CO_2 从组织中运出，从而完成在肺和组织之间 O_2 和 CO_2 的交换，以维持机体的正常新陈代谢。

1. 珠蛋白肽链组成 Hb 的珠蛋白肽链为分为 α 和 β 类两大类。人体在胚胎、胎儿、成人各个不同发育时期，合成珠蛋白肽链的种类是不同的，故形成的 Hb 组成也不同（表 2-2）。成人主要的 Hb 是 HbA。

表 2-2　人体各发育阶段血红蛋白肽链组成

血红蛋白	肽链组成	主要来源	胚胎（%）	新生儿（%）	成人（%）
Gower1	ζ_2/ε_2	卵黄囊	50	0	0
Gower2	α_2/ε_2	卵黄囊	25	0	0
Portland	ζ_2/γ_2	卵黄囊	25	0	0
Hb F	$\alpha_2/G\gamma_{2a}$	肝脏，脾脏	0	75	<1
	$\alpha_2/A\gamma_2$				
HbA	α_2/β_2	骨髓	0	25	97
HbA$_2$	α_2/δ_2	骨髓	0	<1	3

珠蛋白肽链的主要结构特征之一是形成一容纳血红素的疏水性口袋。一条肽链含一个血红素组成一个亚基，Hb 由四个亚基组成，亚基之间通过非共键相结合。

2. 血红素 血红素是氧结合的辅基，它是铁原子与原卟啉IX的复合物，铁原子位于血红素的中心，其通过配位键和卟啉环的四个氮原子相结合。在卟啉环平面的两侧，这个铁原子还可以形成第五个和第六个配位键，使其能够结合氧分子。血红素中的铁原子有 2 价和 3 价两种氧化态，与其相对应的 Hb 分别称做亚铁血红蛋白（deoxyhemoglobin，Hb）和高铁血红蛋白（methemoglobin，MHb）。Hb 和 MHb 的血红素口袋的疏水性产生于非极性氨基酸侧链，这个口袋特别适合疏水性卟啉环，并有利于 2 价铁离子可逆地结合氧分子，而不易氧化成 3 价铁离子。

3. 血红素的可逆氧合作用 血红素存在于 Hb 分子每个亚基的裂缝中，它的极性侧链处于 Hb 分子的表面，而其余部分均在 Hb 分子内部被非极性氨基酸残基所包围，只有两个组氨酸除外。血红素的铁原子和其中一个组氨酸（即 F_8）直接结合，这个组氨酸占据了铁原子的第 5 个配位键的位置，称做近侧组氨酸。而氧结合位点则位于血红素平面的另一侧，占据铁原子的第 6 个配位键的位置。第 2 个组氨酸残基（E_7）称做远端组氨酸，它靠近血红素，但并不与之结合。

生理条件下，Hb 有三种构象形式：脱氧血红蛋白、氧合血红蛋白和高铁血红蛋白。这三种 Hb 的主要区别，就在于血红素的第 6 个配位键（表 2-3）。在脱氧 Hb 中，这一位置空缺；在氧合 Hb 中，它被氧分子占据；而在高铁 Hb，这个配位键结合的是水分子。

表 2 - 3　血红素和 Hb 的三种构象形式

构象形式	铁的氧化态	第 5 个配位键	第 5 个配位键
脱氧血红蛋白	+2	组氨酸 F_8	空缺
氧合血红蛋白	+2	组氨酸 F_8	O_2
高铁血红蛋白	+3	组氨酸 F_8	H_2O

4. Hb 对 CO 的亲和作用　CO 分子很容易和 Hb 结合，从而抑制体内的 O_2 输送。游离的血红素在水溶液中对 CO 的亲和力是 O_2 的 25000 倍。然而，Hb（或 MHb）对 CO 的亲和力仅仅比 O_2 高 200 倍。显然，Hb 的蛋白部分大大削弱了血红素对 CO 的亲和力。

Hb（或 MHb）对 CO 的亲和力下降，在生理上具有重要意义。在细胞内，血红素降解可产生内源性 CO，这些 CO 将抑制大约 1% 的 Hb（或 MHb）的氧结合位点，不会危及细胞生存。但是，如果 Hb（或 MHb）对 CO 的亲和力像游离的卟啉那样高，这些内源性 CO 将足以产生巨大毒性。

第二节　粒细胞系统

粒细胞包括中性粒细胞、嗜酸性粒细胞和嗜碱性粒细胞，其中中性粒细胞是天然免疫细胞，参与机体的防御功能。而嗜酸性粒细胞和嗜碱性粒细胞分别在免疫反应中发挥重要的作用。

一、粒细胞的生理特性

1. 中性粒细胞的生理特性　中性粒细胞是白细胞中数量最多的，占 50% ~ 70%，细胞直径为 10 ~ 12μm。成熟的中性粒细胞胞核呈深染的弯曲杆状或分叶状，分叶核一般为 2 ~ 5 叶，叶间有细丝相连。核的叶数与细胞在血流中的停留时间呈正相关。人体受严重细菌感染时，大量新产生的中性粒细胞从骨髓中进入血液，杆状核粒细胞增多或（和）出现晚幼粒、中幼粒、早幼粒等幼稚粒细胞数大于中性粒细胞总数的 5%，称为核左移；若分 5 叶以上核的中性粒细胞增多超过中性粒细胞总数的 3%，则称为核右移，表明骨髓造血功能发生障碍。中性粒细胞是人体内游走速度最快的细胞，最快可达 30μm/min，感染发生时中性粒细胞能够最先到达炎症部位，6 小时左右局部中性粒细胞数目可以达到高峰。

2. 嗜酸性粒细胞的生理特性　嗜酸性粒细胞占白细胞的 0.5% ~ 3%，细胞直径为 10 ~ 15μm，核常为 2 叶。细胞胞质内充满粗大均匀、略带折光性的嗜酸性颗粒。人体内的嗜酸性粒细胞主要存在于各种组织中，其数量是血液中的 100 倍。嗜酸性粒细胞一般在血液中停留 6 ~ 8 小时后进入结缔组织，特别是肠道结缔组织，细胞可存活 8 ~ 12 天。血液中嗜酸性粒细胞数目有明显的昼夜周期性波动，清晨细胞数量减少，午夜时细胞数量增多，差异可大于 40%。酸性粒细胞这种周期性波动可能与血液中肾上腺皮质激素含量的昼夜波动有关。此外，当血液中糖皮质激素浓度增高时，嗜酸性粒细胞数目会减少。

3. 嗜碱性粒细胞的生理特性　嗜碱性粒细胞数量在白细胞中占比最少，占白细胞总数的 0% ~ 1%，细胞直径为 10 ~ 12μm，细胞核分叶或呈 "S" 形或不规则形。嗜碱性粒细胞胞质内含有紫蓝色嗜碱性颗粒，颗粒大小、数量不等，分布不均。嗜碱性粒细胞来源于骨髓中的造血祖细胞，部分造血祖细胞在骨髓中分化为嗜碱性粒细胞后进入血液，部分造血祖细胞在幼稚阶段进入血液，随后进入结缔组织，分化为肥大细胞。嗜碱性粒细胞在结缔组织中可存活 10 ~ 15 天。成熟的嗜碱性粒细胞存在于血液中，机体发生炎症时细胞受趋化因子诱导才会迁移到组织中。

二、粒细胞的结构

1. 中性粒细胞的结构特点

（1）中性粒细胞的颗粒　中性粒细胞胞质内含有三种颗粒，即嗜天青颗粒、特异性颗粒和白明胶酶颗粒。

1）嗜天青颗粒　也叫嗜苯胺蓝颗粒，又称初级颗粒，初见于原始粒细胞晚期，早幼粒细胞中数量最多，中幼粒细胞阶段显著减少，晚幼粒细胞消失。该颗粒中含有髓过氧化物酶（myeloperoxidase，MPO）、溶菌酶、吞噬素、阴离子抗菌蛋白质、弹性蛋白酶、一氧化氮合酶（nitric oxide synthase，NOS）、BPI 蛋白、蛋白酶 3 等。此外，还含有较多的水解酶，如：酸性 β-甘油磷酸酶、β-葡萄糖醛酸酶、N-乙酰-β-氨基葡萄糖苷酶、唾液酸酶等；另外还有酸性黏多糖、肝素结合蛋白等。这些酶类物质都与中性粒细胞的依氧和非氧杀菌功能密切相关，一般将 MPO 作为中性粒细胞的标志酶。

2）特异性颗粒　从中幼粒细胞阶段开始产生大量特异性颗粒，随细胞的成熟逐渐增多，该颗粒是在中性粒细胞发育过程中第二次出现的颗粒，故又称为次级颗粒；中性颗粒中含有乳铁蛋白、溶菌酶、β_2-微球蛋白、纤溶酶原激活物等。这些物质与中性粒细胞的趋化、调理、黏附和吞噬功能密切相关。特异性颗粒的标志酶是乳铁蛋白。特异颗粒膜上有多种 CD 抗原和受体，如：CD15、CD66、CD67、CD11b、CD18 及细胞色素 b、层黏连蛋白受体、玻连蛋白受体、趋化三肽受体等。

3）白明胶酶颗粒　颗粒中含有白明胶酶、溶菌酶、β_2-微球蛋白、乙酰转移酶和细胞色素 b 等，与粒细胞的杀菌作用密切相关，并与中性粒细胞的趋化、调理、黏附和吞噬功能有关。

（2）中性粒细胞的溶酶体　溶酶体是真核细胞中行使降解作用的细胞器，它在核糖体合成后进入内质网，再进入高尔基体进行包装，形成初级溶酶体；初级溶酶体中含有 60 多种酶，包括酯酶、蛋白水解酶、核酸酶、磷酸酯酶、糖苷酶和硫酸酯酶。初级溶酶体与吞噬体二者发生质膜融合，容纳消化物后形成次级溶酶体，此时水解酶被激活，可降解各种生物大分子，如核酸、蛋白质、脂质、黏多糖和糖原等，分解消化和杀死吞噬体内微生物和异物。

（3）中性粒细胞质膜功能蛋白　中性粒细胞质膜是典型的流动镶嵌膜结构，膜上镶嵌着丰富的功能膜蛋白，主要包括以下内容。

1）趋化因子　是由炎症组织产生的活性多肽，其主要作用是趋化细胞的迁移，细胞沿着趋化因子浓度增加的信号向趋化因子源处迁徙。这些蛋白质结合到趋化因子受体而起作用，趋化因子受体是 G 蛋白偶联的跨膜受体，选择性地表达在靶细胞表面。目前研究表明：中性粒细胞质膜上有多种趋化性受体，如 IL-8 受体、C5a 受体、血小板活化因子（platelet activating factor，PAF）受体等。趋化因子的释放还可刺激炎症细胞因子如 IL-1 的释放。炎性趋化因子的主要作用是趋化白细胞（如单核细胞和中性粒细胞）从血循环到感染或组织损伤部位。有的趋化因子也可以促进伤口愈合。趋化三肽受体是第一个被证明的中性粒细胞趋化性受体。

2）调理素受体　包括免疫球蛋白 IgG、IgA 受体（Fc 受体）和补体 C3 受体。可介导中性粒细胞的调理吞噬作用，从而介导中性粒细胞对病原体的消化、溶解及吞噬作用。补体 C3 受体通过对病原体的黏附，增进对有 CR3 介导的 C3b/C3bi 调理的颗粒的吞噬。

3）细胞因子受体　中性粒细胞膜上还有许多细胞因子受体，主要包括：PAF 受体、G-CSF 受体、GM-CSF 受体、IL-1 受体和 TNF 受体等。

4）黏附性蛋白　CD11/CD18 复合体是粒细胞表面重要的功能蛋白，主要介导细胞—细胞及细胞—细胞外基质的相互作用。该复合体是由 α 亚基（CD11）与 β 亚基（CD18）通过非共价键连接形成的二聚体糖蛋白，是 C3bi 的受体，又称为 CR3，CR3 表达不足或缺乏可影响中性粒细胞的吞噬作用和趋化作用。

5）G 蛋白 鸟嘌呤核苷酸结合蛋白（guanine nucleotide binding protein）简称 G 蛋白，中性粒细胞介导的跨膜信号主要通过异三聚体 G 蛋白与磷脂酶偶联完成，进而引起细胞发生广泛的生理生化反应。

2. 嗜酸性粒细胞的结构特点

（1）嗜酸性粒细胞的颗粒 嗜酸性粒细胞的胞质中充满了橘红色的嗜酸性颗粒，颗粒中主要含有碱性蛋白，其作用是破坏细胞膜杀死寄生虫、促进嗜碱性粒细胞释放组胺。嗜酸性粒细胞颗粒和基质中还含有水解性溶酶体酶、酸性磷酸酶、芳香硫酸酯酶、组胺酶、胶原酶、ATP 酶等。此外，还存在嗜酸粒细胞阳离子蛋白（eosinophil cationic protein，ECP）、嗜酸粒细胞衍生的神经毒素（eosinophil - derived neurotoxin，END）、嗜酸粒细胞过氧化物酶（eosinophil peroxidase，EPO）等。颗粒中的多种物质能够杀灭寄生虫、细菌及微生物。其中高浓度的芳基硫酸酯酶 B 能灭活过敏性慢反应物质，这可能与嗜酸性粒细胞参与过敏反应有关。

（2）嗜酸性粒细胞的膜受体 嗜酸性粒细胞的膜上有很多受体，如：IgG、IgE、IgM、C3b、C3d、C4 等。溶血磷脂酶是嗜酸性粒细胞的标志酶。

3. 嗜碱性粒细胞的结构特点 嗜碱性粒细胞能够合成并储存组胺，同时合成多种生物活性物质，如酸性黏多糖、慢反应物质、白三烯 C4。其胞质中富含嗜碱性颗粒，颗粒内含有组胺、肝素和过敏性慢反应物质等。嗜碱性粒细胞膜上有 IgE 受体，主要参与速发性（Ⅰ型）超敏反应。

三、粒细胞的功能

1. 中性粒细胞的功能

（1）趋化功能 所谓趋化，即细胞向着某一化学物质刺激的方向移动。对中性粒细胞起趋化作用的物质，称为中性粒细胞趋化因子。中性粒细胞膜上有趋化因子受体，受体与趋化因子结合，激活胞膜上的钙泵，细胞向前方伸出伪足，使细胞移向产生趋化因子的部位。目前已发现的中性粒细胞的趋化因子主要有炎症组织的代谢降解产物、激肽释放酶、PAF、C3a、C5a、白三烯、细菌毒素及其产物和纤维蛋白的降解产物等。中性粒细胞对炎症刺激能产生定向运动，集中到炎症损伤部位，这就是趋化因子的作用。

（2）黏附功能 中性粒细胞发挥功能的场所主要是在各种组织内，循环血流中快速运动的中性粒细胞是不能穿过血管壁进入组织的。在免疫球蛋白类、选择素类、整合蛋白类等起黏附作用的分子介导下，中性粒细胞与血管内皮细胞黏附，由于炎症组织的代谢产物可以使血管的通透性增强，黏附于内皮细胞上的中性粒细胞更易于穿越血管，进入组织，在趋化因子作用下通过趋化运动到达炎症部位。

（3）吞噬功能 中性粒细胞的吞噬作用分为表面吞噬和调理吞噬。表面吞噬作用是当中性粒细胞游移到炎症病灶处，遇到细菌颗粒时，多个中性粒细胞都伸出伪足向颗粒周围延伸、包绕，在细菌与中性粒细胞表面受体间形成吞噬体（phagosome）。吞噬体进一步与胞质中的颗粒发生膜融合，形成吞噬 - 溶酶体（phagolysosome）或称为消化泡，在消化泡内酸性蛋白酶、过氧化物酶和各种溶酶体酶都能充分发挥作用将细菌消化。

为了增强中性粒细胞的吞噬作用，体液中的一些物质直接与细菌结合或覆盖在细菌表面，这些物质称为调理素，如 IgG、IgM 抗体 Fc 段、补体成分 C3b 等。细菌通过调理素与粒细胞表面相应受体结合，即可触发调理吞噬过程。中性粒细胞的伪足与细菌接触后，接触处周围的胞质形成伪足，接触部位的细胞膜下凹，将细菌包围，形成含有细菌的吞噬体或吞噬泡。中性粒细胞膜表面有 IgG Fc 受体和补体 C3 受体，可加速吞噬作用。被吞噬的异物裹有抗体和补体时，与中性粒细胞膜上的相应受体结合，而加强了细胞对它的吞噬作用，称为调理作用。中性粒细胞在杀死吞噬的细菌等异物后，本身也死亡，死亡的中性粒细胞称为脓细胞。当中性粒细胞本身解体时，释放出的各种溶酶体酶类能溶解周围组织而形成脓肿（图2-4）。

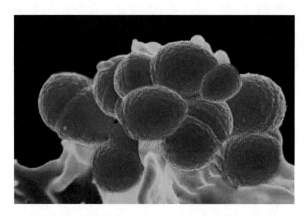

图2-4　中性粒细胞正在吞噬化脓性链球菌

（4）杀菌功能　中性粒细胞的杀菌作用有非氧杀菌和依氧杀菌两类。

1）非氧杀菌　在吞噬体移动时，中性粒细胞内的特异性颗粒迅速移向吞噬体并与之融合成消化泡，该颗粒在细胞质内消失，此过程称为脱颗粒作用（degranulation）。颗粒中包含的抗菌蛋白水解酶即释放出来，并大多储留在吞噬体内，开始了非氧杀菌消化过程。随着嗜天青颗粒、白明胶酶颗粒的脱颗粒作用，初级溶酶体释放出MPO、阳离子蛋白和酸性水解酶，加强对吞噬体的消化和杀菌性能；特异颗粒和白明胶酶颗粒的乳铁蛋白、溶菌酶、白明胶酶等亦加强杀菌。此外，乳铁蛋白可螯合铁离子，阻止铁被细菌生长时利用；同时乳铁蛋白和铁离子形成的复合物又可催化O_2和H_2O_2形成高毒性的羟基自由基（OH^-），OH^-也有较强的杀伤性。特异颗粒膜上含有的细胞色素b558是NADPH氧化酶重要组分之一，特异颗粒膜上的细胞色素b558转移到质膜上触发依氧型杀菌进程。在颗粒酶的协同作用下，细菌或异物被完全消化而清除。此外，脱颗粒作用导致的膜易位及膜上的多种受体均可促进中性粒细胞的黏附、趋化、吞噬杀菌及呼吸爆发作用。

2）依氧杀菌　依氧杀菌的主要环节是呼吸爆发作用及活性氧（active oxygen，ROS）生成。免疫系统的吞噬细胞如中性粒细胞、嗜酸性粒细胞、单核细胞、巨噬细胞及B淋巴细胞等都可产生ROS。这一过程伴随着氧消耗量的骤然增高，这种大量耗氧生成超氧阴离子（O_2^-）的生理行为称呼吸爆发作用（respiratory burst）。还原型辅酶Ⅱ（NADPH）在磷酸己糖旁路中产生，NADPH氧化酶从NADPH上获得电子使氧分子（O_2）还原转变为O_2^-。中性粒细胞在吞噬作用时要大量消耗氧，产生高毒性的氧衍生物（O_2^-，H_2O_2，OCl^-，OH^-等）来杀死捕获的细菌。中性粒细胞呼吸爆发作用的核心是NADPH氧化酶的活化，而生成的O_2^-本身仅呈微弱杀伤性，但其进一步衍生成的多种ROS却具有很强的杀伤性。其中H_2O_2可被MPO催化生成毒性更强的OCl^-，后者杀菌力（或氧化能力）更高，约为H_2O_2的100～1000倍，因而H_2O_2、OCl^-是中性粒细胞氧化杀菌的主力。ROS对细菌的膜、核酸及酶都有极强的破坏作用，从而杀死细菌。有研究表明，微量的ROS参与信号传导的调控、调节转录因子的活化、基因表达及调节凋亡，ROS也被看作第二信使物质。

3）活性氮物质（reactive nitrogen species，RNS）　已证实中性粒细胞嗜天青颗粒中有NOS，中性粒细胞在代谢过程中能产生氮自由基即NO。NO有明显杀菌作用。由于NO能抑制中性粒细胞的呼吸爆发，因此其杀菌作用可能是中性粒细胞正常的非氧杀菌或MPO系统有缺陷时作为一种替补作用出现。

2. 嗜酸性粒细胞的功能　成熟的嗜酸性粒细胞在外周血中很少，只占全身嗜酸性粒细胞总数的

1%左右，而大部分存在于骨髓和组织中。

（1）杀伤细菌和寄生虫 嗜酸性粒细胞具有吞噬多种异物的作用，如细菌、真菌、致敏红细胞、抗原－抗体复合物、肥大细胞以及惰性颗粒等，并以脱颗粒作用进行氧化分解反应杀伤吞噬体。嗜酸性粒细胞是体内专门针对寄生虫的特异免疫系统成员。嗜酸性粒细胞的细胞膜上分布有免疫球蛋白 Fc 段和补体 C3 的受体。在已经对某种寄生虫具有免疫性的动物体内，产生了特异性的免疫球蛋白 IgE。寄生虫经过特异性 IgE 和 C3 的调理作用后，嗜酸性粒细胞可借助于细胞表现的 Fc 受体和 C3 受体黏着于虫体上，通过脱颗粒释放碱性蛋白黏附寄生虫，将毒性颗粒注入寄生虫体内将其杀灭。在有寄生虫感染、过敏反应等情况时，常伴有嗜酸性粒细胞增多。

（2）调节超敏反应 在超敏反应中，补体与免疫复合物的反应可生成对嗜酸粒细胞有趋化作用的物质导致其颗粒内容物释放，如释放出组胺酶、芳香硫酸酯酶，溶血磷脂酶、磷脂酶 B、磷脂酶 D 等。这些物质能灭活组胺、5-羟色胺、限制嗜碱性粒细胞在 I 型超敏反应中的作用，阻止超敏反应的发展。

3. 嗜碱性粒细胞的功能 嗜碱性细胞在结缔组织和黏膜上皮内时称肥大细胞。嗜碱性粒细胞与肥大细胞在形态和功能上比较相似，主要功能是参与 I 型超敏反应。

嗜碱性粒细胞颗粒内的组胺能使小动脉和毛细血管扩张，并增强其通透性，也可使支气管及其他平滑肌收缩，促进腺体分泌及引起瘙痒、荨麻疹、哮喘发作等；肝素有抗凝血作用；过敏性慢反应物质是一种脂类分子，能引起平滑肌收缩。机体发生过敏反应与这些物质有关。嗜碱性粒细胞对各种血清因子、细菌因子、补体和激肽释放酶等物质有趋化作用，嗜碱性粒细胞还具有胞饮作用，该作用与细胞脱颗粒有关。

第三节　单核-吞噬细胞系统

单核-吞噬细胞系统（mononuclear phagocyte system，MPS）包括骨髓定向干细胞、原始单核细胞、幼稚单核细胞、血液中的单核细胞、组织中固定和游走的巨噬细胞。这些细胞均属单核细胞系列，来自骨髓的造血干细胞。巨噬细胞是效应细胞，分布广泛，随所在部位不同而有不同的形态和命名，如肝内的 Kupffer 细胞、结缔组织中的组织细胞等。巨噬细胞具有吞噬作用（抗感染作用）、杀伤肿瘤细胞作用、特异性免疫应答中抗原提呈作用、激活和调节免疫应答等各种功能。

一、单核-吞噬细胞系统的生理特性

单核细胞来源于骨髓造血干细胞和髓系多向造血祖细胞，造血干细胞在 GM－CSF 的作用下进一步定向分化为 G－CFU（粒细胞集落形成单位）和 M－CFU（巨噬细胞集落形成单位）。后者在 M－CSF 的进一步诱导下，分化发育为原始单核细胞、幼稚单核细胞，继而发育成熟为单核细胞后释放到血液。从原始单核细胞发育为进入血液循环的成熟单核细胞大约需要 5 天。单核细胞占白细胞总数 3% ~ 8%，直径为 14 ~ 20μm，是白细胞中体积最大的。单核细胞胞核呈肾形、马蹄形或不规则形，胞核常偏位，胞质丰富，内含许多细小的嗜天青颗粒，即过氧化物酶、酸性磷酸酶等溶酶体。单核细胞具有活跃的变形运动、明显的趋化性和一定的吞噬功能。

单核细胞在外周血液循环中停留 12 ~ 24 小时后，随血液循环迁移至组织中定位，并进一步分化成熟为巨噬细胞。巨噬细胞比单核细胞大，直径可达 60 ~ 80μm，巨噬细胞生存期长，广泛分布于全身血液、骨髓、胸膜、肺泡腔、淋巴结、脾、肝和其他实质器官，具有很强的吞噬和防御能力。巨噬细胞内溶酶体颗粒和线粒体的数目增多，具有比中性粒细胞更强的吞噬能力，可吞噬更多、更大的细菌和颗粒。当有细菌入侵时，组织中已存在的巨噬细胞可立即发挥抗感染作用。外周血和骨髓中储存的单核细胞数目较少，需要数天到数周的时间，巨噬细胞才能成为炎症局部的主要吞噬细胞。

二、单核–吞噬细胞系统的结构与功能

1. 主要结构特点　该系统的细胞体积较大，形状不规则，表面有皱褶、小泡、微绒毛，膜附近有许多微管微丝，常伸出短而钝的突起；胞质较丰富，含初、次级溶酶体、吞噬体、吞饮小泡和残余体，在功能活跃时，胞质内含有许多异物颗粒或空泡。

2. 功能　单核–巨噬细胞系统是机体防御系统和免疫系统的重要组成部分，其主要生理功能如下。

（1）趋化性　在内、外源性趋化因子的作用下，单核细胞和巨噬细胞向因子源方向定向移动称为趋化性，在炎症感染或免疫反应部位迅速聚集，发挥其吞噬、杀菌等多种生物功能。

（2）吞噬功能　MPS 细胞能将病原微生物、衰老损伤的细胞和异物颗粒等物质，通过吞噬或胞饮作用摄入细胞内形成吞噬小体，并与溶酶体融合成吞噬溶酶体，进而发生脱颗粒现象。

（3）诱导及调节免疫反应　①正调节功能：巨噬细胞分泌的活性物质如 IL – 1、IL – 3、IL – 6、IFN – α、IFN – γ 等因子，具有激活免疫细胞增殖、分化、成熟及增强免疫效用。②负调节功能：巨噬细胞受到某些刺激信号，如脂多糖、分枝杆菌成分或肿瘤抗原持续、过度的激活，转成抑制性巨噬细胞（suppressor macrophage，SM），分泌多种可溶性抑制物，如前列腺素及其衍生物、ROS 等，直接对免疫应答起负调控作用。

（4）对肿瘤和病毒感染等靶细胞的杀伤作用　活化巨噬细胞分泌的 TNF – α 及其胞内溶酶体，能诱导肿瘤或病毒感染等靶细胞发生凋亡，使靶细胞发生损伤和破坏，从而杀伤肿瘤细胞。此外，在抗肿瘤和病毒特异性抗体的参与下，通过抗体依赖性细胞介导的细胞毒作用（antibody dependent cell – mediated cytotoxicity，ADCC）杀伤肿瘤细胞。

（5）分泌作用　巨噬细胞在淋巴因子、细菌、代谢产物或炎症因子的刺激下，分泌酸性水解酶、中性蛋白酶、溶菌酶、补体成分、凝血因子、血管生长因子、EPO、成纤维细胞生长因子、TNF 和 AA 代谢产物等 50 余种因子，分别履行不同的生物学作用。

（6）调节白细胞生成　单核–巨噬细胞产生 CSF，诱导骨髓祖细胞 CFU – GM 分化成粒细胞、单核细胞或巨噬细胞。而巨噬细胞通过产生前列腺素（如 PGE_1）抑制 CFU – GM 的分化，与 CSF 共同参与维持白细胞生存的平衡。此外，成熟粒细胞产生的乳铁蛋白，可抑制巨噬细胞产生 CSF，并产生抑素，抑制其祖细胞的增殖。

第四节　淋巴–浆细胞系统

淋巴细胞由淋巴器官产生，是机体免疫应答功能的重要细胞成分，具有免疫识别功能，按其发生迁移、表面分子和功能的不同，可分为 T 淋巴细胞（又名 T 细胞）、B 淋巴细胞（又名 B 细胞）和自然杀伤（natural killer，NK）细胞。淋巴细胞占外周血白细胞总数的 20% ~ 45%，绝对计数约为 $(1.5 ~ 6) \times 10^9$/L，其中 T 细胞占淋巴细胞总数的 80% 左右。

一、淋巴细胞和浆细胞的生理特性

淋巴细胞为复杂的不均一细胞群体，其显著特征是细胞的异质性。淋巴细胞圆形或椭圆形，大小

不等，血液中的淋巴细胞大部分为直径 $6\sim8\mu m$ 的小淋巴细胞，小部分为直径 $9\sim12\mu m$ 的中淋巴细胞。在淋巴组织中还有直径为 $13\sim20\mu m$ 的大淋巴细胞，但不存在于血液中。淋巴细胞源于骨髓干细胞，由多能造血干细胞分化为淋巴样干细胞，淋巴样干细胞继续分裂、分化，产生 T 细胞的母细胞——T 淋巴前细胞和产生 B 细胞的母细胞——B 淋巴前细胞。B 淋巴前细胞在骨髓内完全成熟，而 T 淋巴前细胞则要迁移到达胸腺，在那里发育成成熟的 T 细胞。两种母细胞分化过程比较相似，按发育成熟方向可分为原始淋巴细胞、幼稚淋巴细胞和成熟淋巴细胞。

根据其发育成熟途径以及表面分化抗原，大致分为 T 细胞、B 细胞和第 3 类淋巴细胞群，后者包括 NK 细胞和淋巴因子激活的杀伤细胞。进入胸腺微环境的干细胞发育为 T 细胞，T 细胞按发育顺序先后分为胸腺前阶段、胸腺内阶段和胸腺后阶段。而起源于骨髓的发育为 B 细胞，B 细胞是体内唯一能够合成免疫球蛋白的细胞。细胞表面免疫球蛋白结合抗原后被激活，成为浆细胞。

二、淋巴细胞和浆细胞的结构与功能

1. 淋巴细胞和浆细胞的主要结构特点 淋巴细胞体积跨度较大，直径为 $6\sim18\mu m$，依据体积大小分为大淋巴细胞、中淋巴细胞和小淋巴细胞，形状较规则，胞质多少不定，嗜碱性，可有少量嗜天青颗粒。胞质内含丰富的多聚核糖核蛋白体，各种细胞器如线粒体、内质网及高尔基复合体均不发达。浆细胞由活化 B 细胞分化发育而来，胞质呈嗜碱性，含核糖体、线粒体、液泡等，细胞核具嗜伊红颗粒。电镜下胞质内含大量粗面内质网、核糖体和发达的高尔基复合体。

2. 淋巴细胞和浆细胞的功能 淋巴细胞的主要功能包括参与体液免疫、细胞免疫和分泌淋巴因子。T 细胞主要参与细胞免疫，B 细胞主要参与体液免疫。T 细胞、B 细胞同时分泌多种不同功能的淋巴因子，参与调节人体的免疫功能。浆细胞具有合成、贮存免疫球蛋白的功能，参与机体的体液免疫反应。

（1）T 淋巴细胞 根据 T 细胞膜表面分子和执行功能的不同，可划分不同的细胞亚群，TCRαβ、CD3 和 CD2 是 T 细胞各亚群的共同表面标志。CD4$^+$T 细胞主要功能是辅助或诱导免疫反应，在抗原识别过程中受主要组织相容性复合体（major histocompatibility complex，MHC）Ⅱ类抗原复合物分子限制；CD8$^+$T 细胞主要为细胞毒性 T 细胞，识别抗原时受 MHC Ⅰ类分子限制。

1）CD4$^+$T 细胞 分为辅助性 T 细胞（helper T cell，TH）和诱导抑制性 T 细胞（suppressor inducer T cell，TI）。TH 细胞能促进 T 细胞和 B 细胞的免疫反应，根据 CD4$^+$TH 细胞所分泌的细胞因子不同，将其分为 TH$_1$ 和 TH$_2$ 两种类型。TH$_1$ 引起炎症反应和迟发型超敏反应，TH$_2$ 细胞诱导 B 细胞增殖分化，合成抗体，引起体液免疫或速发型超敏反应，二者鉴别如下（表 2-4）。TI 细胞具有诱导 CD8$^+$T 细胞中细胞毒功能和抑制 T 细胞功能。

表 2-4 TH$_1$ 和 TH$_2$ 细胞鉴别

	TH$_1$	TH$_2$
分泌的细胞因子	IL-2、IL-3、IFN-γ、TNF-β	IL-3、IL-4、IL-5、IL-10、IL-13、
功能	介导特异性炎症反应 辅助 TC 活化 引起迟发性变态反应	刺激 B 细胞增殖、分化为浆细胞 抵御游离的异体抗原入侵

2）CD8$^+$T 细胞 分抑制性 T 细胞（suppressor T cell，TS）和细胞毒性 T 细胞（cytotoxic T cell，TC），前者抑制 T 细胞和 B 细胞的免疫反应，后者直接与靶细胞结合，激活细胞内死亡机制，使其凋亡。

（2）B 淋巴细胞 B 淋巴细胞经历始祖 B 细胞、前 B 细胞、未成熟 B 细胞、成熟 B 细胞、活化 B

细胞和抗体分泌细胞等6个阶段。小部分B细胞成为休止状态的记忆B细胞，而其余B细胞分化成熟为浆细胞。B细胞是唯一能够产生抗体的细胞，主要参与产生抗体、提呈抗原、分泌细胞因子及参与免疫调节的作用。

（3）自然杀伤细胞　NK细胞主要存在于血液和外周淋巴组织，既不表达T细胞标志也不表达B细胞标志。形态学特点为胞质内含许多嗜天青颗粒，又称大颗粒淋巴细胞（large granular lymphocyte，LGL）。NK细胞具有抗感染和抗肿瘤作用，可抑制B细胞的增殖分化，活化的NK细胞能合成和分泌多种细胞因子，对机体免疫功能进行调节，增强机体早期抗感染免疫能力和免疫监视作用。

各型淋巴细胞的主要功能如下（表2-5）。

表2-5　淋巴细胞类型及主要功能

分类	主要功能
辅助性T细胞（TH）	调节其他T和B细胞，激发和活化
细胞毒性T细胞（TC）	借助其他细胞表面的主要组织相溶性复合体识别抗原，分泌细胞因子，杀伤肿瘤细胞和病毒感染的细胞及异体细胞
抑制性T细胞（TS）	调节其他T和B细胞功能，降低其活性，维持机体内环境的相对稳定
记忆T细胞	活化后回到静止状态的T细胞，当再次遇到相同的抗原刺激时，能迅速扩增，启动更大范围的细胞免疫应答
B细胞	受抗原刺激后分化增殖，形成浆细胞，产生各类抗体
记忆B细胞	部分活化的B细胞形成长寿命B细胞，当再次遇到相同的抗原刺激时，能迅速扩增，启动更大范围的体液免疫应答
NK细胞	不借助抗体，可直接杀伤肿瘤细胞和病毒感染细胞

（4）淋巴因子激活的杀伤细胞（lymphokine activated killer cell，LAK）　淋巴因子激活的杀伤细胞具有广谱抗肿瘤作用，能非特异性杀伤多种肿瘤细胞，包括某些对TC和NK细胞不敏感的肿瘤细胞。LAK细胞与NK细胞和TC细胞不属同一细胞群体，但LAK细胞杀伤肿瘤细胞的作用机制与NK细胞类似。

（5）浆细胞　浆细胞是成熟B细胞发育的终末细胞，浆细胞合成和分泌各类免疫球蛋白，参与体液免疫，一种浆细胞只产生一种类别的免疫球蛋白，浆细胞生存期仅数日，随后即死亡。

（6）抗原提呈细胞（antigen - presenting cell，APC）　抗原提呈细胞是指能摄取、加工、处理抗原并将抗原信息提呈给T细胞的一类免疫细胞，具有抗原提呈、参与T细胞和B细胞的分化发育和激活、诱导免疫耐受、参与免疫调节及免疫监视等生物学功能。

第五节　巨核细胞系统

巨核细胞系统由髓系干细胞发育而来，从原始阶段开始，巨核细胞以连续双倍增殖DNA的方式即细胞核成倍增殖，而胞质并不进行分裂，细胞体积逐渐增大，形成多倍体细胞（图2-5）。正常骨髓中可同时存在2N，4N，8N，16N，32N的巨核细胞，以8N和16N细胞为主。原始、幼稚型巨核细胞都属于低倍体细胞，成熟型多属于多倍体细胞。

在不同血液系统疾病的骨髓中，巨核细胞数量及形态常有改变，如再生障碍性贫血、部分急性白血病、遗传性巨核细胞再生不良等疾病的骨髓中巨核细胞明显减少；原发性血小板增多症、原发性免疫性血小板减少症、慢性髓细胞性白血病、真性红细胞增多症等疾病的骨髓中巨核细胞常明显增生；

骨髓增生异常性肿瘤、各种白血病等疾病骨髓中易见异常巨核细胞。因此，巨核细胞的检查在骨髓检查中非常重要。

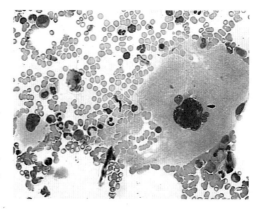

图 2 - 5　多倍体巨核细胞（Wright - Giemsa 染色，×200）

一、巨核细胞系统的生理特性

依据发育过程巨核细胞系统可分为原始巨核细胞、幼稚巨核细胞、颗粒型巨核细胞、产血小板型巨核细胞、裸核型巨核细胞及血小板。随着细胞发育，胞体逐渐增大，多不规则；胞核亦渐增大，核形由圆形转为凹陷、折叠，甚至分叶，染色质由致密颗粒状转为粗糙条块状；胞质量由少变多，颜色由蓝色（嗜碱）转为红色（嗜酸），并出现大量颗粒。胞质成熟后被包裹成血小板而脱落，形成的裸核在骨髓内被巨噬细胞吞噬而清除。

血小板是骨髓中巨核细胞脱落的胞质小块，故有完整的细胞膜，无细胞核，并非严格意义上的细胞。血小板正常值为 $100 \sim 300 \times 10^9/L$，正常人血小板计数可有 6% ~ 10% 的变动范围，通常午后较清晨高，冬季较春季高，剧烈运动后和妊娠中晚期升高，静脉血的血小板数量较毛细血管血液中的高。血小板呈双凸扁盘状，直径 $2 \sim 4\mu m$，当受到机械或化学刺激时（如黏附于玻片），则伸出突起，呈不规则形。在血涂片上，血小板呈多角形，常聚集成群。进入外周血液中的血小板寿命为 7 ~ 14 天，但血小板只在最初两天具有生理功能。血小板的破坏随着血小板日龄的增加而增加。衰老的血小板主要在脾、肝和肺组织中被吞噬破坏。

二、巨核细胞系统的结构与功能

（一）血小板的超微结构

生理情况下，血小板在血管内处于静息状态，直径 $2 \sim 4\mu m$。扫描电镜下，静息血小板呈双面微凸圆盘状，表面平滑，可见胞膜凹陷形成的开放管道系统外口；活化后血小板呈星形，可见许多伪足样突起。透射电镜下可见血小板的超微结构，分为表面结构、骨架系统、细胞器、特殊膜管道系统四部分。

（二）巨核细胞的功能

巨核细胞是骨髓中最大的造血细胞，其主要功能是形成血小板，参与生理止血与血栓形成。每个巨核细胞产生血小板的数量差别很大，一般来说倍体数越高，产生血小板的数量越多，平均每个巨核细胞可产生 2000 ~ 5000 个血小板。

巨核细胞除能产生血小板外，还可以合成多种特异性蛋白质（如血小板第 4 因子、β-血小板球蛋白）能抑制巨核细胞及内皮细胞的生长，参与造血与血管形成的调控；另一方面，还具有细胞趋化作用，参与炎症反应及免疫调节等。

（三）血小板的功能

血小板由骨髓巨核细胞产生并释放入血，在止血与血栓形成过程中起着十分重要的作用。当血管内皮损伤等因素激活血小板后，血小板通过黏附、聚集、释放反应参与初期止血。同时，血小板也参与凝血过程，促进血凝块形成发挥止血作用。

答案解析

? 思考题

（1）红细胞生理特性有哪些？

（2）红细胞膜有哪些功能？

（3）中性粒细胞具有哪些功能？

（毛　飞）

书网融合……

重点小结　　　　题库　　　　微课/视频

第三章　造血检验技术

✏️ 学习目标

1. 通过本章学习，掌握正常骨髓细胞形态学特征，骨髓细胞检验的基本方法和正常骨髓象基本特征以及骨髓增生程度分级和标准，常见细胞化学染色的结果判断及临床意义；熟悉"干抽"、粒红比值、非红系百分比、骨髓稀释、细胞化学染色、骨髓活检等名词；了解骨髓常规检查适应证和禁忌证，骨髓活检的适应证和临床意义，骨髓细胞培养技术，免疫表型分析，细胞遗传学检验，分子生物学检验等。

2. 具有对骨髓中正常细胞形态的辨别能力，具有开展骨髓常规检查的能力；具有探究学习、终身学习和可持续发展的能力。

3. 树立科学的世界观、人生观和价值观，遵守职业道德；养成终身学习理念，培养严谨求实的科学态度、创新意识和批评性思维。

造血检验在血液病的诊断、鉴别诊断、治疗方案制订、疗效评估、预后判断以及病因和发病机制研究等多个方面发挥着重要作用。这一领域的技术方法多种多样，包括骨髓细胞形态学检验技术（如骨髓常规检验和细胞化学染色）、骨髓活体组织检验、免疫学技术、细胞遗传学技术和分子生物学技术等。在这些技术中，细胞形态学检查是造血检验最基础且常规的方法，正确识别各类各阶段正常及异常形态血细胞是血液学检验的基础和疾病诊断的关键。以化学、免疫学、细胞遗传学和分子生物学等技术为基础发展起来的现代血液学技术进一步拓宽了血液检验的研究范围。这些技术为从分子水平研究血细胞的生物学特性、阐明造血、造血调控以及造血系统疾病的发病机制提供了有力支持，并为造血系统疾病的诊断和治疗提供了可靠的技术手段。

第一节　正常骨髓细胞形态学特征

PPT

血细胞形态学检验是诊断血液系统疾病、观察疗效及病情变化的重要手段之一。主要包括 Wright 染色后光学显微镜下对血象及骨髓象检验，检验正常和异常血细胞形态和数量，其中正常血细胞形态学是血象和骨髓象检验的基础。

骨髓中的细胞有血细胞和非造血细胞。血细胞包括红细胞系统、粒细胞系统、巨核细胞系统、淋巴细胞系统、单核细胞系统，及浆细胞系统中的细胞，根据发育阶段分为原始细胞、幼稚细胞及成熟细胞；骨髓中还有少量造血干细胞、祖细胞，形态学类似小淋巴细胞，难以辨认。非造血细胞包括肥大细胞、组织细胞、脂肪细胞等。

一、红细胞系统

红细胞系统（简称红系），涵盖了从红系祖细胞到成熟红细胞的各个阶段，在骨髓象检验中可分辨的红系阶段包括原始红细胞、早幼红细胞、中幼红细胞、晚幼红细胞和红细胞。在红系发育成熟过程中，其形态变化规律为①胞体：圆形或类圆形，有的原始红细胞及早幼红细胞可见瘤状突起。②胞质：颜色从深蓝色→蓝灰色→灰红色→淡红色，无颗粒。③胞核：圆形居中或略偏位（晚幼红细胞有脱核现象）。各阶段有核红细胞形态学特点如下（图3-1）。

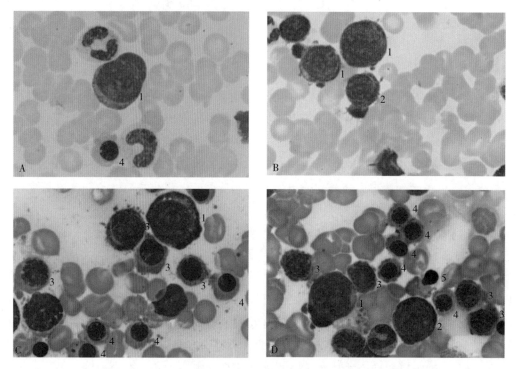

图3-1 各期有核红细胞的形态特点（Wright染色，×1000）
1. 原始红细胞；2. 早幼红细胞；3. 中幼红细胞；4. 晚幼红细胞；5. 晚幼红细胞（正在脱核）

1. 原始红细胞（pronormoblast） 圆形或椭圆形，胞体直径15~25μm，边缘常有钝角状或瘤状突起。胞核圆形，居中或稍偏于一侧，约占细胞4/5；染色质呈紫红色颗粒状，比原始粒细胞粗密，核膜明显；核仁1~3个，大小不一，染浅蓝色，边界不清楚。胞质量少，深蓝色且不透明，有油画蓝感，在核周围常可见几处嗜碱性较弱的明亮部分（核周淡染区）；胞质中无颗粒，但因核糖核酸丰富、自行聚集而常使胞质呈蓝色假颗粒状。

2. 早幼红细胞（basophilic normoblast） 胞体圆形或椭圆形，直径10~18μm。胞核圆形或椭圆，占细胞2/3以上，居中或稍偏位；染色质浓集呈粗颗粒状或粗密的小块；核仁模糊或消失。胞质量略多，呈不透明蓝色或深蓝色，无颗粒，仍可见瘤状突起及核周淡染区。

3. 中幼红细胞（polychromatic normoblast） 胞体圆形，直径8~15μm。胞核圆形，约占细胞大小的1/2；核染色质凝聚呈深紫红色索条状或块状，副染色质明显且较透亮，宛如打碎墨砚感；核仁完全消失。胞质多且无颗粒，由于Hb合成逐渐增多而嗜碱性物质逐渐减少，使胞质呈不同程度的嗜多色性（蓝灰色、灰色、灰红色）。

4. 晚幼红细胞（orthochromatic normoblast） 胞体圆形，直径7~10μm。胞核圆形或椭圆，居中或偏位，占细胞1/2以下，核染色质聚集呈数个大块或紫黑色团块状（称为碳核），副染色质可见或消失。胞质量多，淡红色或灰红色，无颗粒。

5. 红细胞（erythrocyte） 正常红细胞平均直径7.2μm，形态呈双凹圆盘状，无核，胞质淡红色略带紫色，中央部分较淡染。

二、粒细胞系统

粒细胞系统（简称粒系）包括原始粒细胞、早幼粒细胞、中幼粒细胞、晚幼粒细胞、杆状核粒细胞和分叶核粒细胞。粒细胞是由于胞质中常有许多颗粒而得名的，其颗粒一般从Ⅱ型原始粒细胞开始出现，称为非特异性颗粒（又称为嗜苯胺蓝颗粒、嗜天青颗粒、A颗粒等），粒细胞系统从中幼粒细胞开始出现特异性颗粒（即S颗粒），主要有三种：中性颗粒、嗜酸性颗粒及嗜碱性颗粒。根据特异性颗粒的不同，从中幼粒细胞开始分为中性粒细胞、嗜酸性粒细胞和嗜碱性粒细胞。粒细胞胞质中四种颗粒的鉴别如下（表3-1）。

表3-1 粒细胞胞质中四种颗粒的鉴别

鉴别点	非特异性颗粒	中性颗粒	嗜酸性颗粒	嗜碱性颗粒
大小	较中性颗粒粗大 大小不一	细小 大小一致	粗大 大小一致	最粗大 大小不一
形态	形态不一	细颗粒状	圆形或椭圆形	形态不一
色泽	紫红色	淡红或淡紫红色	橘红色	深紫红或深紫黑色
数量	少量或中等量	多	多	不确定，多数量少
分布	分布不一，有时覆盖胞核	均匀	均匀	分布不一，常覆盖核上

粒细胞系统在发育成熟过程中形态变化的主要特点如下。①胞体：比较规则的圆形、卵圆形。②胞质：无颗粒→非特异性颗粒→特异性颗粒出现、非特异性颗粒减少→仅有特异性颗粒。③胞核：圆形→椭圆形→半圆形→肾形→杆状→分叶状。各阶段粒细胞形态学特点见图（图3-2～图3-3）。

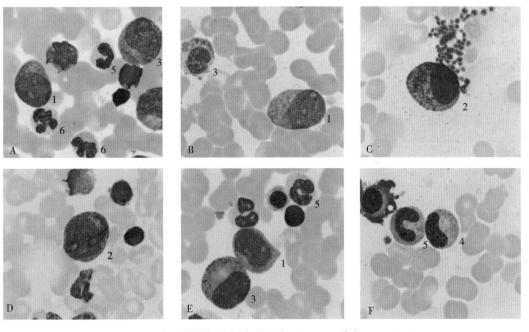

图3-2 各阶段粒细胞形态学特点（Wright染色，×1000）

1. 原始粒细胞；2. 早幼粒细胞；3. 中性中幼粒细胞；4. 中性晚幼粒细胞；5. 中性杆状核粒细胞；6. 中性分叶核粒细胞

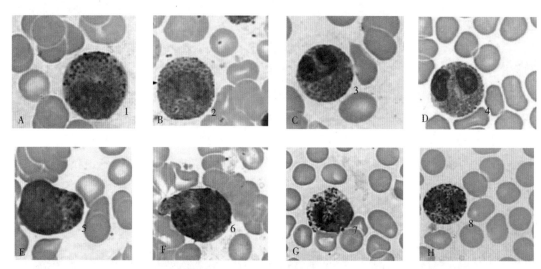

图 3 – 3　嗜酸性粒细胞和嗜碱性粒细胞的形态特点（Wright 染色，×1000）

1. 嗜酸性中幼粒细胞；2. 嗜酸性晚幼粒细胞；3. 嗜酸性杆状核粒细胞；4. 嗜酸性分叶核粒细胞；5. 嗜碱性中幼粒细胞；

6. 嗜碱性晚幼粒细胞；7. 嗜碱性杆状核粒细胞；8. 嗜碱性分叶核粒细胞

1. 原始粒细胞（myeloblast）　胞体圆形或椭圆形，直径 10～20μm。胞核居中或略偏位，体积较大，占细胞体积 2/3 以上；核染色质细颗粒状，排列均匀平坦，如一层薄沙；核仁 2～5 个，较小，一般较清楚，呈淡蓝色或无色。胞质量少，呈明亮天蓝色或似水彩蓝色，根据颗粒的有无将原始粒细胞分为Ⅰ型和Ⅱ型：Ⅰ型为典型的原始粒细胞，胞质中无颗粒；Ⅱ型除具有原始粒细胞的特点外，胞质中有少量细小颗粒。

2. 早幼粒细胞（promyelocyte）　胞体直径 12～30μm，比原始粒细胞大，圆形或类圆形，偶见瘤状突起。胞核约占整个细胞的 2/3，圆形、椭圆形或微凹陷，核常偏一侧或位于中央；核染色质开始聚集，较原始粒细胞粗；核仁常清晰可见，有时核仁模糊。胞质多或较多，呈淡蓝、蓝或深蓝色，内含数量不等、大小不一、形态不一、紫红色的非特异性颗粒，其颗粒分布不均匀，常于近核一侧先出现，也有少许覆盖在核上。有时在早幼粒细胞中央近核处常有高尔基体发育的透亮区，呈淡蓝色或无色，称之为初质区。

3. 中幼粒细胞（myelocyte）　中幼粒以下各阶段粒细胞主要根据胞核凹陷程度来划分阶段（表 3 – 2）。

表 3 – 2　粒细胞胞核凹陷程度划分标准

	核凹陷程度/核假设直径		核凹陷程度/核假设圆形直径		核最窄/核最宽
中幼粒细胞	—	—	<1/2		—
晚幼粒细胞	<1/2		1/2～3/4		>1/2
杆状核粒细胞	>1/2		>3/4		1/2～1/3

续表

	核凹陷程度/核假设直径		核凹陷程度/核假设圆形直径		核最窄/核最宽
分叶核粒细胞	—	核丝	—	核丝	<1/3

（1）中性中幼粒细胞（neutrophilic myelocyte） 胞体直径 10 ~ 18μm，圆形。胞核椭圆形或半圆形（一侧扁平），有时核略凹陷，其凹陷程度与假设圆形核直径之比常小于 1/2，核常偏一侧，呈紫红色，占胞体的 1/2 ~ 2/3；核染色质聚集呈索状；常无核仁。胞质量较多，呈淡红、淡蓝色；内含中等量细小、密集、淡紫红色或淡红色的特异性中性颗粒，常在近核处先出现；而非特异性颗粒常分布于细胞边缘的胞质。由于中性颗粒非常细小，在普通显微镜下不易看清中幼粒细胞胞质中的中性颗粒大小及形态，因此，在中性中幼粒细胞中常只能在近核处看到均匀的浅红色区域。

（2）嗜酸性中幼粒细胞（eosinophilic myelocyte） 胞体直径 15 ~ 20μm，较中性中幼粒细胞略大，圆形。胞核与中性中幼粒细胞相似。胞质内常布满粗大、均匀、圆形、排列紧密、橘红色的嗜酸性颗粒，有立体感及折光性，如剥开的石榴；有时嗜酸性颗粒呈暗黄色或褐色，有的胞质中除嗜酸性颗粒外，还可见紫黑色颗粒，似嗜碱性颗粒，这种嗜酸性粒细胞称为双染性嗜酸性粒细胞，常出现在中幼粒细胞阶段，随着细胞的成熟变为典型的嗜酸性粒细胞。

（3）嗜碱性中幼粒细胞（basophilic myelocyte） 胞体直径 10 ~ 15μm，较中性中幼粒细胞略小，圆形。胞核椭圆形，轮廓可见但不清楚，核染色质较模糊。胞质量中等，蓝色，胞质内及核上含有数量不等、粗大、大小不均、形态不一、排列凌乱、暗紫黑色或深紫红色的嗜碱性颗粒。

4. 晚幼粒细胞（metamyelocyte）

（1）中性晚幼粒细胞（neutrophilic metamyelocyte） 胞体直径 10 ~ 16μm，圆形。胞核明显凹陷呈肾形、马蹄形、半月形等，但其核凹陷程度不超过假设核直径的 1/2，或核凹陷程度与核假设圆形直径之比为 1/2 ~ 3/4，胞核常偏一侧，核染色质粗糙呈小块，出现副染色质（即块状染色质之间的空隙），无核仁。胞质量多，充满浅红色的中性颗粒，少或无非特异性颗粒，胞质呈淡蓝色，但常因胞质中充满中性颗粒而常看不到胞质的颜色。

（2）嗜酸性晚幼粒细胞（eosinophilic metamyelocyte） 胞体直径 10 ~ 16μm，圆形。胞质充满嗜酸性颗粒，有时可见深褐色颗粒，其他同中性晚幼粒细胞。

（3）嗜碱性晚幼粒细胞（basophilic metamyelocyte） 胞体直径 10 ~ 14μm，圆形。胞核呈肾形，常因颗粒覆盖而轮廓模糊。胞质内及核上有少量嗜碱性颗粒，胞质量常较少，呈淡蓝色。

5. 杆状核粒细胞（band cell）

（1）中性杆状核粒细胞（neutrophilic granulocyte band form） 胞体直径 10 ~ 15μm，圆形。胞核凹陷程度与假设核直径之比大于 1/2 或核凹陷程度与核假设圆形核直径之比大于 3/4，核径最窄处大于最宽处的 1/3，核弯曲呈粗细均匀的带状，两端钝圆，也可见核呈"S"形、"U"形等；核染色质粗糙呈块状，染深紫色，副染色质明显。胞质内充满特异性中性颗粒。

（2）嗜酸性杆状核粒细胞（eosinophilic granulocyte band form） 胞体直径 11 ~ 16μm，胞质中充满嗜酸性颗粒，其他基本同中性杆状核粒细胞。

（3）嗜碱性杆状核粒细胞（basophilic granulocyte band form） 胞体直径 10 ~ 12μm，胞核呈模糊杆状，胞质和细胞核上常覆盖有紫黑色的、大小不均、数量不等的嗜碱性颗粒，使细胞核结构模糊不清，常无法与细胞质区分。

6. 分叶核粒细胞（segmented granulocyte）

（1）中性分叶核粒细胞（neutrophilicgranulocyte segmented form）　胞体直径 10～14μm，圆形。胞核最窄处小于最宽处的 1/3，呈分叶状，常分 2～5 叶，其间有细丝相连或完全断开，有时核虽分叶但叠在一起，致使看不见连接的核丝，这时核常有粗而明显的切痕。核染色质粗糙不均，呈紧密小块状，深紫红色。胞质丰富，充满淡红色细小的特异性中性颗粒。

（2）嗜酸性分叶核粒细胞（eosinophilic granulocyte segmented form）　胞体直径 11～16μm，圆形。胞核多分为两叶，呈眼镜形、八字形，胞质中充满嗜酸性颗粒，其他特点基本同中性分叶核粒细胞。

（3）嗜碱性分叶核粒细胞（basophilic granulocyte segmented form）　胞体直径 10～12μm，圆形。胞核可分为 2～4 叶或呈融合堆集状。胞质内及核上有紫黑色嗜碱性颗粒，颗粒大小不一、分布不均。胞质呈淡红色。如果嗜碱性颗粒覆盖在核上而使核结构不清楚，不易区分嗜碱性杆状核或分叶核粒细胞，可统称为成熟嗜碱性粒细胞。实际上成熟嗜碱性粒细胞形态变化较大，例如有的胞体周围可见淡紫红色的红晕；有的嗜碱性颗粒很细小，散在胞质中而使胞质呈"淡紫红色"，易误认为中性粒细胞；有的嗜碱性粒细胞胞体小，易被误认为小淋巴细胞。

三、单核细胞系统

单核细胞系统包括原始单核细胞、幼稚单核细胞和单核细胞。单核细胞系统一般具有以下特点。①胞体：常较大，可不规则或有伪足状突起。②胞质：量多，灰蓝色，可有空泡，颗粒呈粉尘样。③胞核：大且常不规则，呈扭曲、折叠，核染色质比其他同期细胞细致、疏松。各期单核细胞形态学特点见图（图 3-4）。

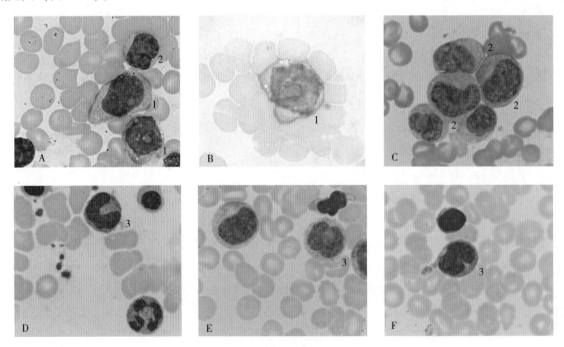

图 3-4　各期单核细胞的形态特点（Wright 染色，×1000）

1. 原始单核细胞；2. 幼稚单核细胞；3. 单核细胞

1. 原始单核细胞（monoblast）　胞体直径 15～25μm，圆形、椭圆形或不规则形，边缘常有伪足突起。胞核圆形、椭圆形或不规则形，可有折叠或扭曲现象，核膜不明显；核染色质呈纤细疏松网状，染淡紫红色，较其他原始细胞色淡；核仁 1～3 个，大而清晰。胞质较多，呈灰蓝或浅蓝色，不透明、毛玻璃样，可有空泡，颗粒无或有少许。原始单核细胞可分为Ⅰ型和Ⅱ型，分型方法同原始粒细胞。

2. 幼稚单核细胞（promonocyte）　胞体直径 15～25μm，圆形或不规则形，可见伪足。胞核常不规则，呈扭曲、折叠状，或有凹陷或切迹，核染色质聚集呈丝网状，较原始单核细胞粗糙；核仁有或消失。胞质量增多，灰蓝色，半透明，可见细小紫红色的嗜天青颗粒和空泡。

3. 单核细胞（monocyte）　胞体直径 12～20μm，圆形或不规则形，可见伪足突起。胞核不规则形，有明显的扭曲及折叠，呈马蹄形、肾形、S 形或分叶形等；核染色质蓬松，呈粗网状、条索状、小块状，染淡紫红色；核仁消失。胞质量多，呈淡蓝色、灰蓝色或略带红色，半透明如毛玻璃样，可见细小、分布均匀的粉尘样紫红色嗜天青颗粒，常有空泡。

四、淋巴细胞系统

淋巴细胞系统包括原始淋巴细胞、幼稚淋巴细胞和淋巴细胞（分为小淋巴细胞和大淋巴细胞）。淋巴细胞系一般具有以下特征。①胞体：小，圆形或类圆形。②胞质：量少，蓝色或淡蓝色。③胞核：圆形或类圆形，有时可见小的凹陷或切迹。各期淋巴细胞形态学特点（图 3－5）。

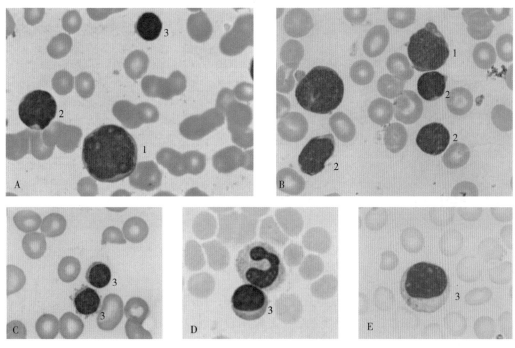

图 3－5　各期淋巴细胞的形态特点（Wright 染色，×1000）
1. 原始淋巴细胞；2. 幼稚淋巴细胞；3. 淋巴细胞

1. 原始淋巴细胞（lymphoblast）　胞体直径 10～18μm，圆形或类圆形。胞核圆形或类圆形，核膜浓厚，核染色质细致呈颗粒状，核仁 1～2 个，较清楚，染淡蓝色。胞质量很少，淡蓝色或天蓝色，透明，无颗粒，近核处可有一透明区。

2. 幼稚淋巴细胞（prolymphocyte）　胞体直径 10～16μm，圆形或类圆形。胞核圆形或类圆形，偶有凹陷；染色质细致，较原淋巴细胞粗糙、紧密；核仁模糊不清或消失。核胞质较少，淡蓝色，透明，偶有少许深紫红色的嗜天青颗粒。

3. 淋巴细胞（lymphocyte）

（1）小淋巴细胞　胞体直径 6～9μm，圆形、类圆形或蝌蚪形等。胞核圆形，见小切迹，核染色质聚集成大块状，结构紧密，结块边缘不清楚，副染色质不明显；核仁消失，有时隐约可见假核仁。

胞质量极少（颇似裸核），呈淡蓝色，有时呈深蓝色，常无颗粒。

（2）大淋巴细胞　胞体直径 12～15μm，圆形或类圆形。胞核椭圆形，常偏一侧；核染色质排列紧密均匀，呈块状，染深紫红色；核仁消失、有时隐约可见假核仁。胞质量较多，清澈淡蓝色，常有少许大小不等的嗜天青颗粒。

五、浆细胞系统

浆细胞系统由 B 淋巴细胞在一定条件下母细胞化，形成原始浆细胞、幼稚浆细胞、浆细胞。浆细胞系统一般具有以下特点。①胞体：圆形或类圆形。②胞质：丰富，呈深蓝色，常有小空泡及核旁淡染区。③胞核：圆形，常偏位。各期浆细胞形态学特点见图（图 3 - 6）。

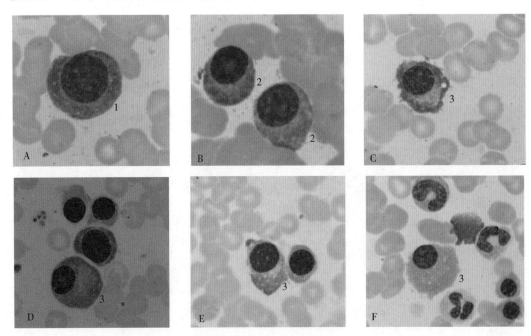

图 3 - 6　各期浆细胞的形态特点（Wright 染色，×1000）
1. 原始浆细胞；2. 幼稚浆细胞；3. 浆细胞

1. 原始浆细胞（plasmablast）　胞体直径 15～25μm，圆形或椭圆形。胞核较大，占细胞 2/3 左右，圆或卵圆形，居中或偏位；核染色质细致、呈粗颗粒网状，均匀分散，染紫红色，核仁 2～5 个，模糊，染淡蓝色。胞质量丰富，深蓝而不透明，可见核旁淡染区（呈半月形），无颗粒，可有空泡。

2. 幼稚浆细胞（proplasmacyte）　胞体直径 12～16μm，呈椭圆形。胞核圆形或椭圆形，约占细胞 1/2，常偏位；核染色质较粗密，某些区域开始浓集，染深紫红色；核仁模糊或消失。胞质量多，深蓝色，不透明，常有空泡及核旁淡染区，偶有少许紫红色的颗粒。

3. 浆细胞（plasma cell）　胞体直径 8～15μm，胞体大小不一，常呈椭圆形。胞核较小，占细胞 1/3 左右，圆或椭圆形，偏位；核染色质聚集呈块状，副染色质为淡红色，形似龟背状，少数呈车轮状，无核仁（有时可见假核仁）。胞质丰富，边缘多不规则，可有刺状突出，呈飘扬的旗帜样；染深蓝或紫蓝色，不透明，有泡沫感，个别细胞胞质呈红色或胞质边缘呈红色（细胞分泌黏蛋白所致），核旁常有明显的半月形淡染区，常有小空泡，偶见少数嗜天青颗粒。

六、巨核细胞系统

依据发育过程，巨核细胞系统（简称巨核系）可分为原始巨核细胞、幼稚巨核细胞、颗粒型巨核细胞、产血小板型巨核细胞、裸核型巨核细胞及血小板。巨核细胞是骨髓中最大的造血细胞，属于多倍体细胞。各期巨核细胞形态学特点（图3-7）。

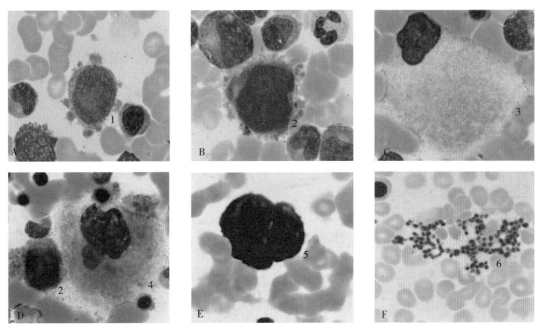

图3-7 各期巨核细胞的形态特点（Wright染色，×1000）

1. 原始巨核细胞；2. 幼稚巨核细胞（细胞周边有少许血小板附着）；3. 颗粒型巨核细胞；4. 产血小板型巨核细胞；
5. 裸核型巨核细胞；6. 成群血小板

1. 原始巨核细胞（megakaryoblast） 胞体直径15~30μm，圆形或不规则形，常有指状突起，细胞周围常有血小板附着。胞核较大，深紫红色，常为圆形或椭圆形，可有凹陷、折叠，偶见双核，染色质粗颗粒状，排列紧密，分布可不均匀；核仁2~3个，常不清晰，呈淡蓝色。胞质较少，深蓝色或蓝色，周边颜色深而浓，无颗粒。各系列原始细胞形态较相似，需注意鉴别（表3-3）。

表3-3 各种原始细胞的鉴别

鉴别点	原始淋巴细胞	原始粒细胞	原始单核细胞	原始红细胞	原始巨核细胞	原始浆细胞
胞体	10~18μm	10~20μm	15~25μm	15~25μm	15~30μm	15~25μm
形态	圆、类圆	圆、椭圆	圆形、不规则，可伪足	圆形，常有瘤状突起	圆形、不规则，常有指状突起	圆、椭圆
核形	（类）圆形	圆形	圆形、不规则，可扭曲、折叠	圆形	圆形、椭圆形或不规则	圆形
核位置	居中或偏位	居中或偏位	居中或偏位	居中	居中或偏位	偏位
核仁	1~2个小边界较清楚	2~5个小边界清楚	1个大边界清楚	1~3个较大边界模糊	2~3个边界模糊	2~5个边界清楚
染色质	颗粒状	细颗粒状	纤细疏松	粗颗粒状	较细，排列紧密	粗颗粒状
胞质	少	较少	较多	较多	较少	丰富
颜色	蓝色	蓝色	蓝色或灰蓝色	深蓝色	深蓝色或蓝色	深蓝色
颗粒	无	无或少许	无或少许	无	无	无
其他	/	/	有时胞质中可见空泡	胞质中可有假颗粒	胞体周围常有血小板附着	可有空泡、核旁淡染区

2. 幼稚巨核细胞（promegakaryocyte） 胞体直径30~50μm，常不规则，边界常不清晰。胞核多数不规则，可呈肾形或分叶状，可有重叠或扭曲；核染色质粗颗粒状或小块状，排列紧密；核仁常无。

胞质丰富，着蓝色或灰蓝色，近核处有少许细小且大小一致的淡紫红色颗粒，而使此处的胞质呈淡红色；常有伪足状突起，有时细胞周边有少许血小板附着。

3. 颗粒型巨核细胞（granular megakaryocyte） 胞体大小悬殊，直径 40～70μm，有的可达 100μm 以上，不规则。胞核巨大、不规则，可扭曲、重叠，甚至分叶，核染色质呈粗块状或条索状；无核仁。胞质极丰富，呈淡红色或淡紫红色，充满大量细小、大小一致的淡紫红色颗粒，有的细胞胞质边缘无颗粒呈淡蓝色，较透明称细胞外质，胞膜完整。有的颗粒型巨核细胞周边有少许血小板附着，故要与产血小板型巨核细胞加以鉴别。

4. 产血小板型巨核细胞（thromocytogenic megakaryocyte） 胞体直径 40～70μm，有时可达 100μm；胞核结构同颗粒型巨核细胞；胞质极丰富，淡红色，边缘的颗粒可聚集成簇（称为雏形血小板），胞膜不完整，呈撕破状，其外侧可见被释放出来的血小板，常大于等于 3 颗。随着细胞的成熟，血小板的脱落，胞质量逐渐减少。

5. 裸核型巨核细胞（naked megakaryocyte） 形成的血小板完全脱落后，胞核游离。裸核型巨核细胞早期结构同产血小板型巨核细胞，随着细胞的逐渐退化，染色质结构松散、模糊，最终被巨噬细胞吞噬。

6. 血小板（platelet） 血小板是血液中最小的可染色成分，无细胞核，仅有胞质成分，但它在血栓和止血中起着重要作用。正常血小板胞呈圆形、椭圆形或不规则圆形等，直径 2～4μm。无核。胞质淡红色，中心部位有均匀细小的淡紫红色颗粒，称颗粒区；有时胞质周围呈淡蓝色，无颗粒，称透明区。由于血小板具有聚集性，如血小板数量无明显减少，其骨髓涂片上的血小板应成堆存在。

知识拓展

体外制造血小板

目前用于临床输注的血小板来源不足。是否可以体外培养巨核细胞生产血小板呢？已经有科学家利用人诱导多能干细胞分化出永生化的巨核细胞系，再用这些巨核细胞生产血小板。在静止的培养瓶中培养血小板产量低。研究人员又回到体内探究巨核细胞系生成血小板的过程，首先给小鼠骨髓中的巨核细胞做了绿色荧光标记，然后用双光子显微镜和粒子成像速度场仪观察，结果发现那些大量产生血小板的巨核细胞处于湍流之中，而处于静息状态不产生血小板的巨核细胞周围则是层流。于是研究人员设计了垂直往复运动式液体培养生物反应器，在此反应器里，血小板产量比原来提高 5 倍，止血能力与志愿者捐献的血小板相似。

七、其他细胞

骨髓中的其他细胞包括：肥大细胞、组织细胞、吞噬细胞、成骨细胞、破骨细胞、脂肪细胞、内皮细胞、纤维细胞及破碎或退化细胞和分裂象细胞等。此类细胞形态学特点（图 3-8 和图 3-9）。

1. 肥大细胞（mast cell） 又称为组织嗜碱细胞（tissue basophilic cell）。胞体直径 12～20μm，蝌蚪形、梭形、圆形、椭圆形、不规则形等。胞核较小、圆形，常被颗粒遮盖；核染色质成块状；无核仁。胞质较丰富，充满粗大、圆形、排列紧密、大小一致、深紫红色和深紫蓝色的颗粒，胞质的边缘常可见突出的颗粒。有的组织嗜碱细胞胞质中颗粒排列非常致密且覆盖核上，整个细胞呈黑色，易被误认为异物而被忽略。

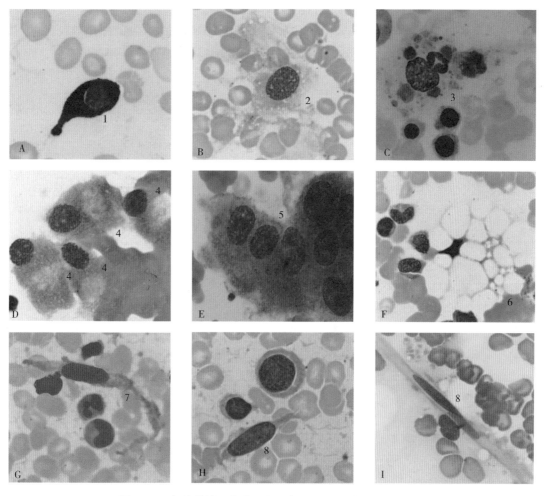

图 3 – 8　各种其他细胞的形态特点（Wright 染色，×1000）

1. 肥大细胞；2. 组织细胞；3. 吞噬细胞；4. 成骨细胞；5. 破骨细胞；6. 脂肪细胞；7. 内皮细胞；8. 纤维细胞

2. 组织细胞（histiocyte）　组织细胞来源于单核细胞，单核细胞进入结缔组织及其他组织，分化为组织细胞，吞噬了物质后称为巨噬细胞。组织细胞在形态学上变化多端。在骨髓中组织细胞胞体大小不一（通常较大），长椭圆形或不规则形，长轴直径可达 20~50μm 以上，胞膜不完整，边缘多不整齐呈撕纸状（常与黏性很大的间质黏在一起，故抽出时常遭破坏）。胞核常呈椭圆形，核染色质粗网状，常有 1~2 个较清晰的蓝色核仁。胞质较丰富，淡蓝色，有少许紫红色颗粒，有时含有吞噬的色素颗粒、脂肪滴、细胞碎片等。

一般认为组织细胞就是过去的"网状细胞"，实际上"网状细胞"是一组异质性细胞群体，除组织细胞外还包括其他细胞，如作为造血细胞的支架并参与形成造血微环境的基质细胞等。光学显微镜难以区分此类细胞，必须借助于电镜、免疫组化等方法，故组织细胞不能完全替代"网状细胞"，有的学者主张仍使用后一名称。

3. 吞噬细胞（phagocyte）　不是一种独立的细胞系统，而是胞体内包含有吞噬物质的一组细胞总称。具有吞噬功能的细胞包括：单核细胞、组织细胞、粒细胞、内皮细胞、纤维细胞等。吞噬细胞的形态极不一致，由吞噬物的类型及多少而定。其胞核多呈圆形、椭圆形或不规则形，常一个核，有时双核或多核，核常被挤至细胞的一侧；核染色质较疏松；核仁有或无。胞质多少不一，淡蓝色或淡红色，常有空泡，并有数量不等的吞噬物，吞噬物有空泡、色素、颗粒、有核细胞、红细胞、血小板、碳核、细菌等。有时吞噬细胞可成堆存在。

4. 成骨细胞（osteoblast） 胞体较大，直径 20 ~ 40μm，常为长椭圆形或不规则，胞体边缘清楚或呈云雾状，常多个成簇分布，有时单个存在。胞核椭圆形或圆形，常偏于一侧，呈粗网状，有 1 ~ 3 个较清晰的蓝色核仁。胞质丰富，深蓝色或淡蓝色，常有空泡，离核较远处常有椭圆形淡染区，偶见少许紫红色嗜天青颗粒。成骨细胞又称为造骨细胞，与浆细胞有许多相似之处，两者应注意鉴别（表 3 - 4）。

表 3 - 4 成骨细胞与浆细胞形态学主要鉴别

鉴别点	成骨细胞	浆细胞
胞体大小	20 ~ 40μm	8 ~ 15μm
胞体形态	椭圆或不规则，边缘常呈云雾状	圆或椭圆
胞质量	丰富（较浆细胞多），呈深蓝色或淡蓝色	丰富，呈深蓝色、淡蓝色或红色
胞质淡染区	距核较远处，呈椭圆形	核旁，呈半月形
胞核染色质	粗网状	块状
胞核核仁	常有，1 ~ 3 个，蓝色	无，有时有假核仁
存在方式	常成堆存在，有时单个存在	常单个存在，有时成堆存在

5. 破骨细胞（osteoclast） 为骨髓中最大的多核细胞之一。胞体巨大，直径 60 ~ 100μm，形态不规则，边缘清楚或不整如撕纸状。胞核数常较多，1 ~ 100 个，圆形或椭圆形，彼此孤立，无核丝相连，核染色质呈粗网状，有 1 ~ 2 个较清晰的蓝色核仁。胞质极丰富，呈淡蓝色、淡红色或红蓝相间，胞质中有大量较细小或粗大的紫红色颗粒。破骨细胞需要与成熟巨核细胞进行鉴别，两者最主要不同点是胞核（表 3 - 5）。

表 3 - 5 破骨细胞与成熟巨核细胞形态学主要鉴别

鉴别点	破骨细胞	成熟巨核细胞
胞核核形	圆或椭圆，1 ~ 100 个，大小较一致，核与核无核丝相连	不规则形、核高度分叶，分叶彼此重叠或不重叠，重叠者常分不清核叶数，核与核有核丝相连，分叶核形态和大小常不一
胞核核染色质	粗网状	粗条纹状或粗块状
胞核核仁	每个核常有 1 ~ 2 个，较清楚，淡蓝色	无
胞质颗粒	较细小或伴有粗大颗粒	较细小

6. 脂肪细胞（fatty cell） 是组织细胞摄取脂肪滴形成的。胞体直径 30 ~ 50μm，圆形或椭圆形，胞膜极易破裂，边缘不整齐。胞核较小，形状不规则，常被挤在一侧；核染色质致密；无核仁。胞质呈淡蓝色，胞质中充满大量大小不一的脂肪空泡。起初为小脂肪空泡，以后逐渐变大，最后融合成大脂肪空泡，中间有网状细丝。

7. 内皮细胞（endothelial cell） 胞体直径 25 ~ 30μm，极不规则，多呈长尾形、梭形；胞膜完整，边界清晰。胞核椭圆形、圆形或不规则；核染色质呈网状；多无核仁。胞质较少，分布于细胞的一端或两端，呈淡蓝色或淡红色，可有细小的紫红色颗粒。

8. 成纤维细胞（fibroblast）及纤维细胞（fibrocyte） 成纤维细胞能合成纤维和基质，还能合成胶原蛋白、弹性蛋白。这些物质及成纤维细胞等可构成造血微环境。成纤维细胞功能处于不活跃状态时称纤维细胞，两者在一定条件下可互相转化。成纤维细胞的形态特点：其胞体呈扁平星状或梭形；胞核呈卵圆形，有 1 ~ 2 个核仁；胞质较多，微嗜碱性。纤维细胞是骨髓中最大的多核细胞之一，其胞体大，此种细胞非常黏稠，涂片时常常被拉成一长条状，长轴直径可达 200μm 以上。常有多个至数十个、大小形态相同的椭圆形胞核，核染色质细、粗网状，核仁 1 ~ 2 个。胞质极丰富，呈淡红色或淡蓝色，多分布于细胞两端。胞质内含纤维网状物、浅红色颗粒及少许紫红色颗粒。

9. 退化细胞及涂抹细胞 退化细胞是细胞衰老退化所致，如核溶解、核固缩的细胞等。涂片中核溶解的退化细胞多数是由于推片时使细胞破碎所致（图3-9）。核溶解的退化细胞形态特点：胞体变大，胞膜不完整，胞核也变大，核膜也常不完整，核染色结构不清楚或无结构的均匀状，胞核浅染。如果没有胞质而只有核，称为涂抹细胞。

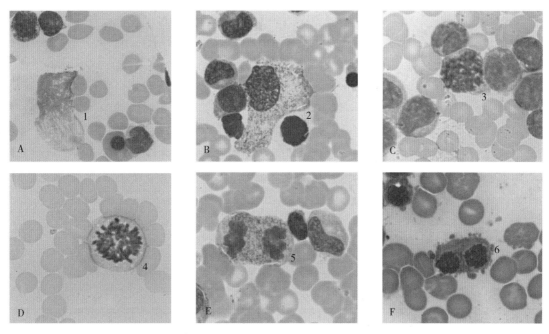

图3-9　退化细胞和分裂象细胞的形态特点（Wright染色，×1000）

1. 退化淋巴细胞；2. Ferrata细胞；3. 分裂象细胞前期；4. 分裂象细胞中期；5. 分裂象细胞后期；6. 分裂象细胞末期

（1）退化淋巴细胞　细胞推片时易碎，细胞破裂散开，胞体大小不一，通常只有一个退化的核而无胞质。胞核肿胀，染色质结构模糊，呈均匀的淡紫红色，有时可见核仁。由于推片时核易被拉成扫帚状，形态如竹篮，故又称"篮细胞"。

（2）Ferrata细胞　晚期早幼粒或早期中幼粒在推片时人为地被推散所致的退化细胞，称Ferrata细胞。其胞体大，胞膜破裂、边缘不整齐，呈推散状或撕纸状，细胞扁平而无立体感。胞核较大、卵圆形，常偏于一侧，有时核膜不完整；核染色质呈弥漫的团块状或粗网状，着色较淡，可有空泡；常可见1~3个不等的核仁。胞质淡蓝色或淡灰蓝色，含有一定量的非特异性颗粒，形态常为圆形，大小不等，染深紫红色或紫红色，呈推散状分布。

10. 分裂象细胞　有丝分裂是血细胞增殖的主要形式，分裂过程可分为前期、中期、后期及末期4期，主要表现在核的变化上。分裂象细胞在造血组织中的数量，反映其增殖的程度和状态，正常人骨髓中很少出现分裂象细胞。

（1）分裂象细胞前期（又称单丝球期）　细胞开始分裂时，胞体变成球形，胞核膨大，核染色质聚集成单个柱状的染色体，核膜不完整或消失，形如丝球。细胞质染色变浅，细胞器及包涵物暂时隐匿。

（2）分裂象细胞中期（又称单星状期）　核膜完全消失；染色体呈"V"形，移向赤道板，呈辐射状、星状或菊花状排列，染色体数目清晰；细胞质尚未分裂。

（3）分裂象细胞后期（又称双星状期）　染色体均匀分裂为二，丝状体收缩，使分裂后的染色体随中心体趋向细胞两端，分别排列为两个星状；细胞质开始收缩。

（4）分裂象细胞末期（又称双丝球期）　趋于细胞两端的染色体开始聚集为丝球状，进而分散为染色质，构成两个线团样结构的新细胞核，此时胞质可形成哑铃状，最后胞质分开，细胞分裂为二。

在病理情况下，各系统的血细胞会发生各类形态变化或出现异常结构，各种异常血细胞形态特点详见相应的疾病。各类造血系统疾病会导致外周血中血细胞的数量、形态、功能等发生变化，血象检验与骨髓象检验两者密切相关。不同的疾病，其血象和骨髓象的变化可能一致，也可能有较大差别。临床上做骨髓细胞学检验时，均应同时送检外周血涂片（尤其是初诊患者）。

第二节　骨髓细胞学检验

PPT

骨髓细胞形态学（bone marrow morphology）有多种检验方法，如普通显微镜、相差显微镜、透视电镜、扫描电镜、荧光显微镜等，其中最简单、应用最广泛的是普通显微镜检验，它是诊断许多疾病（尤其是血液系统疾病）的重要手段之一，也是其他骨髓相关检验技术的基础。骨髓细胞形态学检验（简称骨髓检验）包括骨髓常规检验和细胞化学染色。骨髓常规检验主要是指用普通显微镜对骨髓穿刺涂片的标本进行形态学检验，了解骨髓中各种血细胞数量、比例、形态及有无异常细胞等，从而协助诊断疾病、观察病情变化、观察疗效及判断预后。

一、骨髓检验的临床应用

骨髓检验需要骨髓穿刺（bone marrow puncture），骨髓穿刺检查的适应证和禁忌证如下（表3-6）。

表3-6　骨髓穿刺临床应用范围

适应证	当临床出现下列情况时，应考虑做骨髓检查： （1）不明原因的外周血细胞数量及成分异常：如一系、二系或三系减少，一系、二系或三系增多，一系增多伴二系减少、外周血中出现原始细胞等 （2）不明原因发热，肝、脾、淋巴结肿大等 （3）不明原因骨痛、骨质破坏、肾功能异常、黄疸、紫癜、血沉明显增快等 （4）血液系统疾病定期复查，化疗后的疗效观察 （5）其他：骨髓活检、骨髓细胞表面抗原测定、造血干（祖）细胞培养、血细胞染色体核型分析、电镜检查、骨髓移植、微量残留白血病测定、微生物培养（如伤寒、副伤寒、败血症）及寄生虫学检查（如疟疾、黑热病）等
禁忌证	骨髓穿刺的绝对禁忌证极少，遇到下列情况应注意： （1）有出血倾向或凝血时间明显延长者不宜做骨髓穿刺。疾病诊断必需时，可以行骨髓穿刺，但完成穿刺后必须局部压迫止血5~10分钟。严重血友病患者禁忌 （2）妊娠晚期的妇女做骨髓穿刺时应慎重 （3）穿刺部位有炎症或畸形应避开

二、骨髓穿刺术

临床上骨髓穿刺一般由临床医生执行。

1. 骨髓穿刺部位　一般应从以下几个方面考虑选择骨髓穿刺部位：①骨髓腔中红骨髓丰富；②穿刺部位浅表、易定位；③避开重要脏器。临床上常用的穿刺部位包括髂骨（包括髂骨前上棘、髂骨后上棘）、胸骨、胫骨，其中髂骨最为常用，各种骨髓穿刺部位的特点如下（表3-7）。

表3-7　各种骨髓穿刺部位的特点

穿刺部位	特点
髂骨后上棘	此部位骨质薄，髓腔大，易进针，骨髓液丰富，被血窦血稀释的可能性小，故髂骨后上棘为临床上首选部位
髂骨前上棘	此部位骨质硬、骨髓腔小，故易导致穿刺失败，所以髂前上棘常用于翻身困难、需多部位穿刺等患者
胸骨	胸骨是人体骨髓造血功能最旺盛的部位，但胸骨骨板薄，髓腔狭小，后方有重要脏器，故胸骨穿刺时必须十分慎重，避免发生意外。当其他常规部位穿刺取材不佳时，可考虑胸骨穿刺
其他部位	小于3岁患者可选择胫骨头内侧。其他还包括腰椎棘突穿刺、定位穿刺。定位穿刺指直接穿刺有症状的部位，如局部压痛处、X线下可疑病灶等，用于骨髓转移癌、浆细胞瘤等

2. 骨髓穿刺步骤

（1）体位　穿刺部位不同其体位也有所不同。如髂骨后上棘采用侧卧位或俯卧位，髂骨前上棘和胸骨采用仰卧位。

（2）定位　髂骨前上棘、髂骨后上棘的部位较易定位；胸骨穿刺部位穿刺点在第二、三肋间所对应的胸骨；胫骨穿刺部位在膝关节下3cm处。穿刺位点确定后，标记上"十"字形记号，这样铺孔巾时能将穿刺部位暴露在中央，避免定位错误。

（3）消毒　用2%碘酒、75%乙醇严格按照无菌操作要求进行消毒。消毒后，打开无菌骨髓穿刺包，带上无菌手套，铺上孔巾。

（4）局部麻醉　用2%利多卡因1~2ml，在皮内注射形成一小皮丘，然后垂直进针，在进针的同时注射麻醉剂，直至骨膜。拔除针头后，局部按摩，使麻醉药充分、快速地发挥作用。

（5）进针　将穿刺针套上针芯后，用左手拇指和食指将穿刺部位皮肤压紧固定，右手持穿刺针垂直进针（穿刺胸骨时针体与胸骨面约成45°），直至骨皮质时阻力增加，再用力后阻力明显下降，穿刺针固定，说明针已经进入了骨髓腔，成人进针深度约为进针达骨皮质后再进入0.5~1.0cm。

（6）抽吸骨髓液　拔出针芯，接上10ml注射器，轻轻负压抽取，抽取骨髓液不宜超过0.2ml（注射器针筒部分可见骨髓液即可）。抽吸完毕后取下针筒并迅速插回针芯，并将针筒内的骨髓液注射在玻片上制备涂片。如果抽吸不到骨髓液，应取下针筒，插回针芯，并将穿刺针退或进少许，或改变方向再重新抽吸。如果仍抽不到骨髓液，常需要改变穿刺部位或多部位穿刺。

（7）制备骨髓片　取玻片上骨髓小粒丰富的骨髓液来制备骨髓片，涂片制备方法与血片制作方法基本相同，但因骨髓液较血液黏稠，推片略难于血片，推片时角度应小一些，速度应慢一些，避免血膜过厚。另外，由于骨髓液中的纤维蛋白原含量较高，故制作骨髓片时，动作要快，否则易使骨髓液凝固。涂片一般不用抗凝剂以免影响细胞形态，同时应注意保留片尾和边缘。骨髓片制备情况及其对染色的影响如图3-10，图3-11所示。

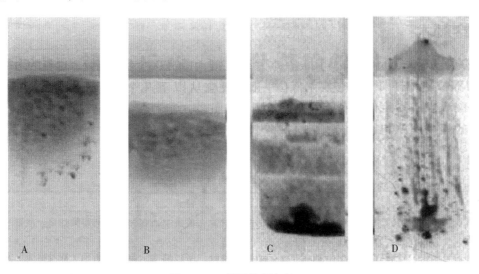

图3-10　骨髓片制备情况

A. 涂片制备良好，尾部有骨髓小粒；B. 涂片制备良好，尾部无骨髓小粒；C. 涂片制备不佳，推片时用力不均且无尾部；D. 涂片制备差，有些骨髓液未涂开

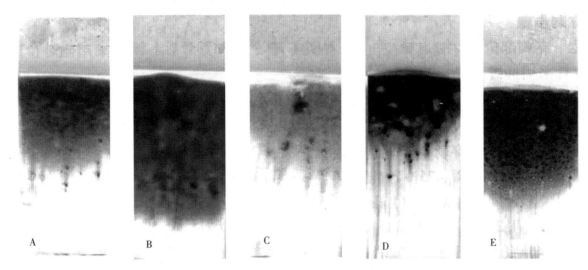

图 3 – 11 骨髓涂片 Wright 染色情况

A. 涂片、染色良好，尾部有骨髓小粒；B. 涂片较厚，染色良好，尾部无骨髓小粒；C. 涂片尚可，染色较淡，有骨髓小粒；D. 涂片尚可，有骨髓小粒，有核细胞极度增生使染色较深；E. 涂片较厚，染色明显偏碱

（8）包扎伤口 将整个穿刺针拔出后用消毒棉球压迫伤口，并敷以消毒纱布，胶带固定。

如果还需做其他检查，应根据各种检查的需要量，再抽取一定量骨髓液。对于初诊患者，有条件的医院应同时做骨髓活检，以弥补骨髓穿刺的缺点。

3. 骨髓穿刺注意事项

（1）患者术前最好洗澡，做好解释工作，以取得配合，消除恐惧、紧张心理，嘱咐患者术后 3 日内勿洗澡。

（2）初诊患者骨髓穿刺应在治疗前进行，死亡病例一般在半小时内进行。

（3）骨髓穿刺过程中应严格遵守无菌操作，严防骨髓感染。

（4）骨髓穿刺针进入骨质中时，不应摆动、用力过猛，以免损伤邻近组织或折断穿刺针头。

（5）抽取骨髓液时，量不宜过多，一般以小于 0.2ml 为宜，以免导致骨髓液被血窦血稀释。如果还需做其他检查，应根据各种检查所需，再抽取一定量骨髓液。

（6）骨髓片至少要 6 ~ 10 张。临床怀疑为急性白血病初诊患者应送 10 张以上骨髓片。涂片制成后，应在空气中快速摇动或吹干，防止细胞皱缩。

（7）为了更好地配合骨髓检查，初诊患者务必同时送检外周血片 3 ~ 4 张。

（8）申请者应在骨髓片上做好一一对应的标记，以免在运送、检查过程中出错而导致医疗差错的发生。

（9）骨髓片必须与骨髓检查申请单同时送检。

（10）干抽（dry tap）是指非技术原因或穿刺位置不当，多次、多部位穿刺抽不出骨髓液的现象。常见于：①原发性和继发性骨髓纤维化；②骨髓极度增生，细胞排列过于密集，如白血病、真性红细胞增多症等；③其他，如多毛细胞白血病、再生障碍性贫血、骨髓转移癌等。"干抽"患者根据情况可选择重抽、换部位抽或做骨髓活检。

4. 骨髓取材情况的判断 正确判断骨髓穿刺取材情况对临床医生及检验人员来说非常重要。如果取材不成功，应及时进行重新穿刺，以免耽误疾病诊断和治疗。骨髓取材不成功是指抽吸骨髓液过程中抽到了较多或大量的外周血，根据稀释程度分为完全稀释和部分稀释。骨髓取材情况的判断如下

（表3-8）。

表3-8 骨髓取材情况的判断

取材情况	判断
取材满意	①抽吸骨髓液时患者有特殊的疼痛感。②抽出的骨髓液中有较多黄色小粒（多为骨髓小粒，有的是脂肪）。③显微镜下涂片中有巨核细胞和非造血细胞，如：浆细胞、组织嗜碱细胞（肥大细胞）、成骨细胞、破骨细胞、网状细胞、吞噬细胞等。④骨髓中中性杆状核粒细胞/中性分叶核粒细胞比值大于外周血中性杆状核粒细胞/中性分叶核粒细胞比值，有核细胞数大于外周血
骨髓完全稀释	指抽出的"骨髓液"实际上与外周血一样。肉眼观察，其"骨髓液"较稀、无黄色小粒；"骨髓"推片尾部无骨髓小粒。对于肉眼观察高度怀疑完全稀释的标本即可进行重抽，如果一时难以判断可先送检
骨髓部分稀释	指抽吸骨髓液时混进较多血窦血，称为骨髓部分稀释。其特征包括：①骨髓小粒无或少见。②骨髓特有细胞少。③中性分叶核粒细胞和成熟淋巴细胞比例增加。④有核细胞减少，成熟细胞/幼稚细胞>3/5。对于部分稀释的标本，应根据稀释程度、病情等决定是否需要重抽

肉眼观察也是判断骨髓取材情况的第一手资料，有时通过性状分析还可做出疾病初步印象。例如肝、脾及淋巴结无肿大，无胸骨压痛，全血细胞减少的患者，其骨髓液较稀、油滴多，再生障碍性贫血可能性较大；肝、脾及淋巴结无肿大，胸骨明显压痛，出血明显，全血细胞减少，骨髓液黏稠且很快凝固，急性早幼粒细胞白血病可能性较大。

三、骨髓常规检验涂片染色

1. 涂片染色方法 涂片有多种染色方法，国际血液学标准化委员会（international committee for standardization in haematology，ICSH）推荐的罗曼诺夫斯基（Romanowsky）染色为标准染色法，其主要成分为天青B和伊红Y，并要求天青B含量在80%以上，由于天青B价格高，故该法在各国难以普及。我国国内多采用罗氏染色演变过来的Wright染色、Wright-Giemsa混合染色法等，下面简单介绍几种染色方法。

（1）标准化的Romanowsky染色 ①染液配制：Ⅰ液由亚甲蓝9.0mg、天青B 17.0mg及伊红13.0mg溶解于20ml 1∶1甘油甲醇中配制而成。Ⅱ液：0.00132M的磷酸盐缓冲液（pH 6.4~6.8）。②染色步骤：涂片固定后，上述Ⅰ液用100ml Ⅱ液稀释，染色10分钟后冲洗，待检。

（2）Wright染色 ①染液配制：Ⅰ液是将1.0g Wright染料加到500ml甲醇中配制而成（也可再加30ml甘油），Ⅱ液为磷酸盐缓冲液（pH 6.4~6.8）。②染色步骤：滴加Ⅰ液覆盖整个血膜固定10~20秒，再滴加2~3倍Ⅱ液并混匀，染色20~25分钟后自来水冲洗，待检。

（3）Giemsa染色 ①染液配制：Ⅰ液由1.0g Giemsa染料、66ml甲醇及66ml甘油配置而成，Ⅱ液为磷酸盐缓冲液（pH 6.4~6.8）。②染色步骤：涂片用甲醇固定3~5分钟后，放在用Ⅱ液将Ⅰ液稀释10~20倍的染液中，染色10~30分钟后冲洗，待检。

（4）Wright-Giemsa染色 ①染液配制：Ⅰ液是将1.0g Wright染料、0.3g Giemsa染料加入到500ml甲醇瓶中配制而成，Ⅱ液为Wright染色中的磷酸盐缓冲液。②染色步骤：同Wright染色。

（5）Romanowsky-Giemsa染色 ①染色配制：Ⅰ液是由天青B 130mg，伊红Y 65mg分别溶解于50ml甲醇中配制而成，Ⅱ液为0.00132M的磷酸盐缓冲液（pH 6.4~6.8）。②染色步骤：使用时将Ⅰ液用Ⅱ液稀释，染色10分钟。

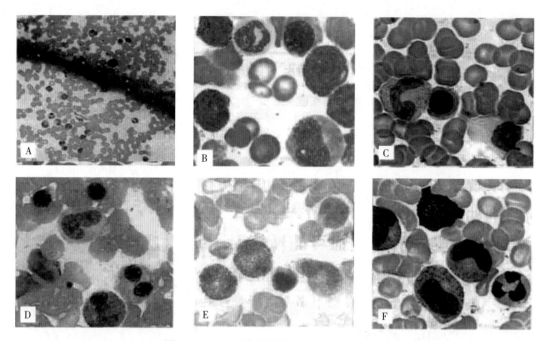

图 3 - 12　不同染色条件对细胞形态的影响

A. 染液未混匀（×200），B. 染色良好（×1000），C. 染色偏碱（×1000），D. 染色偏酸（×1000），
E. 染色偏淡（×1000），F. 染色偏深（×1000）

2. 染色时注意事项

（1）染色前必须在骨髓片上做好明显的标记，避免出现差错。

（2）滴加 Wright 染液时，应覆盖整个血膜，尤其是尾部，否则细胞因固定不佳而出现不同程度地溶解，尤其是红细胞。

（3）Wright 染液与缓冲液的比例应合适，因为 Wright 染液呈碱性，缓冲液呈酸性，如果比例不合适或两者未混匀，将导致染色偏碱或偏酸。如果用蒸馏水或自来水替代缓冲液，也会使染色结果偏碱。

（4）染色时间根据室温、血膜厚薄、有核细胞数、染液与缓冲液的比例等进行相应地延长或缩短，避免出现染色过淡或过深现象。一般来说，染液越稀，染色时间越长，细胞着色也越均匀且鲜艳。

（5）染色时，如果染液过少使染液蒸发、涂片倾斜放置使染液丢失或染色时间太长等，均导致染液杂质沉积在玻片上；冲洗涂片时，应用自来水流水冲洗，不宜倒掉染液后再冲洗，否则杂质也容易沉积。不同染色条件对细胞形态的影响（图3 - 12）。

四、骨髓常规检验 📱微课/视频1

1. 低倍镜检查

（1）观察涂片情况　观察涂片制作、染色及取材是否满意，并选择合适的部位用于有核细胞油镜下分类、计数（图3 - 13）。若全片涂片过厚、染色较差、或取材不好，应另选涂片或重新取材。

（2）判断骨髓增生程度　在合适的部位观察多个视野，根据骨髓中有核细胞的多少判断骨髓增生程度。骨髓增生程度有三级、五级、七级、八级等多种分类法，但一般采用五级分类法（表3 - 9，图3 - 14）。当增生程度介于两级之间时，应将增生程度划为上一级。

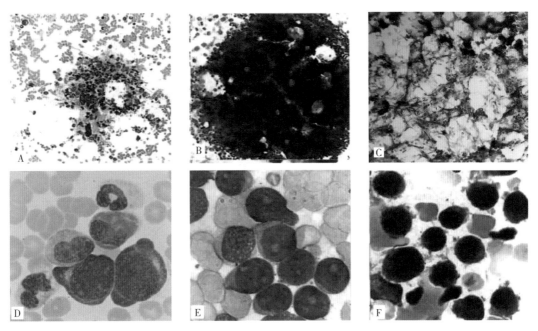

图 3 – 13 骨髓小粒及血膜厚薄部位的细胞形态

A. 骨髓小粒（×100）；B. 急性白血病骨髓涂片中骨髓小粒（×100）；C. 为空网状的骨髓小粒（×100）；D. 骨髓涂片中的合适部位（×1000），E. 急性白血病骨髓涂片中的合适部位（×1000），其白血病细胞结构清楚，F. 涂片厚的部位，细胞形态辨认不清（×1000）

表 3 – 9 骨髓增生程度分级标准

分级	有核细胞 与红细胞比	有核细胞数 每高倍镜视野	临床意义
增生极度活跃	1 : 1	>100	各种白血病
增生明显活跃	1 : 10	50~100	各种白血病、增生性贫血
增生活跃	1 : 20	20~50	正常或贫血
增生减低	1 : 50	5~10 *	造血功能低下、部分稀释
增生极度减低	1 : 200	<5	再生障碍性贫血、完全稀释

注：* 10~20 个是空档，检验者应根据具体情况（如年龄）等进行判断。

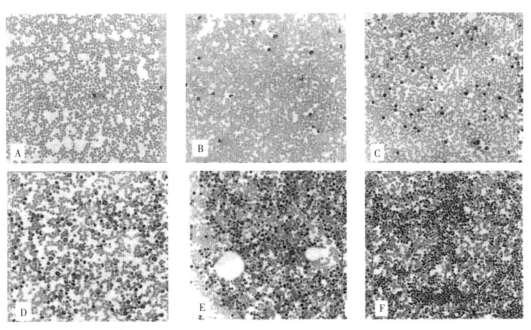

图 3 – 14 骨髓增生程度五级分类法（Wright 染色，×100）

A. 增生极度减低，B. 增生减低，C. 增生活跃，D. 增生明显活跃，E 和 F. 增生极度活跃

（3）巨核细胞计数及分类　计数全片巨核细胞数量，并分类一定数量巨核细胞。正常情况下一张骨髓片上有 7～133 个，平均 36 个；如将骨髓血膜标准化为 1.5cm×3.0cm，则参考值为 7～35 个。由于巨核细胞胞体大、全片数量少，在血膜尾部、上下边缘部位较多，故巨核细胞计数一般在低倍镜下进行（图 3－15），但分期需转油镜或高倍镜下辨认。

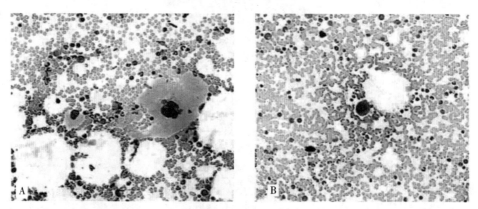

图 3－15　低倍镜下的巨核细胞（Wright 染色，×100）

A. 可见 2 个巨核细胞，其胞体明显大小不一；B. 视野正中可见 1 个巨核细胞

（4）其他细胞观察　观察全片有无体积较大或成堆分布的异常细胞，以及胞体大的非造血细胞等，尤其应注意观察血膜尾部、上下边缘部位，如骨髓转移癌细胞、恶性淋巴瘤细胞、戈谢细胞、尼曼－匹克细胞、海蓝组织细胞、多核或胞体巨大的异常细胞、成骨细胞、破骨细胞等，一旦发现，转油镜辨别。

2. 油镜检查　在低倍镜观察的基础上，选择合适的部位，转用油镜进行观察。

（1）有核细胞计数及分类　在有核细胞计数、分类前，应先大致观察增生程度、各系细胞形态、比例等情况，得出初步诊断意向；然后进行细胞分类、计数及形态观察。必要时细胞分类、计数可在观察细胞化学染色后进行（表 3－10）。

表 3－10　骨髓有核细胞计数及分类

计数的部位	应选择厚薄合适且均匀、细胞结构清楚、红细胞呈淡红色、胞核呈紫红色、背景干净的部位进行计数，一般在体尾交界处
计数的秩序	计数要有一定顺序，以免出现有些视野重复计数的现象
计数的细胞	计数的细胞为除巨核细胞、破碎细胞、分裂象以外的其他有核细胞
计数的数目	至少计数 200 个有核细胞。增生明显活跃以上者最好计数 500 个；对于增生极度减低者可计数 100 个

（2）观察各系统细胞的形态　观察各系增生程度、各阶段细胞比例及细胞形态，包括粒细胞、红细胞、巨核细胞、淋巴细胞、浆细胞、单核细胞系统及其他细胞等。细胞形态观察应全面，包括胞体（如大小、形态）、胞核（如核形、核位置、染色质、核仁大小、核仁数量等）及胞质（如量、颜色、颗粒、空泡等）形态特点，对于有病变的细胞系统观察更应仔细。

细胞计数、分类完成后，还需再一次进行全片观察，注意其他部位有否异常细胞、非造血细胞等情况，全片细胞分类情况与分类区域是否一致，必要时重新计数或采用单独快速分类法。如果涂片中异常细胞少的话，应观察所有送检的骨髓片。

3. 结果计算

（1）计算各系统细胞总百分比及各阶段细胞百分比　一般情况下，百分比是指有核细胞百分比（all nucleate cell，ANC）。在某些白血病中，还应计算出非红系细胞百分比（non erythroid cell，NEC），NEC 是指去除有核红细胞、淋巴细胞、浆细胞、肥大细胞、巨噬细胞外的有核细胞百分比。

（2）计算粒红比值（granulocyte/erythrocyte，G/E） 粒红比值是指各阶段粒细胞百分比总和与各阶段有核红细胞百分比总和之比。

（3）巨核细胞结果计算 通常计算分类的巨核细胞总数中各阶段巨核细胞百分比或各阶段巨核细胞的个数。

4. 填写骨髓细胞学检查报告单 目前国内骨髓报告单多数采用专用的图文报告系统，检验人员应将下列内容输入该报告系统：①填写患者姓名、性别、年龄、科室、病区、床号、住院号、骨髓涂片号、骨髓穿刺部位、骨髓穿刺时间、临床诊断等；②填写骨髓片取材、制备和染色情况；③填写骨髓报告单中各阶段细胞百分比、粒红比值、计数的有核细胞总数等；④填写文字描述内容，包括描述骨髓片、血片及细胞化学染色的结果，其中骨髓片描述是报告单中的最重要部分。描述内容应简明扼要、条理清楚、重点突出；⑤采集骨髓片、血片及细胞化学染色中有诊断意义、典型的图片存入计算机，并选取清晰、有诊断价值的图片黏贴到图文报告单上；⑥根据骨髓片、血片及细胞化学染色所见，结合临床及疾病的性质提出诊断意见，有的还可提出进一步检查等建议，诊断意见性质（表3－11）；⑦填写报告日期及检验者；⑧打印报告单并亲自签名。

表3－11 骨髓细胞形态学检查诊断意见的性质

诊断性质	特点
肯定性诊断	骨髓呈特异性变化，临床表现又典型者，如确诊为白血病、巨幼细胞贫血、再生障碍性贫血、多发性骨髓瘤、骨髓转移癌、戈谢病、尼曼－匹克病、疟疾等
提示性诊断	骨髓有较特异性改变，但特异性不强，如提示缺铁性贫血、急性白血病亚型等，同时可建议做相应检查
符合性诊断	骨髓呈非特异性变化，但结合临床及其他检查可解释临床者。如符合溶血性贫血、免疫性血小板减少症、原发性血小板增多症、脾功能亢进等，同时可建议做进一步检查
可疑性诊断	骨髓象有变化或出现少量异常细胞，临床表现不典型，可能为某种疾病的早期、前期或不典型病例，如疑为难治性贫血等，要结合临床，做进一步检查，并动态观察其变化
排除性诊断	临床怀疑为某种血液病，但骨髓象不支持或骨髓象大致正常，可考虑排除此病，但应注意也可能是疾病早期，骨髓尚未有明显反应
形态学描写	骨髓象有些改变，但提不出上述性质诊断意见，可简述涂片形态学检查的主要特点，同时尽可能提出一些建议
其他	如果取材不佳可做出骨髓稀释、骨髓部分稀释的诊断易见，如基本正常可做出基本正常骨髓象。对于诊断已明确的疾病，经治疗后做骨髓细胞学检查，应与以前骨髓片进行比较，得出疾病部分缓解、完全缓解、改善、退步、复发等意见

骨髓细胞形态学检查报告单举例（表3－12）。

表3－12 骨髓细胞形态学检查图文报告单

姓名：×××	病历号：368549	标本类型：骨髓	标本编号：2024－78
性别：男	科别：血液内科	申请医生：×××	采集部位：右髂后上棘
年龄：68 岁	临床诊断：贫血待查？	涂片号：2024－152	采集时间：2024.05.16

细胞名称			血涂片	骨髓涂片	
			%	%	参考区间（%）
粒细胞系统	原粒细胞			0.5	0~1.1
	早幼粒细胞			1.0	0.2~2.54
	中性粒细胞	中幼		4.5	3.28~13.16
		晚幼		7.0	5.63~20.28
		杆状核	2.0	15	8.24~24.3
		分叶核	50.0	7.0	6.09~24.47

A

续表

系统	细胞				
粒细胞系统	嗜酸性粒细胞	中幼			0~1.08
		晚幼			0~1.95
		杆状核			0~1.12
		分叶核	5.0	1.0	0~3.60
	嗜碱性粒细胞	中幼			0~0.12
		晚幼			0~0.16
		杆状核			0~0.07
		分叶核			0~2.8
红细胞系统	原红细胞			1.0	0~0.52
	早幼红细胞			2.5	0~1.91
	中幼红细胞			29.5	3.46~12.26
	晚幼红细胞			20.0	3.75~17.36
	巨早幼红细胞				
	巨中幼红细胞				
	巨晚幼红细胞				
淋巴细胞系统	原淋巴细胞				
	幼淋巴细胞				0~0.54
	淋巴细胞		40.0	9.0	8.44~32.2
	反应性淋巴细胞				
单核细胞系统	原始单核细胞				
	幼单核细胞				
	单核细胞		3.0	1.0	0~3.0
浆细胞系统	原浆细胞				
	幼浆细胞				
	浆细胞				
其他	巨噬细胞				0~0.09
	肥大细胞				
	内皮细胞				0~0.20
	脂肪细胞				
	分类不明细胞				
	共计数有核细胞数		200	500	

骨髓象
1. 骨髓小粒易见，涂片制备良好，染色良好。
2. 骨髓涂片有核细胞增生明显活跃，粒/红为0.625∶1。
3. 红系明显增生，占53.0%，以中晚幼红细胞为主，其胞体小、边缘不整齐，浆量少、浆偏蓝（图A）。红细胞多数较小，中央淡染区明显扩大，可见环形、靶形、椭圆形等红细胞，多染性红细胞可见。全片红系分裂象细胞较易见。
4. 粒系相对减少，占36%，各阶段粒细胞比例和形态无明显异常。
5. 淋巴细胞比例减少，形态无明显异常。
6. 单核细胞比例无明显增减，形态大致正常。
7. 全片巨核细胞约198个。分类25个，其中幼稚型巨核细胞1个、颗粒型巨核细胞14个、产血小板型巨核细胞9个、裸核型巨核细胞1个。血小板易见，呈小堆、大片状分布，形态正常。
8. 全片未见其他明显异常细胞及寄生虫。
血常规
白细胞数无明显增减，以中性分叶核粒细胞和淋巴细胞为主，形态正常。红细胞大小不一，多数较小，淡染区明显扩大（图B）。血小板易见，呈成堆存在，形态正常。
细胞化学染色
铁染色：细胞外铁和细胞内铁均阴性
诊断意见及建议
结合骨髓涂片有核红细胞、成熟红细胞形态，符合缺铁性贫血骨髓象，建议结合铁蛋白、血清铁等检查

接收者：王×	接收时间：2024.05.16	报告者：周××	报告时间：2024.05.18
检验者：李×	检验时间：2024.05.16	检测实验室：	××××医院检验科血液室

5. 标本登记及保存 骨髓检查对疾病的诊断、疗效观察和判断预后等都具有重要价值。骨髓标本（含血片）须完整登记，并长期保存（至少5年）。故骨髓标本的保存和存档是一项重要的工作。

（1）登记 详细登记患者姓名、年龄、临床诊断、检查结果、骨髓片号、检验日期、检验者等。

（2）保存 可用乙醚乙醇混合液（4∶1）将骨髓片、血片及细胞化学染色的涂片擦干净，贴上标签，装入特制的袋中（玻片之间应有一定间隙，最好用薄纸隔开），按一定顺序放置、保存，同时保存骨髓申请单、报告单，如有电子版骨髓报告单及骨髓图片也应进行备份，以供复查、总结、研究及教学使用。

骨髓常规检查的流程（图3-16）。复查的患者一般不需要做细胞化学染色，是否同时送检血片可根据具体情况来决定。

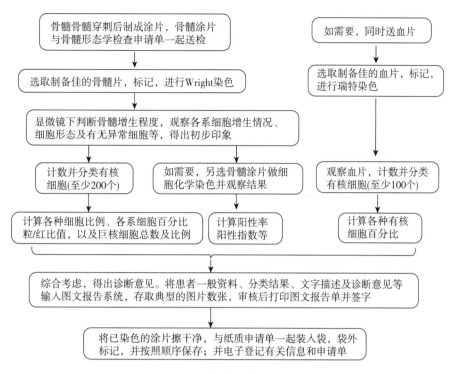

图3-16 骨髓常规检查流程图

6. 涂片检查的注意事项

（1）由于细胞的发育是一个连续过程，且细胞形态变化多样，故观察细胞时应全面观察胞体、胞核、胞质的各方面特点，不能凭着一二个非特征性的特点就轻易地做出肯定或否定的判断，同时应注意与周围细胞进行比较。

（2）同一患者的骨髓片，由于制备、染色、观察部位等不同，其显微镜下的细胞形态相差较大。如染色偏深，核染色质结构及颗粒变粗；如染液偏酸或偏碱，胞质出现偏红或偏蓝；涂片太厚，其细胞变小、胞质量变少，细胞结构也不清楚。

（3）在实际观察中常遇到一些细胞发育特点介于上、下两个阶段之间，一般将它归入成熟方向的下一阶段细胞。

（4）对于个别介于两个系统之间的细胞，如难以判断，可采用大数归类法（即归入多的细胞系统中）。例如介于原始粒细胞与原始单核细胞之间的细胞，一般情况原始粒细胞较原始单核细胞易见，故应归入原始粒细胞；但如果是急性单核细胞白血病的患者，应归入原始单核细胞。

（5）急性白血病时，各系统原始细胞虽各有特征，但有时极为相似，很难鉴别，这时应注意观察伴随出现的幼稚细胞、成熟细胞，并与其比较，推测原始细胞的归属。另外，还需结合细胞化学染色、血片细胞形态等。

（6）如见到难以识别的细胞，可参考涂片上其他细胞后做出判断；如仍不能确定可归入"分类不明"细胞，但不宜过多；若此类细胞数量较多，则应通过细胞化学染色、集体读片或会诊等方法进行识别。

（7）骨髓片中血小板数减少也可以是人为造成的，如标本凝固可导致血小板凝集在一起，使其他部位血小板明显减少或不见。所以涂片中血小板数减少的患者，应排除标本凝固的可能性。

五、大致正常骨髓象 ⓔ 微课/视频2

由于骨髓标本采集部位不同、被检者个体的差异、检验人员掌握各种细胞的程度及细胞划分标准的不同，各单位正常人骨髓中各种细胞的参考区间变化较大，尤其是巨核细胞。正常骨髓象应具备四个条件：①有核细胞增生活跃；②各系、各阶段细胞比例大致在正常参考区间内；③各系、各阶段细胞形态无明显异常；④无明显异常细胞及寄生虫。

虽然目前全国尚无统一的参考区间，但符合下表者，可视为成人大致正常骨髓象（表3-13）。实际上表中的巨核细胞总数偏低、颗粒型巨核细胞比例偏高、产血小板型巨核细胞比例偏高。

表3-13 成人大致正常骨髓象的特点

骨髓增生程度	增生活跃
粒/红	(2~4) : 1
粒细胞系统	占40%~60%，其中原始粒细胞<2%，早幼粒细胞<5%，中性中幼粒细胞约8%，中性晚幼粒细胞约10%，中性杆状核粒细胞约20%，中性分叶核粒细胞约12%，嗜酸性粒细胞<5%，嗜碱性粒细胞<1%
红细胞系统	占20%~25%，以中、晚幼红细胞为主（各占10%），原始红细胞<1%，早幼红细胞<5%
淋巴细胞系统	占20%~25%，均为淋巴细胞，原始淋巴细胞罕见，幼稚淋巴细胞偶见
单核细胞系统	<4%，均为单核细胞，原始单核细胞罕见，幼稚单核细胞偶见
浆细胞系统	<2%，均为浆细胞，原始浆细胞罕见，幼稚浆细胞偶见
巨核细胞系统	在1.5cm×3cm的血膜上，可见巨核细胞7~35个，其中原始巨核细胞不见或偶见，幼稚巨核细胞占0%~5%，颗粒型巨核细胞占10%~27%，产血小板型巨核细胞占44%~60%，裸核型巨核细胞占8%~30%。血小板较易见，呈成堆存在
其他细胞	如组织细胞、成骨细胞、吞噬细胞等偶见，分裂象细胞少见，不见寄生虫和异常细胞
细胞形态	红细胞、血小板及各种有核细胞形态正常

小儿时期血液系统发育尚未完全成熟，其造血功能、血细胞成分组成、生理变化等与成人有较大差异，不同年龄段的小儿之间也会有差别，各单位的骨髓象参考区间也有所不同。通常儿童骨髓有核细胞数较多，增生程度较高，为增生明显活跃或增生活跃；年龄越小，粒系越少，幼稚粒细胞所占比例越高（婴儿期平均值为45%~55%，幼儿期50%~60%，学龄儿童期55%~65%）；红系越多（婴儿期平均值为18%~30%，幼儿期14%~25%，学龄儿童期14%~20%）；巨核细胞系统出生时已达与成人相似水平。由于小儿时期造血功能不稳定，因此在外界刺激下容易发生血细胞过度增生或者过度抑制。

老年人随着年龄增长，红骨髓逐渐减少，到60岁以上退化特别明显，大部分骨髓被脂肪组织替代，骨髓微环境也随老化发生退变，骨髓间隙内脂肪含量和纤维组织逐渐增多。因此，老年人造血功能有所降低，造血功能恢复也较慢，容易发生骨髓代偿功能减低或衰竭。

六、骨髓象分析 ⓔ 微课/视频3

1. 骨髓有核细胞增生程度 由于骨髓有核细胞增生程度分级是一种简单的估算方法，易受多种因素的影响（如取材情况、年龄、观察部位、血膜厚薄等），所以判断其意义时要综合考虑多方面因素对它的影响（表3-14）。

表3-14 骨髓有核细胞增生程度与常见疾病

骨髓增生程度	常见疾病
增生极度活跃	各种急性白血病、慢性髓细胞性白血病等

骨髓增生程度	常见疾病
增生明显活跃	缺铁性贫血、巨幼细胞贫血、溶血性贫血等各类增生性贫血、免疫性血小板减少症、骨髓增生异常性肿瘤、化疗后恢复期等
增生活跃	正常骨髓象、不典型非重型再生障碍性贫血、多发性骨髓瘤、骨髓造血功能较差的贫血、骨髓部分稀释等
增生减低	再生障碍性贫血、低增生性白血病、阵发性睡眠性血红蛋白尿症、化疗后等
增生极度减低	重型再生障碍性贫血、化疗后、骨髓稀释等

2. 粒红比值改变 骨髓粒红比值变化与常见疾病（表 3-15）。

表 3-15 骨髓粒红比值变化与常见疾病

粒红比值	常见疾病
粒红比值增加	常见于各种粒细胞白血病、单核细胞白血病、单纯红细胞再生障碍性贫血等
粒红比值正常	常见于多发性骨髓瘤、再生障碍性贫血、免疫性血小板减少症、骨髓转移癌、骨髓纤维化等
粒红比值下降	缺铁性贫血、巨幼细胞贫血、溶血性贫血、红白血病、纯红血病、真性红细胞增多症等

3. 粒细胞系统数量改变

（1）粒细胞增多 各阶段粒细胞增多及临床常见疾病（表 3-16）。

表 3-16 粒细胞数量增多与常见疾病

增多细胞	常见疾病
原始粒细胞增多为主	急性粒细胞白血病（原始粒细胞≥20%）、慢性髓细胞性白血病急变期（原始粒细胞≥20%）、急性粒-单核细胞白血病等
早幼粒细胞增多为主	急性早幼粒细胞白血病（颗粒增多的异常早幼粒细胞≥20%）、粒细胞缺乏症恢复期等
中性中幼粒细胞增多为主	急性髓系白血病部分成熟型（M2b）、慢性髓细胞性白血病、中性粒细胞型类白血病反应等
中性晚幼粒、杆状核粒细胞增多为主	药物中毒（汞中毒、洋地黄中毒）、严重烧伤、急性失血、大手术后、慢性髓细胞性白血病、中性粒细胞型类白血病反应等
嗜酸性粒细胞为主	变态反应性疾病、寄生虫感染、高嗜酸性粒细胞综合征、某些皮肤疾病、慢性髓细胞性白血病（包括慢性期和急变期）、嗜酸性粒细胞白血病、淋巴瘤等
嗜碱性粒细胞为主	慢性髓细胞性白血病（包括慢性期和急变期）、嗜碱性粒细胞白血病等

（2）粒细胞减少 见于粒细胞减少症和粒细胞缺乏症、再生障碍性贫血、急性造血停滞、单核细胞白血病、淋巴细胞白血病等。

4. 红细胞系统数量改变

（1）有核红细胞增多 有核红细胞增多与常见疾病（表 3-17）。

表 3-17 有核红细胞增多与常见疾病

增多细胞	常见疾病
原始红细胞和早幼红细胞增多	红白血病、纯红血病、骨髓增生异常性肿瘤等
中幼红细胞和晚幼红细胞增多	溶血性贫血、缺铁性贫血、巨幼细胞贫血、急性失血性贫血、免疫性血小板减少症（急性期）、真性红细胞增多症、纯红血病、铅中毒等
巨幼红细胞或巨幼样变幼红细胞增多	巨幼细胞贫血、纯红白血病、骨髓增生异常肿瘤、白血病化疗后、铁粒幼红细胞性贫血等
铁粒幼红细胞增多	铁粒幼红细胞贫血、骨髓增生异常性肿瘤等

（2）有核红细胞减少 见于单纯红细胞再生障碍性贫血、再生障碍性贫血、急性造血停滞、急性白血病（纯红白血病除外）、慢性白血病、化疗后等。

5. 巨核细胞系统数量改变 巨核细胞数量变化与常见疾病（表 3-18）。

表 3 – 18　巨核细胞数量变化与常见疾病

巨核细胞数量	常见疾病
巨核细胞增多	骨髓增殖性肿瘤（包括真性红细胞增多症，慢性髓细胞性白血病、原发性血小板增多症、原发性骨髓纤维化早期）、急性巨核细胞白血病、免疫性血小板减少症、Evans 综合征、脾功能亢进、急性大出血、急性血管内溶血等
巨核细胞减少	再生障碍性贫血、急性白血病（急性巨核细胞白血病除外）、化疗后等

6. 单核细胞系统的细胞数量改变

（1）原始及幼稚单核细胞增多为主　见于急性单核细胞白血病（原始及幼稚单核细胞≥20%）、慢性髓细胞性白血病急单变、急性粒 – 单核细胞白血病。

（2）成熟单核细胞增多为主　见于慢性粒单核细胞白血病、慢性单核细胞白血病、单核细胞型类白血病反应、某些感染等。

7. 淋巴细胞系统的细胞数量改变

（1）原始及幼稚淋巴细胞增多为主　见于急性淋巴细胞白血病、慢性髓细胞性白血病急淋变、淋巴母细胞性淋巴瘤侵犯骨髓、慢性淋巴细胞白血病急性变等。

（2）成熟淋巴细胞增多为主　见于某些病毒感染、传染性单核细胞增多症、慢性淋巴细胞白血病/小淋巴细胞淋巴瘤、淋巴瘤白血病、淋巴细胞型类白血病反应、再生障碍性贫血（相对增多）等。

8. 其他血细胞数量改变

（1）浆细胞增多　见于多发性骨髓瘤、浆细胞白血病、意义未明的单克隆丙种球蛋白血症、过敏性疾病（如血清病和药物过敏）、结缔组织疾病（如类风湿关节炎和溃疡性结肠炎）等。

（2）组织细胞增多　见于反应性增多（如伤寒、结核病、败血症、亚急性细菌性心内膜炎、病毒性肝炎等）、免疫性血小板减少症、噬血细胞综合征、组织细胞肉瘤等。

PPT

第三节　细胞化学染色

骨髓细胞化学染色（cytochemical stain）检查是细胞学和化学相结合的一种实验技术，是以细胞形态学为基础，结合运用化学反应的原理对血细胞内的各种化学物质（包括酶类、脂类、糖类、铁等）作定性、定位、半定量分析的方法。以前又称为组织化学染色，简称组化。

细胞化学染色检查在临床上主要应用于：①辅助判断急性白血病的细胞类型。因为不同细胞系列，其所含的化学物质成分、分布及含量各有不同；且随着细胞的逐渐成熟，化学物质的成分、含量等发生相应的变化。因此根据细胞化学染色结果不同，可推断细胞系列，如过氧化物酶染色、非特异性酯酶染色、特异性酯酶染色等；②辅助血液系统等疾病的诊断和鉴别诊断。因为血细胞在病理情况下，其化学物质成分及含量会发生改变，如中性粒细胞碱性磷酸酶染色、铁染色等。所以，细胞化学染色是诊断血液系统等疾病不可缺少的手段之一。

一、细胞化学染色基本步骤

不同的细胞化学染色其染色的原理、方法和步骤等各不相同，但最基本的步骤为固定、显示及复染。

1. 固定　保持细胞结构及化学成分的不变。根据染色的成分不同，应选择合适的固定液。固定的方法有物理法和化学法，以化学法最常用；化学法包括蒸气固定和液体固定，如甲醛、甲醇、乙醇、丙酮等。

（1）蒸气固定　甲醛是一种常用的固定剂，甲醛极易挥发、氧化，故常用40%甲醛进行蒸气固定。即在较封闭的玻璃器皿中加入40%甲醛，将涂片血膜朝下，固定5～10分钟。

（2）液体固定　将涂片浸在甲醛、甲醇、乙醇、丙酮等固定液中，也可用两种或两种以上固定液混合而成，如10%甲醛甲醇液、甲醛丙酮缓冲液等。

2. 显示　通过不同化学反应，使被检测的化学物质最终形成稳定的有色沉淀。以下列举三种化学反应。

（1）偶氮偶联法　含萘酚的底物，在相应酶的作用下释放出萘酚，萘酚与重氮盐等结合，形成有色沉淀，如中性粒细胞碱性磷酸酶染色、酯酶染色等。

（2）普鲁士蓝反应　细胞内、外的铁与酸性亚铁氰化钾作用，形成蓝色的亚铁氰化钾沉淀，如铁染色。

（3）希夫反应　过碘酸氧化细胞内糖类中的乙二醇基形成乙二醛基，醛基与希夫试剂作用，形成红色沉淀物，如过碘酸－希夫反应。

3. 复染　目的在于显示各种细胞而便于观察。复染液的颜色应与有色沉淀的颜色有明显的对比度，既能显示细胞结构又能清楚地看出细胞化学染色结果。如铁染色常用中性红复染，过碘酸－希夫反应常用甲基绿复染。复染后，首先要通过显微镜观察染色是否成功，然后观察并报告染色结果。报告方式可用阳性率、阳性积分（也称为阳性指数）或阳性分布情况。

细胞化学染色的种类有很多，临床常用的细胞化学染色有铁染色、中性粒细胞碱性磷酸酶染色、MPO 染色、过碘酸－希夫反应、酯酶染色及酸性磷酸酶染色等。其中酯酶有很多种，根据酯酶特异性高低分为特异性酯酶（specific esterase，SE）和非特异性酯酶（nonspecific esterase，NSE）。氯乙酸 AS－D 萘酚酯酶染色为特异性酯酶染色。非特异性酯酶的种类又有很多种，根据 pH 值不同分为酸性、中性及碱性酯酶，包括了酸性非特异性酯酶（即酸性 α-醋酸萘酚酯酶）、碱性非特异性酯酶（即 α-丁酸萘酚酯酶）和中性非特异性酯酶，后者又包括 α-醋酸萘酚酯酶、醋酸 AS－D 萘酚酯酶等。下面介绍几种常见的细胞化学染色。

二、髓过氧化物酶染色

【原理】血细胞所含的过氧化物酶（peroxidase，POX）主要为 MPO。MPO 主要是粒细胞分化过程中合成的一种血红素蛋白，是中性粒细胞的主要组成成分。MPO 的染色方法有多种，如复方联苯胺法、二氨基联苯胺法、四甲基联苯胺、改良的 Pereira 染色法等。血细胞内的 MPO，在 H_2O_2 存在的情况下，氧化色原，形成有色不溶性沉淀，定位于 MPO 酶所在的部位。

【正常血细胞的染色反应】根据阳性颗粒有无及阳性程度分为：（－）（±）（＋）（＋＋）（＋＋＋）及（＋＋＋＋），见图（图3－17）。

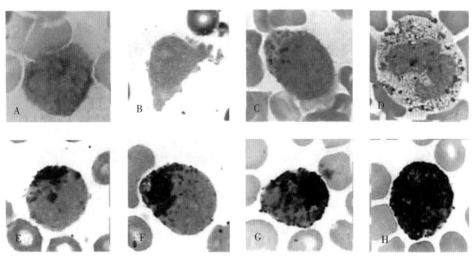

图3－17　血细胞 MPO 染色结果及分级（×1000）

A. 二氨基联苯胺法，阳性结果为金黄色，B～H. 为 Washburn 法，阳性结果为棕黑色。A. 中性粒细胞呈强阳性（＋＋＋＋），B. 原始细胞呈阴性，C. 原始细胞为（±），D. 单核细胞（±），E. 原始细胞（＋），F. 原始细胞（＋＋），G. 成熟中性粒细胞（＋＋＋），H. 成熟中性粒细胞（＋＋＋＋）

1. 粒细胞系统 分化差的原始粒细胞为阴性，分化好的原始粒细胞至成熟中性粒细胞均呈阳性；且随着细胞的成熟，阳性反应的程度逐渐增强；嗜酸性粒细胞为强阳性；嗜碱性粒细胞为阴性。

2. 单核细胞系统 大多数细胞呈阴性或弱阳性，其阳性颗粒少而细小，且弥散分布，可覆盖在核上。

3. 其他细胞 淋巴细胞系统、红细胞系统、巨核细胞系统、浆细胞系统的各阶段细胞均呈阴性；组织细胞呈阴性，吞噬细胞有时呈阳性。

【临床意义】 MPO 染色是辅助判断急性白血病细胞类型首选的、最重要的细胞化学染色。①急性粒细胞白血病时，原始粒细胞常呈局灶分布的阳性，多数为（＋）～（＋＋），但分化差的原始粒细胞则为阴性；②急性早幼粒细胞白血病时，白血病细胞呈强阳性，多为（＋＋＋）～（＋＋＋＋）；③急性单核细胞白血病时，原始及幼稚单核细胞常呈弱阳性或阴性；④急性粒单核细胞白血病时，原始单核及幼稚单核细胞呈阴性或弱阳性，原粒细胞呈阳性或阴性；⑤急性淋巴细胞白血病时，原始淋巴细胞及幼稚淋巴细胞均呈阴性，但实际上骨髓中可残留少许的原始粒细胞，故 FAB 分型规定急性淋巴细胞白血病（acute lymphoblastic leukemia，ALL）患者 MPO 的阳性率＜3%。如果白血病细胞 MPO 阳性（阳性率＞3%），即为急性髓系白血病（acute myeloid leukemia，AML），但阴性不能排除急性髓系白血病。各种急性白血病的白血病细胞 MPO 染色反应的强弱顺序一般为 AML－M3＞AML－M2b ＞ AML－M2a＞AML－M6＞AML－M4＞AML－M1＞AML－M5＞ALL。部分白血病 MPO 染色结果（图 3－18）。

此外，成熟中性粒细胞的 MPO 的活性，在慢性髓细胞性白血病、骨髓增生异常性肿瘤等疾病时，可减低；在再生障碍性贫血、细菌感染、ALL 等疾病时，可增高。

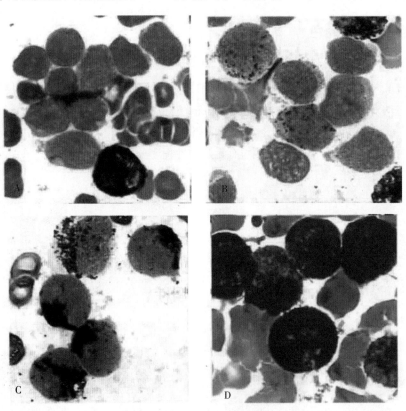

图 3－18 常见急性白血病的 MPO 染色结果（Washburn 法，×1000）

A. 急性淋巴细胞白血病，呈阴性，B. 急性单核细胞白血病，呈弱阳性至阴性，C. 急性粒细胞白血病，
呈阳性（＋）～（＋＋），D. 急性早幼粒细胞白血病，呈强阳性

三、过碘酸 – 希夫染色

【原理】以前又称为糖原染色。过碘酸是种氧化剂，能使细胞质内含有乙二醇基（—CHOH—CHOH）的多糖类物质（糖原、黏多糖、黏蛋白、糖蛋白及糖酯等）氧化，形成二醛基（—CHO—CHO）。二醛基可与希夫试剂中的无色品红反应，生成紫红色化合物沉淀，定位于含有多糖类的细胞内。该反应称为过碘酸 – 希夫反应（periodic acid – Schiff reaction，PAS）。

【正常血细胞的染色反应】

1. 粒细胞系统 分化差的原始粒细胞呈阴性，分化好的原始粒细胞至中性分叶核粒细胞均呈阳性反应，并随着细胞的成熟而逐渐增强，阳性呈弥散性、细颗粒状；嗜碱性粒细胞中的嗜碱性颗粒呈阳性，而颗粒之间的胞质不着色；嗜酸性粒细胞中的嗜酸性颗粒本身不着色，而颗粒之间的胞质呈红色。

2. 红细胞系统 有核红细胞及红细胞均呈阴性。

3. 单核细胞系统 分化差的原始单核细胞呈阴性，其他单核细胞为阳性，多数阳性呈细颗粒状，有时细胞边缘的阳性颗粒较粗大。

4. 淋巴细胞系统 主要为阴性，少数呈阳性，阳性率常小于20%，阳性呈粗颗粒状或块状。

5. 巨核细胞系统 巨核细胞和血小板呈阳性颗粒状或块状。

6. 其他细胞 少数浆细胞阳性，巨噬细胞可阳性，两者均呈细颗粒状。常见血细胞的PAS染色结果如图（图3 – 19A ~ H）。

【临床意义】

1. 辅助鉴别急性白血病细胞类型 因为各种类型白血病细胞胞质中多糖含量和分布不一，因此糖原反应的程度也不同。①急性淋巴细胞白血病时，原始及幼稚淋巴细胞多数阳性，呈粗颗粒状或块状（图3 – 19I）；②急性粒细胞白血病时，原始粒细胞呈阴性或阳性，呈弥散阳性；③急性早幼粒细胞白血病时，早幼粒细胞呈弥散状阳性；④急性单核细胞白血病时，原始及幼稚单核细胞呈阴性或阳性，阳性为细颗粒状，胞质边缘及伪足处颗粒粗大些；⑤巨核细胞白血病时，原始巨核细胞呈阳性或强阳性，呈颗粒状或块状。

2. 鉴别红细胞系统疾病 红系白血病、骨髓增生异常性肿瘤患者的有核红细胞呈阳性或强阳性，反应强且阳性率高，甚至有的红细胞也呈阳性（图3 – 19 J）。巨幼细胞贫血、缺铁性贫血、溶血性贫血、再生障碍性贫血的有核红细胞呈阴性，有时个别细胞可呈阳性，但反应弱。

3. 鉴别其他疾病 戈谢细胞呈强阳性，尼曼 – 匹克细胞呈弱阳性；非霍奇金淋巴瘤细胞呈块状或粗颗粒状阳性，R – S细胞呈弱阳性或阴性；骨髓转移的腺癌细胞呈强阳性。

四、中性粒细胞碱性磷酸酶染色

【原理】中性粒细胞碱性磷酸酶（neutrophilic alkaline phosphatase，NAP）在pH 9.2 ~ 9.8环境中，能水解底物磷酸萘酚钠，释放出萘酚并与重氮盐偶联，生成不溶性的有色沉淀（沉淀的颜色与底物与重氮盐反应有关），定位于细胞质酶活性所在之处。不同的底物与重氮盐的组合不同，有色沉淀的颜色不同。

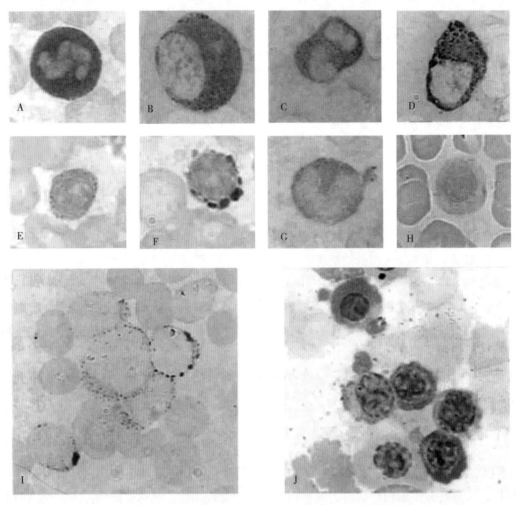

图 3-19　PAS 染色及急性白血病的染色结果（×1000）

A. 阳性结果为红色，中性粒细胞呈弥散状阳性；B. 中性幼稚粒细胞呈弥散、颗粒状阳性；C. 嗜酸性粒细胞的颗粒呈阴性；

D. 嗜碱性粒细胞的颗粒呈阳性；E. 淋巴细胞呈颗粒状阳性；F. 淋巴细胞呈粗颗粒状阳性；G. 单核细胞颗粒状阳性；

H. 有核红细胞呈阴性；I. 急性淋巴细胞白血病，其白血病细胞颗粒状阳性；J. 急性红白血病，部分有核红细胞呈阳性

【正常血细胞的染色反应】NAP 存在于成熟中性粒细胞中，当胞质内出现有色的颗粒状或弥散状沉淀时，为阳性结果；根据沉淀多少，将阳性分级为（＋）（＋＋）（＋＋＋）（＋＋＋＋），分别记为 1、2、3、4 分。胞质内没有有色沉淀的，为阴性（－），记 0 分。在油镜下计数 100 个成熟中性粒细胞，并记录每个细胞的结果分级和分值。计算阳性细胞的百分数即为 NAP 阳性率；计算 100 个细胞中阳性细胞的分数总和即为 NAP 积分。

【参考区间】NAP 的积分值为 14～113 分。

【临床意义】NAP 活力可反映成熟中性粒细胞的成熟程度和功能，随着细胞的成熟，酶的活性也逐渐增强，NAP 是成熟中性粒细胞的标志酶。当中性粒细胞活化后，NAP 阳性率及积分升高。有些生理性因素可使酶活性发生改变，如应激状态、经前期、妊娠期、新生儿等可使 NAP 活性增加；在病理情况下，NAP 活性的变化常有助于某些疾病的诊断和鉴别诊断。不同疾病其 NAP 活性有变化（图 3-20）。

1. NAP 积分增加　见于细菌性感染（包括类白血病反应）、再生障碍性贫血、某些骨髓增殖性肿瘤（如真性红细胞增多症、原发性血小板增多症、骨髓纤维化、慢性中性粒细胞白血病）及慢性髓细胞性白血病（急变期）、急性淋巴细胞白血病、慢性淋巴细胞白血病、恶性淋巴瘤、骨髓转移癌、肾上腺糖皮质激素及雄激素治疗后等。

2. NAP 积分下降　慢性髓细胞性白血病慢性期、阵发性睡眠性血红蛋白尿症、急性粒细胞白血病等。

3. 疾病的鉴别 用于鉴别的疾病包括以下内容。①慢性髓细胞性白血病与类白血病反应：前者NAP活性明显降低且常为零，后者NAP活性显著增加。②感染类型：细菌感染时NAP活性增加明显（尤其是化脓性感染），而病毒、支原体、衣原体或寄生虫、立克次体感染NAP常无明显变化或略低。③再生障碍性贫血与阵发性睡眠性血红蛋白尿症：前者常增加，后者常降低。④急性白血病类型：急性粒细胞白血病NAP活性常降低，而急性淋巴细胞白血病常增加，急性单核细胞白血病一般正常或减低。

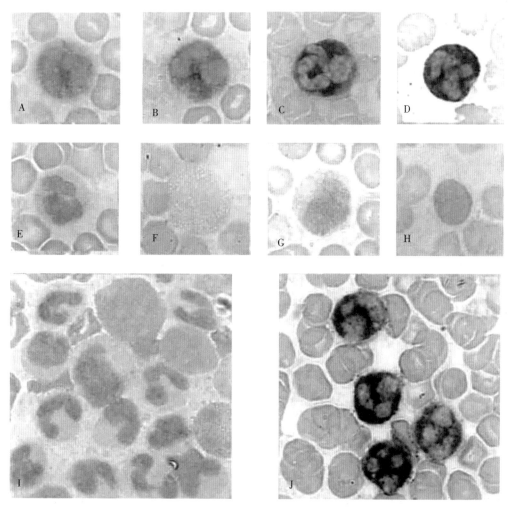

图 3 - 20　正常血细胞及常见疾病的 NAP 染色结果（×1000）

A. 阳性结果为红色，此为阳性细胞（ + ）；B. 阳性细胞（ + + ）；C. 阳性细胞（ + + + ）；D. 阳性细胞（ + + + + ）；E. 中性粒细胞呈阴性；F. 嗜酸性粒细胞呈阴性；G. 单核细胞呈阴性；H. 淋巴细胞呈阴性；I. 慢性髓细胞性白血病慢性期血涂片，中性粒细胞呈阴性；J. 感染血涂片，中性粒细胞多数呈强阳性

五、氯乙酸 AS – D 萘酚酯酶染色

【原理】 细胞内的氯乙酸 AS – D 萘酚酯酶（naphythol AS – D chloroacetate esterase，NAS – DCE）水解基质液中的氯乙酸 AS – D 萘酚，产生 AS – D 萘酚，进而与基质液中的重氮盐偶联形成不溶性的有色沉淀，定位于细胞质内酶所存在的部位。本试验常用的重氮盐为坚牢紫酱 GBC，形成红色沉淀。NAS – DCE 几乎仅出现在粒细胞，其特异性高，因此又称为"粒细胞酯酶""特异性酯酶"。

【正常血细胞的染色反应】

1. 粒细胞系 分化差的原始粒细胞呈阴性，分化好的原始粒细胞呈阳性，自早幼粒细胞至中性成熟粒细胞均呈阳性，嗜酸性粒细胞和嗜碱性粒细胞呈阴性。

2. 单核细胞系统 仅个别细胞呈弱阳性，其他呈阴性。

3. 其他细胞 如淋巴细胞、浆细胞、巨核细胞、有核红细胞、血小板等均呈阴性，肥大细胞阳性。常见血细胞的 NAS – DCE 染色结果（图 3 – 21 A ~ D）。

【临床意义】主要用于辅助鉴别急性白血病细胞类型。①急性粒细胞白血病时，原始粒细胞呈阳性或阴性；②急性早幼粒细胞白血病时，早幼粒细胞多数呈强阳性；③急性单核细胞白血病时，原始及幼稚单核细胞几乎均呈阴性，个别细胞弱阳性；④急性粒单核细胞白血病时，原始粒细胞及早幼粒细胞呈阳性，原始及幼稚单核细胞呈阴性；⑤急性淋巴细胞白血病和急性巨核细胞白血病时，均呈阴性。常见急性白血病的 NAS – DCE 染色结果（图 3 – 21 E ~ H）。

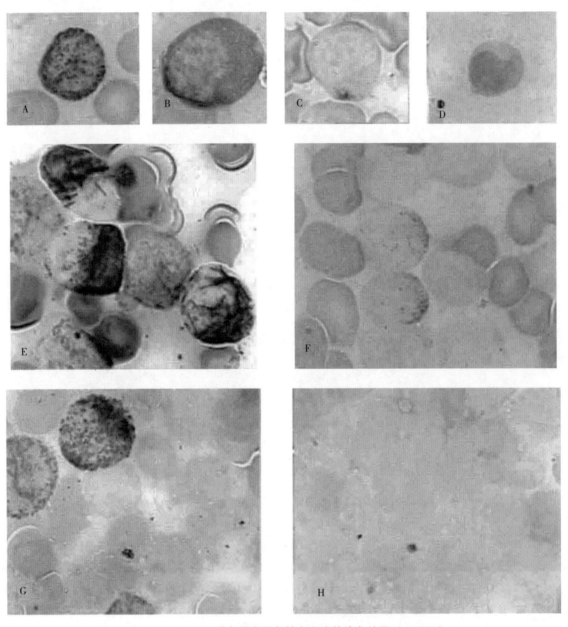

图 3 – 21　NAS – DCE 染色及常见急性白血病的染色结果（×1000）

A. 中性粒细胞呈强阳性（红色）；B. 幼稚粒细胞呈强阳性；C. 原始细胞呈阳性；D. 淋巴细胞呈阴性；E. 急性早幼粒细胞白血病，其白血病细胞呈强阳性，并见柴捆细胞；F. 急性粒细胞白血病，其白血病细胞呈阴性至阳性；G. 急性淋巴细胞白血病，其白细胞呈阴性，粒细胞呈阳性；H. 急性单核细胞白血病，其白血病细胞均呈阴性

六、α-醋酸萘酚酯酶染色

【原理】 α-醋酸萘酚酯酶（α-naphythyol acetate esterase，α-NAE）是一种中性非特异性的酯酶，存在于单核细胞系统、粒细胞系统和巨核细胞系统中。血细胞内的 α-NAE 在 pH 中性条件下，能水解基质液中的 α-醋酸萘酚并释放出 α-萘酚，进而与基质液中的重氮盐偶联形成不溶性有色沉淀，定位于细胞质内酶所在的部位。因为单核细胞系统内的 α-NAE 染色阳性可被氟化钠抑制，所以通常需要同时做氟化钠抑制试验。

【正常血细胞的染色反应】

1. 单核细胞系统 分化差的原始单核细胞呈阴性，分化好的原始单核细胞呈阳性（常较强），幼稚单核及单核细胞也呈阳性，阳性反应能被氟化钠抑制（即氟化钠试验的抑制率大于 50%）。抑制率的计算公式如下。

$$氟化钠抑制率 = \frac{抑制前阳性率或阳性积分 - 抑制后阳性率或阳性积分}{抑制前阳性率或阳性积分} \times 100\%$$

2. 粒细胞系统 阴性或阳性，但阳性不被氟化钠抑制（即氟化钠试验的抑制率小于 50%）。

3. 淋巴细胞系统 多数阴性，少数弱阳性，阳性不被氟化钠抑制。

4. 其他细胞 巨核细胞和血小板呈阳性，阳性不被氟化钠抑制；少数有核红细胞呈弱阳性，阳性不被氟化钠抑制；浆细胞呈阴性或阳性。

【临床意义】 主要用于辅助鉴别急性白血病的类型，对急性单核细胞白血病与急性粒细胞白血病鉴别意义较大（图 3-22）。①急性单核细胞白血病：原始及幼稚单核细胞大多数呈阳性且较强，且被氟化钠抑制。②急性粒细胞白血病：原始粒细胞呈阴性或阳性，阳性不被氟化钠抑制。③急性早幼粒细胞白血病：早幼粒细胞常呈强阳性，阳性不被氟化钠抑制。④急性粒单核细胞白血病：原始粒细胞呈阴性或阳性，原始及幼稚单核细胞常呈阳性，部分白血病细胞被氟化钠抑制。⑤急性淋巴细胞白血病：原始及幼稚淋巴细胞呈阴性或阳性，不被氟化钠抑制。

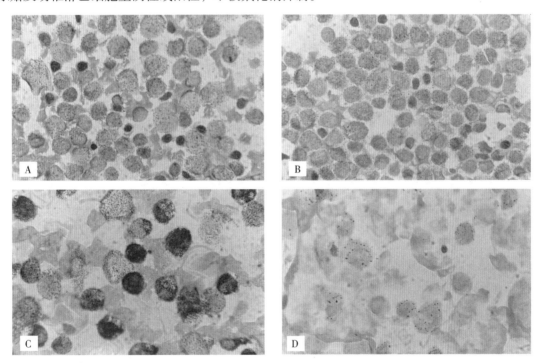

图 3-22 急性白血病的 α-NAE 及氟化钠抑制试验坚牢蓝法染色结果 （×1000）

A. 急性粒细胞白血病中的异常中性中幼粒细胞，呈较强阳性；B. 与 A 同一患者，其异常中性中幼粒细胞加氟化钠后阳性不被抑制；C. 急性单核细胞白血病中的原始及幼稚单核细胞，呈强阳性；D. 与 C 同一患者，其原始及幼稚单核细胞加氟化钠后阳性被抑制，抑制率 80%

七、醋酸 AS – D 萘酚酯酶染色

【原理】醋酸 AS – D 萘酚酯酶（naphthol AS – D acetate esterase，NAS – DAE）是一种中性非特异性的酯酶，血细胞内的 NAS – DAE 在 pH 中性的条件下水解基质液醋酸 AS – D 萘酚，释放出 AS – D 萘酚，进而与基质液中的重氮盐偶联形成不溶性的有色沉淀，定位于细胞质内酶所在的部位。NAS – DAE 染色 α–NAE 染色属于同一种细胞化学染色，也需同时做氟化钠抑制试验。

【正常血细胞的染色反应】结果基本同 α–NAE 染色（图 3 – 23 A ~ D）。

【临床意义】基本同 α–NAE 染色，临床上通常选择其中一种，用于辅助鉴别急性白血病细胞类型。常见急性白血病的 NAS – DAE 染色结果（图 3 – 23 E ~ H）。

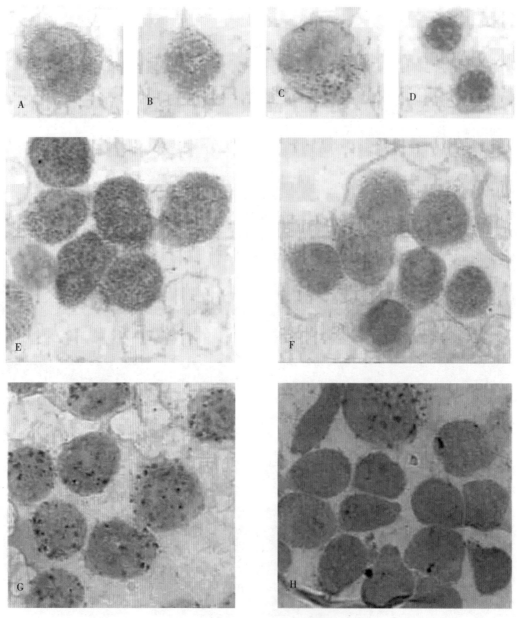

图 3 – 23　NAS – DAE 染色及常见急性白血病的染色结果（×1000）

A. 阳性颗粒为蓝色，单核细胞呈阳性；B. 中性粒细胞呈阳性；C. 中性幼稚粒细胞呈阳性；D. 有核红细胞呈阴性，E. 急性单核细胞白血病，其白血病细胞呈强阳性；F. 为 E 图的患者加氟化钠后，阳性的白血病细胞被抑制；G. 急性早幼粒细胞白血病，其白血病细胞呈强阳性；H. 急性淋巴细胞白血病，其白血病细胞呈弱阳性

八、α-丁酸萘酚酯酶染色

【原理】α-丁酸萘酚酯酶（α-naphthol butyrate esterase，α-NBE）是一种碱性非特异性酯酶，血细胞内的 α-NBE 在 pH 碱性条件下，水解基质液中的 α-丁酸萘酚并释放出 α-萘酚，后者与基质液中的重氮盐偶联形成不溶性的有色沉淀，定位于细胞质内酶所在的部位。α-NBE 主要存在于单核细胞中，阳性可被氟化钠抑制，所以通常需同时做氟化钠抑制试验。

【正常血细胞的染色反应】

1. 粒细胞系统　各阶段粒细胞呈阴性。

2. 单核细胞系统　分化差的原始单核细胞呈阴性，分化好的原始单核细胞呈阳性，幼稚单核及单核细胞呈阳性，阳性反应能被氟化钠抑制。

3. 淋巴细胞系统　T 淋巴细胞、非 T 非 B 淋巴细胞可呈阳性，B 淋巴细胞呈阴性。

4. 其他细胞　巨核细胞、有核红细胞、浆细胞呈阴性或弱阳性；组织细胞也可呈阳性，但不被氟化钠抑制。

【临床意义】α-NBE 用于辅助鉴别急性白血病细胞类型，其敏感性不如 NAS-DAE，但特异性较 NAS-DAE 高，所以 α-NBE 染色也是急性白血病形态学分型中较常用的细胞化学染色。①急性单核细胞白血病：原始及幼稚单核细胞大多数呈阳性且较强，且被氟化钠抑制。②急性粒细胞白血病：原始粒细胞呈阴性，少数为弱阳性反应。③急性早幼粒细胞白血病：早幼粒细胞常呈阴性。④急性粒单核细胞白血病：部分白血病细胞呈阴性，部分白血病细胞呈阳性。⑤急性淋巴细胞白血病：原始及幼稚淋巴细胞常呈阴性。

九、酯酶双染色

【原理】在同一张涂片上进行两种酯酶染色的方法称为酯酶双染色。多数采用一种特异性酯酶加一种非特异性酯酶染色，常用的有氯乙酸 AS-D 萘酚酯酶与 α-醋酸萘酚酯酶双染色、氯乙酸 AS-D 萘酚酯酶与 α-丁酸萘酚酯酶双染色等。反应原理同各自的染色原理，同一张涂片上的细胞要分别在两种不同的基质液中作用一定时间，最后复染、显微镜观察。

【正常血细胞的染色反应】不同组合的酯酶双染色，正常血细胞的结果也不同，具体参见各种酯酶染色。

【临床意义】酯酶双染色可同时观察两种不同或同一种白血病细胞的两种酯酶染色结果，因此在鉴别白血病细胞类型方面优于单项染色，临床上主要用于急性粒单核细胞白血病的诊断。

十、铁染色

【原理】正常人骨髓中的贮存铁主要存在于骨髓小粒和中、晚幼红细胞中。骨髓中的铁在酸性环境下与亚铁氰化钾作用，形成普鲁士蓝色的亚铁氰化铁沉淀，定位于含铁的部位。铁染色（ferric stain）化学反应过程如下。

$$4Fe^{3+} + 3K_4[Fe(CN)_6] \xrightarrow{酸性} Fe_4[Fe(CN)_6]_3 + 12K^+$$
（含铁物质）　（亚铁氰化钾）　　　（亚铁氰化铁）

【正常血细胞的染色反应】骨髓中的贮存铁分为细胞外铁和细胞内铁。细胞外铁主要存在于骨髓小粒的巨噬细胞中，反映体内铁的贮存情况；细胞内铁是指存在于中、晚幼红细胞及红细胞中的铁，分别称为铁粒幼红细胞、铁粒红细胞，反映体内铁的利用情况。

1. 细胞外铁 观察骨髓小粒中的铁，阳性结果呈蓝色的弥散性、颗粒状、小珠状或小块状。根据骨髓小粒中铁的存在方式及量将细胞外铁分为 5 级（图 3 - 24）：（－）无蓝色铁颗粒等；（＋）有少数铁颗粒或偶见少数铁小珠；（＋＋）有较多的铁颗粒和铁小珠；（＋＋＋）有很多的铁颗粒、铁小珠和少数铁小块；（＋＋＋＋）有极多铁颗粒、铁小珠并有很多铁小块，密集成堆。

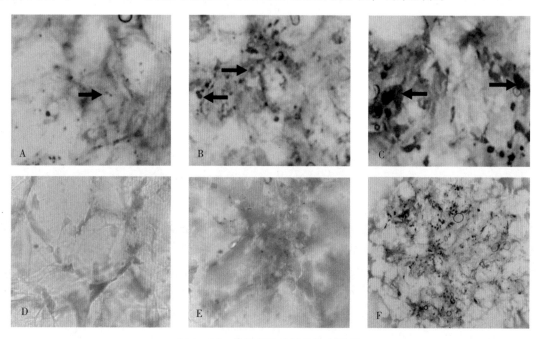

图 3 - 24　骨髓细胞外铁的染色结果

A. 铁小粒（×1000）；B. 铁小珠（×1000）；C. 铁小块（×1000）；D. 细胞外铁阴性（－）（×100 倍）；

E. 细胞外铁阳性（＋）（×100）；F. 细胞外铁强阳性（＋＋＋）（×100）

2. 细胞内铁 油镜下观察 100 个中、晚幼红细胞，计算出铁粒幼红细胞的百分比（即细胞内铁阳性率）。根据蓝色铁颗粒多少、粗细，将铁粒幼红细胞分为 4 型：Ⅰ型含铁粒 1 ~ 2 个；Ⅱ型含铁粒 3 ~ 5 个；Ⅲ型含铁粒 6 ~ 10 个；Ⅳ型含铁粒 11 个以上。环形铁粒幼红细胞（ringed sideroblast）指幼红细胞胞质内含 ≥5 个蓝色铁颗粒，且环绕胞核核周 1/3 及以上的铁粒幼红细胞。细胞内铁结果见图（图 3 - 25）。

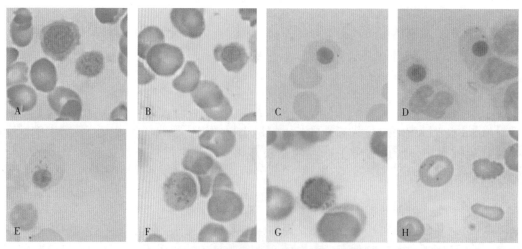

图 3 - 25　骨髓细胞内铁的染色结果（×1000）

A. 中幼红细胞的胞质中无铁颗粒；B. 晚幼红细胞的胞质中无铁颗粒；C. Ⅰ型铁粒幼红细胞；D. Ⅱ型铁粒幼红细胞；

E. Ⅲ型铁粒幼红细胞；F. Ⅳ型铁粒幼红细胞；G. 环形铁粒幼红细胞；H. 铁粒红细胞

【参考区间】

1. 细胞外铁 （＋）~（＋＋），约2/3人为（＋＋），约1/3人为（＋）。

2. 细胞内铁 铁粒幼红细胞阳性率在19%~44%。以Ⅰ型为主，少数为Ⅱ型。无环形铁粒幼红细胞及铁粒红细胞。不同的实验室其细胞内铁的结果相差较大，所以要建立自己实验室的参考区间。

【临床意义】铁染色是临床应用最广泛的细胞化学染色之一，是评价机体储存铁的"金标准"，主要用于缺铁性贫血和铁粒幼细胞贫血等的诊断和鉴别诊断。

1. 缺铁性贫血 细胞外铁阴性，细胞内铁阳性率明显下降或为零。经铁剂治疗有效后，其细胞内铁、外铁增多。因此铁染色可作为诊断缺铁性贫血及指导铁剂治疗的重要检查方法。

2. 铁粒幼细胞贫血 铁粒幼红细胞增多，其中的环形铁粒幼红细胞增多，占15%以上（指占红系的百分比），细胞外铁也常明显增多。

3. 骨髓增生异常性肿瘤 伴环形铁粒幼红细胞增多的MDS，其环形铁粒幼红细胞占15%以上（指占红系的百分比），细胞外铁也常增加。

4. 其他非缺铁性贫血 溶血性贫血、巨幼细胞贫血、再生障碍性贫血、多次输血后和白血病等，细胞外铁和内铁正常或增加；感染、肝硬化、慢性肾炎、尿毒症、血色病等，细胞外铁明显增加而铁粒幼红细胞可减少。

十一、酸性磷酸酶染色

【原理】酸性磷酸酶（acid phosphatase，ACP)存在于细胞的溶酶体颗粒中，有些细胞中的ACP耐酒石酸，在ACP染色时，通常需要同时加做L-酒石酸抑制试验，有助于某些疾病的诊断及鉴别诊断。染色方法有偶氮偶联法和Gomori硫化铅法。

【正常血细胞的染色反应】粒细胞、T淋巴细胞、浆细胞、巨核细胞、血小板、幼红细胞和单核-巨噬系统细胞均呈阳性。

【临床意义】主要用于鉴别疾病和细胞。①多毛细胞白血病的多毛细胞呈阳性（常呈强阳性），阳性反应不被L-酒石酸抑制；慢性淋巴细胞白血病的淋巴细胞和恶性淋巴瘤细胞也可呈阳性，但可被L-酒石酸抑制。但ACP阴性者，不能完全排除多毛细胞白血病的可能性。②戈谢细胞呈阳性，尼曼-匹克细胞呈阴性。③T淋巴细胞呈阳性和B淋巴细胞呈阴性或弱阳性。

细胞化学染色有多种，不同疾病应选用不同的细胞化学染色。例如对于不明原因贫血的初诊患者，应当将铁染色作为常规检查项目，因为缺铁是导致贫血最常见的病因，必要时还应做中性粒细胞碱性磷酸酶染色和过碘酸-希夫染色，用于贫血辅助诊断和鉴别诊断；对于慢性髓细胞性白血病，应常规做中性粒细胞碱性磷酸酶染色；对于急性白血病应做：MPO染色、特异性酯酶染色、非特异性酯酶染色、α-丁酸萘酚酯酶及过碘酸-希夫反应等，但是根据骨髓常规检查和细胞化学染色并不能对所有急性白血病的细胞类型做出正确判断，还需要结合染色体检查、细胞免疫学检查及分子生物学检查。临床上常见的急性白血病细胞化学染色结果如下（表3-19）。

表3-19 常见急性白血病的细胞化学染色结果

类型	ALL	M₁、M₂ₐ	M₃	M₄	M₅
MPO染色	－	＋* 或－	＋＋＋~＋＋＋＋	－~＋＋	－或＋**
NAS-DCE染色	－	＋* 或－	＋＋＋~＋＋＋＋	－~＋＋	－，个别＋**
NAS-DAE染色	－或＋	－或＋*	＋＋＋~＋＋＋＋	－~＋＋＋＋	＋~＋＋＋＋
NAS-DAE+NaF	不抑制	不抑制	不抑制	部分抑制	抑制

续表

类型	ALL	M_1、M_{2a}	M_3	M_4	M_5
α-NBE 染色	-	-	-	- ~ +	+
α-NBE 染色 + NaF	/	/	/	部分抑制	抑制
PAS 染色	呈粗颗粒状	呈弥散状	呈弥散状	呈细颗粒状	呈细颗粒状

注：＊阳性程度多数为 + ~ + +，＊＊阳性程度多数为 ±。

第四节　骨髓活体组织检验

PPT

　　骨髓活体组织检验（bone marrow biopsy，BMB），简称骨髓活检，是以骨髓组织切片为标本，观察骨髓组织结构（包括细胞和组织形态）和空间定位，补充骨髓涂片普通光镜检查的一种有效方法。骨髓涂片检查反映的是血细胞数量、形态和比例的改变。骨髓活检因为在制片过程中由于固定、包埋等原因，使细胞形态发生了一定的变化，故骨髓活检中细胞的形态和结构不及骨髓涂片中的清晰。因此，骨髓活检主要用于观察骨髓造血组织的结构和组织、细胞之间的相互关系，对很多血液系统疾病的诊断具有重要意义。ICSH 报告的骨髓标本和报告标准化指南中强调，完整的和优化的骨髓检查应包括：骨髓细胞学（骨髓涂片和印片）、骨髓组织学（骨髓组织切片）、血涂片检查以及上述标本的细胞或组织化学染色及免疫化学染色检查。

一、骨髓活检的适应证

　　（1）非技术原因：骨髓穿刺多次多部位取材抽不出骨髓液，出现"干抽"，临床怀疑骨髓纤维化、骨髓转移癌、多发性骨髓瘤、多毛细胞白血病、某些白血病及骨髓硬化症等。

　　（2）血象显示全血细胞减少，反复骨髓穿刺均为骨髓增生低下和（或）病态造血，怀疑再生障碍性贫血、骨髓增生异常性肿瘤、低增生性白血病等（图3-26）。

　　（3）某些贫血、原因不明发热、脾和（或）淋巴结肿大，骨髓涂片检查不能确诊者。

　　（4）白血病疗效的观察。临床上白血病患者有时骨髓片已达到完全缓解，但骨髓活检切片内仍可检出白血病性原始细胞簇，提示已进入早期复发阶段，应及时对症治疗。因此，在白血病缓解后化疗及长期无病生存期间，应定期作骨髓双标本取材。

　　（5）全面衡量骨髓造血组织增生程度及其各组织的比例，了解骨髓铁储存、骨小梁变化、血管栓塞及骨髓坏死等组织的病理改变。

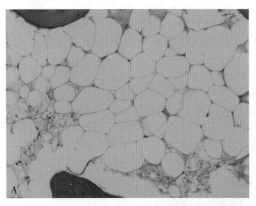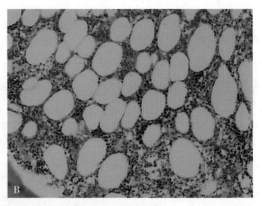

图3-26　再生障碍性贫血及骨髓增生异常性肿瘤的骨髓活检特点

A. 为再生障碍性贫血患者（HE 染色×100），其骨髓增生低下，脂肪细胞增生显著，其间散在少量造血细胞；

B. 为骨髓增生异常性肿瘤患者（HE 染色×100），其小梁之间幼稚前体细胞异常定位（ALIP）

二、骨髓活检的临床应用

骨髓活检和骨髓穿刺在临床应用各有优势，骨髓穿刺比较常用，两种检查的优缺点如下（表3-20）。骨髓活检与骨髓涂片检查彼此互补，相辅相成，才能更好地反映骨髓病变。骨髓活检可有效提高骨髓异常性疾病诊断的准确率。骨髓活检的临床意义有以下几个方面。

1. 帮助诊断某些疾病 活检可以较全面而准确地了解造血组织、脂肪细胞或纤维组织所占的容积比例，从而准确判断骨髓增生程度；了解粒红比值及骨髓内铁储存情况，对于某些疾病（如再生障碍性贫血、缺铁性贫血及骨髓增生异常性肿瘤）及化疗后骨髓抑制程度有明确的诊断价值。

2. 可以发现骨髓穿刺涂片检查不易发现的病理变化 当骨髓增生极度活跃或极度低下、纤维组织增多及骨质增生而发生"干抽"或骨髓稀释时，活检显得格外重要，如低增生白血病、多毛细胞白血病、骨髓纤维化、骨髓坏死、恶性肿瘤累及骨髓等。对于骨髓造血微环境及骨髓移植的研究也有重要意义。

3. 活检比涂片能较早地预测疾病的预后 因活检比涂片能更早、更全面地发现早期的病理改变，对各种急慢性白血病和骨髓增生异常性肿瘤有确诊和判定预后的意义，对骨髓转移癌、戈谢病和尼曼-匹克病等诊断的阳性率比骨髓涂片高。

4. 可协助诊断骨髓增殖性肿瘤 如真性红细胞增多症、原发性血小板增多症、骨髓纤维化等。

表3-20 骨髓穿刺及骨髓活检的比较

	骨髓穿刺	骨髓活检
取材方式	用骨髓穿刺针抽骨髓液后涂片，并染色	用骨髓活检针取得一条骨髓组织，固定、包埋、切片并染色
优点	1. 操作较简便 2. 涂片中细胞分布均匀，胞体舒展，染色良好，较易分辨各系原始、幼稚细胞及其微细结构 3. 易于识别巨核变，巨幼样变和小巨核细胞 4. 细胞化学染色效果好，结果可量化	1. 保持造血组织的天然结构，便于判断红髓和脂肪组织的比例 2. 较全面了解骨髓增生程度，有核细胞密度及其布局 3. 可避免血窦血的稀释 4. 对骨髓纤维化、多毛细胞白血病有确诊作用；对"干抽"有鉴别作用 5. 是判断幼稚前体细胞异常定位及肿瘤浸润性结构的最佳指标，对于造血肿瘤异常增生有早期评判作用；能提示骨髓增生异常性肿瘤向急性粒细胞白血病的转化 6. 能观察骨髓涂片不能观察的特殊结构，如骨小梁结构、间质、血管异常等及淋巴小结、类上皮肉芽肿等异常组织结构
缺点	1. 造血组织的天然结构已遭破坏，无法判断红髓、黄髓比例 2. 骨髓液易被稀释，评估有核细胞量不及骨髓切片检查 3. 若遇"干抽"不能分析 4. 不易察觉肿瘤性疾病早期病变	1. 有核细胞群集，不易区分原始、幼稚细胞的类型 2. 难以观察细胞内的微细结构 3. 细胞化学染色结果难以量化 4. 技术要求高，报告周期长

骨髓活检在血液肿瘤诊断中起辅助作用，一般不居主导地位，结合骨髓片检查结果才具有诊断价值，同时结合免疫标记显得更为重要。尤其是骨髓"干抽"患者。标本处理特别重要，不脱钙和低温石蜡包埋的骨髓小粒，不但可以做多种免疫标记，还可以进行原位杂交、聚合酶链反应（polymerase chain reaction，PCR）。经抽提后还可进行比较基因组杂交、基因重排和芯片技术等分子水平的诊断。

骨髓活检中的细胞形态和涂片不完全一样，原始红细胞、原始粒细胞、原始单核细胞、原始淋巴细胞，甚至原始巨核细胞不容易被识别，必要时需做免疫标记。

第五节　骨髓细胞培养技术

一、概述

骨髓细胞培养技术在 20 世纪 70 ~ 80 年代开始应用于造血干细胞的研究。体外造血干（祖）细胞培养又叫造血细胞集落生成试验（colony - stimulating assays，CSA），是指在体外特定的培养条件下，使从机体取出的骨髓或外周血、脐血中的造血干（祖）细胞生存并增殖、分化，形成细胞集落的试验方法。从形成集落的形态和数量可反映造血祖细胞在机体中的数量及分化、增殖能力，还可以反映其来源（造血干细胞）的数量及增殖分化能力。

随着分化群（cluster of differentiation，CD）单克隆抗体的获得，流式细胞术的不断更新运用，使造血干（祖）细胞的培养技术以及分离、鉴定、纯化技术都得到迅猛发展，推动了造血干（祖）细胞的研究。目前造血干（祖）细胞培养主要应用于以下几个方面：①造血细胞分化、成熟及其调节机制；②各种细胞因子对造血的调节机制；③造血细胞与非造血细胞之间互相作用及调控机制；④药物对骨髓造血的影响；⑤药物的筛选及生产；⑥造血系统疾病的发生机制、诊断和疗效分析等。⑦移植治疗中，造血干细胞的来源、分离、纯化、保存等方面的研究。经典的骨髓细胞培养可以产生的造血细胞集落包括：CFU – GM、CFU – E、CFU – Meg、CFU – MIX 等。

二、粒 – 单核系造血祖细胞培养

【原理】将受检者血液、骨髓或脐血分离的单核细胞（mononuclear cells，MNC），加入含有适当 HGF 的半固体琼脂培养基中，观察形成的细胞集落的形态及数量。每个集落可视为由一个粒 – 单核系造血祖细胞增殖、分化而来的 CFU – GM；CFU – GM 数量的多少可以反映一定单核细胞数量中的粒 – 单核系祖细胞的水平。

【结果观察】培养 7 天后，将培养皿置于倒置显微镜下直接观察：培养基上大于 40 个细胞以上的细胞团称为集落（colony），小于 40 个细胞的细胞团称为簇（cluster），一般 3 ~ 15 个细胞团称为小簇、16 ~ 40 个细胞团为大簇。记录细胞集落和细胞簇的数量。

参考区间：结果因实验室条件不同而异。

骨髓：（150. 06 ± 58. 4）个/2×10^5 MNC，细胞簇与集落之比为（5 ~ 20）∶1

外周血：集落数为骨髓的 1/10

脐血：（48 ± 6）个/2×10^5 MNC

为了更好的识别集落的形态，可以使用 Wright 染色、MPO 染色以及 CD14、CD15 等免疫组织化学染色对细胞集落进行染色鉴定。

1. Wright 染色　若见细胞紧密成团，体积较小，但大小均匀，胞质浅染，核为分叶或杆状的集落，可判断为 CFU – G；若细胞团比较均匀地分散，细胞体积较大，核大，呈肾形、马蹄形，则为 CFU – M；若细胞团中央为聚集的粒细胞，周围弥散分布着单核或巨噬细胞，则为 CFU – GM。

2. MPO 染色　有强阳性的棕黑色颗粒的为粒细胞；有弱阳性颗粒的为单核细胞。

3. 免疫组化染色　CD15 阳性的为粒细胞；CD14 阳性的为单核–巨噬细胞。

【临床意义】

1. CFU – GM 减少　常见于再生障碍性贫血、阵发性睡眠性血红蛋白尿症、急性白血病、慢性粒细胞白血病急变期、红白血病、骨髓纤维化及骨髓增生异常性肿瘤等。

2. CFU - GM 增加 常见于慢性粒细胞白血病慢性期、真性红细胞增多症（部分患者伴白细胞增多）及部分缺铁性贫血的患者。

3. CFU - GM 生长特性与白血病关系 ①CFU - GM 在急性粒细胞白血病中有四种生长类型：不生长型、小细胞簇型、大细胞簇型及集落型，小细胞簇型缓解率较高，而大细胞簇型和不生长型的缓解率较低；②CFU - GM 在急性白血病时，细胞簇与集落之比增高，这种表现主要与急性白血病细胞释放白血病抑制物有关。

4. CFU - GM 与疾病转归的关系 若骨髓增生异常性肿瘤患者 CFU - GM 的集落数减低，而细胞簇与集落数的比值正常，则转变成白血病的可能性常低于 10%；若细胞簇与集落的比值增高，且细胞培养为大细胞簇型或无生长型者，则大多数病例会转变成急性白血病。

三、红系造血祖细胞的培养

【原理】在培养体系中选择甲基纤维素作为支持物，加入适量红系集落刺激因子（EPO 等），使骨髓中红系造血祖细胞形成 BFU - E 和 CFU - E。每个集落可视为由一个红系祖细胞增殖、分化而来，所以集落数的多少可反映一定单核细胞数量中的红系祖细胞的数量及分化、增殖能力。

【结果判断】集落由 8～50 个细胞组成的细胞团称为 CFU - E，集落由 50 个以上细胞组成的细胞团，形似烟火礼花，称为 BFU - E。在倒置显微镜下，红系集落的背景稍暗、集落内细胞完整、体积较小。因为胞质内有合成的血红蛋白，可呈暗黄色，尤其以晚期幼红细胞为主形成的集落表现更为明显，易与 CFU - GM 辨认。也可以通过联苯胺染色显示细胞内的血红蛋白，或用血型糖蛋白 A 的免疫组织化学染色等方法对红系集落进行鉴定。

参考区间：结果因实验室条件不同而异。

脐血：BFU - E：（76 ±7）个/2×10^5 MNC

骨髓：BFU - E：（25.3 ±7.6）个/2×10^5 MNC

CFU - E：（141.6 ±68.4）个/2×10^5 MNC

外周血：BFU - E：（26 ±4）个/2×10^5 MNC

【临床意义】

1. BFU - E 或 CFU - E 减少 见于再生障碍性贫血、纯红细胞性再生障碍性贫血、急性白血病、慢性粒细胞白血病急变期、红白血病及铁粒幼细胞贫血等。

2. BFU - E 或 CFU - E 增加 见于真性红细胞增多症、原发性骨髓纤维化及部分慢性髓细胞性白血病患者。

四、巨核系造血祖细胞培养

【原理】以血浆凝块或甲基纤维素为支持物，加入再生障碍性贫血患者血清或 TPO、IL - 3 及 SCF 等生长因子，使骨髓中巨核系祖细胞形成 CFU - Meg。

【结果判断】培养 10～14 天后，用倒置显微镜观察，含有 3 个巨核细胞以上者为 CFU - Meg，含有 20～500 个巨核细胞的集落称为 BFU - Meg。CFU - Meg 也可用血小板 GP Ⅱ b/Ⅲ a （CD41/CD61） 标记的免疫组化法鉴定。

参考区间：骨髓：（16.4 ±10.3）个/2×10^5 MNC（结果因实验室条件不同而异）。

【临床意义】

1. CFU – Meg 减少　常见于再生障碍性贫血、获得性无巨核细胞性血小板减少性紫癜、骨髓增殖性肿瘤、血小板减少症和急性白血病等。

2. CFU – Meg 增加　常见于慢性髓细胞性白血病等。

五、混合祖细胞培养

【原理】在以甲基纤维素作为支持物的半固体培养基中，加上 IL – 3、GM – CSF、EPO、TPO 等 HGF 作为混合刺激因子，使受检者组织中的造血祖细胞在体外形成含有红、粒、单核及巨核细胞系的混合集落（CFU – MIX）。

【结果判断】培养 14 天后，用倒置显微镜鉴别集落，每个集落至少含有 50 个细胞，大多为粒细胞和单核-巨噬细胞，巨核细胞和有核红细胞数量不定。难以从形态学辨认的 CFU – MIX，可通过染色法（如细胞化学、免疫荧光染色等）来鉴定。

参考区间：结果因实验室条件差异很大。军事医学科学院报道为（10.8 ± 4.9）个/2×10^5 MNC，在 CFU – MIX 中，单纯粒、红混合集落占 34.5%，含巨核细胞者占 47.7%，含巨噬细胞者占 56.3%。

【临床意义】CFU – MIX 可用于调节多向祖细胞分化与增殖的各种刺激因子的生物活性的定量研究。因 CFU – MIX 产率较低，故临床研究较少，目前发现 CFU – MIX 减少可见于再生障碍性贫血患者，而 CFU – MIX 增高可见于慢性髓细胞性白血病患者。

第六节　免疫表型分析

PPT

一、概述

在造血干细胞分化为不同细胞谱系（lineage），各个谱系分化为不同阶段的细胞以及成熟细胞活化的过程中，表达或消失的一系列细胞膜型免疫分子，也被称为细胞表面标记（cell surface marker），包括细胞表面的各种抗原和受体，如 T 细胞抗原受体、B 细胞抗原受体、细胞因子受体、免疫球蛋白 Fc 受体、白细胞分化抗原、黏附分子等。人白细胞分化抗原（human leukocyte diferentiation antigen，HLDA）是细胞表面标记的重要成分，它们主要表达在白细胞上，也广泛分布于其他多种细胞如红细胞、血小板、血管内皮细胞、成纤维细胞、上皮细胞、神经内分泌细胞等。大多数 HLDA 是跨膜的糖蛋白，含胞膜外区、跨膜区和胞质区；少数是糖类。有些 HLDA 是通过糖基磷脂酰肌醇（glycosyl – phosphatidyl inositol，GPI）锚定在细胞膜上。

早期人们用自制的特异性抗体对白细胞分化抗原进行分析和鉴定，故同一分化抗原命名可能有所不同。自 1982 年起，国际专门命名机构以单克隆抗体鉴定为主的方法，将来自不同实验室的单克隆抗体所识别的同一白细胞分化抗原归为同一个分化群（cluster of differentiation，CD），并按顺序编号。

血细胞的免疫表型分析是通过单克隆抗体技术、免疫标记技术、荧光显微镜技术和流式细胞术等多种实验技术相结合，对 CD 分子等各种细胞表面标记进行定位、定量分析鉴定的综合实验方法。常用的细胞免疫表型分析方法有以下三种：荧光显微镜计数法、流式细胞仪法和免疫组织化学法。本节主要介绍前二种方法。

二、荧光显微镜计数法

【原理】因方法步骤不同而异。

1. 直接荧光法 在适当条件下，细胞表面的分化抗原与已标记荧光素的单克隆抗体特异性结合，在细胞表面形成分化抗原－荧光素标记的单抗复合物，该复合物在荧光显微镜激发光照射下，发出明亮的荧光（图3－27）。用荧光显微镜观察荧光强弱，识别阴性、阳性细胞并计数阳性细胞百分率。此法待测标本可以是悬浮的活细胞，也可以是固定细胞或组织切片。

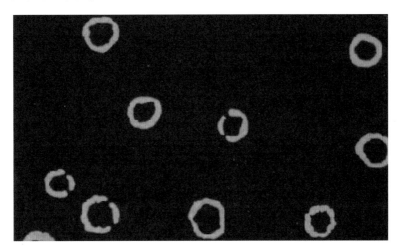

图3－27 直接荧光法检测细胞表面分化抗原
示意荧光显微镜下观察发绿色荧光的为阳性细胞

2. 间接荧光法 待测细胞表面的分化抗原先与未标记荧光素的单克隆抗体（一抗）结合，再与荧光素标记的抗单克隆抗体（二抗）结合，形成分化抗原－一抗－荧光素标记二抗复合物，然后通过荧光显微镜观察荧光强弱并计数。

3. 双标记法 即用两种荧光素分别标记不同的单克隆抗体，使之与同一细胞表面两种相对应的分化抗原结合，形成各自的分化抗原－荧光素标记单抗复合物，两种荧光素在荧光显微镜下可以发出不同颜色的荧光。此法可用于同时观察细胞表面两种抗原的分布与消长关系。常用异硫氰酸荧光素（fluoresceinisothiocyanate，FITC）、藻红蛋白（P－phycoerythrin，PE）作为双标记染料，前者发绿色荧光，后者发橙红色荧光。

【结果判断】在荧光显微镜下观察判断待测细胞发出的特异性荧光强度，－表示无荧光；±表示极弱的可疑荧光；＋表示荧光较弱，但清楚可见；2＋表示荧光明亮；3＋~4＋表示荧光闪亮。

计算公式：$$阳性细胞率 = \frac{荧光阳性细胞}{荧光阳性细胞 + 荧光阴性细胞} \times 100\%$$

三、流式细胞仪法

流式细胞仪（flow cytometer，FCM）法是集计算机技术、激光技术、电子技术、流体力学、细胞化学、细胞免疫学等多种高新技术与方法为一体的现代细胞分析技术，它以流式细胞仪为工具，在单细胞水平上对大量细胞进行快速、准确、多参数的定量分析或分选，是现代血细胞学研究中应用越来越广泛的先进技术之一。

（一）FCM 的分类及基本结构组成

FCM 根据其功能分为分析型和分选分析型两大类。分析型 FCM 具有固定的光路调节系统，自动化程度高，操作简便；分选分析型则具有分选功能，可以将目的细胞分选到特定位置，适用于更广泛的研究。分析型 FCM 由四个基本部分组成，①光学系统：激光器发射激光，激发细胞标记的荧光物质发出不同波长的荧光信号，这些信号由光电检测器接收。②液流系统：利用鞘液和气体压力形成液流，将细胞输送到激光检测区。③电子系统：光信号转化为电子信号，进一步处理和量化，传递到计算机。④计算机系统：存储、分析、显示数据，并可进行细胞分选。FCM 的基本工作原理是将带有荧光标记的细胞通过液流系统送入激光检测区，细胞在激光照射下发出散射光和荧光，这些信号被光电检测器接收并转换为电信号，通过计算机进行数据分析。FCM 的信号参数主要有散射光和荧光光谱。散射光参数：包括前向角散射光（FSC）和侧向角散射光（SSC），分别反映细胞大小和内部分布。荧光参数：荧光强度与细胞表面分子数量相关，通过不同波长的激光器激发不同荧光染料（如 FITC、PE、APC 等）发出荧光，进行单色或多色分析。分选型 FCM 通过增加分选系统，能够从细胞群体中分选出特定细胞亚群用于进一步分析。

（二）FCM 的主要技术指标

1. 荧光灵敏度 是指 FCM 能检测到的最少荧光分子数，是衡量 FCM 检测微弱荧光信号能力的重要指标，一般以能检测到单个细胞或微球上最少标有 FITC 或 PE 荧光分子数目来表示，一般的 FCM 均可达到小于 600 个荧光分子数。

2. 仪器的分辨率 分辨率是衡量仪器测量精度的指标，通常用变异系数（coefficien of variation，CV）值来表示。CV 值越小，则曲线分布越窄、越集中，测量误差就越小，一般的 FCM 在最佳状态时 CV 值均小于 2%。

3. 前向角散射光检测灵敏度 前向角散射光检测灵敏度是指能够检测到的最小颗粒的直径，目前商品化的 FCM 可以检测到的颗粒直径一般在 0.1～0.5μm。

4. 细胞分析速度 以每秒可分析的细胞数来表示。一般 FCM 可达到每秒分析 3000～6000 个细胞，大型分析型 FCM 分析速度可达到 10000 个/秒，高速分选型 FCM 分析速度可达每秒 10 万个细胞。

四、免疫表型分析的临床意义

（一）在白血病的分型、诊断中的应用

免疫表型分析用于白血病的分型、诊断时，采用的抗原标志多数是表达于正常造血细胞不同系列、不同分化发育阶段的 CD 抗原。正常造血细胞的这些 CD 抗原表达是受一系列基因控制的，某系列的细胞在一定的分化阶段体哪些 CD 表达上调，哪些 CD 表达下调，以及 CD 表达量的多少都存在着明显的规律性。检测不同系列正常血细胞常用的分化抗原有：粒系、单系的 CD34、HLA - DR、CD117、CD13、CD45、、CD33、CD11b、CD15、CD14、CD16 等；巨核系的 CD34、CD61、CD41、CD42 等；红系的 CD117、CD36、CD71、CD235a 等；T 淋巴细胞系的 CD2、CD3、CD4、CD5、CD7、CD8、CD10 等，B 淋巴细胞系的 CD10、CD19、CD20、CD22 等。因为白血病细胞非正常造血细胞，所以经常会出现异常的 CD 表达模式。这些异常表型对白血病的分型、诊断有重要意义，也可作为检测微量残留白血病的重要标志。为了正确分析白血病细胞，必须对正常造血细胞分化抗原的表达模式了如指掌。尤其是在骨髓中异常细胞没有完全代替正常造血细胞时，只有熟悉正常细胞的 CD 分化成熟模式才能更好地辨认白血病细胞的存在。随着 McAb 技术等不断发展，对各种血细胞 CD 表达规律的研究结果的不

断累积，免疫表型分析为白血病的"MICM 分型标准"及《造血及淋巴组织肿瘤的 WHO 分类》标准的提出及不断更新、完善并应用于临床提供了越来越多的实验室依据。

免疫表型分析常用于以下几种情况的诊断和鉴别诊断：①用形态学、细胞化学染色不能确定细胞来源的白血病；②形态学类似急性淋巴细胞白血病或急性未分化白血病；③混合性白血病。免疫分型对急性髓系白血病（M0、M1、M2、M3、M6、M7）的分型诊断和微量残留白血病的检测有很重要的意义（图 3－28、图 3－29），但对急性粒－单核细胞白血病（M4）和急性单核细胞白血病（M5）的分型还有一定的难度。

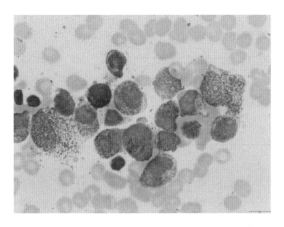

图 3－28　AML－M3 患者骨髓象

骨髓有核细胞增生极度活跃，以异常早幼粒细胞为主，＞30%（NEC），胞体大小不一，胞质多少不等，呈蓝色或灰蓝色，可分内外层：内层充满大小不一的紫红色嗜天青颗粒，外层颗粒稀少或无颗粒；可有伪足，有的胞质内可见短而粗的 Auer 小体，或呈束状排列。胞核圆形或形态不规则，核染色质较疏松，核仁明显或消失。其他阶段粒细胞易见

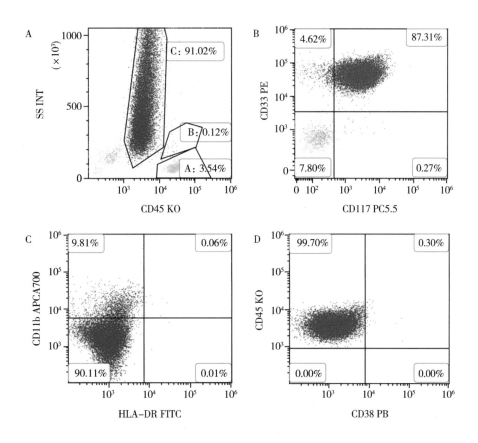

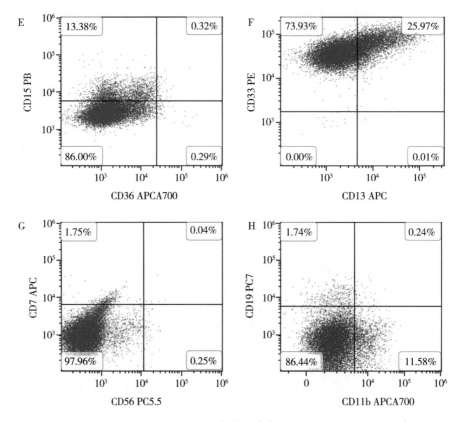

图 3 - 29 AML - M3 患者的免疫表型分析（FCM 法）

A 为 CD45/SSC 散点图：图中主要可见三群细胞，A 为淋巴细胞（绿色），占骨髓有核细胞的 3.54%；B 为单核细胞（紫色），占骨髓有核细胞的 0.12%；C 为白血病细胞，即异常早幼粒细胞（红色），占骨髓有核细胞的 91.02%，CD45 表达呈弱阳性。

B ~ H 为 C 群细胞部分免疫表型散点图，结果示 CD33^{++}（91.93%）、CD117$^+$（87.58%）、HLA - DR$^-$（99.92%）、CD11b$^-$（90.12%）、CD38$^-$（99.70%）、CD15$^-$（86.29%）、CD36$^-$（99.38%）、CD13$^{-/+}$（25.98%）、CD7$^-$（98.21%）、CD19$^-$（98.02%），符合急性早幼粒细胞白血病（AML - M3）免疫表型

免疫表型分析与白血病的预后似乎没有直接关系，但与某些遗传学与分子遗传学改变有一定相关性，而后者可能与预后有关。如 AML 患者表达 CD19，多预示存在 t（8；21）及 *ETO：AML1* 融合基因，而存在 t（8；21）的患者对化疗反应较好，预后相对较好。

根据淋巴细胞的免疫表型特点，可以对淋巴母细胞白血病/淋巴瘤（lymphoblastic leukemia/lymphoma，ALL/LBL）进行系统分型、诊断及鉴别诊断，也可以对淋巴细胞的亚群进行鉴定，如用 CD4 和 CD8 单克隆抗体可将外周血和淋巴器官的 T 细胞分为 CD4$^+$/CD8$^-$（TH）和 CD4$^-$/CD8$^+$（TS）两个亚群，临床上常测定全 T（CD3）、TH（CD4）和 TS（CD8）和计算 TH/TS（CD4$^+$/CD8$^+$）比值作为了解机体免疫状态、诊断某些疾病和病情分析、治疗监测、预后判断的指标。

（二）在血小板疾病诊断中的应用

血小板膜上有丰富的糖蛋白受体，是血小板发挥功能的分子基础。静止与活化血小板膜糖蛋白分子的种类、含量、结构、功能等有显著不同。一些血小板膜糖蛋白的分子缺陷常导致血小板止凝血功能异常，某些糖蛋白分子在血小板膜上高表达又是血小板被活化的特异性分子标志物。当血小板表面结合有自身抗体时，常导致血小板减少。通过用荧光素标记的 McAb 结合 FCM 分析可以敏感、特异、快速地检测血小板的上述变化，用于诊断血小板疾病和进行血小板功能研究。

（三）在阵发性睡眠性血红蛋白尿症诊断中的应用

阵发性睡眠性血红蛋白尿症（paroxysmal nocturnal hemoglobinuria，PNH）患者由于干细胞的 *GPI - A* 基因突变，导致多系血细胞表面锚链接蛋白部分或完全缺失，如 CD55、CD59 抗原表达阴性或部分阴性；而正常人造血细胞的 CD55、CD59 均为阳性表达。用荧光标记 McAb，采用 FCM 对红细胞、粒细胞表面 CD55、CD59 等锚链接蛋白的表达进行定量分析，并计算表达阴性细胞的数量，为 PNH 的诊断与鉴别诊断提供重要依据（图 3 - 30、图 3 - 31）。

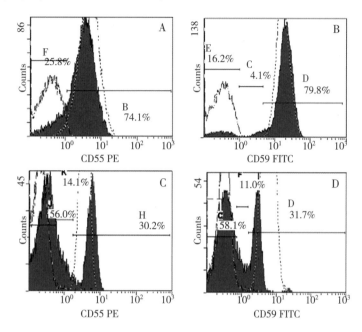

图 3 - 30　PNH 患者的血细胞 CD55、CD59 分析

将阴性对照直方图（实线无色部分）和 CD55、CD59 测定直方图（实线蓝色部分）重叠后进行比较，红细胞中 CD55 表达完全阳性细胞为 74.1%，部分缺陷和完全缺陷（CD55 阴性）细胞占 25.8%（A），而红细胞中 CD59 表达完全阳性细胞为 79.8%，部分缺陷的细胞占 4.1%，完全缺陷（CD59 阴性）的细胞占 16.2%（B），而粒细胞中 CD55 表达完全阳性细胞为 56%，部分缺陷的细胞占 14.1%，完全缺陷的细胞占 56%（C）；粒细胞中 CD59 表达完全阳性细胞为 31.7%，部分缺陷的细胞占 11.0%，完全缺陷的细胞占 58.1%（D）。（虚线无色部分为正常对照）

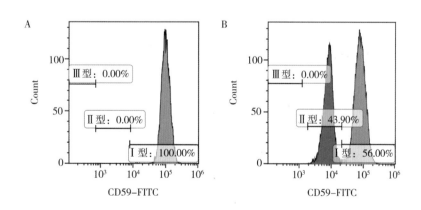

图 3 - 31　正常人和 PNH 患者的红细胞 CD59 分析

A 图为正常人，Ⅰ型为 CD59 表达完全阳性细胞，占 100%，Ⅱ型为 CD59 部分缺失细胞，占 0%，Ⅲ型为 CD59 完全缺失细胞，占 0%；B 图为 PNH 患者，Ⅰ型细胞为 56%，Ⅱ型细胞占 43.90%，Ⅲ型细胞占 0%

近年来国内外又应用 Flaer 检测技术辅助诊断 PNH。Flaer 是嗜水气单胞菌溶素变异体（fluorescent aerolysin），它可以特异性结合 GPI 锚，Flaer 能特异地与细胞膜上 GPI 锚连蛋白结合，随后立即聚合成多聚体，插入细胞膜脂质双层，在膜上形成孔洞致溶破，故正常细胞呈阳性表达；PNH 细胞缺乏 GPI 蛋白而抵抗毒素保持细胞完好，呈阴性表达。用标记的 McAb 和 Flaer 与血细胞膜上的抗原分子特异性结合，经 FCM 检测，正常人造血细胞为系列抗原和 Flaer 双阳性表达，而 PNH 患者 Flaer 呈阴性或部分阴性表达（图 3 – 32、图 3 – 33）。与传统的 CD55、CD59 相比，Flaer 检测对微小的 PNH 克隆非常敏感，并对判断病情轻重及进展和疗效都有重要价值。

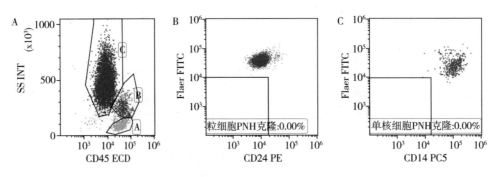

图 3 – 32　正常人白细胞 Flaer 分析

CD45/SSC 散点图（A 图）中主要可见三群细胞，A 为淋巴细胞（绿色）；B 为单核细胞（紫色）；C 群为粒细胞（蓝色）；正常人粒细胞 CD24⁺、Flaer 表达完全阳性，粒细胞 PNH 克隆为 0.00%（B 图）；正常人单核细胞 CD14⁺、Flaer 表达完全阳性，单核细胞 PNH 克隆为 0.00%（C 图）

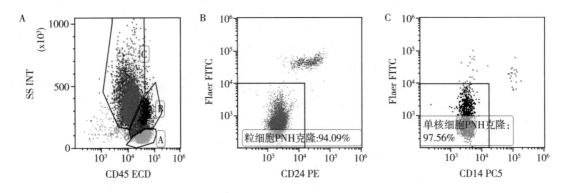

图 3 – 33　PNH 患者白细胞 Flaer 分析

CD45/SSC 散点图（A）中主要可见三群细胞，A 为淋巴细胞（绿色）；B 为单核细胞（紫色）；C 群为粒细胞（蓝色）；患者粒细胞 CD24⁻、Flaer 表达缺失，粒细胞 PNH 克隆为 94.09%（B）；患者单核细胞（黑色）CD14⁻、Flaer 表达缺失，单核细胞 PNH 克隆为 97.56%（C）

（四）网织红细胞的测定

网织红细胞计数是反映骨髓造血功能的重要指标，荧光染料噻唑橙（thiazole orange，TO）与活体网织红细胞中 RNA 结合，用 488nm 激光激发后可发射绿色荧光，FCM 分析其荧光强度的大小即可测定网织红细胞的数量和 RNA 含量。另外 FCM 还可以测量出网织红细胞的成熟度，对红细胞增殖能力的判断具有重要意义。

（五）造血干细胞移植的检测

CD34 是造血干（祖）细胞的特异性标志，联合应用其他分化抗原如 CD38、CD33、HLA – DR 等，用免疫双标记或多重标记法，通过 FCM 可测定出 CD34⁺ 细胞总数及各分化阶段干（祖）细胞数，以保证移植的成功。FCM 测定 CD34、CD38、CD33、HLA－DR 等细胞表面标志物，已成为干细胞移植的重要监测手段。

第七节　细胞遗传学检验

PPT

细胞遗传学检验主要是指细胞染色体检查。染色体检查的方法包括非显带技术、显带技术、高分辨技术、姐妹染色单体互换技术、脆性部位显示技术以及荧光原位杂交技术等，经过几十年的发展和完善，染色体分析已经成为诊治恶性血液病不可缺少的检测手段，在恶性血液病的 MICM 分型诊断、鉴别诊断、预后判断、个体化治疗、疗效观察及微小残留病监测等方面都具有重要价值，也为恶性血液病发病机制的研究提供了非常有意义的线索。

一、染色体检查的方法及原理

（一）标本制备方法

1. 标本采集　按照肿瘤细胞染色体研究的标本应直接取自肿瘤组织本身的原则，恶性血液病的染色体检查通常以骨髓作标本。当白细胞总数高于正常，且原始、幼稚细胞比例≥10% 时，也可以采用外周血代替骨髓。骨髓或外周血采集后放入肝素抗凝管，混匀后，尽快送检。

2. 制备的方法　染色体检查的关键是获得足够的分裂中期细胞。具有增殖能力的骨髓细胞、白血病细胞等可直接或经短期培养获得分裂中期细胞。而外周血淋巴细胞则需在培养时加入植物凝集素（phytohemagglutinin，PHA）等适当刺激剂使细胞分裂来获得分裂中期细胞。制备染色体检查标本的常用方法有两种。

（1）直接法　抗凝骨髓（或外周血）标本，以生理盐水或磷酸缓冲盐溶液（phosphate buffer solution，PBS）稀释后，直接加入秋水仙素"阻留"中期细胞，经低渗、预固定、固定等步骤，即可获得可供染色体分析的细胞悬液，保存备用。秋水仙素的作用是干扰有丝分裂纺锤体形成，使细胞"阻留"在分裂中期，增加可供分析的中期细胞数目。低渗处理则有助于染色体分散、铺展开来，便于分析。

（2）短期培养法　抗凝骨髓（或外周血）标本，经过计数后，在无菌条件下吸取适量样本加入含小牛血清的 1640 培养液中于 37℃ 培养 24 小时左右，然后加入秋水仙素"阻留"中期细胞。怀疑慢性淋巴细胞白血病等疾病时，要选用含 PHA 的培养基培养 72 小时左右。然后同直接法，收获细胞悬液备用。

过去认为直接法可反映细胞的真实核型状况，而培养法则有使正常细胞超过异常细胞的选择性生长倾向，易导致假阴性结果。目前认为骨髓培养法比直接法能收获更多有染色体异常的细胞，这是因为白血病细胞和正常细胞在体内和体外有不同的细胞动力学特点，白血病细胞在体外的增殖率高于其在体内的增殖率，故短期培养后异常核型检出机会比直接法多，且培养法还可在一定程度上克服直接法染色体短小、分叉和发毛现象，染色体质量得到一定的改善。由于临床也可见到直接法的异常克隆经短期培养后反而消失的例子，为了确保染色体检查的成功并提高异常核型检出率，最好同时采用两种方法制备染色体。

（二）染色体常规显带方法

染色体分析有非显带技术和显带技术两种，目前普遍使用的是显带技术。当染色体经某种特殊的处理后，其上可显示出一系列连续的明暗条纹，称显带染色体（banding chromosome）。1971 年巴黎会议确定的四种显带方法是喹吖因染色法（Q 带）、Giemsa 法（G 带）、逆相 Giemsa 法（R 带）和着丝粒区异染色质法（C 带）。前 3 种为全染色体显带，应用较广，后一种为着丝粒显带，用途有限。目前，临床血液学实验室染色体分析常用的显带方法有两种：G 显带和 R 显带。

1. G 显带　滴片上的标本先经胰酶处理，使染色体显带，再以 Giemsa 染液染色后进行分析的方法。

原理：G 显带的机制较复杂，一般认为 DNA 上富含 A－T 碱基对的区段和组蛋白结合紧密，胰酶处理时不易高度抽提，和染料亲和力较强，呈深带；而富含 G－C 碱基对的区段结合的蛋白质容易被胰酶抽提，和染料亲和力较低，呈浅带。

2. R 显带　为热处理显带法。因为此法显出的染色体带纹与 G 带、Q 带正好相反，即前者为浅带则后者为深带，故称为 R 带（reverse bands）。

原理：R 显带机制可能是由于 DNA 受热变性，使富含 A－T 碱基对的区段单链化，故不易被 Giemsa 染色，呈浅带；而富含 G－C 碱基对的区段仍保持双链结构，易被 Giemsa 染色，呈深带。

3. 染色体高分辨显带技术

原理：中期染色体常规显带方法在一套单倍体仅能显示 320 多条带。为了获得较长而带纹更加丰富的染色体，1976 年有学者采用氨甲蝶呤（Methotrexate，MTX）等阻断 DNA 的合成达一定时间，细胞高度阻滞在细胞周期的同一位置，当阻断作用解除后各细胞的 DNA 合成重新同步进行，细胞即处于同一分裂周期，可获得分裂较早期的细胞。在上述同步化基础上，使用某些抑制剂抑制染色体的收缩，可使染色体长度增加 20% 左右，显带后可达到 400～800 条带，即所谓高分辨染色体显带。

（三）染色体荧光原位杂交技术

染色体荧光原位杂交（fluorescence in situ hybridization，FISH）技术是将荧光标记技术、核酸原位杂交技术（in situ hybridization，ISH）和染色体分析相结合的综合临床检验方法。FISH 技术快速、高效，不仅可以测定中期染色体的特异序列，而且也能敏感地测定间期细胞核中的特异序列，因而极大地提高了染色体分析的敏感性、准确性和可靠性，成为精确的染色体分析不可缺少的重要检测手段，特别是在白血病的检测中尤为重要，它弥补了白血病患者骨髓细胞培养后难以获得高质量中期染色体的缺陷。但因为 FISH 一次只能检测一个或几个候选位点，而且探针费用较高，故不能完全取代常规染色体显带技术。

1. 原理　FISH 的基本原理是核酸分子杂交。利用两个核酸分子的碱基互补原则，在适当的条件下形成稳定的杂交分子。使用直接标记探针（荧光物直接标记在探针的核苷酸上）或间接标记探针（将某个中间分子如生物素等标记在核苷酸上，后者再与特异的亲和素－荧光素标记物结合），在适当条件下同组织、细胞或染色体上的核苷酸进行杂交，形成稳定的杂交复合物，然后经荧光检测体系进行定性、定位或定量分析。

2. 临床意义　①可以精确地检测染色体数目和结构异常，准确识别标记染色体的来源和性质；②可用于检测白血病的早期复发和微量残留白血病，同时也可以对治疗疗效进行监测；③可以识别骨髓移植后骨髓细胞来源及恶性肿瘤细胞的系列；④可以对分裂间期细胞的染色体核型进行检测；⑤可以检测细胞中特定基因的表达、缺失等（图 3－34）。

（四）多色 FISH 技术

普通 FISH 一次只能检测一个靶序列。1996 年建立了多色 FISH（multiplex－FISH，M－FISH）技术，可以检测一个以上的靶序列。

1. 原理　采用 5 种荧光素按比例同时标记人的 24 条染色体，制备整套染色体涂抹探针，杂交后应

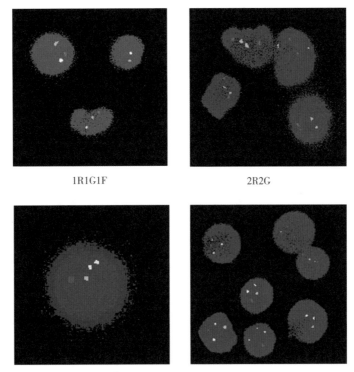

1R1G1F   2R2G

1R1G2F

图3-34 FISH 检测 CML 患者 *BCR*∶*ABL* 融合基因

采用双色双融合探针法，红色荧光标记9号染色体上的 *ABL* 基因，绿色荧光标记22号染色体上的 *BCR* 基因；杂交结果：正常阴性细胞的信号模式为2R2G，经典的 t（9；22）（q34；q11）异常细胞的信号模式是1R1G2F，也可以检出其他信号模式，如1R1G1F（仅有 Ph 染色体或仅有衍生9号染色体）、1R1G3F（1个衍生9号＋2Ph）等。此患者计数200个细胞的 FISH 结果：1R1G1F 占4.0%；2R2G 占21.5%；1R1G2F 占74.5%。结论：*BCR*∷*ABL* 融合基因阳性

用配有 Fourier 光谱仪、摄像仪及图像处理系统的荧光显微镜进行检测。

2. 临床意义 M-FISH 一次杂交即可分辨全部人类染色体，它不但可以识别各种不明来源的标记染色体和隐匿易位，大大提高核型分析的灵敏度和精确性，而且真正实现了核型分析的自动化，是分子细胞遗传学上重大的技术进步。但 M-FISH 尚不能识别染色体倒位、小片段的缺失和重复等异常。

二、染色体的识别和命名

1. 染色体的结构和形态 在细胞分裂中期观察的染色体形态最为典型：每条染色体上有一收缩成极小的部分，称为着丝粒，该处为染色体的缩窄处，又称为主缢痕（primary constriction）。根据着丝粒在染色体上的位置，可将每条染色体分为二部分：较短的部分为短臂（short arm），用 p 表示；较长的部分为长臂（long arm），用 q 表示。在染色体上也可看到其他的收缩凹陷处，称为次缢痕（secondary constriction）。每条染色体的短臂和长臂末端称为端粒（telomere）。根据着丝粒位置的不同，可将染色体分成三种：①中着丝粒染色体，着丝粒位于染色体中部或近中部，染色体的长臂与短臂长度几乎相等；②亚中着丝粒染色体，着丝粒靠近染色体的一端，短臂和长臂有明显差异；③近端着丝粒染色体，染色体的短臂与长臂有极显著的差异，短臂极短。有些染色体的一端还可有球形小体，称随体（satellite），多见于近端着丝粒染色体。

2. 染色体的分类及命名

（1）非显带染色体的分类与命名 1978年人类细胞遗传学命名委员会规定的染色体分类的依据

是：①每条染色体的相对长度，即每1条染色体的长度与22条常染色体加1条性染色体长度总和之比，用百分比表示；②每条染色体长臂和短臂长度之比，即臂比率（arm ratio）；③每条染色体短臂的长度占该染色体全长的百分比，即着丝粒指数（centromere index）；④有无随体。

人类体细胞有23对（46条）染色体，其中22对为男性和女性共有，称为常染色体，另一对则与性别有关，称为性染色体，男性为XY，女性为XX。根据上述规定，可把人类46条染色体分为7组：A组为大型中着丝粒染色体，包括1~3号染色体。B组为大型亚中着丝粒染色体，包括4、5号染色体。C组为中型亚中着丝粒染色体：包括6~12号和X染色体。D组为中型近端着丝粒染色体，包括13~15号染色体。E组为中型亚中着丝粒染色体，包括16~18号染色体。F组，19、20号染色体，为小型中着丝粒染色体。G组为小型近端着丝粒染色体，包括21、22号和Y染色体。随体常见于D、G组染色体上。

（2）显带染色体的命名　显带染色体上的深浅不一的明暗条纹称作带（band）。染色体上具有明显而恒定的形态特征，如着丝粒和某些特别显著的带，称作界标（landmark），两个界标之间的区域称为染色体区（region）。区的划分是从着丝粒开始向短臂或长臂的末端延伸，依次编号为1区、2区、3区。如果一个区内的带需要再分，就称为亚带（subband），亚带的描述就是在区带的后面加一小数点，再写出指定的亚带数。如果亚带又被再划分，则描述时只在亚带后加数字，不再加点。

3. 染色体核型分析和核型描述　一个人的体细胞的全套染色体组成，称为核型（karyotype）。染色体显带后，在显微镜下进行观察分析，并按照编号顺序系统地排列出来，此过程称为核型分析（karyotyping）。核型分析结果的描述要遵循《人类细胞遗传学国际命名体制》［ISCN（2005）］的有关规定。核型描述可用简式和繁式两种表示法。一般用简式表示，如正常男性核型，描述为46，XY（图3-35）；正常女性核型，描述为46，XX（图3-36）；如果男性患者发现了8号染色体长臂2区2带与21号染色体长臂2区2带的易位，则核型简式可以写成46，XY，t（8；21）（q22；q22）。常用的核型描述符号（表3-21）。

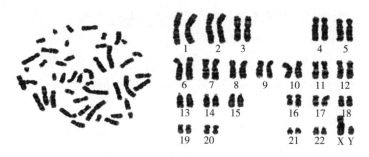

图3-35　正常男性骨髓细胞中期分裂象（左）及G带核型（右），46，XY

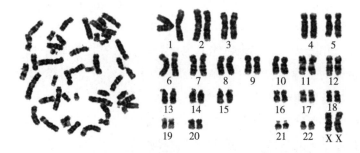

图3-36　正常女性骨髓细胞中期分裂象（左）及G带核型（右），46，XX

表 3 – 21　染色体核型描述中常用的缩写符号及意义

缩写符号	意义	缩写符号	意义
+/-	在染色体编号和性染色体前代表整条染色体增加或丢失	p+/p-（q+/q-）	染色体短臂或长臂部分增加或缺失
r	环形染色体	add	染色体增加
p	染色体短臂	q	染色体长臂
?	不能肯定识别的染色体或染色体结构	rob	罗伯逊易位
der	衍生染色体	t	易位
X, Y	性染色体	dup	重复
dic	双着丝粒染色体	idem	同前
i	等臂染色体	del	缺失
cp	混合核型	inv	倒位
mar	标记染色体	ins	插入
:	断裂	::	断点重接

三、染色体的异常

人类染色体异常可分为两大类，即染色体数目异常和结构异常。

（一）染色体数目异常

染色体数目异常是指一条或多条染色体数目的增加或减少，主要原因是由减数分裂或有丝分裂时染色体不分离导致。常见的数目异常有整倍体、非整倍体和嵌合体（mosaic）三种。

1. 整倍体　人类生殖细胞染色体数目为 23 条（单倍体），体细胞的染色体数目为 46 条（二倍体）。如果所有的同源染色体在生殖细胞成熟分裂时全部归于一个细胞，那么这个生殖细胞的染色体数目仍然是二倍体（diploid）（2n）；此生殖细胞和正常的生殖细胞结合就会形成三倍体（triploid）（3n）；如果两个这种生殖细胞结合就会形成四倍体（tetraploid）（4n）；这些统称为整倍体（euploid）。

2. 非整倍体　如果生殖细胞在成熟分裂时仅有个别染色体不分离，造成受精卵中染色体的数目不是单倍体的倍数，则称为非整倍体。非整倍体的产生主要是由于减数分裂或有丝分裂过程中染色体不分离或染色体丢失所致。因个别染色体增加或减少导致染色体总数超过二倍体者，称为超二倍体（hyperdiploid）；少于二倍体者，称为低（亚）二倍体（hypodiploid）。如果染色体数目仍然是 46 条，但不是 23 对，而是某些染色体增加合并其他染色体缺失，则称为假二倍（pseudodiploid）。如 52，XX，+1、+3、+8、+9、+15、+21（超二倍体）、46，XX，+8、+9、-13、-18（假二倍体）。如果染色体数目为接近三倍数，称为近三倍体，以此类推。

3. 嵌合体　如果染色体不分离现象发生在受精卵卵裂过程及胚胎发育早期的细胞分裂过程中，则此胚胎的部分细胞发生染色体数目异常，一个个体具有几个不同核型的细胞系，称为嵌合体，如 46，XY/45，X，-Y。

（二）染色体结构异常

染色体结构异常多发生于成熟分裂时，染色体发生了断裂，在重组时又发生了错误，导致染色体结构发生畸变。常见的染色体结构异常有缺失（deletion，del）、重复（duplication，dup）、倒位（inversion，inv）、易位（translocation，t）等。

1. 缺失　指染色体臂的部分丢失，包括末端缺失和中间缺失。例如 20 号染色体的长臂 1 区 1 带断裂导致末端缺失（20q¯）（图 3 – 37）。

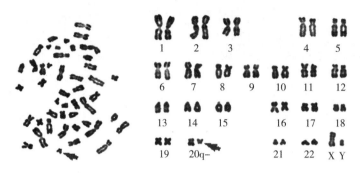

图 3 – 37　MDS 患者骨髓细胞分裂象（左）及 R 带核型（右），46，XY, del（20）（q11）

2. 重复　指同源染色体中一条断裂后，其断片连接到另一条同源染色体的相对应部位或由同源染色体间的不等交换，使一条同源染色体上部分基因发生重复，而另一条同源染色体相应缺失；也有可能由于某些尚不明确的因素，使染色体上某些部位发生自我复制。例如 1 号染色体的一条同源染色体的自身重复（图 3 – 38）。

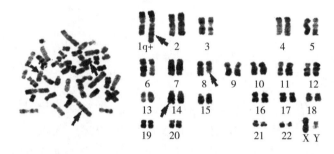

图 3 – 38　Burkitt 淋巴瘤患者骨髓细胞分裂象（左）及 R 带核型（右），46，XY, dup（1）（q13q32），t（8；14）（q24；q32）

3. 倒位　一条染色体两处断裂后，形成三个断片，中间断片作 180° 倒转后又重新接合即倒位。按部位不同，倒位又分为臂内倒位（paracentric inversion）和臂间倒位（pericentric inversion）两种。臂内倒位是指染色体的长臂或短臂内发生的倒位，染色体形态不发生改变，不易察觉，但染色体显带技术可予以分辨；臂间倒位是指两处断裂分别发生于长臂和短臂，中间含着丝粒的断片倒转而再接合，倒位后染色体形态发生较大改变（图 3 – 39）。

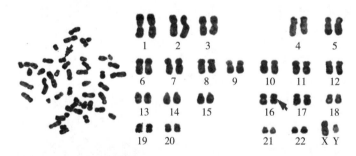

图 3 – 39　AML – M4 患者骨髓细胞分裂象（左）及 R 带核型（右），46，XY, inv（16）（p13q22）

4. 易位　指染色体的片段位置发生改变，即一条染色体断裂后，其片段接到同一条染色体的另一处或接到另一条染色体上。易位分相互易位（reciprocal translocation）和非相互易位（nonreciprocal translocation）两种。相互易位指发生易位的两条染色体都发生断裂，断片相互交换。非相互易位指仅一条染色体发生断裂，断片插入到另一条染色体中或接在另一条染色体的末端。凡是易位后主要的遗传物质没有丢失，个体表型正常的，称为平衡易位（balanced translocation，图 3 – 40），而易位后丢失了部分遗传物质，造成个体表型异常的，称为不平衡易位（unbalanced translocation）。

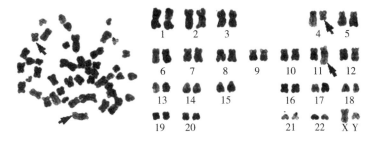

图 3 - 40　ALL - L2 患者骨髓细胞分裂象（左）及 R 带核型（右），46，XY，t（4；11）（q21；q23）

5. 等臂染色体　染色体在着丝粒处发生横裂后依其长臂或短臂为模板，复制出另一条长臂或短臂而形成两臂等长的新染色体即为等臂染色体（isochromosome，i），例如 17 号染色体长臂等臂异常（图 3 - 41）。

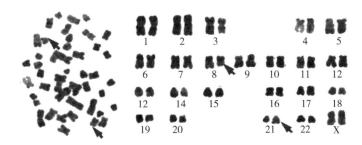

图 3 - 41　MDS 患者骨髓细胞分裂象（左）及 R 带核型（右），46，XY，i（17）（q10）

6. 环形染色体　一条染色体两臂末端断裂后，断端连接成环状即为环形染色体（ring chromosome，r）。

7. 脆性位点（faragile site）　指在接触某些特殊的化学物质或体外培养条件等因素导致的染色体上出现非随机的染色体裂隙或不连续的断裂间隙。

四、染色体检查的临床意义

（一）在白血病中的应用

1. 在白血病诊断和分型中的应用　1960 年 CML 患者的异常染色体——Ph[1]染色体被发现，现已更名为 Ph 染色体。1973 年同时用 Q 带和 G 带证实形成 Ph 染色体的原因是 9 和 22 号染色体的相互易位，即 t（9；22）。如今 Ph 染色体（图 3 - 42）在 CML 的诊断和鉴别诊断中已不可或缺。

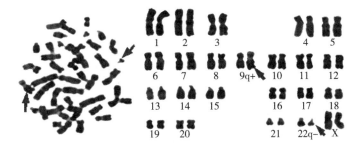

图 3 - 42　CML 患者骨髓细胞分裂象（左）及 R 带核型（右），46，XX，t（9；22）（q34；q11）

继 Ph 染色体之后，采用常规显带技术在 50% ~ 80% 的 AML 中发现了克隆性染色体异常，如采用高分辨染色体技术、FISH 技术进行检测，异常核型检出率明显提高。在 AML 中最常见的染色体数目

异常是 +8、−7 和 −5，常见的染色体结构异常是染色体易位、缺失、倒位。重现性的染色体异常是指在疾病的早期阶段发生或与疾病的发生有关并决定疾病的基本生物学特征的一类特异性染色体异常，这些异常的发现已成为世界卫生组织对血液系统恶性肿瘤进行新分类的重要依据之一。目前 WHO 已确认的在 AML 中伴有的重现性染色体异常有 t（8；21）（q22；q22）（图 3 –43）、t（15；17）（q22；q21）（图 3 –44）、inv（16）（p13 q22）或 t（16；16）（p13；q22）、t（9；11）（p21；q23）、t（6；9）（p23；q34）、inv（3）（q21 q26）或 t（3；3）（q21；q26）、t（1；22）（p13；q13）。

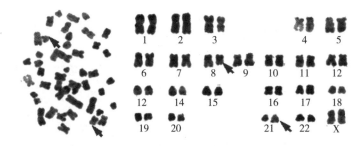

图 3 –43　AML – M2b 患者骨髓细胞分裂象（左）及 R 带核型（右），46，XX，t（8；21）（q22；q22）

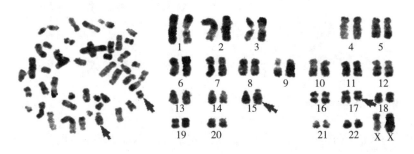

图 3 –44　AML – M3 患者骨髓细胞分裂象（左）及 R 带核型（右），46，XX，t（15；17）（q22；q21）

70% ~90% 的 ALL 患者可见染色体数目和结构异常，数目异常以超二倍体多见，亚二倍体少见；结构异常也已发现几十种之多，如 t（9；22）（q34；q11）、t（8；14）（q24；q32）、t（4；11）（q21；q23）等。ALL 的染色体异常与 FAB 亚型的相关性没有 AML 明确，但与某些免疫学分型有较明确的关系，例如，t（9；22）可见于 20% ~30% 的前 B 细胞 ALL，FAB 的分类为 L_1 和 L_2 型；t（4；11）可见于具有早期前 B 细胞表型的 L_1 和 L_2 型 ALL。

2. 在白血病预后判断、指导治疗中的作用　AML 中具有 t（15；17）、inv（16）、t（8；21）异常的患者对治疗反应良好，缓解期较长，而具有 −5、−7、+8 及 t（9；22）的 AML 患者则预后较差。在 ALL 中，染色体数超过 50 的超二倍体患者对治疗的反应良好，而 t（9；22）、t（4；11）及 t（8；14）者则预后很差，生存期多小于 1 年。急性白血病最初的核型异常经治疗后完全消失而代之以正常核型提示完全缓解，完全缓解后原有异常重新出现，提示白血病复发。除原有的异常外又增添了新的异常，则提示发生了克隆性核型演变，通常意味着病情进展，如 CML 病程中出现 2Ph（图 3 –45）、+8、i（17q）、+19、+21 等新的额外染色体异常时，往往预示着进入急变期。核型异常对慢性淋巴细胞白血病的预后判断具有重要意义，慢性淋巴细胞白血病患者核型演变很少见，一旦发生则往往提示预后不良。

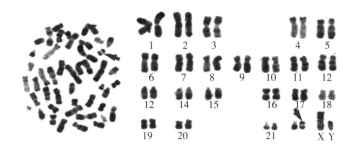

图 3-45 CML 患者（急变期）骨髓细胞分裂象（左）及 R 带核型（右），46，XY，i（22 q⁻）（相当于 2Ph）

3. 检测微量残留白血病 微量残留白血病（minimal residual leukemia，MRL）是指白血病患者经化疗或骨髓移植后达到完全缓解，而此时体内仍然可能有 $10^6 \sim 10^8$ 个白血病细胞残存，但用形态学方法已难以检出的状态。这些残留的白血病细胞是白血病复发的根源，是导致白血病患者不能长期生存的重要因素。染色体异常指标检测 MRL，为判断疾病的转归、制订应对措施提供了重要依据，其中FISH 技术的灵敏性要远远超过常规显带技术，可达到在 10^3 个细胞中检出一个异常细胞的水平，而常规显带技术若能观察到 500 个分裂象，异常细胞的检出率约为 1%。因此，细胞遗传学技术常用作监测疾病复发的手段。当临床及形态学还没有复发的证据时，检测到原已消失的克隆性染色体异常和（或）新的克隆性染色体异常时，往往预示疾病将复发。

（二）在骨髓增生异常性肿瘤中的应用

骨髓增生异常性肿瘤为高度异质性克隆性异常疾病，自 1982 年 FAB 单一形态学分型诊断以来，骨髓增生异常性肿瘤的诊断逐步细化、完善。2001 年 WHO 在骨髓增生异常性肿瘤分类标准中，将染色体核型纳入诊断和预后指标，使骨髓增生异常性肿瘤分型更趋合理。2022 版 WHO 造血和淋巴组织肿瘤分类标准中，骨髓增生异常性肿瘤分类再次进行修改。伴明确遗传学异常改变可见于 40% ~ 80%的骨髓增生异常性肿瘤，其中孤立 5q 缺失被作为一个独立亚型；单体 7 和复杂核型异常也可以作为分型依据。其他常见的染色体异常有 -17、-Y、7q⁻、+8、+11、t（3；3）、t（5；17）及复杂核型等。在骨髓增生异常性肿瘤与再生障碍性贫血、PNH 等疾病的鉴别中染色体分析有十分重要作用。骨髓增生异常性肿瘤染色体改变具有判断预后的价值，根据核型可将骨髓增生异常性肿瘤分为 3 种不同的预后亚型，①低危：正常核型、-Y、5q⁻ 或 20q⁻。②高危：-7/7q⁻、复杂异常或核型演变。③中危：其他异常如 +8 等（图 3-46）。随着骨髓增生异常性肿瘤向白血病转化危险性的增加，骨髓增生异常性肿瘤的克隆性染色体异常的检出率也相应增高。目前，在骨髓增生异常性肿瘤的综合诊断中骨髓细胞形态学和染色体分析是两项重要的核心技术。

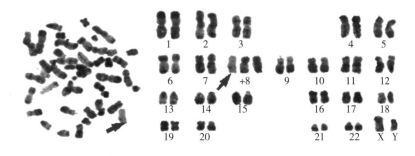

图 3-46 MDS 患者骨髓细胞分裂象（左）及 R 带核型（右），47，XY，+8

（三）在淋巴瘤中的应用

90% 淋巴瘤患者有克隆性染色体异常，其中许多异常和淋巴瘤的组织学及免疫学亚型有关，如

t（14;18）见于70%~80%的滤泡性淋巴瘤，而大多数Burkitt淋巴瘤具有t（8；14），少数为t（2；8）和t（8；22）。核型异常也可以作为某些淋巴瘤的独立预后因素，如t（8；14）、+7等，可作为不良的预后因素；t（14；18）和 *BCL6* 重排则与较好的预后相关。

（四）在骨髓增殖性肿瘤中的应用

骨髓增殖性肿瘤通常是指CML、真性红细胞增多症（polycythemia vera，PV）、原发性血小板增多症（essential thrombocythemia，ET）和骨髓纤维化（myelofibrosis，MF）。大约40%的PV可检出del（20q）、dup（1q）、+8、+9等克隆性染色体异常，故染色体异常可以用于PV与继发性红细胞增多症的鉴别诊断。PV初诊时有染色体异常不一定意味着生存期缩短或要转化成白血病，而病程中出现染色体的改变则是不良预后的征兆。MF染色体异常核型检出率约为35%，常见异常为+8、-7、del（7q）、del（11q）、del（20q）及del（13q）等，染色体核型分析有助于原发性MF的诊断和鉴别诊断，核型演变常意味着向白血病转化。ET仅5%患者有明显染色体异常，但未发现一致性的异常类型，ET的染色体异常可能是治疗所致或同时存在原发性白血病克隆所致。

（五）在治疗相关白血病中的应用

由于强烈化疗和放疗药物的应用，治疗相关白血病（treatment related leukemia，TRL）的发生率不断增高，约占急性白血病患者总数的10%。90%以上TRL患者会出现克隆性染色体的改变。根据药物的种类，TRL可分为两大类，一类是烷化剂所致的TRL，常见的染色体改变为-5/del（5q）和（或）-7/del（7q），多见于老年人，对化疗反应差，生存期短；另一类是DNA拓扑异构酶Ⅱ抑制剂所致的TRL，以累及11q和21q的特异性染色体易位为特征，年轻患者多见，对化疗反应好，生存期长。

（六）在骨髓移植中的应用

以性染色体为遗传标记，判断骨髓移植是否成功的方法稳定而简便。在供体、受体性别不同时，当男性受者接受了女性骨髓，在移植后，造血细胞中Y染色体消失或女性受者接受了男性骨髓，造血细胞中出现了Y染色体，均说明完全植入。染色体的转换常发生于移植后1个月内；当供体、受体性别相同时，则可用常染色体多态性标志进行鉴别。如移植前具有随体的受者移植后随体消失或移植前不具有随体的受者移植后出现了随体，均表示植入成功。具有核型异常的白血病受者移植后原有的异常核型为正常核型所代替，也可证明移植成功。CML患者骨髓移植后数周至数月，可再度出现Ph阳性细胞，这些细胞有可能自动消失，不一定是白血病复发征象。而AL骨髓移植后即使只检出1个白血病异常核型也往往预示着早期临床复发。移植后复发患者，若发现性染色体异常与其原有的不同时可能表明发生了供者源白血病。应用FISH技术检测性染色体比常规核型分析更为敏感、准确和简便。

第八节　分子生物学检验

PPT

从20世纪80年代开始，分子生物学和遗传学的技术，包括PCR技术、限制性片段长度多态性（restriction fragment length polymorphism，RFLP）、转基因技术、基因芯片（DNA-CHIP）技术、DNA测序技术、miRNA表达谱分析技术等不断发展，并广泛应用于血液系统疾病的诊断、白血病分型、指导治疗、判断预后和微小残留病监测等方面。本节简要介绍几种血液检验常用的分子生物学技术。

一、核酸分子杂交技术

1. Southern 印迹杂交　Southern 印迹杂交（southern blot hybridization）是一种常用的分析DNA结

构的核酸分子杂交技术。其原理是将待测的基因组 DNA 经限制性核酸内切酶消化后，进行琼脂糖凝胶电泳分离 DNA 片段，将含有 DNA 片段的凝胶经碱处理使 DNA 变性，再将其从凝胶中印迹到硝酸纤维素膜或尼龙膜上，以放射性或非放射性标记的 DNA 探针与固相支持体上的 DNA 杂交，根据探针的标记特性用相应方法显示杂交条带，对待测 DNA 进行分析。

2. Northern 印迹杂交 Northern 印迹杂交（northern blot hybridization）和 Southern 印迹杂交的过程基本相同，区别在于靶核酸是 RNA 而不是 DNA。待测 RNA 经变性及琼脂糖电泳分离后，按大小不同而相互分开，随后将其转移至硝酸纤维素膜或尼龙膜上，然后用 DNA 或 RNA 探针杂交，按探针的标记特性对杂交信号进行检测，对待测 RNA 进行分析。

3. 核酸原位杂交 以放射性或非放射性标记的 DNA 或 RNA 探针在组织、细胞及染色体上与其相关的核酸序列杂交，简称原位杂交（in situ hybridization）。原位杂交的原理是应用核酸探针与组织或细胞中的核酸按碱基配对原则进行特异性结合形成杂交体，然后应用组织化学或免疫组织化学方法，在显微镜下进行细胞内定位或基因表达的检测技术。此项技术是在保持细胞，甚至单个染色体形态的情况下完成的，通常用于检测染色体的异常改变和对肿瘤致病基因、微小残留白血病的监测等。

二、聚合酶链反应技术

聚合酶链反应（polymerase chain reaction，PCR）技术是 1985 年建立的一种体外 DNA 扩增技术，它具有特异、敏感、简便、快速、高效、重复性好、自动化强等优点，主要用在目的基因的克隆、基因的体外突变、DNA 和 mRNA 的微量分析等方面。PCR 技术为生物医学领域的研究带来了革命性的变化，目前已成为分子生物学研究中应用最为广泛的方法之一。

1. 基本原理 模拟 DNA 的天然复制过程，以拟扩增的 DNA 为模板，在加热条件下，DNA 变性成为单链。在退火条件下，引物与模板 DNA 结合，将温度升至 72℃，在有镁离子及合适 pH 的缓冲液中，TaqDNA 聚合酶以 4 种脱氧核糖核苷三磷酸（dNTP）为底物催化 DNA 的合成，按碱基配对与半保留复制原理，合成一条与模板 DNA 链互补的新链，反复重复这一过程，即可使目的 DNA 片段得到扩增。

2. PCR 产物分析

（1）琼脂糖凝胶电泳 是一种简便易行的分离 DNA 片段的方法。在 pH 8.0 时，DNA 分子带负电荷，在电场中向阳极移动，其移动速率同分子大小成反比，分子越大，在凝胶孔中受到的阻力越大，移动越慢；相反分子越小，在凝胶中移动越快。待分离的 PCR 产物中加入溴化乙锭，溴化乙锭与 DNA 结合，在紫外灯下发出棕红色的荧光。

（2）Southern 印迹杂交 是基因诊断常用技术之一。将琼脂糖凝胶电泳分离的 PCR 产物在原位变性，并将变性产物转移到硝酸纤维素膜或尼龙膜上，然后用生物素等标记的探针检测该产物。

（3）斑点杂交法 当扩增产物是多条带纹时，可用斑点杂交法分析 PCR 产物。首先将扩增的片段固定在硝酸纤维素膜或尼龙膜上，用生物素等标记的探针杂交。或将不同的探针固定在同一尼龙膜上，用标记的 PCR 产物作探针杂交，根据杂交点的位置即可判断产物序列变异的种类。斑点杂交有助于检测 DNA 的突变类型、遗传病的基因诊断以及基因多态性分析。

（4）PCR – ELISA 法 待测 PCR 产物需携带有生物素等固定基团和地高辛等检测基团。PCR 反应产物中带生物素标记的引物延伸链与带地高辛标记引物延伸链形成双链，生物素等固定基团可与微孔板上包被的亲和素结合，向微孔板中加入酶标记的地高辛抗体和生色底物，即可对 PCR 产物进行 ELISA 检测。

（5）原位杂交法 PCR 产物也可用原位杂交法检测，所用探针可用生物素、地高辛或荧光标记。

3. 以 PCR 为基础的衍生技术

（1）逆转录 PCR　逆转录 PCR（reverse transcription PCR，RT - PCR）是以细胞内总 RNA 或mRNA 为材料进行的体外扩增技术。由于耐热的 DNA 聚合酶不能以 RNA 或 mRNA 作为模板，因此必须先将总 RNA 或 mRNA 作逆转录，生成与之互补的 cDNA，然后再以 cDNA 为模板进行常规 PCR 反应，得到所需要的目的基因片段。RT - PCR 常用于克隆 cDNA、合成 cDNA 探针以及分析基因表达等。

（2）荧光定量 PCR　荧光定量 PCR 技术（fluorescence quantitative PCR，FQ - PCR）是近年来发展起来的一种新的 RNA 微量分析技术，其基本原理是在反应中加入了特异荧光标记探针，该探针的序列与传统的正向和反向引物之间的基因序列互补。探针的 5′端用一个荧光报告分子（如 6-FAM）标记，探针的 3′端加上一个荧光淬灭（如 TAMRA）分子。探针的 Tm 值要高于原有引物，保证在延伸反应中 100% 的探针与待检测序列互补结合。当荧光报告分子与淬灭分子同时出现在探针上，报告分子的荧光即被淬灭分子淬灭，检测不到报告荧光信号。Taq DNA 聚合酶固有的 5′→3′核酸酶可将荧光探针切成单个碱基，释放出报告荧光，即可检测到报告荧光信号。反应中释放出的荧光强度与每一次循环中的 PCR 产物的量成正比。

（3）多重 PCR　多重 PCR（multiplex PCR）即在同一反应体系中加入多对引物，以同时扩增一份 DNA 样品中多个不同序列的靶片段。多对引物间的组合必须满足两个条件，一是将反应条件较为接近的引物组合在一起，以使该反应条件能尽量适合所有被扩增片段，二是同一反应内各扩增片段的大小应不同，以便检测时能通过电泳将各片段分离开。多重 PCR 比较适用于被检测基因较大，突变点较多的基因。

（4）原位 PCR　原位 PCR（in situ PCR）是指组织固定处理细胞内的 DNA 或 RNA，并以其作为靶序列进行 PCR 反应的过程。原位 PCR 与普通 PCR 的主要区别在于模板的制备。经脱蜡处理的组织切片或细胞悬液均可作为扩增样品，所有反应在载玻片上进行。原位 PCR 技术不仅不需要从组织细胞中分离模板 DNA 或 RNA，而且能在细胞原位进行 PCR 扩增，大大地提高了检测的灵敏度。目前，原位 PCR 已成为研究靶基因序列的细胞定位、组织分布和基因表达检测的重要手段。

三、基因芯片技术

基因芯片技术又称 DNA 微阵列（DNA - CHIP）。该技术是 21 世纪生命科学领域广泛应用的一项高效快速的分子生物学技术。DNA - CHIP 是将大量以特定排列方式的基因探针或基因片段固定于硅片、玻片和塑料片上，样品 DNA 或 RNA 通过 PCR 扩增，体外转录等技术掺入荧光标记分子，与微阵列杂交后再通过荧光扫描仪及计算机分析，即可获得样品大量基因序列及表达信息。目前，基因芯片技术主要应用于白血病的免疫分型、细胞的基因表达检测、基因异常检测及单核苷酸多态性分析等。

四、核酸测序技术

核酸测序技术是分子生物学的核心研究手段之一，在其几十年的不断发展的同时，也极大地推动了血液病的 MICM 诊断、WHO 分类标准的更新以及对疾病的发生、发展及治疗、预后的研究。核酸测序技术分为：第一代测序技术、第二代测序技术和第三代测序技术等。第一代测序技术包括双脱氧链终止法、化学降解法以及在此基础上发展出来的荧光自动测序技术、杂交测序技术等。第二代测序技术又称下一代测序技术（next generation sequencing technology，NGS），包括焦磷酸测序法和边合成边测序（sequencing by synthesis，SBS）等方法。第三代测序技术是在前两种技术的基础上发展的单分子测序技术，具有测序过程无须进行 PCR 扩增，且测序的片段长、通量高、准确性更好等优点。新一代测序技术在医学基础与临床研究中的应用越来越广泛。

五、分子生物学检验的临床意义

（一）融合基因在恶性血液病中的应用

由白血病特异性染色体易位产生的与白血病发病机制相关的基因重组（rearrangement）或融合基因（fusion gene），在病程中比较稳定，故可作为白血病的可靠分子标志物。在传统细胞遗传学基础上，结合分子生物学技术检测这些标志物对白血病的诊断、分型、治疗方案的选择、预后判断及微小残留病的检测均有重要意义。

1. CML CML 是起源于骨髓多能造血干细胞的一种骨髓增殖性肿瘤，其临床诊断除了典型的临床表现、体征和外周血、骨髓形态学检查异常外，染色体检查发现 Ph 染色体和（或）分子生物学检测发现 *BCR∷ABL* 融合基因是确诊的必备条件。所有 Ph 阳性的 CML 均能检测到该融合基因，而多数 Ph 阴性的 CML 也可以检测到该融合基因。采用 RT－PCR 法来检测 *BCR∷ABL* 融合基因比传统的 Southern 印迹杂交法更灵敏、更快速。

2. 急性早幼粒细胞白血病 急性早幼粒细胞白血病（acute promyelocytic leukemia，APL）的特异性染色体易位是 t（15；17）（q22；q21），易位的结果使 15 号染色体的 *PML* 原癌基因与 17 号染色体上的维甲酸受体 a（*RARa*）基因融合产生 *PML∷RARa* 融合基因，可通过 Southern 印迹杂交、RT－PCR 及 FISH 技术进行检测。伴有 t（15；17）和 *PML∷RARa* 融合基因的 APL 患者对全反式维甲酸疗效较好。少数 APL 患者无 t（15；17），而有 *PML∷RARa* 阳性。近年来，一些 APL 患者对全反式维甲酸不敏感，经细胞遗传学检查发现染色体异常是 t（11；17）或 t（5；17），分子生物学检测可发现 *PLZF∷RARa* 和 *NPM∷RARa* 融合基因，或有更复杂的染色体易位。融合基因检测对治疗方案的选择及预后判断都有明确指导作用，如 APL 自体骨髓移植前 *PML∷RARa* 阳性者极易在十个月内复发，而融合基因阴性者，复发率低。临床上变异型 APL（M3）与 M2b 形态学上较难鉴别，但 M2b 的 t（8；21）产生的融合基因是 *RUNX1∷RUNX1T1*（*AML1∷MTG8*），通过融合基因的检测可准确鉴别这两种白血病。

3. WHO 关于造血及淋巴组织肿瘤的分类标准的修订 随着细胞遗传学和分子生物学的研究成果的不断积累，1995 年 WHO 开始计划对血液肿瘤进行重新分类，在 2001 年发表了第 1 版《造血及淋巴组织肿瘤的 WHO 分类》，之后在 2008、2017、2022 年进行了更新，越来越多的融合基因成为恶性血液病新分类的重要依据，在疾病的发生机制、治疗药物研发、预后等方面也都发挥了重要作用。

（二）免疫球蛋白重链（*IgH*）基因和 T 细胞受体（*TCR*）基因重排的应用

IgH 和 *TCR* 的编码基因具有多态性。*IgH* 基因重排是产生个体多样性和独特性的主要原因。由于白血病细胞源于造血干细胞，所以白血病细胞是单克隆性的。用 PCR 方法对重排基因进行扩增，正常白细胞的扩增产物大小不等，呈模糊的阶梯状，而白血病细胞扩增产物经电泳后条带是单一的。约 80% 的 B 淋巴细胞白血病可检测到 *IgH* 基因重排。通过 PCR 方法检测 *IgH* 和 *TCR* 基因重排，有助于各种淋巴细胞白血病的分型以及微小残留白血病的检测。

（三）分子生物学检测在遗传性血液病中的应用

遗传性血液病，如血红蛋白病、血友病等常见的发病机制是基因缺陷。基因缺陷包括基因缺失、点突变、插入、倒位等。对于基因重排，可通过 RT－PCR 进行检测；对于点突变则可用 PCR 结合酶切位点分析，即当点突变使某一酶切位点消失或在某一区域出现新的酶切位点时，可用该酶切点两侧的引物进行扩增，然后将扩增产物用适当的内切酶切割，根据电泳图谱来判断有无内切酶切点的改变。对于与限制性内切酶切点无连锁的点突变，则可采用 PCR 结合特异寡核苷酸探针斑点杂交法进行检测。

（四）*HLA* 基因多态性检测

采用 PCR 扩增产物的反相杂交（斑点杂交）进行 *HLA* 基因多态性检测十分简便、有效。将每个位点的所有寡核苷酸探针固定在固相支持物上，引物先经生物素化后，进行待测 DNA 的基因扩增，从而得到生物素化的 DNA 放大产物。用此产物与膜上的探针杂交，然后进行显色或化学发光。这样每个样本只需杂交一次即可完成。此方法适合骨髓移植的 *HLA* 基因配型及 *HLA* 基因与疾病相关性分析等。

（五）肿瘤细胞多药耐药基因的检测

多药耐药性（multidrug resistance，MDR）是指肿瘤细胞接触了一种药物以后，不但对该药产生耐药性，而且对其他结构和作用机制不同的药物也产生耐药性。研究发现，MDR 的出现常与多药耐药基因（*MDR1*）过度表达有关，目前已建立 Northern 印迹法、斑点和狭缝印迹法、RT‐PCR 法及原位杂交法，从 mRNA 水平对患者进行测定，了解肿瘤细胞的耐药特性。有研究表明，AML 患者 *MDR1* 的表达与预后密切相关，*MDR1* 阳性者完全缓解率低，生存期短，且易早期复发。

（六）基因治疗

基因治疗的目的是应用 DNA 重组技术和基因转移技术，把野生型的基因导入患者体细胞内，成为正常的基因产物，来补偿缺陷基因的功能，从而使疾病得到纠正。目前认为基因治疗的靶细胞是造血干细胞或间质干细胞等，常用的载体是逆转录病毒和腺病毒。例如，采用含人凝血因子IX基因逆转录病毒载体转染血友病 B 患者的原代皮肤成纤维细胞，使其表达一定浓度的因子IX，这将为血友病 B 的治疗提供新的方法。

？思考题

答案解析

案例　女性，61 岁。因"头晕乏力，颈部肿物"入院。

病例特点：患者于半年前无明显诱因下出现头晕症状，伴有乏力，时轻时重，未予以重视，但症状反复未见好转。发现颈部和颌下肿物 5 天，有压痛。

体检：体温 36.5℃，贫血貌，颈部淋巴结肿大，有压痛。肝脾肋下未触及，双下肢无水肿。

影像学检查：提示肝、脾肿大。

实验室检查：血常规示白细胞 $19.35 \times 10^9/L$，血红蛋白 89g/L，血小板 $94 \times 10^9/L$，外周血涂片示，易见原始细胞。生化检查 LDH 明显增高，余无明显异常。

问题

（1）请问此患者下一步首选何种检查，如何检查？

（2）请问还可以做哪些实验帮助医生准确诊断并指导治疗？

（吴春梅　郝艳梅）

书网融合……

重点小结

题库

微课/视频 1

微课/视频 2

微课/视频 3

第四章　红细胞疾病概述

✏ 学习目标

1. 通过本章学习，掌握贫血的定义和分类、国内诊断标准；熟悉贫血的实验室诊断；了解贫血的临床表现及严重程度分级。

2. 具有应用各种实验室检查对各类贫血诊断的技术的能力。

3. 树立探究学习、终身学习的理念，培养可持续发展的专业能力。

红细胞疾病包括贫血和红细胞增多症两大类疾病，本章主要阐述相关检验在贫血诊断中的应用。贫血按病理机制可分为红细胞生成减少、破坏过多和丢失过多三类。红细胞生成减少性贫血包括造血干（祖）细胞异常及造血原料不足所致的贫血。红细胞破坏过多包括先天或后天性红细胞（膜、酶、珠蛋白等）异常、自身抗体及其他理化或生物因素导致的溶血性贫血。红细胞丢失过多主要指各类出血性疾病或外伤出血导致的失血性贫血。实验室检查的应用可明确贫血的诊断、程度和分型；结合临床资料选择有针对性的检测，可确定不同类型贫血的诊断。 📱 微课/视频

第一节　贫血的定义和分类

PPT

一、贫血的定义

贫血（anemia）是指人体的血红蛋白（hemoglobin，Hb）浓度、红细胞计数及血细胞比容（hematocrit，HCT）低于相应的年龄组、性别组和海拔高度组的参考区间下限，临床可有疲乏无力、头痛、眩晕、晕厥、呼吸困难、心悸等表现。

二、贫血的分类

（1）根据红细胞形态学指标可分为大细胞性贫血、正细胞性贫血、小细胞性贫血（表4-1）。

表4-1　根据红细胞形态学指标对贫血进行分类

贫血类型	MCV（fl）	MCH（pg）	MCHC（g/L）	疾病
大细胞性贫血	>100	>34	320~360	巨幼细胞贫血、遗传性DNA合成障碍、药物诱导DNA合成障碍、部分溶血性贫血/肝脏疾病、骨髓增生异常性肿瘤
正细胞性贫血	80~100	27~34	320~360	急性失血、妊娠贫血、部分溶血性贫血、再生障碍性贫血、纯红细胞再生障碍性贫血、骨髓浸润/内分泌性贫血、肾性贫血/肝硬化
单纯小细胞性贫血	<80	<27	320~360	慢性炎症性贫血、中毒
小细胞低色素性贫血	<80	<27	<320	缺铁性贫血、珠蛋白生成障碍性贫血、慢性失血

（2）根据 MCV、RDW 的形态学分类（表4－2）。

表4－2　贫血的形态学分类法（MCV、RDW 分类法）

MCV 值	RDW 值	贫血分类	常见疾病
MCV 低	RDW 正常	小细胞均一性贫血	慢性病，轻型（无贫血症状的）珠蛋白生成障碍性贫血
	RDW 高	小细胞非均一性贫血	缺铁性贫血，HbS，部分 α 或 β 珠蛋白生成障碍性贫血
MCV 正常	RDW 正常	正常细胞均一性贫血	正常人及慢性病所致的贫血，急性失血性贫血
	RDW 高	正常细胞非均一性贫血	早期缺铁，铁粒幼细胞贫血，营养性贫血
MCV 高	RDW 正常	大细胞均一性贫血	部分再生障碍性贫血
	RDW 高	大细胞非均一性贫血	巨幼细胞贫血，部分溶血性贫血，白血病前期及新生儿

知识拓展

红细胞直方图与红细胞分布宽度

红细胞分布宽度（red blood cell distribution width，RDW）由血液分析仪分析获得，是反映红细胞体积大小异质性的参数，结合红细胞直方图，可以直观地反映红细胞大小不等的程度。

贫血患者红细胞直方图的峰较正常人的低矮。贫血患者的红细胞直方图峰左移且底部变宽（RDW 增加），见于小细胞非均一性贫血；红细胞直方图峰左移，RDW 正常，见于小细胞均一性贫血；红细胞直方图峰右移且底部变宽（RDW 增加），见于大细胞非均一性贫血；红细胞直方图峰右移，RDW 正常，见于大细胞均一性贫血。

（3）贫血按病理生理机制可分为红细胞生成减少、红细胞破坏过多和丢失过多三个方面（表4－3）。该分类法能反映疾病的本质，利于贫血的诊疗，是目前较为公认的贫血性疾病的诊断分类。

表4－3　根据病理生理机制进行的贫血分类

机制	疾病
红细胞生成减少	
干细胞增殖分化障碍	再生障碍性贫血、纯红细胞再障、骨髓增生异常性肿瘤
骨髓被异常组织侵润	白血病、肿瘤骨髓转移、骨髓纤维化
骨髓造血低下	继发性贫血
造血物质缺乏或利用障碍	缺铁性贫血、铁粒幼细胞贫血、巨幼细胞贫血
红细胞破坏过多	
红细胞膜异常	遗传性球形红细胞增多症、遗传性椭圆形红细胞增多症、遗传性口形红细胞增多症、阵发性睡眠性血红蛋白尿症
红细胞酶异常	葡萄糖–6–磷酸脱氢酶缺乏症、丙酮酸激酶缺乏症
血红蛋白异常	珠蛋白生成障碍性贫血、异常血红蛋白病
红细胞外异常	自身免疫性溶血性贫血、新生儿同种免疫性溶血性贫血、血型不合输血、微血管病性溶血性贫血、脾功能亢进
红细胞丢失过多	急性失血性贫血、慢性失血性贫血

（4）根据骨髓幼红细胞增生程度的分类，将贫血分为：①增生性贫血，多见于缺铁性贫血、溶血性贫血、失血性贫血；②增生不良性贫血，多见于再生障碍性贫血、纯红细胞再生障碍性贫血；③骨髓红系成熟障碍性贫血，见于巨幼细胞贫血、骨髓增生异常性肿瘤。

PPT

第二节　贫血的实验诊断

贫血是最常见的临床症状之一，可以由不同的病因所致。贫血的正确诊断需要综合分析病史、临床表现和实验室检查才能获得，常用的实验室检查有血常规、红细胞形态检查、网织红细胞计数、骨髓细胞形态学检查等。贫血诊断包括两个重要的步骤：①根据患者的临床表现及实验室检查，确定贫血存在、程度及类型；②查明贫血的原因或原发病。

一、贫血的临床表现

贫血是常见的临床症状之一，其临床表现与贫血发生的速度、程度和贫血的类型相关，也与原发疾病有关。贫血的临床表现除了倦怠、乏力等一般症状外，还涉及人体多个系统。

贫血导致机体组织缺氧，出现皮肤、口唇黏膜、眼睑结膜、甲床苍白等外貌表现。在心血管系统方面，贫血可导致心率加快、心悸等症状。在呼吸系统方面，贫血可引起气促、胸闷等。在神经系统方面，贫血可导致头晕、头痛、注意力不集中、记忆力减退等症状。贫血对消化系统的影响主要是由于缺氧导致胃肠道黏膜缺血缺氧，从而引起食欲不振、消化不良、腹部不适、腹泻、便秘等症状。

不同类型的贫血，其临床表现也有差异。如缺铁性贫血可伴有口角炎、舌炎等，由维生素 B_{12} 缺乏引起的巨幼细胞贫血，可有双下肢无力、步态不稳等症状，溶血性贫血可有黄疸、脾大等体征。

二、贫血的诊断标准、程度及类型

1. 贫血的诊断标准　国内诊断标准：在海平面地区，成年男性 Hb < 120g/L，RBC < 4.0×10^{12}/L，HCT < 0.40；成年女性（非妊娠）Hb < 110g/L（孕妇 < 100g/L），RBC < 3.5×10^{12}/L，HCT < 0.35。

WHO 和联合国儿童基金会的建议：在海平面条件下，10 天内的新生儿 Hb < 145 g/L，1 月以上婴幼儿 Hb < 90g/L，4 月以上婴幼儿 Hb < 100g/L，6 月 ~ 6 岁儿童 Hb < 110g/L，6 岁 ~ 14 岁儿童 Hb < 120g/L。

诊断贫血时不可忽略血容量的影响，因为当血容量减少使血液浓缩时，本来应该降低的 Hb 浓度也可以在正常范围或降低不明显，即假性正常；另一方面，当有低蛋白血症、充血性心力衰竭和全身性水肿使血液稀释时，机体正常的 Hb 量可以出现 Hb 浓度降低，即假性贫血。

2. 贫血的严重程度　根据 Hb 浓度，成人贫血严重程度分为四级：极重度 Hb ≤ 30g/L，重度 Hb 31 ~ 60g/L，中度 Hb 61 ~ 90g/L，轻度 Hb 91g/L 到相应组参考区间下限。6 月以上的小儿贫血程度的划分标准同成人。

3. 贫血的类型　根据红细胞形态学指标的分类，可为贫血的诊断提供线索。根据病理生理机制，分析导致贫血的病因，有利于贫血的诊断和治疗。

三、查明贫血的原因

贫血的正确诊断应当包含贫血的病因学或病原学诊断。所以，确定贫血存在及程度之后，贫血的诊断思路是首先根据红细胞形态检查和初步的实验室检查结果，确定贫血的类型，然后依据病史和体格检查的资料确定进一步的检查，如网织红细胞计数、骨髓细胞形态学检查、铁储存状态的评价、溶血相关试验、异常血红蛋白检测等，之后按照图 4 - 1 的思路寻找贫血的病因。

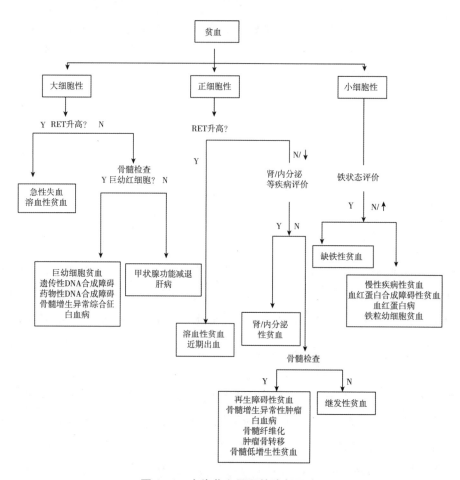

图 4-1 查找贫血原因的诊断思路

某些形态异常的红细胞出现较多时对贫血的疾病诊断有重要的提示作用（表 4-4）。

表 4-4 形态异常的红细胞对贫血的疾病诊断的提示作用

红细胞形态异常	相关疾病
球形红细胞	遗传性球形红细胞增多症、自身免疫性溶血性贫血、微血管病性溶血性贫血、低磷酸盐血症等
椭圆形红细胞	遗传性椭圆形红细胞增多症、巨幼细胞贫血、骨髓纤维化等
靶形红细胞	珠蛋白生成障碍性贫血、HbC/S 病、HbE 病、不稳定血红蛋白病、缺铁性贫血、脾切除术后、肝病等
泪滴形红细胞伴幼红细胞	骨髓纤维化、巨幼细胞贫血、重型珠蛋白生成障碍性贫血等
棘形红细胞	肾衰竭、重型肝病、PK 缺乏症、β-脂蛋白缺乏症等
裂红细胞及红细胞碎片	微血管病性溶血性贫血、不稳定血红蛋白病、人工瓣膜置换等
红细胞缗线状排列	多发性骨髓瘤、巨球蛋白血症、冷凝集素综合征、球蛋白增多性疾病等

进行贫血的诊断和鉴别诊断应选择针对性的实验室检测项目，常用的检测项目对于贫血的诊断效能如下（表 4-5）。

表 4-5 常见贫血的实验室检测项目的灵敏度和特异性

疾病类型	检测项目	灵敏度（%）	特异性（%）
巨幼细胞贫血	MCV > 105 fl	11	95
溶血性贫血	网织红细胞增加	62 ~ 90	99
自身免疫性溶血性贫血	Coombs 试验阳性	90	95
PNH	Ham 试验阳性	95	95
缺铁性贫血	RDW > 15%	87 ~ 100	56

疾病类型	检测项目	灵敏度（%）	特异性（%）
	MCV < 100fl	100	50
	铁蛋白 < 12ng/ml	65 ~ 90	99
	转铁蛋白 < 16ng/ml	95	70 ~ 95
珠蛋白生成障碍性贫血	MCV < 80fl	100	

由于许多需要尽快治疗的严重疾病的第一线索仅表现为轻度贫血，任何忽略对轻微贫血的进一步诊断都将可能导致严重的后果。贫血的病因有时明显，有时隐匿，对于某些暂时因为试验方法的敏感性和特异性或疾病自身原因不能明确诊断者，在保证患者安全的前提下，可试行某些有助于诊断的治疗，如疑诊缺铁性贫血患者予以铁剂治疗，疑诊抗球蛋白试验阴性的自身免疫性溶血性贫血患者予以肾上腺皮质激素治疗等，通过随访治疗效果以确定诊断。

答案解析

？思考题

案例　患者，女性，35岁。

主诉：反复头晕乏力1年，加重1月。

现病史：患者1年前无明显诱因下出现头晕、乏力，近1月来加重，伴活动后心悸，大小便正常，无鼻出血和牙龈出血，体重无明显变化。既往无胃病、肝病和消化不良等病史。

既往史：患者有长期严格素食习惯。

基本检查：T 36.7℃，P 98次/分，BP 110/80mmHg。贫血貌，巩膜未见黄染，睑结膜和口唇苍白，皮肤未见出血点和皮疹，浅表淋巴结未触及肿大，双肺未见异常，腹软无压痛，肝脾肋下未及，双下肢无水肿。血常规：WBC 3.8×10^9/L，中性粒细胞0.55，淋巴细胞0.41，单核细胞0.04，RBC 3.10×10^{12}/L，Hb 88g/L，RDW 21.5%，Ret 2.1%。外周血涂片检查，红细胞呈双形性，一类红细胞体积大，中心淡染区消失，另一类小红细胞，中心淡染区扩大，中性粒细胞分叶过多，可有巨多分叶中性粒细胞。

问题

（1）为明确贫血的病因和分类，应进一步进行哪些检查？

（2）进一步检查结果，血清铁蛋白2.5ng/ml（化学发光法，参考区间4.63 ~ 204 ng/ml），维生素B_{12}150pmol/L（化学发光法，参考区间133 ~ 675 pmol/L），叶酸1.5 nmol/L（化学发光法，参考区间10 ~ 45.1 nmol/L）。该患者可以初步诊断为哪种贫血？

（施秀英）

书网融合……

重点小结

题库

微课/视频

第五章　缺铁性贫血

学习目标

1. 通过本章学习，掌握缺铁性贫血的实验室检查、缺铁性贫血的诊断；熟悉铁代谢及相关实验室检查；了解缺铁性贫血的临床表现及缺铁性贫血的病因和发病机制。

2. 具有对铁代谢相关实验室检测结果的分析能力，具备对缺铁性贫血血象和骨髓象形态细胞学特征的识别能力。

3. 树立不断学习的理念，培养严谨的学习态度及临床创新思维能力，关注红细胞疾病诊断的知识更新。

铁是人体合成红细胞中血红蛋白的原料，当铁缺乏或铁利用障碍时，血红蛋白合成不足，骨髓红细胞生成减少或无效造血，临床可出现贫血。

第一节　铁代谢及其检验

一、概述

铁是身体所需要的重要元素之一，正常情况下机体内铁的代谢保持动态平衡，代谢过程如下（图5-1）。当铁需要增加、铁摄入不足以及急、慢性失血等情况下，可造成长期铁的负平衡而导致机体缺铁。正常人体内约62%的铁为血红蛋白铁，31%为储存铁（包括铁蛋白和含铁血黄素）；转运铁仅占0.1%，但它是最活跃的部分。进入体内的铁主要在十二指肠和空肠上段的黏膜与转铁蛋白（transferrin，TF）结合，再与肠黏膜上的受体结合而进入细胞内，最后穿过细胞膜进入毛细血管网。进入血浆中的铁与转铁蛋白结合后被运输至骨髓及各组织中，结合了Fe^{3+}的转铁蛋白在幼红细胞和网织红细胞表面与转铁蛋白受体（transferrin receptor，TfR）结合通过胞饮作用进入细胞内参与血红素的合成。铁以铁蛋白和含铁血黄素的形式储存于骨髓、肝、脾的单核-巨噬细胞和血浆中。

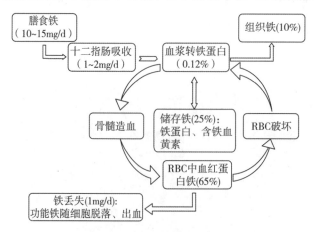

图5-1　铁代谢示意图

当铁代谢长期负平衡，骨髓红细胞生成减少、血红蛋白浓度和血细胞比容减低时可出现贫血，同时，可出现含铁的酶类和铁依赖酶活性降低甚至缺乏的表现。机体铁缺乏的三个连续发展阶段的缺铁情况及实验室检查特征如下（表5-1）。

表5-1 铁缺乏各阶段特征

铁缺乏阶段	机体异常变化	实验室检查特征
储存铁缺乏	储存铁减少或消失	SF 减低
缺铁性红细胞生成	储存铁缺乏	SF、SI 减低
	转铁蛋白增加	TS 减低、sTfR 增高
缺铁性贫血	储存铁缺乏	SF、SI 减低
	转铁蛋白增加	TS 减低、sTfR 增高
	Hb 减少	Hb、HCT 减低

注：SF，血清铁蛋白；SI，血清铁；TS，转铁蛋白饱和度；sTfR，可溶性转铁蛋白受体；Hb，血红蛋白；HCT 血细胞比容。

二、铁代谢相关检验

机体内储存铁消耗殆尽，合成 Hb 的铁不足，导致红细胞生成减少而发生贫血，反映铁代谢的相关检测在缺铁性贫血的诊断中和鉴别诊断具有重要作用。

（一）血清铁蛋白（serum ferritin，SF）

血清铁蛋白主要由肝合成，是铁的储存形式之一，其含量能准确反映体内储存铁的情况。SF 的减少只发生于铁缺乏症，且在铁缺乏早期就出现异常，是诊断缺铁性贫血（iron deficiency anemia，IDA）敏感的方法。采用化学发光免疫法检测 SF 含量，成年男性 15～200μg/L，成年女性 12～150μg/L；小儿低于成人。SF 与机体储存铁相关性极好，SF 可作为早期单纯性铁缺乏，尤其是储存铁缺乏的诊断指标。但 SF 为急性时相反应蛋白，在急性炎症、肝病时可反应性增高影响检测结果的判断。

（二）血清铁（serum iron，SI）

血清铁以 Fe^{3+} 形式与转铁蛋白结合，以复合物的形式存在。SI 减低常见于铁需要量增加、IDA、感染、真性红细胞增多症以及慢性失血等。SI 是一项直接反映体内运输铁含量的指标，但受生理、病理因素影响较大，对缺铁的诊断并不灵敏，反映机体铁储存量不够准确，因此不能单独应用作为缺铁的诊断指标。

（三）总铁结合力（total iron-binding capacity，TIBC）

血清总铁结合力是指血清中转铁蛋白能与铁结合的总量，将过量铁标准液加入血清中，使之与未带铁的 TF 结合并达饱和，多余铁被轻质碳酸镁吸附除去，然后测血液中的总铁含量，即为总铁结合力。成年男性 TIBC 为 50～77μmol/L，成年女性 54～77μmol/L。缺铁性贫血时 TIBC 增高，但反映体内储存铁的敏感性低于 SF。

（四）血清转铁蛋白（serum transferrin，sTF）及转铁蛋白饱和度（transferrin saturation，TS）

sTF 是一种能结合 Fe^{3+} 的糖蛋白，主要由肝细胞和巨噬细胞合成，机体内有 TfR，可识别和结合 sTF。正常情况下约 1/3 的 sTF 与绝大部分的 SI 结合，结合后被转运至需铁组织再将铁释放，sTF 自身结构不变。血清 TS 是 SI 与转铁蛋白结合能力的比值，即 SI 除以 TIBC 的百分率。免疫散射比浊法测定 sTF 浓度参考区间为 2.5～4.3g/L，血清 TS 参考区间为 28.6%～51.9%。sTF 增高及 TS 减低对铁缺乏具有诊断意义，SI 和 TS 增高对铁负荷过多有诊断意义。

（五）可溶性转铁蛋白受体（soluble transferrin receptor，sTfR）

sTfR 是细胞膜上 TfR 的一个片段，血清中 sTfR 的浓度大致与机体总的 TfR 的量成比例，成人 1.3 ~ 3.3mg/L（不同检测方法可有不同的参考区间）。其浓度升高与机体铁缺乏一致，是一种可靠的反映红细胞内缺铁的指标，且不受性别、年龄、感染、炎症等因素的影响，与 SF 联合检测可用于缺铁性贫血的诊断和鉴别诊断，尤其是与慢性病性贫血的鉴别。

（六）红细胞游离原卟啉（free erythrocyte protoporphyrin，FEP）

FEP 与铁是合成血红素的重要原料，正常成人红细胞 FEP/Hb 小于 $3.0\mu g/g$ Hb。缺铁时，大量原卟啉不能与铁结合，导致 Hb 合成减少，以游离形式积聚在红细胞内，红细胞内 FEP 蓄积。因此，FEP 含量增加可间接反映铁的缺乏。

第二节　缺铁性贫血

一、概述 e 微课/视频

缺铁性贫血（iron deficiency anemia，IDA）是指由于各种原因引起的机体内储存铁消耗殆尽，又不能得到足够的补充，导致用以合成 Hb 的铁不足，红细胞生成减少，而发生的贫血。体内铁缺乏包括三个连续发展的阶段：①最早是引起体内储存铁缺乏（iron depletion，ID）；②继之红细胞内发生缺铁，称为缺铁性红细胞生成（iron deficient erythropoiesis，IDE）；③最后导致 IDA。IDA 是临床上最常见贫血，可由许多不同的病因引起，机体铁摄入不足、需要量增加、吸收不良、转运障碍、利用障碍及丢失过多等，导致机体合成 Hb 所需铁的不足，形成小细胞低色素性贫血。

（一）病因与发病机制

铁缺乏症和 IDA 可发生在许多不同的疾病，发病原因和发病机制是多种多样的，IDA 是体内慢性渐进性缺铁的发展结果，可见病因诊断应进一步明确缺铁的原因，常见病因如下。①铁摄入不足：见于婴幼儿、青少年、妊娠期和哺乳期妇女对铁的需要量增加，若不补充高铁食物，易造成 IDA。此外，长期膳食中铁不足，如偏食也可引起 IDA。②铁吸收障碍：见于胃大部切除术后胃酸分泌不足或食物过快进入空肠，未经十二指肠充分吸收。此外，多种原因造成的长期胃肠道功能紊乱，如慢性肠炎、腹泻等均可导致 IDA 发生。③铁丢失过多：见于各种失血，如妊娠失血、泌尿系统失血、各种出血性疾病等。其中，成年人 IDA 最常见的原因是慢性隐匿性出血，如痔疮、消化性溃疡、结肠癌等；成年女性还可由于月经过多导致铁缺失，婴幼儿和妊娠妇女 IDA 则常见于铁的摄入不足。

（二）临床特征

IDA 的临床症状主要有贫血、组织缺铁的表现及引起缺铁和贫血的基础疾病的临床表现。

1. 贫血一般表现　乏力、易倦、头昏、头疼、耳鸣、心悸、气短、纳差、苍白、心率增快等。

2. 组织缺铁表现　主要有各种含铁酶活性下降而引起的上皮组织的变化，如口角炎、舌炎、舌乳头萎缩、吞咽困难；皮肤干燥，毛发无光泽易断；指甲无光泽呈条纹隆起，严重时指甲扁平甚至凹陷形成"反甲"。此外，还可出现精神行为异常，如异食癖、易激动、注意力不集中等。

3. 贫血的基础疾病表现　常见的基础疾病如消化道溃疡、肿瘤或痔疮导致的黑便、血便或腹部不适，妇女月经过多，肿瘤性疾病的消瘦，血管内溶血的血红蛋白尿等。

二、实验室检查

1. 血象　血常规检查是诊断贫血及进行贫血分类的首选试验，根据 Hb 含量和红细胞数及血细胞比容进行贫血的诊断，根据红细胞的 MCV、MCH、MCHC 等相关平均指数下降诊断小细胞低色素性贫血。因缺铁的发展阶段不同，贫血的轻重不一，血象的表现也不一样。早期常无贫血，当缺铁加重时出现轻度正细胞性贫血，红细胞数可在正常范围，Hb 下降，红细胞形态镜下观察已有变化，RDW 增高。随着缺铁进展，红细胞数和 Hb 进一步下降，呈典型的小细胞低色素贫血，镜下可见红细胞形态大小不等，以小细胞为主，中心浅染区扩大，甚至呈环形（图 5-2）。白细胞和血小板计数

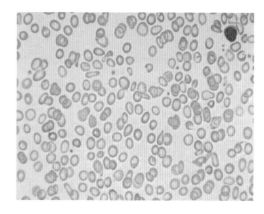

图 5-2　IDA 血象（Wright-Giemsa 染色，×400）

一般正常，慢性失血者可有血小板增多，贫血较重的儿童患者可有血小板减少。钩虫病引起的缺铁性贫血可有嗜酸性粒细胞增多。缺铁性贫血为小细胞低色素性贫血中最常见的疾病，血常规检测出现小细胞低色素性贫血的血象特征时要考虑本病相关的进一步检测。

2. 网织红细胞检测　是反映骨髓红细胞造血功能的重要指标。IDA 患者网织红细胞大多正常，但急性出血造成的 IDA 可明显增高。IDA 患者服用铁剂后网织红细胞 3~5 天后迅速增高，常于一周左右达高峰，两周后降至正常，这种现象称为"网织红细胞反应"。此外，一些血液分析仪可直接测定或公式推算网织红细胞内 Hb 含量，对铁缺乏的诊断具有较高的敏感性和特异性。

▶ **知识拓展** ◀ ··

网织红细胞血红蛋白含量在缺铁性贫血中的应用

网织红细胞血红蛋白含量（reticulocyte hemoglobin content，CHr/ reticulocyte hemoglobin equivalent，Ret-He）是检测外周血网织红细胞内血红蛋白的量，其可反映体内新生红细胞实时的血红蛋白合成情况，进而真实反映骨髓红细胞生成情况。研究发现 CHr 降低在诊断缺铁性贫血中有较高的灵敏度和特异性，且受炎症的影响较小，不受参与铁代谢外的其他因素的影响。因此，在涉及血清铁蛋白（急性时相反应蛋白）、血清铁和总铁结合力难以确定缺铁性贫血诊断的病例中，CHr 作为治疗反应的早期预测因子，对缺铁引起的贫血诊断和治疗评估具有一定临床意义。而网织红细胞血红蛋白含量、平均网织红细胞体积、网织红细胞内血红蛋白浓度，网织红细胞体积分布宽度等网织红细胞参数可反映铁缺乏患者铁剂治疗效果。

··

3. 骨髓象　骨髓象检查不一定在 IDA 诊断时需要，但当与其他疾病鉴别和诊断困难时可进行。IDA 表现为增生性贫血骨髓象，骨髓有核细胞增生活跃或明显活跃，个别患者减低。主要以红系增生为主，粒红比例减低，增生的红系细胞以中、晚幼红细胞为主，其体积较正常的红细胞小，胞浆少且着色偏蓝，边缘不整，呈锯齿状或如破布，显示胞质发育落后，Hb 合成不足。细胞核小而致密、深染，甚至在局部呈浓缩块状；表现为"核老浆幼"的核浆发育不平衡改变（图 5-3）。粒细胞系相对减少，各阶段间的比例及形态基本正常。巨核细胞系正常。淋巴细胞系和单核细胞系正常。

4. 骨髓铁染色　是诊断 IDA 的金标准，方法直接而可靠。IDA 患者骨髓单核-巨噬细胞系统的储存铁缺乏，即细胞外铁阴性，细胞内铁明显减少或缺如（图 5-4）。

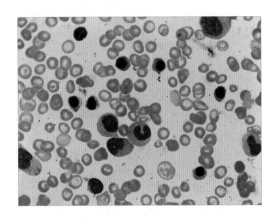
图 5 – 3　IDA 的骨髓象（Wright – Giemsa 染色，×1000）

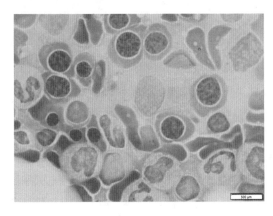
图 5 – 4　IDA 的骨髓铁染色（×1000）

5. 铁代谢检测　血清中铁代谢相关检测能反映机体缺铁的情况及缺铁的阶段，在缺铁性贫血的诊断和鉴别诊断中具有重要作用。SF 在铁缺乏早期就出现降低，是诊断 IDA 敏感的方法。SI 减低、TIBC 增高、sTF 增高及 TS 减低对铁缺乏具有诊断意义。sTfR 与 SF 联合检测可用于缺铁性贫血的诊断和鉴别诊断，尤其是与慢性病性贫血的鉴别。

6. 其他检测　红细胞寿命检测可见 IDA 患者的红细胞寿命缩短；铁动力学检测显示，IDA 患者对铁的利用加快，利用率增高。IDA 的诊断和治疗还应查清病因及原发病。为此，还需进行其他相应的检查，如粪便的潜血检查、虫卵检查，尿液的检查，肝、肾功能的检查及相应的生化、免疫学检查，胃肠道的 X 线、胃肠镜检查等。

三、诊断及鉴别诊断

（一）缺铁性贫血的诊断

缺铁可分为三个阶段，实验室检查在铁缺乏及 IDA 的诊断中起重要作用。

1. IDA 的诊断标准　①小细胞低色素性贫血：贫血的诊断标准按目前公认的诊断标准；MCV < 80fl，MCH < 27pg，MCHC < 320g/L，红细胞形态呈明显低色素性表现。②有明确的缺铁病因和临床表现。③血清（血浆）铁 < 8.95μmol/L（50μg/dl），总铁结合力 > 64.44μmol/L（360μg/dl）。④转铁蛋白饱和度 < 0.15。⑤骨髓铁染色显示骨髓小粒可染铁消失，铁粒幼红细胞 < 15%。⑥红细胞游离原卟啉 > 0.9μmol/L（全血），或血液锌原卟啉 > 0.96μmol/L（全血），或红细胞游离原卟啉/血红蛋白 > 4.5μg/gHb；⑦血清铁蛋白 < 15μg/L；⑧血清可溶性转铁蛋白受体浓度 > 26.5nmol/L（2.2mg/L）；⑨铁剂治疗有效。符合第①条和②～⑨条中任何两条以上者可诊断为 IDA。

2. 储存铁缺乏的诊断标准　符合以下任何一条即可诊断：①血清铁蛋白 < 14μg/L。②骨髓铁染色显示骨髓小粒可染铁消失。

3. 缺铁性红细胞生成的诊断标准　符合储铁缺乏的诊断标准，同时有以下任何一条符合者即可诊断。①转铁蛋白饱和度 < 0.15。②红细胞游离原卟啉 > 0.9μmol/L（全血）或血液锌原卟啉 > 0.96μmol/L（全血），或红细胞游离原卟啉/血红蛋白 > 4.5μg/gHb。③骨髓铁染色显示骨髓小粒可染铁消失，铁粒幼红细胞 < 15%。④血清可溶性转铁蛋白受体浓度 > 26.5nmol/L（2.25mg/L）。

4. 非单纯性 IDA 的诊断标准　具有合并症的 IDA，即感染、炎症、肿瘤、肝脏疾病或慢性病性贫血合并伴有缺铁，此时 SI、TIBC、SF、FEP 等铁参数因合并症的存在将受到影响，不能正确反映缺铁状态。非单纯性缺铁性贫血除应符合贫血的诊断标准外，尚应符合以下任何一条：①红细胞内碱性铁蛋白<6.5μg/细胞。②血清可溶性转铁蛋白受体浓度>26.5 nmol/L。③骨髓铁染色显示骨髓小粒可染铁消失。④铁剂治疗有效。

（二）缺铁性贫血的鉴别诊断

小细胞低色素性贫血是 IDA 的形态学特征。但是，不是所有小细胞低色素性贫血都是 IDA，故应注意鉴别诊断。如铁粒幼细胞贫血是多种原因引起铁利用不良导致血红素合成过程发生障碍，Hb 合成不足和无效造血，机体出现贫血，表现为骨髓红系增生，细胞内、外铁明显增多，出现大量环形铁粒幼红细胞，其外周血呈小细胞低色素性贫血需与缺铁性贫血进行鉴别；珠蛋白生成障碍性贫血、纯合子血红蛋白 E、C 病等是由于异常血红蛋白的合成导致的外周血红细胞减少出现贫血，均属小细胞低色素性贫血也需进行鉴别诊断；慢性感染、铅中毒和恶性肿瘤等引起的贫血，大多是正细胞性的，但有时也可以是小细胞性的。所以 IDA 主要应与各类小细胞低色素性贫血鉴别，其鉴别的实验室特征如下（表5-2）。

表5-2 小细胞性贫血的实验室特征

疾病	SF	SI	TS	sTfR	骨髓铁	血细胞分析与形态学检查
缺铁性贫血	↓	↓/N	↓	↑	↓	MCV↓、MCH↓、MCHC↓
珠蛋白生成障碍性贫血	N/↑	↑/N	N/↑	↑	↑/N	MCV↓、MCH↓、Ret↑、靶形 RBC
慢性炎症性贫血	↑	↓/N	↓/N	N	N/↑	MCV N/↓、MCH N/↓
铁粒幼细胞贫血	↑	↑	↑	↓	↑	MCV↓、MCH↓、铁粒幼细胞↑

注：↓为减低，↑为增高，N 为正常，SF 为铁蛋白，SI 为血清铁，TS 为转铁蛋白饱和度，sTfR 为可溶性转铁蛋白受体，MCV 为平均红细胞体积，MCH 为平均红细胞血红蛋白含量，MCHC 为平均红细胞血红蛋白浓度，Ret 为网织红细胞。

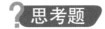

答案解析

案例 患者，男性，35 岁。

主诉： 心悸4月余。

现病史： 入院前4月患者无明显原因出现运动、饮酒、饮用浓茶或咖啡后心悸，休息后症状渐缓解，无胸痛、胸闷，无发热。现为进一步明确贫血原因办理入院。发病以来，睡眠可，小便正常，体重无明显减轻，每日进食量正常。近两年来存在反复腹泻，平均每周均有腹泻，每次持续约1日，腹泻后即出现排鲜血，自诉量较多，多于饮酒或进食不当后出现，未治疗。

既往史： 一般情况良好，否认肝炎、结核或其他传染病史，无过敏史，无外伤史，无手术史，无输血史，无特殊病史。

基本检查： 慢性病容，结膜苍白，双侧巩膜无黄染。全身皮肤未见皮疹，无皮下出血，全身浅表淋巴结未扪及肿大。胸廓未见异常，双肺未见异常，未闻及干湿啰音，心界正常，心律齐，各瓣膜区未闻及杂音。腹部外形正常，全腹软，无压痛及反跳痛，未触及包块，肝脏脾脏双肾未触及。

实验室检查： RBC 3.36×10^{12}/L，Hb 84g/L，MCV 63fl，MCH 25pg，MCHC 295g/L，PLT 399×10^9/L、WBC 4.38×10^9/L。SI 3.95μmol/L（比色法，参考区间 5.83~34.5μmol/L），SF 3.9ng/ml（化学发光法，参考区间 24~336ng/ml）

问题

（1）根据以上检测，该病例贫血属于哪一类？

（2）患者贫血最可能的诊断是什么？

（3）出现此类贫血，临床为明确诊断常用实验室检查有哪些？

（江　虹）

书网融合……

重点小结　　　　　　题库　　　　　　微课/视频

第六章　叶酸、维生素 B_{12} 代谢和巨幼细胞贫血

1. 通过本章学习，掌握巨幼细胞贫血的实验室检查及诊断；熟悉叶酸、维生素 B_{12} 相关检验；了解叶酸及维生素 B_{12} 代谢与细胞生成，巨幼细胞贫血的病因和发病机制、临床表现。

2. 具有对叶酸、维生素 B_{12} 相关检验结果的分析能力、巨幼细胞贫血的血象和骨髓象的细胞形态学特性。

3. 树立探究学习、终身学习的理念，培养严谨的学习态度及临床创新思维能力，培养可持续发展的专业能力。

叶酸（folic acid）及维生素 B_{12}（vitamin B_{12}）在 DNA 合成中起重要作用，叶酸和（或）维生素 B_{12} 缺乏致使 DNA 合成障碍，骨髓造血细胞核质发育不平衡，出现无效造血而引起大细胞性贫血。

第一节　叶酸、维生素 B_{12} 代谢及其检验

一、概述

（一）叶酸及维生素 B_{12} 代谢与细胞生成

叶酸进入人体后转变为有活性的四氢叶酸，四氢叶酸是体内一碳单位的载体，参与体内氨基酸、嘧啶和嘌呤核苷酸的代谢。N^5，N^{10} 亚甲酰四氢叶酸作为甲基的供体，为脱氧尿嘧啶核苷一磷酸（dUMP）转变为脱氧胸腺嘧啶核苷一磷酸（dTMP）提供甲基。维生素 B_{12} 在体内的活性形式是甲基钴胺素和腺苷钴胺素，作为辅酶参与体内多种代谢。甲基钴胺素与体内四氢叶酸的循环使用有关（图6-1）。

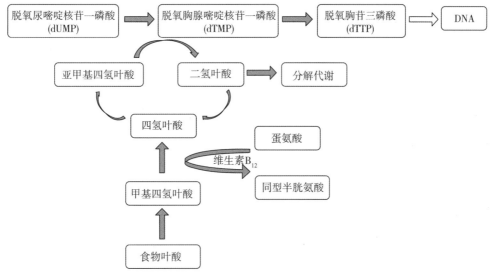

图 6-1　叶酸和维生素 B_{12} 在 DNA 合成中的作用

（二）叶酸缺乏

人体不能合成叶酸，必须从食物中获取。叶酸广泛存在于动植物类食品中，以绿色蔬菜、酵母、食用菌和动物肝脏中含量最丰富。叶酸不耐热，过度烹饪会导致其破坏。叶酸主要在十二指肠和空肠上段被吸收，以多谷氨酸盐形式储存于肝脏。肝脏中储存的叶酸能维持成人 2~4 个月的需要量，如补充不足，易引起叶酸缺乏。叶酸缺乏的主要原因分为：摄入不足，如食物摄取不足或过度烹饪破坏导致营养不良、酗酒等；需要增加，如妊娠及哺乳、婴幼儿及青少年生长发育期、溶血性疾病、恶性肿瘤等；吸收利用障碍，如慢性肠炎、空肠手术、叶酸拮抗剂等药物作用、5，10-甲基四氢叶酸还原酶等某些酶缺陷；丢失过多，如血液透析、肝脏疾病等。

（三）维生素 B_{12} 缺乏

人体不能合成维生素 B_{12}，人体所需的维生素 B_{12} 几乎全部由食物供给，如动物肝脏、肾脏、肉类、蛋、奶类等，蔬菜中含量甚少。食物中的维生素 B_{12} 在消化道内胃酸、胃蛋白酶和胰蛋白酶的作用下被释放，与胃壁细胞分泌的内因子（intrinsic factor，IF）结合形成维生素 B_{12}-IF 复合物，在回肠下段被吸收入血。正常情况下，储存在肝脏的维生素 B_{12} 能满足机体 3~5 年的生理需要。维生素 B_{12} 缺乏的主要原因有摄入不足（如营养不良）和吸收利用障碍［如胃酸缺乏（萎缩性胃炎、胃切除术后等）、慢性胰腺疾病、内因子缺乏（全胃切除、胃黏膜损伤和萎缩、存在内因子抗体等）、某些酶缺陷（先天性钴胺素传递蛋白Ⅱ缺乏等）］。

二、叶酸、维生素 B_{12} 代谢相关检验

（一）血清叶酸和红细胞叶酸测定

血清叶酸（serum folic acid，FA）及红细胞叶酸（red blood cell folic acid）常用化学发光免疫法竞争结合的原理进行检测。正常成人参考区间为血清叶酸 5.3~14.4μg/L；红细胞叶酸 192.1~577.1μg/L。血清和红细胞中叶酸降低常见于巨幼细胞贫血、甲亢、营养不良、慢性腹泻、吸收不良、酒精中毒、重症皮肤病、恶性肿瘤、肝脏疾病、正常妊娠等。还可见于红细胞过度增生，叶酸利用增加（如溶血性贫血、骨髓增殖性肿瘤）。红细胞与血清的叶酸浓度相差几十倍，身体组织内叶酸已缺乏但尚未发生巨幼细胞贫血时，红细胞叶酸测定对早期诊断尤其有价值，且其不受短期内叶酸摄入情况的影响，能反映机体叶酸的总水平及组织叶酸水平。

（二）血清维生素 B_{12} 测定

维生素 B_{12} 常应用化学发光免疫法竞争结合的原理进行检测。成人参考区间为 187ng/L~1059ng/L。降低见于巨幼细胞贫血、恶性贫血（内因子缺乏）、脊髓侧束变性、髓鞘障碍症。胃肠疾病导致的胃酸、胃蛋白酶分泌减少和胃切除术后，胃底壁细胞合成分泌的内因子减少，可影响维生素 B_{12} 的吸收和转运，致巨幼细胞贫血。服用拮抗剂或干扰维生素 B_{12} 利用的药物可引起血清维生素 B_{12} 降低，影响病因的判断。

（三）血清内因子抗体测定

维生素 B_{12} 要与胃壁细胞分泌的内因子形成复合物后才能被吸收，内因子抗体（intrinsic factor antibody，IF-Ab）通过阻断维生素 B_{12} 与内因子的结合而影响维生素 B_{12} 的吸收。应用化学发光免疫法测定血清内因子抗体的存在，内因子抗体阳性，多见于由维生素 B_{12} 缺乏引起的巨幼细胞贫血、恶性贫血等。

第二节 巨幼细胞贫血

一、概述

巨幼细胞贫血（megaloblastic anemia，MA）是一组血细胞脱氧核糖核酸（DNA）合成障碍所致的贫血，出现巨幼细胞是疾病的形态学特征。引起这种变化的原因主要是叶酸和（或）维生素 B₁₂ 缺乏、需求增多或利用障碍，导致 DNA 合成障碍，细胞核发育受阻，而细胞质发育正常，骨髓造血细胞出现核质发育不平衡和无效造血的现象，引起大细胞性贫血，也称 DNA 合成障碍性贫血。本病以骨髓中粒系、红系、巨核系三系细胞出现巨幼变，外周血表现为大细胞性贫血和中性粒细胞核右移等为形态学特征。在我国以叶酸缺乏所致的营养性巨幼细胞贫血多见，维生素 B₁₂ 缺乏所致的少见，由于内因子缺乏导致的恶性贫血（pernicious anemia）则极为罕见。

（一）病因及发病机制

叶酸缺乏时，dUMP 转变成为 dTMP 的反应受阻，进而使 DNA 合成的原料脱氧胸腺嘧啶核苷三磷酸（dTTP）缺乏，导致 DNA 的合成受阻，合成速度减慢，致使细胞增殖的 S 期延长，细胞核的发育慢于细胞质的发育，形成红细胞"核幼质老"胞体巨大的现象。此外，由于 dTTP 的减少，参加正常 DNA 合成所需的 dTTP 被尿嘧啶核苷三磷酸（dUTP）取代，合成了异常的 DNA。细胞为修复这种异常的 DNA 企图合成新的 DNA，但由于叶酸缺乏，dUTP 仍然取代 dTTP 进入新的 DNA，如此反复，造成 DNA 复制起点多，新合成的小片段不能连接成新的 DNA 子链，在形成双螺旋时，易受机械损伤和破坏，使染色体断裂，表现为染色质疏松改变。广泛发生的 DNA 断裂触发了细胞的凋亡机制，很多幼红细胞在骨髓内发生原位溶血，患者可出现轻度溶血性黄疸。上述变化同样发生于人体几乎所有的有核细胞和组织器官，以造血组织和消化系统表现尤为明显。

当维生素 B₁₂ 缺乏时，通过影响四氢叶酸的含量而使 dTTP 的合成障碍，引起 DNA 合成障碍，细胞核成熟障碍，导致细胞核质发育不平衡及巨幼样变。腺苷钴胺素是甲基丙二酰辅酶 A 转变为琥珀酰辅酶 A 过程的辅酶，甲基丙二酰辅酶 A 由丙酰辅酶 A 转变而来，如果维生素 B₁₂ 缺乏，会使大量的丙酰辅酶 A 堆积，形成单链脂肪酸。这种非生理性脂肪酸将影响神经鞘磷脂的形成，造成脱髓鞘改变进而出现各种神经系统症状。

（二）临床特征

1. 血液系统表现 患者起病缓慢，为慢性进行性贫血。就诊时多呈中至重度贫血，具有贫血的一般表现。部分患者还可出现轻度黄疸，皮肤色素沉着，少数患者可有脾肿大。

2. 非血液系统表现 ①消化系统：常见有食欲不振、恶心、腹胀、腹泻或便秘等症状。患者有反复发作的舌炎，表现为舌痛、舌面光滑呈绛红色（牛肉舌或镜面舌），可伴有舌乳头萎缩，多见于恶性贫血。②神经系统：维生素 B₁₂ 缺乏时，特别是恶性贫血时，常伴有神经系统症状。病变主要累及脊髓后侧束的白质和脑皮质，周围神经亦可受累，出现周围神经病和亚急性脊髓联合变性的表现，如手足末端对称性麻木、深感觉障碍、步态不稳和双下肢无力等。③精神症状：小儿及老年患者常有抑郁、嗜睡和精神错乱等精神异常。④其他表现：部分患者可有体重降低和低热。

二、实验室检查

1. 血象 血象为本病重要的筛选实验，血涂片细胞形态对诊断至关重要。本病为大细胞性贫血，

MCV 增高、MCHC 正常。RBC 和 Hb 水平降低，但二者的下降不平行，以 RBC 下降更明显。血涂片 RBC 大小明显不等，RDW 升高。RBC 形态不规则，以椭圆形大红细胞多见，着色较深，中心淡染区减小或消失；异形红细胞增多，可见巨红细胞、点彩红细胞、Howell – Jolly 小体及有核红细胞。Ret 绝对值减少。白细胞计数正常或减低，中性粒细胞胞体偏大，核右移，常见分叶过多的中性粒细胞。血小板数正常或减低，可见巨大血小板。血象可三系细胞减少，以红细胞减少程度为重。红系的改变与粒系的核右移同时存在，常可提示巨幼细胞贫血。

2. 骨髓象　骨髓形态学检查对本病诊断有重要价值。骨髓增生明显活跃或活跃，以红系、粒系、巨核系三系细胞出现巨幼变为特征。

（1）红细胞系　红系明显增生，粒红比值降低或倒置。各阶段的幼红细胞均可出现巨幼变，其比例常 >10%。由于发育成熟受阻，原巨幼红细胞和早巨幼红细胞比例增高，部分患者中，其占比可高达幼红细胞的 50%。核分裂象和 Howell – Jolly 小体易见，可见核畸形、核碎裂和多核改变。巨幼红细胞的形态特征表现为：①胞体大，胞质丰富；②胞核大，染色质排列呈疏松网状或点网状，随着细胞的成熟，逐渐密集，但不能形成明显的块状；副染色质明显，核着色较正常幼红细胞浅；③核、质发育不平衡，细胞核较细胞质成熟晚，呈"核幼质老"。胞核的形态和"核幼质老"的改变是识别巨幼样变的两大要点（图 6 – 2）。

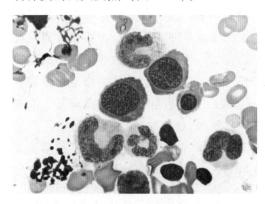

图 6 – 2　巨幼细胞贫血骨髓象，Wright – Giemsa 染色，×1000）

（2）粒细胞系　粒系可略有增生、正常或减低，比例相对降低。中性粒细胞自中幼阶段以后可见巨幼样变，以巨晚幼粒细胞和巨杆状核粒细胞多见。部分成熟粒细胞核分叶过多。

（3）巨核细胞系　巨核系数量正常或减少，可见巨核细胞胞体过大，胞质内颗粒减少，细胞核分叶过多（正常在 5 叶以下），核染色质疏松细致，可见核碎裂。血小板生成障碍，可见巨大和形态不规则的血小板。

3. 叶酸缺乏的检测　①叶酸的测定：一般认为血清中叶酸小于 4ng/ml（化学发光法）为叶酸缺乏。②红细胞叶酸小于 151ng/ml（化学发光法）为叶酸缺乏。因红细胞叶酸不受当时叶酸摄入情况的影响，能反映机体叶酸的总体水平及组织的叶酸水平，比血清叶酸检测诊断价值大。

4. 维生素 B_{12} 缺乏的检测　①血清维生素 B_{12} 测定：低于 180pg/ml（化学发光法）为维生素 B_{12} 缺乏，因测定影响因素多，结果判断应结合临床及其他检测综合分析。②维生素 B_{12} 吸收试验：此试验主要用于维生素 B_{12} 缺乏的病因诊断而非用于确定是否存在维生素 B_{12} 缺乏，如内因子缺乏时，尿中排出量减低（可 <5%），加入内因子结果正常。③血清内因子抗体测定：内因子抗体能阻断内因子与维生素 B_{12} 的结合，从而影响维生素 B_{12} 的吸收，引起巨幼贫或恶性贫血，检测内因子抗体存在，可应用于巨幼贫血的诊断及病因分析。

5. 诊断性治疗试验　由于叶酸或维生素 B_{12} 摄入不足或需求量增加导致的营养不良性巨幼细胞贫血对相应治疗药物的反应敏感，用药 48 小时左右网织红细胞即开始增多，于 5~10 天达高峰。

三、诊断及鉴别诊断

（一）诊断

1. 叶酸缺乏的巨幼细胞贫血诊断标准

（1）临床表现　①贫血的症状；②常见消化道症状，如食欲缺乏、恶心、腹泻及腹胀等；舌质红、舌痛、舌乳头萎缩、表面光滑；③可有轻度溶血表现，如皮肤、巩膜黄染。

（2）实验室检查 ①大细胞性贫血，MCV＞100fl，多数红细胞呈大卵圆形，网织红细胞常减少；②白细胞和血小板常减少，可见中性粒细胞核分叶过多（分 5 叶者＞5% 或分 6 叶者＞1%）；③骨髓增生明显活跃，红细胞系呈典型巨幼变，巨幼红细胞＞10%，粒细胞系及巨核细胞系亦有巨型变，晚幼粒细胞改变明显，核质疏松、肿胀，巨核细胞核分叶过多，血小板生成障碍；④血清叶酸测定（化学发光法）＜4ng/ml，红细胞叶酸测定（化学发光法）＜151ng/ml。

具有临床表现的①伴或不伴②、③项，加上实验室检查①、③或②及④项者，诊断为叶酸缺乏的巨幼细胞贫血。

2. 维生素 B₁₂ 缺乏的巨幼细胞贫血诊断标准

（1）临床表现 ①、②及③同"叶酸缺乏的巨幼细胞贫血"；④神经系统症状，主要为脊髓后侧束变性，表现为下肢对称性深部感觉及震动觉消失，严重的可有平衡失调及步行障碍，亦可同时出现周围神经病变及精神抑郁。

（2）实验室检查 ①、②及③同"叶酸缺乏的巨幼细胞贫血"；④血清维生素 B₁₂ 测定（化学发光法）＜180pg/ml。

血清维生素 B₁₂＜180pg/ml，诊断为维生素 B₁₂ 缺乏；若同时伴有贫血临床表现，伴或不伴消化道症状，加上实验室检查①及②或③项，诊断为维生素 B₁₂ 缺乏的巨幼细胞贫血。

（二）鉴别诊断

巨幼细胞贫血与骨髓增生异常性肿瘤和急性红白血病（后两类疾病常伴有明显的红细胞系类巨幼样变发育异常）可借助骨髓象形态学检查及细胞化学染色（骨髓增生异常性肿瘤和红白血病幼红细胞过碘酸-希夫染色呈阳性）进行鉴别。部分巨幼细胞贫血患者外周血三系减少，需与再生障碍性贫血进行鉴别，后者多为正细胞性贫血，骨髓有核细胞增生减低，且叶酸和维生素 B₁₂ 不一定缺乏。

▶ **知识拓展** ◀ --

恶性贫血

19 世纪一种进行性致死的严重贫血疾患的临床表现被报道，其后命名为恶性贫血，现已知此病经注射维生素 B₁₂ 即可治愈，但仍沿用此历史性名称。恶性贫血是由于胃黏膜萎缩、胃液中缺乏内因子，因而不能吸收维生素 B₁₂ 而发生的巨幼细胞贫血。多数患者的血清、胃液和唾液中可检查出抗自身胃壁细胞的抗体、在血清中还可检查出两种内因子（阻断及结合）抗体，故有人认为恶性贫血是一种自身免疫病。恶性贫血发病机制尚不完全清楚，其发生是遗传和自身免疫等因素间复杂的相互作用结果。也有人认为这些抗胃壁细胞的抗体是不明原因引起胃黏膜破坏后释放出抗原所引起。

？思考题

答案解析

案例 患者，男性，64 岁。

主诉：头晕、乏力 1 年，加重 2 周。

现病史：近一年来患者多次出现头晕乏力症状，休息后好转，未予治疗。2 周前居家劳动后头晕乏力加重，当地医院行血常规提示全血细胞减少，RBC 2.00×10¹²/L，Hb 69g/L，HCT 0.24，MCV 121fl，MCH 34.5pg，MCHC 288g/L，WBC 3.02×10⁹/L，白细胞中分 6 叶的中性粒细胞 3%，PLT 38×10⁹/L。诉常发口腔溃疡，无明显手足麻木。平素饮食清淡，很少食动物来源食物。发病以来睡眠和食欲正常，大便正常，体重无明显变化。

既往史：糖尿病史 10 余年。

基本检查：慢性贫血貌，睑结膜和口唇苍白，皮肤巩膜未见黄染。皮肤未见出血点和皮疹，浅表淋巴结未触及肿大，双肺叩诊呈清音，未闻及干湿啰音，心界轻度增大，心律 102 次/分，各瓣膜区未闻及杂音。腹软无压痛，肝脾肋下未及，双下肢无水肿。

问题

（1）该病例贫血属于哪一类？

（2）据血象特征及病史首选进一步的实验室检查是什么？

（3）根据其外周血细胞形态学特征，请简述需进行鉴别的疾病。

（江　虹）

书网融合……

重点小结　　　题库

PPT

第七章　造血功能障碍性贫血

造血功能障碍性贫血是多种原因引起的造血干细胞增殖、分化障碍和（或）造血微环境发生异常或被破坏，导致以贫血为主要表现的疾病。常见的有再生障碍性贫血、单纯红细胞再生障碍性贫血。

第一节　再生障碍性贫血 🅔 微课/视频

再生障碍性贫血（aplastic anemia，AA），简称再障，是一组因化学、物理、生物因素及不明原因所致的骨髓造血组织减少引起造血功能衰竭的疾病。其特征是造血干细胞和（或）造血微环境功能损伤，导致全血细胞减少，进行性贫血、感染、出血，无肝脾及淋巴结肿大。男、女发病率无明显差异。

一、病因与发病机制

（一）病因

按发病原因，再障分为先天性再障和获得性再障两种。先天性再障较为罕见，主要为范可尼贫血（Fanconi anemia，FA）、先天性角化不良（dyskeratosis congenita，DKC）、先天性纯红细胞再生障碍（diamond – blackfan anemia，DBA）、Shwachman – Diamond 综合征（SDS）等。绝大多数再障属获得性，又分为原因未明的原发性再障和继发性再障两类。继发性再障常见原因如下。

1. 化学因素　包括药物和化学物质。其中与再障发病高度相关的是苯及其衍生物、抗肿瘤药物、氯霉素等。化学物质引发的骨髓增生不良有的与剂量有关，有的与个体敏感性相关。

2. 物理因素　骨髓是射线敏感组织。高能 γ 和 X 射线产生的离子辐射能导致 DNA 的损伤而致再障。其骨髓抑制程度与放射呈剂量依赖性效应。

3. 生物因素　流行病学资料显示，再障的发生可能与多种病毒感染有关。其中与肝炎病毒最为相关，多发于乙型肝炎或丙型肝炎的恢复期，预后较差。其他可疑相关病毒还有 EB 病毒、微小病毒和人类免疫缺陷病毒等。

（二）发病机制

再障的发病机制仍未完全阐明。其发病呈明显的异质性，可能存在如下缺陷。

1. 免疫功能紊乱　第 46 届美国血液学年会明确提出，再障是一种自身免疫病，造血组织免疫损伤是再障的主要病理机制。再生障碍性贫血诊断与治疗中国指南（2022 年版）认为 T 淋巴细胞异常活化、功能亢进造成骨髓损伤在原发性获得性再障发病机制中占主要地位，新近研究显示辅助性 T 细胞亚群 Th1/Th2 分化偏移、调节性 T 细胞（Treg）及 NK 细胞调节功能不足、Th17、树突状细胞以及巨噬细胞等功能异常甚至某些遗传背景都参与了再障的发病。

2. 造血干细胞缺陷 体外细胞培养技术显示再障患者的造血干（祖）细胞数量减少，质量异常，增殖分化障碍，造血干（祖）细胞减少的程度与病情相关。

3. 造血微环境缺陷 动物模型的研究证明缺乏干细胞因子的 Sl/Sld 小鼠出现了再障；研究还发现再障骨髓基质细胞分泌的多种细胞因子出现紊乱，影响造血干细胞的增殖与分化。

二、临床特征

临床特征包括进行性贫血、出血和感染（伴发热）。根据患者的临床表现、血象和骨髓象，通常将再生障碍性贫血分为重型再生障碍性贫血（severe aplastic anemia，SAA）和非重型再生障碍性贫血（non severe aplastic anemia，NSAA）两型。SAA 发病急，进展快，病情重，贫血多呈进行性加重，常伴有不同程度的皮肤、黏膜出血及内脏出血，严重者可发生败血症。治疗效果差，预后不佳。NSAA 起病、进展较缓慢，病情较 SAA 轻。以贫血为主，出血和感染较轻，经恰当的治疗，病情可缓解或治愈，预后较好，但有少数病例预后不良，可进展为 SAA。

三、实验室检查

（一）血象

以全血细胞减少为主要特征，各病例三系减少的程度和先后顺序有所不同。贫血多为正细胞正色素性，少数为轻、中度大细胞性。网织红细胞绝对值明显减少。中性粒细胞明显减少，淋巴细胞比例相对增多。血小板不仅数量减少，而且体积小、颗粒减少，同时伴有功能减低。

（二）骨髓象

1. SAA 骨髓液稀薄，红髓脂肪变是再障的特征性病理改变，骨髓涂片可见脂肪滴明显增多。多部位穿刺均显示有核细胞增生极度减低。造血细胞（粒系、红系、巨核系）明显减少，特别是巨核细胞减少，常缺如；早期阶段的幼稚细胞少见或不见，无明显病态造血；非造血细胞（淋巴细胞、浆细胞、肥大细胞等）易见，淋巴细胞比例可高达 80%。如有骨髓小粒，染色后镜下为空网状结构（图 7 - 1）。骨髓小粒中造血细胞极少，大多为非造血细胞，又称为"非造血细胞团"。

2. NSAA 病程中骨髓呈向心性损害，胸骨和棘突的骨髓增生程度要好于髂骨。因骨髓拥有代偿能力可存在散在的增生灶，故不同的穿刺部位，骨髓象表现不一致，需多部位穿刺或进行骨髓活检，才能获得较明确的诊断。多数患者骨髓增生减低，三系减少，其中幼红细胞和巨核细胞减少明显；非造血细胞比例增加，常 >50%。如穿刺到增生灶，骨髓可表现增生良好，红系代偿性增生，以核高度固缩的"炭核"样晚幼红细胞多见，这可能是红系成熟停滞、晚幼红细胞脱核障碍所致；粒系减少，主要见到的是晚期及成熟型粒细胞；骨髓小粒改变与 SAA 相似，但以脂肪细胞较多见。

（三）骨髓病理组织学检查

骨髓活检对再障的诊断具有重要价值，可用来判断骨髓增生程度，了解残余造血情况，并在排除骨髓异常浸润中发挥极为重要的作用。活检显示：骨髓增生减低，造血组织和脂肪组织容积比降低（<0.34）（图 7 - 2）；切片内造血细胞减少，红系、粒系、巨核系以及窦状隙均减少。在典型病例中可检出残存的孤立性幼红细胞灶，即所谓"热点"，常于静脉窦附近分布，为成熟受阻表现；非造血细胞比例增加，淋巴细胞呈散在或聚集分布，浆细胞沿毛细血管排列；可见间质水肿，网状纤维轻度增加，出血甚至液性脂肪坏死。

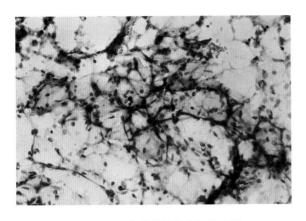

图7-1 再生障碍性贫血骨髓小粒

（Wright - Giemsa 染色，×400）

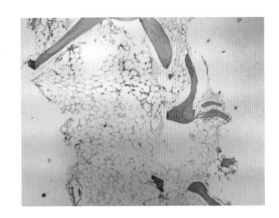

图7-2 再生障碍性贫血骨髓活检

（HE 染色，×50）

（四）其他检查

主要用于不典型病例的诊断。①体外造血祖细胞培养出现细胞集落明显减少或缺如；②中性粒细胞碱性磷酸酶活性增加；③骨髓铁染色可见细胞内、外铁均增加；④外周血 EPO 水平增加；⑤骨髓核素扫描判断其整体造血功能下降。

四、诊断和鉴别诊断

（一）再生障碍性贫血诊断标准

再生障碍性贫血诊断与治疗中国指南（2022年版）对再障的诊断标准如下。

1. 血常规检查 全血细胞（包括网织红细胞）减少，淋巴细胞比例增高。至少符合以下三项中两项：HGB <100g/L；PLT <50 ×10⁹/L；中性粒细胞绝对值（absolute neutrophil count，ANC）<1. 5 ×10⁹/L。

2. 骨髓穿刺 多部位（不同平面）骨髓增生减低或重度减低；小粒空虚，非造血细胞（淋巴细胞、网状细胞、浆细胞、肥大细胞等）比例增高；巨核细胞明显减少或缺如；红系、粒系细胞均明显减少。

SAA 诊断标准：骨髓细胞增生程度 <正常的25%；如≥正常的25%但 <50%，则残存的造血细胞应 <30%。血常规需具备下列三项中的两项：ANC <0. 5 ×10⁹/L；网织红细胞绝对值 <20 ×10⁹/L；PLT <20 ×10⁹/L。若 ANC <0. 2 ×10⁹/L，则诊断为 SAA。

NSAA 诊断标准：未达到 SAA。根据是否依赖血制品输注，将 NSAA 分为输血依赖型（TD - NSAA）和非输血依赖型（NTD - NSAA）。

3. 骨髓活检（髂骨） 全切片增生减低，造血组织减少，非造血细胞增多，网硬蛋白不增加，无异常细胞。

4. 除外检查 必须除外先天性（表7-1）和其他获得性、继发性骨髓造血衰竭（bone marrow hematopoietic failure，BMF）（表7-2）。

表7-1 与再生障碍性贫血相鉴别的先天性全血细胞减少症

疾病	临床特征
先天性无巨核细胞性血小板减少症	常染色体隐性遗传、TPO 受体 *c - Mpl* 基因突变所致；血小板减少或全血细胞减少；骨髓衰竭
先天性角化不良症	遗传方式有 X 连锁遗传、常染色体显性或隐性遗传；皮肤色素异常、口腔白斑、指甲营养不良三联征；全血细胞减少，肺纤维化等

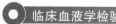

续表

疾病	临床特征
范可尼贫血	大部分属常染色体隐性遗传，少数（FANCB 亚型）为 X 连锁遗传；主要表现为血细胞减少、先天畸形、幼年癌症，染色体断裂试验阳性，易进展为 MDS/AML
RUNX1 种系突变	血小板减少或全血少，易进展为 MDS/AML
GATA-2 缺失综合征	反复感染（分枝杆菌、病毒、真菌等），淋巴水肿，疣，肺泡蛋白沉积症，易进展为 MDS/AML
SAMD9/9L 异常	MIRAGE（骨髓增生异常、感染、生长受限、肾上腺发育不全、生殖异常、肠病），易进展为 MDS/AML
重症先天性中性粒细胞减少症	中性粒细胞减少，反复细菌感染
先天性中性粒细胞减少伴胰腺功能不全综合征	常染色体隐性遗传，多数患有 *SBDS* 基因突变，表现为骨髓衰竭，胰腺外分泌功能不全，易进展为 MDS/AML

注：MDS 为骨髓增生异常性肿瘤；AML 为急性髓系白血病。

表7-2　与再生障碍性贫血相鉴别的其他获得性或继发全血细胞减少症

疾病或临床表现	鉴别要点
PNH 相关（AA/PNH）	依据疾病及 PNH 向 AA 转化的阶段不同，患者的临床表现不同，检测外周血红细胞和白细胞表面 GPI 锚链蛋白可以鉴别
低增生性 MDS/AML	低增生性 MDS 具备如下特点：增生减低，一系或多系病态造血；外周血可见幼稚细胞；骨髓活检可见网状纤维、CD34⁻ 细胞增加以及前体细胞异常定位
自身抗体介导的全血细胞减少	包括 Evans 综合征等。可检测到外周成熟血细胞的自身抗体或骨髓未成熟血细胞的自身抗体，患者可有全血细胞减少合并骨髓增生减低，但外周血网织红细胞或中性粒细胞比例往往不低或增高，骨髓红系细胞比例不低且易见"红系造血岛"，Th1/Th2 降低（Th2 细胞比例增高）、CD5⁺ B 细胞比例增高，血清 IL-4 和 IL-10 水平增高，对糖皮质激素和（或）大剂量静脉滴注丙种球蛋白、CD20 单抗、CTX 等治疗反应较好
大颗粒性淋巴细胞白血病（LCL）	可表现为全血细胞减少和（或）脾大等症状。流式细胞术检测外周血持续性 LGL 数量增多，*TCR* 基因重排等检测证实 LCL 为克隆性增殖
霍奇金淋巴瘤或非霍奇金淋巴瘤	可表现为全血细胞减少、骨髓增生减低、骨髓涂片可见局部淋巴瘤细胞浸润。AA 患者淋巴细胞显著增高，但表现正常淋巴细胞，可通过免疫分型和基因重排检测与淋巴瘤细胞进行区分。其他如脾肿大等特征也可作为鉴别 AA 与淋巴瘤的依据
原发性骨髓纤维化	可表现为全血细胞减少，外周血可检测到泪滴样异常红细胞、幼稚粒细胞/幼稚红细胞，脾肿大。骨髓易干抽，骨活检可见巨核细胞增生和异型巨核细胞，网状纤维和（或）胶原纤维
分枝杆菌感染	有时表现为全血细胞减少和骨髓增生减低，可见肉芽肿、纤维化、骨髓坏死和噬血征象。结核分枝杆菌一般没有特征性肉芽肿。抗酸杆菌属于不典型分枝杆菌感染，其常被泡沫样巨噬细胞吞噬。如果考虑结核，应进行骨髓抗酸染色和培养
神经性厌食或长期饥饿	可表现为全血细胞减少、骨髓增生减低、脂肪细胞和造血细胞丢失，骨髓涂片背景物质增多，HE 染色为浅粉色，Giemsa 染色亦可观察到
原发免疫性血小板减少（ITP）	部分 AA 患者初期仅表现为血小板减少，后期出现全血细胞减少，需与 ITP 相鉴别。这类 AA 患者骨髓增生减低、巨核细胞减少或消失。这种表现在 ITP 中并不常见。可用于鉴别早期 AA 及 ITP
MonoMac 综合征	骨髓增生减低同时外周血单核细胞减低或极度减低可能提示该诊断

注：AA 为再生障碍性贫血；PNH 为阵发性睡眠性血红蛋白尿症；GPI 为糖基磷脂酰肌醇；MDS 为骨髓增生异常性肿瘤；AML 为急性髓系白血病；MonoMac 综合征为分枝杆菌易感的单核细胞缺乏综合征。

（二）分型

再障是一组异质性疾病，不同类型的再障治疗原则和预后不同。所以诊断确立后应进行分型（表7-3）。

表7-3　获得性再障分型

	SAA	NSAA	
	重型 I	轻型	重型 II
发病	急	缓慢	慢性突变
症状	重	较轻	重

续表

	SAA	NSAA	
	重型 I	轻型	重型 II
血象			
网织红细胞绝对值 $\times 10^9/L$	<20	>20	<20
粒细胞 $\times 10^9/L$	<0.5	>0.5	<0.5
血小板 $\times 10^9/L$	<20	>20	<20
骨髓增生程度	极度减低	减低	极度减低
预后	差	较好	差

（三）鉴别诊断

（1）阵发性睡眠性血红蛋白尿症　是一组获得性的克隆性疾病，与再障关系最为密切，可相互转化。但本病特征为间歇性发作的血红蛋白尿，而出血及感染较轻，有静脉血栓形成，中性粒细胞碱性磷酸酶积分不增高，网织红细胞绝对值常增高，骨髓中红系增生较明显，细胞内、外铁均减少，酸溶血试验阳性和 CD55 和 CD59 表达缺陷可与再生障碍性贫血鉴别。

（2）骨髓增生异常性肿瘤　一种造血干细胞克隆性疾病，某些亚型的外周血象可呈全血细胞或二系、一系减少。但以病态造血现象为主要特征，结合染色体核型异常有助于与 AA 的鉴别诊断。

（3）再生障碍危象　在多种原发病的基础上，由于病毒感染或药物而致骨髓造血功能暂时性的急性停滞。以网织红细胞减少或缺如，骨髓出现巨大的原始红细胞为特征；如粒系和巨核系受到影响时，可伴有全血性或两系细胞减少，骨髓可见巨大的早幼粒细胞；反应性淋巴细胞和组织细胞增多。B19 微小病毒 DNA 检测阳性及相应的 IgM 型抗体增高对其有辅助诊断意义。病情自限性，在支持治疗下，4~6 周完全恢复。

（4）其他疾病　骨髓纤维化、急性白血病、巨幼细胞贫血、骨髓转移癌、脾功能亢进等疾病虽可有外周血的三系减少，但体征中可有肝脾肿大或淋巴结肿大、骨压痛；外周血可有幼稚红细胞和幼稚白细胞；骨髓象特征与再障明显不同。

第二节　单纯红细胞再生障碍性贫血

单纯红细胞再生障碍性贫血（pure red cell aplasia，PRCA）是一种以正细胞正色素性贫血、网织红细胞减低和骨髓中红系前体细胞显著减低或缺如为特征的综合征。本病的主要特征是贫血、网织红细胞明显减少，白细胞和血小板计数正常。

一、病因与发病机制

PRCA 可分为先天性和获得性。先天性 PRCA 是由核糖体蛋白结构基因突变导致核糖体生物合成异常，为红细胞内源性生成缺陷所致，多在出生后 1 年内发病，约 1/3 合并先天畸形。获得性 PRCA 主要是由于药物、病毒、抗体或免疫细胞等直接或间接攻击红系组细胞、EPO、EPO 受体等抑制红系增殖和分化成熟，最终导致发病。

获得性 PRCA 可见于特发性（原因不明）和继发性。继发性常见于①肿瘤：胸腺瘤、恶性淋巴瘤、慢性淋巴细胞白血病等。②自身免疫病：系统性红斑狼疮（systemic lupus erythematosus，SLE）、类风湿关节炎、多发性内分泌腺功能不全等。③感染：EB 病毒、肝炎病毒、人类细小病毒 B19；细菌等。

④药物：苯妥英钠、硫唑嘌呤、氯霉素、普鲁卡因胺、异烟肼等。获得性 PRCA 由于病因不同，其发病机制各异，研究发现可能与免疫介导、药物毒性作用和病毒感染等因素有关。其中免疫介导性损伤是本病的主要病理机制。

知识拓展

原发性 PRCA 的发病机制

原发性 PRCA 与自身免疫有关，无明确诱因或原发疾病，目前认为其多由 T 细胞免疫异常介导，少部分由 NK 细胞或 B 细胞介导。幼年短暂性有核红细胞减少是一种罕见原发获得性 PRCA，发病于 3 个月到 4 岁，多为自限性。部分骨髓增生异常性肿瘤的患者有时表现类似于原发性 PRCA，但其本质为恶性克隆性疾病，应注意鉴别。

二、临床特征

（1）有贫血症状和体征，如心悸、气短，面色苍白等。

（2）无出血及发热。

（3）无肝脾肿大。

三、实验室检查

（一）血象

正细胞性贫血，网织红细胞显著减少（<1%）或缺如。白细胞计数和分类以及血小板正常。在合并炎症时，可有轻度白细胞计数减低和（或）血小板异常，可合并轻度淋巴细胞增多。

（二）骨髓象

有核细胞增生多活跃，红细胞系极少（<3%~5%）或缺如。粒细胞系和巨核细胞系正常，粒红比值明显增高。三系细胞形态均正常。出现大早幼红细胞伴有液泡细胞质和伪足提示细小病毒 B19 感染。淋巴细胞比例增高、聚集，伴或不伴浆细胞增高，提示机体可能存在免疫活化。

（三）骨髓细胞组化染色

包括碱性磷酸酶阳性率及积分、有核红细胞过碘酸 – 希夫染色、铁染色。PRCA 患者铁染色多正常，部分合并铁过载，环形铁粒幼红细胞出现提示存在骨髓增生异常性肿瘤。

（四）血清 EPO 水平、EPO 抗体检测

EPO 水平与 PRCA 患者预后呈负相关。EPO 抗体检测可明确 EPO 相关 PRCA 或自身抗体介导的 PRCA。

（五）其他检测

骨髓祖细胞培养 BFU – E 及 CFU – E 减少；血清铁、总铁结合力和铁蛋白增加；Ham 试验和 Coombs 试验阴性；Rous 试验阴性（频繁输血者可呈阳性反应），血清中含多种抗体。

四、诊断与鉴别诊断

依据获得性纯红细胞再生障碍诊断与治疗中国专家共识（2020 年版），对 PRCA 诊断及鉴别诊断如下。

1. 血象 Hb 水平低于正常值（男性 <120g/L，女性 <110g/L）；网织红细胞百分比 <1%，网织红细胞绝对值 <10×10⁹/L；白细胞计数及血小板计数均在正常范围内；白细胞分类正常，红细胞及血小板形态正常。

2. 血细胞比容较正常减少。

3. 骨髓象 骨髓红细胞系统各阶段显著低于正常值。有核红细胞比例 <5%，粒系及巨核系的各阶段在正常范围内；无病态造血和髓外造血。

4. Coombs 试验阴性，无 PNH 克隆 依据以上标准，本病诊断并不困难，但极个别骨髓增生异常性肿瘤以幼红细胞再障形式出现，应注意鉴别。诊断后须积极寻找原发病及诱因，注意发病年龄及有无先天畸形，父母是否近亲结婚等，以考虑是否为先天性因素所致。

造血功能障碍性贫血是临床常见的疾病。随着近年检测技术不断进步，新方法、新指标将为临床提供更好的诊断和观察疗效依据。

答案解析

❓思考题

案例 男，57 岁。

主诉：间断鼻腔出血 5 天，加重伴皮肤瘀斑，瘀点 2 天。

现病史：患者自述 5 天前无明显诱因出现鼻腔出血，可自行停止，无牙龈出血，无血尿及黑便，2 天前全身皮肤黏膜出现多发瘀点、瘀斑，为进一步诊疗，以"血小板减少"收住医院。

基本检查：全身黏膜多发瘀点，瘀斑，右眼眼周，皮肤黏膜无黄染，巩膜无黄染，双肺呼吸音稍粗，未闻及干湿性啰音，心前区无隆起及凹陷，剑突下未见异常搏动及抬举样搏动，心脏触诊未触及震颤、心包摩擦，叩诊心界不大，听诊心率齐，未闻及早搏及病理性杂音，腹平软，无压痛及反跳痛，肝脾肋缘下未触及，双下肢无水肿。

血常规：白细胞计数 1.4×10⁹/L，血红蛋白 100g/L，血小板计数 13×10⁹/L，MCV 92.2fl，MCH 31pg，MCHC 328g/L，RDW14.5%，网织红细胞0.4%。血涂片镜检：未见异常细胞。

问题

（1）该病例初步诊断是什么？

（2）为明确诊断，应进行哪些检查？

（3）该病应与哪些疾病进行鉴别，应如何鉴别？

（马雅静）

书网融合……

重点小结　　　　　题库　　　　　微课/视频

第八章 溶血性贫血

✎ 学习目标

1. 通过本章学习，掌握溶血性贫血的定义和分类；熟悉各类溶血性贫血的发病机制及其贫血特征和实验室检查要点。

2. 具有对各类溶血性贫血血液、骨髓中异常细胞的形态鉴别判断以及分析判别能力。

3. 树立服务意识，尊重患者，关爱患者，珍视生命，具有人道主义精神，维护患者的健康利益。

第一节 溶血性贫血 ⓔ 微课/视频1

PPT

一、概述

溶血性贫血（hemolytic anemia，HA）是指由于某种原因使红细胞破坏加速，寿命缩短，超过了骨髓造血的代偿能力所引起的一类贫血。在贫血的刺激下，骨髓造血增生可增加到正常的 6~8 倍。临床是否出现贫血取决于红细胞生存期缩短的程度及骨髓红细胞的代偿增生的能力，如果骨髓造血能够代偿，未出现贫血，称为溶血性疾病（hemolytic disease）。如果红细胞的寿命太短，尽管骨髓红细胞生成极度活跃，仍然出现贫血的这种状态称为溶血性贫血。

（一）病因与发病机制

按照临床的特征急缓将溶血性贫血分为急性和慢性两大类，在慢性溶血过程中又有急性发作期。

按溶血部位不同分为血管内溶血和血管外溶血。红细胞主要在血液循环中破坏的称为血管内溶血，红细胞主要在单核-巨噬细胞系统中破坏的称为血管外溶血。血管内溶血多较严重，血管外溶血一般较轻，大多数溶血性贫血是血管外溶血。其病因及临床特征有所不同，血管内溶血的病因主要有红细胞膜上补体的激活（如阵发性睡眠性血红蛋白尿症、阵发性冷性血红蛋白尿症、输血反应、自身免疫性溶血性贫血），物理或机械性红细胞损伤（如微血管病性溶血性贫血、DIC），红细胞存在于毒性微环境（如细菌感染、疟原虫感染、砷中毒、葡萄糖-6-磷酸脱氢酶缺乏者的急性药物反应）等。血管外溶血主要有遗传性红细胞缺陷，获得性红细胞缺陷和免疫性因素等导致。

溶血性贫血按病因学可分为遗传性和获得性两类（表 8-1）。遗传性溶血性贫血多由红细胞内在缺陷（包括膜、酶、血红蛋白合成异常）所致；获得性溶血性贫血多由红细胞受外在因素影响（包括免疫因素、药物因素、生物因素、物理因素等）所致，少数疾病例外，如阵发性睡眠性血红蛋白尿症是一种获得性的以红细胞内在缺陷为特征的溶血性贫血。

表 8-1 溶血性贫血的病因学分类

主要疾病	病因	主要溶血部位
遗传性溶血性贫血		
遗传性球形红细胞增多症	红细胞膜缺陷	血管外
遗传性椭圆形红细胞增多症		血管外
遗传性口形红细胞增多症		血管外
棘红细胞增多症		血管外

续表

主要疾病	病因	主要溶血部位
葡萄糖-6-磷酸脱氢酶缺乏症	磷酸戊糖途径和谷胱甘肽代谢酶类缺乏	血管外
谷氨酰半胱氨酸合成酶缺乏症		血管外
丙酮酸激酶缺乏症	红细胞酵解酶类缺乏	血管外
葡萄糖磷酸异构酶缺乏症		血管外
珠蛋白生成障碍性贫血	血红蛋白异常	血管外
镰状细胞贫血		血管外
不稳定血红蛋白病		血管外
获得性溶血性贫血		
自身免疫性溶血性贫血	免疫介导的红细胞破坏	血管外/内
冷凝集素综合征		血管外
阵发性冷性血红蛋白尿症		血管内
药物诱发的免疫性溶血性贫血		血管外/内
新生儿同种免疫性溶血性贫血		血管外
溶血性输血反应		血管外/内
阵发性睡眠性血红蛋白尿症	红细胞膜缺陷	血管内
微血管病性溶血性贫血	红细胞物理性损伤	血管内
心源性溶血性贫血		血管内
行军性血红蛋白尿症		血管内
砷化物、硝基苯、苯肼、蛇毒等中毒	红细胞化学性损伤	血管内/外
溶血性链球菌、疟原虫、产气荚膜杆菌等感染	感染因素	血管内
脾功能亢进	外因引起红细胞破坏增加	血管外

由于溶血性贫血病种类繁多，发病机制和病因各异，对其进行诊断和鉴别诊断特别是查找溶血的病因较为困难。目前已将生物化学、免疫学、分子生物学、遗传工程学等检测手段，应用于溶血性贫血的病因诊断。

（二）临床特征

1. 慢性遗传性溶血性贫血 多为血管外溶血，起病缓慢，症状较轻。因红细胞被单核-巨噬细胞系统持续少量破坏引起，临床通常表现为贫血、黄疸、脾肿大三大特征，部分患者诱发溶血危象或并发胆结石。①贫血：贫血症状取决于贫血的程度和贫血进展的速度。②溶血性黄疸：有时新生儿贫血和黄疸可以非常重，而被误认为新生儿免疫性溶血。大部分较大的儿童和成年人，仅为巩膜黄染，或黄疸可能很轻而不被发觉。③轻度到中度脾肿大：这是异常的红细胞在脾脏中慢性破坏时脾脏工作性增生的表现。④溶血危象（hemolytic crisis）：慢性先天性溶血长期相对无症状依赖于红细胞的破坏与骨髓红系造血增加之间形成的一种脆弱的平衡。一旦这种平衡被打破，Hb 浓度将出现迅速降低，即溶血危象。最常见的溶血危象是骨髓红细胞暂时性的再生障碍。一般先有轻度感染，然后骨髓红细胞系统再生障碍，但短期内恢复，并有反跳的过度增生，此过程为 10～12 天。危象发生时，患者的 Hb 浓度急剧下降，甚至于危及生命。网织红细胞急速降低或缺如。⑤胆结石及其并发症：这可能是先天性溶血性贫血患者的突出表现，也可以是首发的表现。典型的溶血性贫血的结石是一种"黑色"结石。

2. 获得性溶血性贫血 ①急性溶血：多为血管内溶血，见于血型不合的输血、某些自身免疫性溶血、葡萄糖-6-磷酸脱氢酶缺乏症患者服用氧化性药物后等。起病急骤，由于大量血红蛋白释放入血，引起机体全身性反应和多脏器损伤，表现为严重的腰背及四肢酸痛，伴头疼、呕吐、寒战，随后高热。面色苍白和血红蛋白尿、黄疸。严重者甚至发生周围循环衰竭、少尿或无尿和急性肾衰竭。苍白、黄疸、心动过速等贫血的表现明显。②慢性溶血：起病隐匿的获得性溶血性贫血更多见的是慢性溶血，临床表现类似于遗传性溶血性贫血。③继发性溶血性贫血：可以是某些基础疾病的表现之一，此时基础疾病的临床表现往往掩盖了溶血的临床表现，如淋巴瘤、SLE 或支原体肺炎等。

二、实验室检查

溶血相关试验检查主要分为显示溶血的检测，检测红细胞膜、红细胞酶、血红蛋白异常的相关病因诊断实验等。遗传性溶血性贫血的实验室诊断所选检查如下（表 8-2）。

表 8-2　常见遗传性溶血性贫血的实验室检查项目选择

疑似溶血性贫血疾病	筛选/排除试验	确诊试验
红细胞膜缺陷性疾病	红细胞形态检查	红细胞膜蛋白分析
	红细胞渗透脆性试验	家系调查
		异常膜功能检测
红细胞酶缺陷性疾病		
G-6-PD 缺乏症	高铁血红蛋白还原试验	红细胞 G-6-PD 活性测定
	G-6-PD 荧光斑点试验	基因分析
PK 缺乏症	PK 荧光斑点试验	PK 活性定量测定
血红蛋白病		
	红细胞形态检查	血红蛋白电泳
	红细胞渗透脆性试验	基因分析
	异丙醇沉淀试验	珠蛋白肽链分析
	红细胞包涵体试验	
	热变性试验	

三、诊断与鉴别诊断

首先实验室检查有贫血发生的证据，再检查是否是溶血性贫血，确定是血管内溶血还是血管外溶血，最终结合病史、临床表现和病因学等综合分析得出诊断。

1. 确定溶血性贫血的存在　是以红细胞寿命缩短或破坏过多与骨髓红细胞造血代偿性增加同时并存为特征。依据病史，有贫血、黄疸，网织红细胞计数增加，考虑为溶血性贫血的可能，溶血性贫血的诊断主要应寻找的证据有：①红细胞寿命缩短或破坏过多：红细胞寿命测定明显缩短，Hb 浓度降低，异形红细胞出现较多，血中游离 Hb 浓度增加，血清间接胆红素增加，尿胆原阳性，尿含铁血黄素试验阳性等。②骨髓红细胞系统代偿性增生：网织红细胞明显增多，骨髓红系增生明显活跃。

2. 确定主要的溶血部位　血管内溶血多为急性发作，以获得性溶血性贫血为主，常见血红蛋白尿，少见肝、脾肿大和红细胞形态学改变；血管外溶血为红细胞被单核-巨噬细胞系统清除增加，多为慢性经过，常伴脾肿大和红细胞形态学改变，急性加重时骨髓可出现再障危象。根据临床特征和实验室检查分析可对两者进行鉴别。

3. 确定溶血病因明确诊断　通过病史和临床检查提供的第一手资料注意患者的年龄、种族、职业、病史、饮食、药物史、家族遗传史、婚姻史、生育史等，以及贫血、黄疸、肝脾肿大的严重程度。如幼年时发病，家庭成员中有贫血、黄疸或脾大提示遗传性溶血性贫血，成年以后起病多考虑获得性的溶血性贫血。当溶血与服用药物有时间上的关系时，应考虑酶缺乏所致的先天性溶血性贫血。获得性溶血性贫血中最多见的是自身免疫性溶血性贫血。结合以上患者的临床证据有目的地选择筛选试验和确诊试验，可对不同类型的溶血性贫血进行确诊。

第二节 遗传性红细胞膜缺陷性溶血性贫血

当红细胞膜的结构发生变化时，红细胞的性能亦发生改变，易于解体或被吞噬细胞清除，红细胞的生存期缩短。红细胞膜缺陷引起的溶血性贫血种类很多，分原发性和继发性。继发性膜缺陷的原发病不在膜本身，而是红细胞的酶或血红蛋白缺陷，或一些外在因素影响膜的组分、结构和功能所致。原发性膜缺陷又分先天性与后天获得性。获得性红细胞膜缺陷导致的溶血较少见，目前较典型的有阵发性睡眠性血红蛋白尿症。先天性膜缺陷常见的遗传病有遗传性球形红细胞增多症、遗传性椭圆形红细胞增多症、遗传性口形红细胞增多症等，其中以遗传性球形细胞增多症最多见。

一、遗传性球形红细胞增多症

遗传性球形红细胞增多症（hereditary spherocytosis，HS）是一种红细胞膜异常的家族遗传性溶血性疾病。大多在儿童期发病，轻型患者到成年才诊断，多数病例有阳性家族史。

（一）概述

1. 病因与发病机制 本病系常染色体显性遗传，有 8 号染色体短臂缺失。红细胞膜蛋白基因异常，主要涉及膜收缩蛋白（spectrin）、锚蛋白（ankyrin）区带 4.2 蛋白和区带 4.1 蛋白。由于红细胞膜收缩蛋白自身聚合位点及其结构区域有异常，影响收缩蛋白四聚体（shrink protein tetramer，SPT）的形成及与其他骨架蛋白的结合，因而引起膜结构与功能的异常，出现红细胞的膜蛋白磷酸化及钙代谢缺陷，钠泵功能亢进，钠、水进入细胞增多，红细胞呈球形变。球形红细胞需要消耗更多的 ATP 加速过量钠的排出，细胞内的 ATP 相对缺乏。同时钙 - ATP 酶受抑制，钙易沉积于膜上，使膜的柔韧性降低，红细胞变形能力随之降低，通过脾脏时被截留后在巨噬细胞内破坏，即出现溶血性贫血。

2. 临床特征 贫血、黄疸和脾肿大为主要临床表现，轻重程度不一。感染或持久的重体力活动也可诱发溶血加重，甚至发生再障危象。少数患者新生儿期就出现核黄疸，轻型患者可到成年时才有临床表现。偶尔可以表现为急性溶血或溶血危象。

（二）实验室检查

1. 血象和骨髓象 血红蛋白和红细胞数量正常或轻度降低，红细胞 MCHC 增高。红细胞呈球形，胞体小、染色深、中心淡染区消失（图 8 - 1，数量可从 1%～2% 到 60%～70%，但有约 20% 的患者缺乏典型的球形红细胞。血涂片红细胞的形态改变及阳性家族史有决定性诊断价值。骨髓象红细胞系统增生活跃，呈增生性贫血骨髓象。

2. 渗透脆性试验 HS 红细胞渗透脆性增高，孵育后脆性更高，加葡萄糖或 ATP 能够纠正。本症多于低渗盐水浓度 0.50%～0.75%（正常 0.42%～0.46%）时开始溶血，完全溶血在 0.40%（正常 0.28%～0.32%）。如

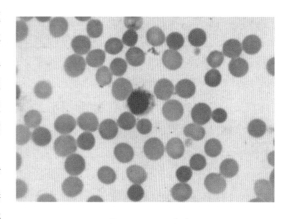

图 8 - 1 HS 血象（Wright 染色，×1000）

开始溶血在 0.50% 以下但高于对照管 0.08% 以上亦有诊断意义。如常温检验结果正常，24 小时温育后渗透脆性增加，开始溶血浓度较正常人对照高出 0.08% 以上，亦可认为有诊断意义。

3. 其他溶血试验 自身溶血试验（48 小时）：溶血 >5%，温育前先加入葡萄糖或 ATP 可明显减少溶血。酸化甘油溶血试验：阳性。

4. 红细胞膜电泳分析 SDS – PAGE 电泳可得到红细胞膜蛋白各组分的百分率，80% 的患者可发现异常。

5. 分子生物学技术 目前应用分子生物学技术如用单链构象多态性（single – strand conformation polymorphism，SSCP）分析、PCR 结合核苷酸测序等可检出膜蛋白基因的突变位点。

（三）诊断与鉴别诊断

HS 的诊断应结合病史、临床表现和实验室检查综合分析。若外周血有较多小球形红细胞（>10%），红细胞渗透脆性增加，有阳性家族史，无论有无症状，HS 诊断可成立；若外周血有较多小球形红细胞，红细胞渗透脆性增加，但家族史阴性，须除外免疫性溶血性贫血、不稳定血红蛋白病等原因产生的球形红细胞增多，方可确定诊断；若有阳性家族史，但外周血小球形红细胞不多（5% 左右）。需做渗透脆性试验、流式细胞术伊红–5–马来酰亚胺结合试验（EMA 结合试验）、酸化甘油溶血试验等加以证实；若外周血小球形红细胞不多，又无阳性家族史，则诊断需借助较多试验，包括红细胞膜蛋白组分析、基因分析等，需除外先天性非球形红细胞溶血性贫血等方可确诊。

二、遗传性椭圆形红细胞增多症

（一）概述

遗传性椭圆形红细胞增多症（hereditary elliptocytosis，HE）是一组由于红细胞膜蛋白异常引起的异质性家族遗传性溶血病，特点是外周血中含有大量的椭圆形红细胞。大多为常染色体显性遗传，极少数为常染色体隐性遗传。

1. 病因与发病机制 本病红细胞膜收缩蛋白结构的缺陷，使得膜骨架稳定性降低。红细胞在通过微循环时由于切变力的作用变成椭圆形且不能恢复正常，同时，由于红细胞膜骨架稳定性的降低容易被破坏，大多数椭圆形红细胞在脾脏被吞噬。

2. 临床特征 贫血程度轻重不一，常见肝、脾肿大。隐匿型无症状，无贫血和明显的溶血证据；溶血代偿型有慢性溶血过程，因骨髓可代偿而无贫血；纯合子症状严重，因感染等因素可诱发溶血加重，甚至出现再障危象。

（二）实验室检查

（1）血象和骨髓象：有轻重不等的贫血。外周血中红细胞呈椭圆形、卵圆形、棒状或腊肠形，红细胞横径与纵径之比小于 0.78，中心淡染区消失。椭圆形红细胞的比例大于 25%。骨髓象红系增生活跃，呈增生性贫血骨髓象。

（2）红细胞渗透脆性试验和自身溶血试验多阳性。

（3）红细胞膜蛋白电泳分析及低离子强度非变性凝胶电泳膜收缩蛋白分析：其异常结果有助于膜分子病变的确定。

（4）分子生物学方法：检测某些膜蛋白基因突变。

（三）诊断与鉴别诊断

依据临床表现、家族调查和相关实验室检查多数病例可确诊，无阳性家族史时若椭圆形红细胞大于 50% 也可明确诊断。本病应与其他外周血可出现少数椭圆形红细胞的贫血（如缺铁性贫血、巨幼细胞贫血、骨髓纤维化、骨髓病性贫血、骨髓增生异常性肿瘤、珠蛋白生成障碍性贫血等）鉴别。

第三节 遗传性红细胞酶缺陷性溶血性贫血

红细胞酶缺乏症多由遗传因素所致，是由于基因突变导致的酶活性或性质改变所引起的溶血及（或）其他表现的疾病。主要涉及糖代谢相关酶的缺乏。存在于红细胞三种代谢途径中：①糖酵解途径的酶缺乏：如己糖激酶、葡萄糖磷酸异构酶、丙酮酸激酶、磷酸果糖激酶等缺乏。②戊糖磷酸旁路代谢的酶缺乏：如葡萄糖-6-磷酸脱氢酶缺乏。③核苷酸代谢的酶缺陷：如嘧啶5′核苷酸酶和腺苷酸激酶缺乏等。最常见的为葡萄糖-6-磷酸脱氢酶缺乏症、丙酮酸激酶缺乏症。

一、葡萄糖-6-磷酸脱氢酶缺乏症

（一）概述

葡萄糖-6-磷酸脱氢酶缺乏症（glucose-6-phosphate dehydrogenase deficiency，G-6-PD deficiency）是由于 G-6-PD 基因突变所致红细胞 G-6-PD 活性降低和（或）酶性质改变而引起的溶血性疾病。主要分布于非洲、亚洲和有此两种血统的人群中，地中海区域也较常见。国内以南方各省多见。突变基因位于 X 染色体（Xq28），是一种 X 性连锁隐性或不完全显性遗传性疾病，携带疾病基因的男性和纯合子女性为疾病患者，对于杂合子女性，细胞 G-6-PD 的表达可从正常到明显缺乏不等。除少数变异型外，一般都需要有氧化剂的刺激才会发生溶血。

1. 病因与发病机制 红细胞中的 G-6-PD 酶有递氢功能，使氧化型辅酶Ⅱ（NADP$^+$）还原为还原型辅酶Ⅱ（NADPH）。NADPH 是红细胞内重要还原物质，可使氧化型谷胱甘肽（GSSG）还原为还原型谷胱甘肽（GSH），GSH 有维持 Hb 以及其他酶类中的巯基免受氧化损害，保护红细胞的功能。G-6-PD基因突变可引起 G-6-PD 酶活性减低。红细胞膜受到氧化损伤，可表现为膜脂质和膜蛋白巯基的氧化，导致高铁血红素和变性珠蛋白包涵体 Heinz 小体生成，分布在红细胞膜上，含有这种小体的红细胞脆性增加，易被巨噬细胞破坏导致溶血。

2. 临床特征 由于 G-6-PD 基因突变的差异以及引起红细胞破坏的诱因不同，G-6-PD 缺陷症可分为以下几种临床类型。

（1）先天性非球形红细胞溶血性贫血（congenital nonspherocytic hemolytic anemia，CNSHA）是一组红细胞酶缺陷所致的慢性自发性血管外溶血性贫血。至少有 29 种变异酶与本型有关，以 G-6-PD 缺乏最为常见。其共同特点为酶活性降低，一般有贫血、黄疸、脾肿大，感染或某些药物可加重溶血，引起溶血危象或再障危象。

（2）蚕豆病（favism） 是指 G-6-PD 缺乏的患者食用蚕豆、蚕豆制品或接触蚕豆花粉后引起的急性溶血性贫血。蚕豆中的蚕豆嘧啶葡糖苷和异戊氨基巴比妥葡糖苷等具有强氧化作用，可致 G-6-PD 缺乏的红细胞破坏。本病多发于小儿，男性为主，有明显的季节性。患者食蚕豆后数小时或数天内发生急性溶血，出现寒战、惊厥、血红蛋白尿、黄疸、贫血，甚至全身衰竭、昏迷等症状。解除诱因溶血可呈自限性。

（3）新生儿高胆红素血症（neonatal hyperbilirubinemia） 出生后一周内患儿出现黄疸，并进行性加重。

（4）药物性溶血 服用具有氧化性的药物后引起急性血管内溶血。已知伯氨喹啉等抗疟药、磺胺类药、解热止痛药、呋喃类药、水溶性维生素 K 等可诱发该病。患者服药后 1~3 天出现溶血，临床症状与蚕豆病相似。

（5）感染性溶血　可诱发溶血的感染性疾病有细菌性肺炎、病毒性肝炎、伤寒、传染性单核细胞增多症、水痘、腮腺炎等，患者多在感染后数日内出现血管内溶血，一般溶血症状较轻。

（二）实验室检查

1. 血象和骨髓象　红细胞形态一般无明显异常，可有少数异形或破碎的红细胞。各型均具有典型的增生性贫血骨髓象。

2. 溶血的检查　红细胞酶缺陷症除遗传性非球形红细胞溶血性贫血具有慢性血管外溶血的实验室特征外，其他各型患者平时都无明显异常改变，在诱因的作用下出现急性溶血时，可表现出血管内溶血共同的实验室特征。

3. G-6-PD 缺乏的筛查试验　目前国内常用的有高铁血红蛋白还原试验、荧光斑点试验、硝基四氮唑纸片法和 Heinz 包涵体试验（表 8-3）。高铁血红蛋白还原试验敏感性最高，荧光斑点试验特异性最高。Heinz 包涵体试验主要在溶血期间呈阳性。而要有效地检出女性杂合子只有进行酶的定量检测。

表 8-3　G-6-PD 活性筛选试验及结果

试验名称	正常	中等缺乏	严重缺乏
高铁血红蛋白还原试验（还原率）	≥75% 脐血≥血	31% ~74% 脐血 41% ~77%	≤30% 脐血≤血≤7%
荧光斑点试验（显荧光）	<10 分钟	10 ~30 分钟	>30 分钟
硝基四氮唑蓝纸片法	紫蓝色	淡紫蓝色	红色
Heinz 包涵体试验（≥5 个包涵体的 RBC）	<30%	>40%	>45%

4. G-6-PD 缺乏的确诊试验　G-6-PD 活性定量检测能准确反映酶的活性。检测多应用 WHO 推荐的改良 Zinkham 法、ICSH 推荐的 Glock 与 McLean 法，Chapman - Dern 法和硝基四氮唑蓝定量法。但由于杂合子患者 G-6-PD 酶活性的变化范围较宽，该方法检测 G-6-PD 缺乏杂合子患者的检出率不高。

5. 分子生物学方法　目前编码 G-6-PD 的 DNA 一级分子结构已完全清楚，利用分子生物学技术可进行核苷酸序列分析。利用限制性内切酶研究 *G-6-PD* 基因片段长度多态性，可用于分析变异型。采用 PCR 也可确诊基因的酶缺陷型，用于找出突变位点。

（三）诊断与鉴别诊断

（1）患者存在溶血诱因，如新生儿黄疸、食蚕豆、服用可疑药物史或近期有感染性疾病，存在血管内或血管外溶血的指征。

（2）筛选试验主要有荧光斑点试验、硝基四氮唑纸片法和高铁血红蛋白还原试验 3 种，适宜对男性半合子和女性纯合子的诊断和大样本的筛查，对女性杂合子多不敏感。

（3）酶活性定量检测是 G-6-PD 缺乏症确诊的重要依据。正常人酶活力为（12.10 ±2.09）IU/g Hb（Zinkham 法，37℃）；（8.34 ±1.59）IU/g Hb（Glock 与 McLean 法，37 ℃ G-6-PD 校正）。

（4）基因型鉴定　在酶活力测定的基础上，PCR 应用于已知突变型的鉴定和产前诊断。

▶ 知识拓展 ◀ -

G-6-PD 缺乏症研究进展

G6PD 缺乏症是一种基因缺陷病，目前无法完全治愈。研究表明，通过在 G6PD 酶的结构性 NADP[+] 结合区域进行修复，可以提高酶的稳定性，从而改善 G-6-PD 严重缺乏症的症状。研究人员通过高通量测序发现一种小分子化合物 AG1，该分子能提高不同突变型 G-6-PD 的酶活性。具体而言，Canton 突变型的 G-6-PD 酶因失去重要的螺旋间相互作用，稳定性较差，易被蛋白酶水解，而 AG1 处理后可改善其酶活性，并改变其 Km 值，提示 AG1 能够激活并稳定突变型 G-6-PD。进一步的斑马鱼胚胎实验显示，AG1 能降低氧化应激反应。最终，在人类外周血试验中，AG1 也能减少溶血反应。这一发现为逆转 G-6-PD 酶活性和稳定性的损害提供了新思路，未来有望通过改善酶稳定性来提高 G-6-PD 活性，进而改善 G-6-PD 缺乏症患者的预后。

二、红细胞丙酮酸激酶缺乏症

（一）概述

红细胞丙酮酸激酶缺乏症（pyruvate kinase deficiency，PK deficiency）是由于机体 PK 基因缺陷导致红细胞内无氧糖酵解途径中常见的 PK 活性减低或性质改变引起的溶血性贫血。属常染色体隐性遗传，男女均可发病，纯合子型症状明显，杂合子无症状或极轻。发病率仅次于 G-6-PD 缺乏症。

1. 病因与发病机制　PK 缺乏时，红细胞糖酵解途径的各种中间产物堆积，2,3-DPG 的产生比正常多 2~3 倍，而 ATP 产生减少，维持膜泵功能丧失，K^+ 丢失超过 Na^+ 摄入，细胞内钠、水减少，细胞体积变小，外形出现棘状突起，细胞相互间黏度增加，膜钙增加，变形性降低，引起血管外溶血。

2. 临床特征　临床多表现为慢性溶血性贫血，可出现贫血、黄疸、脾大。新生儿常见高胆红素血症。成人代偿完全者不出现贫血，只出现黄疸和肝、脾肿大。在感染后溶血加重甚至发生再障危象，部分患者常并发胆石症。

（二）实验室检查

1. 筛选试验　红细胞自溶血试验阳性，加 ATP 可完全纠正，加葡萄糖不能纠正。PK 荧光斑点试验，正常者 25 分钟内荧光消失，中等缺乏者（杂合子型）25~60 分钟荧光消失，严重缺乏者（纯合子型）60 分钟荧光仍不消失。

2. 酶活性定量试验　PK 活性检测，ICSH 推荐 Blumeif 法正常人为（15.0±1.99）IU/gHb（37 ℃）；中等缺乏者（杂合子型）为正常活性的 25%~35%，严重缺乏者（纯合子型）为正常活性的 25% 以下。

3. ATP 测定　参考范围（4.32±0.29）μmol/gHb，PK 缺乏时低于正常 2 个标准差以上。

4. 中间代谢产物测定　①2,3-DPG：参考范围（12.27±1.87）μmol/gHb，PK 缺乏时较正常增加 2 个标准差以上。②磷酸烯醇式丙酮酸（phosphoenolpyruvate，PEP）：参考范围（12.2±2.2）μmol/L RBC，PK 缺乏时较正常增加 2 个标准差以上。③2-磷酸甘油酸（2-PG）：参考范围（7.3±2.5）μmol/L RBC，PK 缺乏时较正常增加 2 个标准差以上。

（三）诊断与鉴别诊断

本病诊断的金标准为酶活性测定。PK 活力测定值下降并符合临床特征者可以诊断 PK 缺乏症，疑诊者加做 PK 酶动力学分析和家系分析有助于确诊。

（1）特异性确诊指标　①PK 荧光斑点法初筛试验：为定性筛查试验，正常人 25 分钟内荧光消失。②PK 酶活力定量测定：为定量确诊试验，杂合子患者残余酶活力在正常人的 50%~75%，纯合子患者多低于正常人的 50%。③基因型分析：用分子生物学分析的方法鉴定 PK 基因突变类型和多态性连锁关系，经酶活力测定和家系验证后，结合临床诊断指标，可以确诊丙酮酸激酶缺乏症。

（2）辅助诊断指标　①红细胞形态学：部分患者外周血涂片可见棘形红细胞，切脾后棘形红细胞明显增多。②中间代谢产物：PK 缺乏时可导致催化底物蓄积、产物减少。

PPT

第四节　血红蛋白病

血红蛋白病（hemoglobinopathy）是当今人类面临的主要的一组遗传性疾病，由于珠蛋白基因突变，血红蛋白合成异常所导致。根据珠蛋白缺陷的差异可分为珠蛋白生成障碍和珠蛋白肽链结构异常两大类。前者为珠蛋白肽链合成数量改变所导致，被称为珠蛋白生成障碍性贫血；后者珠蛋白合成数量无异常，而是珠蛋白链中单个氨基酸结构发生了改变，被称为异常血红蛋白病。二者均系遗传因素所致的血红蛋白异常，统称血红蛋白病。另外，也可见由化学药物导致的获得性血红蛋白病。

一、珠蛋白生成障碍性贫血　[e] 微课/视频2

珠蛋白生成障碍性贫血又称地中海贫血（thalassemia），是由于珠蛋白基因的缺失或突变，引起某种珠蛋白肽链合成减少或完全不能合成，血红蛋白生成异常，导致无效红细胞生成，红细胞寿命缩短的一组遗传性疾病。临床上主要表现为程度轻重不一的小细胞低色素性贫血。珠蛋白生成障碍性贫血可根据珠蛋白肽链缺陷的种类进行分类，α链缺陷所致者称为α-珠蛋白生成障碍性贫血，β链缺陷所致者称为β-珠蛋白生成障碍性贫血，δ链和β链同时缺陷所致者称为δβ-珠蛋白生成障碍性贫血，依此类推。

Hb由两对珠蛋白链和四个血红素分子构成四聚体。成人体内由于珠蛋白链的不同而存在三种Hb，主要为HbA（$\alpha_2\beta_2$），占Hb总量的95%以上，其次为HbA_2（$\alpha_2\delta_2$）占2%～3%，胎儿Hb（$\alpha_2\gamma_2$）占1%左右。珠蛋白α链基因位于16号染色体，其他β、γ、δ链基因位于11号染色体，呈连锁关系。正常人从父母双方各遗传2个珠蛋白α链基因（αα/αα），合成α珠蛋白链，这样就构成了每一条16号染色体上有2个合成α链的基因位点，则每对染色体上共有4个α链基因位点（由父母双方各继承一条）；从父母双方各遗传1个珠蛋白β链基因（β/β），合成β珠蛋白链。如果遗传的α链基因有缺陷则导致α-珠蛋白生成障碍性贫血；如果遗传的β链基因异常，则引起β-珠蛋白生成障碍性贫血。

（一）α-珠蛋白生成障碍性贫血

1. 概述

（1）病因及发病机制　α-珠蛋白生成障碍性贫血是由于α珠蛋白基因的缺失（缺失型）或突变（非缺失型）导致α珠蛋白肽链合成减少或完全不能合成所引起的溶血性贫血。具有高度遗传异质性，其分子缺陷具有某种程度的种族特异性。据报道，目前全世界发现的α-珠蛋白生成障碍性贫血基因突变类型至少有126种，以缺失型突变最为常见，其缺失的范围可从两个α-基因均缺失至一些小片段的缺失，均可在人群中检出。我国α-珠蛋白生成障碍性贫血的分子基础主要是大片段基因缺失，其中22SEA，2α3.7和2α4.2为最常见的3种基因缺失类型。非缺失型α珠蛋白生成障碍性贫血主要是Hb constant spring（Hb CS，为我国南方常见类型）和Hb quong sze（Hb QS）2种。在很多情况下，非缺失型α珠蛋白生成障碍性贫血基因引起的功能缺陷比缺失型更为严重。

由于α基因的缺失或突变，α链的合成速度明显降低或几乎不能合成。在以HbF为主的胎儿期，由于α链的缺失，过剩的γ链聚合形成γ4，即Hb Bart's。Hb Bart's与氧的亲和力高，在组织中氧释放极少，常导致胎儿宫内窒息死亡，未死亡的胎儿也因长期缺氧，生长发育受到严重影响，出生后可因胎儿水肿综合征在围产期死亡。出生后，γ链的合成减少，β链取而代之，过多的β链聚合形成β_4，即 HbH。HbH 是一种不稳定的 Hb，可形成包涵体沉积在红细胞内，使红细胞因膜通透性增高而破碎，红细胞寿命明显缩短，出现慢性溶血和骨髓造血代偿性增强。同样，HbH 与氧的亲和力是 HbA 的 10 倍，不利于氧的释放。但由于 HbH 含量一般在30%以下，不足以危及婴儿生命，婴儿出生后能存活和成长。

大部分 α-珠蛋白生成障碍性贫血是由于 α 基因缺失所致。根据 α 基因缺失的不同，α-珠蛋白生成障碍性贫血可分为四种表型，即①Hb Bart's 胎儿水肿综合征；②HbH 病；③轻型 α-珠蛋白生成障碍性贫血；④静止型 α-珠蛋白生成障碍性贫血。各型之间的不同主要在于 α 链的表达程度，α 链合成部分缺如称为 α^+ 基因，α 链完全缺如称为 α^0 基因。各表型与基因型之间的关系如下（表 8-4）。

表 8-4　α-珠蛋白生成障碍性贫血基因型与表型（或疾病）的关系

表型/疾病	基因型
Hb Bart's 胎儿水肿综合征	纯合子 α^0/α^0（- -/- -）
HbH 病	双重杂合子 α^0/α^+（- -/-α）
轻型 α-珠蛋白生成障碍性贫血	杂合子 α^0/α（- -/αα）
	纯合子 α^+/α^+（-α/-α）
静止型 α-珠蛋白生成障碍性贫血	杂合子 α^+/α（-α/αα）

（2）临床特征　由于珠蛋白生成障碍性贫血的分子生物学方面的异质性，其临床严重程度和实验室结果的差异极大。

1）Hb Bart's 胎儿水肿综合征（重型）　胎儿常于 30~40 周时流产、死胎或娩出后数小时内死亡，胎儿呈重度贫血、黄疸、水肿、肝脾肿大，胎盘巨大且质脆。

2）HbH 病（中间型）　患儿出生时无明显症状，婴儿期以后逐渐出现贫血，疲乏无力，肝脾肿大，轻度黄疸，年龄较大的患儿可出现头颅变大、额部隆起、颧高、鼻梁塌陷，两眼距离增宽，形成珠蛋白生成障碍性贫血的特殊面容。合并呼吸道感染或服用氧化性药物等可诱发急性溶血而加重贫血，甚至发生溶血危象。

3）轻型 α-珠蛋白生成障碍性贫血　患者无症状。

4）静止型 α-珠蛋白生成障碍性贫血　患者无症状。

2. 实验室检查

（1）Hb Bart's 胎儿水肿综合征　血象呈小细胞低色素性贫血，有核红细胞和网织红细胞明显增加。Hb 中几乎全是 Hb Bart's 或同时有少量 HbH，无 HbA 和 HbA_2。

（2）HbH 病　血象呈小细胞低色素性贫血，网织红细胞增高；骨髓中红细胞系统增生明显活跃，以中、晚幼红细胞占多数。红细胞渗透脆性降低；HbA_2 和 HbF 含量正常或稍低，出生时血液中约含有 25% Hb Bart's 及少量 HbH，随年龄增长，HbH 逐渐取代 Hb Bart's，HbH 含量维持在 5%~30% 水平；红细胞包涵体试验阳性。

（3）轻型 α-珠蛋白生成障碍性贫血　红细胞形态有轻度大小不等和异形；MCV、MCH 轻度降低；红细胞渗透脆性降低；HbA_2 和 HbF 含量正常或稍低，患儿脐血 Hb Bart's 含量 5%~15%，于生后 6 个月完全消失至 Hb 电泳正常；红细胞包涵体试验阳性。

（4）静止型 α-珠蛋白生成障碍性贫血　红细胞形态正常，无贫血；仅出生时脐带血中 Hb Bart's 含量 1%~2%，3 个月后即消失；红细胞包涵体试验阴性。

3. 诊断　珠蛋白生成障碍性贫血的临床诊断主要依据三个方面：①临床表现；②实验室检查，除血常规外，Hb 电泳是诊断本病必备条件；③遗传学检查，是最可靠的研究方法，可确定纯合子、杂合子、双重杂合子等。基因分析可确定基因突变类型，可作为确诊和分型的依据。α-珠蛋白生成障碍性贫血的诊断标准与临床分期标准如下（表8-5）。

表8-5　α-珠蛋白生成障碍性贫血的诊断与临床分期标准

临床分期		诊断标准
重型（Hb Bart's 胎儿水肿综合征）	临床表现	妊娠30~40周时胎儿在宫内死亡或出生后数小时内死亡。皮肤苍白，全身水肿，体腔积液，胎盘巨大，孕妇可有妊娠高血压综合征
	实验室检查	Hb 30~100g/L。MCV 及 MCH、MCHC 显著降低；红细胞渗透脆性降低。血涂片可见红细胞大小不等、异形及靶形红细胞，可见有核红细胞，网织红细胞显著增多。Hb Bart's >70%，少量 Hb Portland，可出现微量 HbH。基因型为 α-珠蛋白生成障碍性贫血纯合子
	遗传学	双亲均为 α-珠蛋白生成障碍性贫血
中间型（HbH 病）	临床表现	出生时正常，1 岁后出现轻至中度贫血，可有黄疸、肝脾肿大和骨骼改变，呈珠蛋白生成障碍性贫血面容
	实验室检查	红细胞呈小细胞低色素改变，靶形红细胞易见；血涂片经煌焦油蓝染色后可见红细胞中含有灰蓝色、均匀、圆形的颗粒状 HbH 包涵体。骨髓红系增生极度活跃，有核红细胞红亦可见 HbH 包涵体。Hb 电泳出现 HbH 区带，HbH 占 5%~30%，也可出现少量 Hb Bart's（出生时 Hb Bart's 可达 15% 以上）。基因型为 α-珠蛋白生成障碍性贫血双重杂合子或 α-珠蛋白生成障碍性贫血/Hb CS
	遗传学	双亲均为 α-珠蛋白生成障碍性贫血，或一方为 α-珠蛋白生成障碍性贫血、另一方为 Hb CS
轻型	临床表现	无临床症状或仅有轻度贫血
	实验室检查	出生时 Hb Bart's 可占 5%~15%，几个月后消失，红细胞有轻度形态改变，可见靶形红细胞，Hb 稍低或正常，MCV <79fl，MCH <27pg，红细胞脆性降低。Hb 电泳正常，可检出 ζ 珠蛋白链。基因型为 α-珠蛋白生成障碍性贫血杂合子
	遗传学	双亲中一方或双方为 α-珠蛋白生成障碍性贫血
静止型	临床表现	没有临床症状和体征
	实验室检查	出生时 Hb Bart's 为 1%~2%，随后很快消失，无贫血，红细胞形态正常（少部分可见 MCV <79fl，MCH <27pg），红细胞脆性试验阳性。Hb 电泳正常。基因型为 α-珠蛋白生成障碍性贫血杂合子
	遗传学	双亲中至少一方为杂合子 α-珠蛋白生成障碍性贫血

临床诊断为 α-珠蛋白生成障碍性贫血后，还应进一步进行基因分析确定基因突变类型，作为 α-珠蛋白合成障碍性贫血基因分型和确诊的依据。基因诊断方法有跨越断裂点 PCR（GAP-PCR）、多重 PCR、长片段 PCR、逆转录 PCR（RT-PCR）、限制性片段长度多态性分析（PCR-RFLP），Southern 杂交等。

（二）β-珠蛋白生成障碍性贫血

1. 概述

（1）病因与发病机制　β-珠蛋白生成障碍性贫血由 β 珠蛋白链基因突变所引起，β 基因的突变以点突变为主，单核苷酸置换是 β-基因的主要突变类型，亦可有碱基的插入和缺失。由于 β-珠蛋白基因突变影响了基因的表达和调节，β 链生成受抑制或缺如，部分 α 链与 γ 链或 δ 链结合，形成的 HbF 和 HbA$_2$ 增多；非结合的 α 链以一种不稳定的单体形式存在，易形成 α 链包涵体，使红细胞僵硬易破坏，红细胞寿命明显缩短，最终引起溶血性贫血。

β-珠蛋白生成障碍性贫血有 β$^+$ 和 β^0 两种基因型，β$^+$ 为杂合子，能合成部分 β 链；β^0 为纯合子，β 链完全缺如。临床上，β-珠蛋白生成障碍性贫血有轻型和重型之分，杂合子往往表现为轻型，纯合子表现为重型，另有介于二者之间的为中间型。其基因型和表型（疾病）之间的关系（表8-6）。

表 8 – 6　β-珠蛋白生成障碍性贫血基因型和表型的关系

表型/疾病		基因型
静止型 β-珠蛋白生成障碍性贫血	杂合子	β^+/β
轻型 β-珠蛋白生成障碍性贫血	杂合子	β^+/β, β^0/β, $(\delta\beta)^0/\beta$, $(\delta\beta)^{Lepore}/\beta$
中间型 β-珠蛋白生成障碍性贫血	纯合子	β^+/β^+, $(\delta\beta)^0/(\delta\beta)^0$
	双重杂合子	$\beta^0/(\delta\beta)^0$, $\beta^+/(\delta\beta)^0$, $\beta^0/(\delta\beta)^{Lepore}$, $\beta^+/(\delta\beta)^{Lepore}$, $(\delta\beta)^0/(\delta\beta)^{Lepore}$
	杂合子	β^0/β, $(\delta\beta)^0/\beta$
重型 β-珠蛋白生成障碍性贫血	纯合子	β^0/β^0, β^+/β^+, $(\delta\beta)^{Lepore}/(\delta\beta)^{Lepore}$
	双重杂合子	β^0/β^+

（2）临床特征

1）重型 β-珠蛋白生成障碍性贫血　又称 Cooley 贫血。患儿出生时无症状，至 3～6 个月开始出现症状，呈慢性进行性贫血，肝脾肿大，发育不良，常有轻度黄疸，上述症状随年龄增长而日益明显。由于骨髓代偿性增生导致骨骼变大，首先发生于掌骨，以后为长骨和肋骨，1 岁后颅骨改变明显，表现为头颅变大、额部隆起、颧高、鼻梁塌陷，两眼距离增宽，形成珠蛋白生成障碍性贫血的特殊面容。当并发有含铁血黄素沉着时，因过多的铁沉着于心肌和其他脏器而引起相应脏器损害的表现，其中最严重的是心力衰竭，它是贫血和铁沉着造成心肌损害的结果，是导致患儿死亡的重要原因之一。本病如不治疗，多于 5 岁前死亡。

2）中间型 β-珠蛋白生成障碍性贫血　多于幼童期（2～5 岁）出现症状，其临床表现介于轻型和重型之间，中度贫血，脾脏轻或中度肿大，黄疸可有可无，骨骼改变较轻。

3）轻型 β-珠蛋白生成障碍性贫血　患者无症状或有轻度贫血，脾不大或轻度肿大。病程经过良好，能存活至老年。本型多于重型患者家族调查时被发现。

4）静止型 β-珠蛋白生成障碍性贫血　患者无症状。

2. 实验室检查

（1）重型 β-珠蛋白生成障碍性贫血　血象呈小细胞低色素性贫血，网织红细胞增高；骨髓中红细胞系统增生明显活跃，以中、晚幼红细胞占多数；红细胞渗透脆性明显减低；HbF 含量明显增高，这是诊断重型 β-珠蛋白生成障碍性贫血的重要依据。

（2）中间型 β-珠蛋白生成障碍性贫血　血象和骨髓象的改变如重型；红细胞渗透脆性减低；HbF 含量增高程度不定，HbA_2 含量正常或增高。此型患者的特点是临床症状与实验检查结果往往不同步，一些病例实验检查结果象重型，但临床表现较轻；另一些病例实验检查结果象轻型，但临床表现较重。

（3）轻型 β-珠蛋白生成障碍性贫血　成熟红细胞有轻度形态改变；红细胞渗透脆性正常或减低；Hb 电泳显示 HbA_2 含量增高（本型特点），HbF 含量正常或轻度增高。

（4）静止型 β-珠蛋白生成障碍性贫血　Hb 正常，网织红细胞正常，成熟红细胞有轻度形态改变；红细胞渗透脆性正常或减低；Hb 电泳显示 HbA_2 和 HbF 正常或轻度增高。

3. 诊断　β-珠蛋白生成障碍性贫血的诊断与临床分期标准如下（表 8 – 7）。

表 8 - 7 β-珠蛋白生成障碍性贫血的诊断与临床分期标准

临床分期		诊断标准
重型	临床表现	出生时接近正常，多在 3~6 个月出现贫血，肝脾肿大、黄疸，骨骼改变，呈特殊珠蛋白生成障碍性贫血面容。患儿发育滞后，智力障碍
	实验室检查	Hb <60g/L，呈小细胞低色素性贫血（MCV、MCH、MCHC 降低），红细胞形态不一、大小不均，中央浅染区扩大，出现靶形红细胞（10% 以上）和红细胞碎片。网织红细胞增多，外周血出现较多有核红细胞。脾功能亢进时，白细胞和血小板减少。红细胞脆性降低。骨髓中红细胞系统增生明显活跃，以中、晚幼红细胞占多数，成熟红细胞改变与外周血相同。首诊时 HbF 显著增高，可达 30%~90%，HbF 不增高应排除近期输血的影响，可在输血后 3 个月左右复查；HbA$_2$ 多 >4%。基因型多为 β-珠蛋白生成障碍性贫血纯合子或双重杂合子
	遗传学	双亲均为 β-珠蛋白生成障碍性贫血
中间型	临床表现	多在 2 岁后出现贫血，症状和体征较重型轻，可有珠蛋白生成障碍性贫血面容
	实验室检查	Hb 60~100 g/L，呈小细胞低色素性贫血，网织红细胞正常或增高，白细胞数多正常，血小板数常增高，脾功能亢进时白细胞、血小板数减少。红细胞脆性降低。骨髓象呈增生性贫血，红系增生显著，以中、晚幼红细胞占多数，成熟红细胞改变与外周血相同。患者 HbA 减少而 HbF、HbA$_2$ 增多，HbA$_2$ 多 >4%，HbF 占 10%~50%，异常 HbE/β-珠蛋白生成障碍性贫血患者除 HbF、HbA$_2$ 增多外，可出现 HbE。基因型可为 β-珠蛋白生成障碍性贫血纯合子、双重杂合子、异常 HbE/β-珠蛋白生成障碍性贫血或 β-珠蛋白生成障碍性贫血杂合子
	遗传学	双亲一方或双方为 β-珠蛋白生成障碍性贫血，异常 HbE/β-珠蛋白生成障碍性贫血患者一方为 β-珠蛋白生成障碍性贫血、另一方为异常 HbE
轻型	临床表现	可有轻度贫血，无黄疸，偶见脾轻度肿大，无明显骨骼改变
	实验室检查	Hb 稍低，但 >90 g/L。红细胞大小不均，呈小细胞低色素性，可有少量靶形红细胞，红细胞脆性降低。HbA$_2$ >3.5% 或正常，HbF 正常或轻度增高（<5%）。基因型为 β-珠蛋白生成障碍性贫血杂合子
	遗传学	双亲至少一方为 β-珠蛋白生成障碍性贫血杂合子
静止型	临床表现	临床上无症状，多为其他疾病做血液学检查时发现
	实验室检查	Hb 正常，MCV <79fl，MCH <27 pg，网织红细胞正常。红细胞脆性降低。HbA$_2$ >3.5% 或正常，HbF 正常或轻度增加（HbF <5%）。基因型为 β-珠蛋白生成障碍性贫血杂合子
	遗传学	双亲至少一方为 β-珠蛋白生成障碍性贫血杂合子

临床诊断为 β-珠蛋白生成障碍性贫血后，还应进一步进行基因分析确定基因突变类型，作为β-珠蛋白合成障碍性贫血基因分型和确诊的依据。β-珠蛋白生成障碍性贫血的基因诊断方法主要有 PCR 结合 ASO 探针斑点杂交技术，PCR 结合限制性内切酶技术，突变阻滞扩增系统（amplification refractory mutation system，ARMS），多重突变引物延伸扩增技术和反向斑点杂交技术等。

4. 鉴别诊断

（1）缺铁性贫血 缺铁性贫血与珠蛋白生成障碍性贫血同属小细胞性贫血，前者无家族史，血清铁、血清铁蛋白、转铁蛋白饱和度、骨髓铁储存降低明显，Hb 电泳无异常；后者多有家族史，靶形红细胞明显增多，血清铁、血清铁蛋白、转铁蛋白饱和度、骨髓铁增高；可出现异常 Hb 区带，临床上可通过上述方法进行鉴别。

（2）铁粒幼细胞贫血 铁粒幼细胞贫血红细胞呈双形性改变，部分红细胞出现淡染区扩大，靶形红细胞少见，骨髓铁染色可见环形铁粒幼红细胞（>15%）；珠蛋白生成障碍性贫血主要表现为靶形红细胞增多，Hb 电泳出现异常，且有家族史。由此可区分铁粒幼细胞贫血与珠蛋白生成障碍性贫血。

由于珠蛋白生成障碍性贫血在我国分布范围较广，危害大，该病的产前筛查、产前诊断及遗传学调查已得到推广。目前临床主要有血细胞分析、红细胞形态观察、红细胞渗透脆性检测及 Hb 电泳分析等方法进行筛查，Hb 分析对该类疾病有一定的诊断价值，但仍存在一定的局限性。基因分析可确定基因突变类型，作为基因分型和确诊的依据。

二、异常血红蛋白病

异常 Hb 病是由于珠蛋白肽链基因发生突变，组成肽链的氨基酸发生替换、缺失、延长或融合而形成结构异常的 Hb 所产生的疾病。到目前为止，已发现的人类异常 Hb 超过 700 种，大多数为异常基因携带者，只有少数出现临床表现。异常 Hb 早期是按照发现的先后依次用英文字母表示，如 HbC，HbD，HbE 等。由于发现的异常 Hb 种类的不断增多，后来改用发现新异常所在地的地名、医院、实验室来命名。现有更为精准、科学的命名方法，注明异常的肽链、发生异常的位置及氨基酸变异的情况，如 HbS 的新命名法为 β6（A3）谷→缬。但该方法繁琐，目前仍沿用普通命名法。

根据临床表现和异常 Hb 功能特性，可将异常 Hb 病分为以下几种类型。①Hb 异常基因携带者：无任何临床表现，多在人群普查中被发现。②Hb 凝集性异常 Hb 病：在某些条件下，Hb 可凝聚成棒状结晶体，导致红细胞形态改变，如 HbS 和 HbC。③氧亲和性异常的异常 Hb 病：由于珠蛋白肽链结构改变，导致 Hb 与氧的亲和力改变，如 HbM。④不稳定 Hb 病：由于维持 Hb 分子稳定性的某些氨基酸被替换，导致 Hb 稳定性下降，并在红细胞内沉淀，引起慢性溶血过程。⑤伴高铁 Hb 的异常 Hb 病：由于某种氨基酸的替换，抑制了 Fe^{3+} 还原为 Fe^{2+}，Hb 携氧能力降低而表现出发绀。

世界上危害大的异常 Hb 病是 HbS 病，即镰状细胞贫血（sickle cell anemia）。该病主要见于非洲裔人群。我国尚无报道。我国西南地区以 HbE 最多见，其次报道较多的是 HbC 病和不稳定 Hb 病。

（一）镰状细胞贫血

1. 概述

（1）病因与发病机制 HbS 是由于 β 基因的第 6 个密码子中的腺嘌呤被胸腺嘧啶所替换，导致 β 链上第 6 位上的谷氨酸被缬氨酸替换所生成的 Hb 变异体。HbS 在脱氧的条件下形成纤维状多聚体，这种多聚体中 HbS 的 β 链通过与邻近的 β 链以疏水键结合而维持其稳定性，故 HbA（$α_2β_2$）容易参与 HbS 多聚体的形成。且多聚体的排列方向与细胞膜平行，并与之紧密接触。当多聚体量达到一定程度时（HbS 超过 50%），红细胞即发生镰状变。镰状变的红细胞失去正常的可塑性和变形能力，易在血管内外被破坏而溶血。镰状变的红细胞也使血液的黏度增加，血流缓慢，引起血管堵塞。堵塞的血管加重组织缺氧和酸中毒，引起的多器官损伤，同时又可导致更多的红细胞镰状变，造成恶性循环，产生严重的临床症状。

（2）临床特征 镰状细胞贫血有纯合子和杂合子两种基因型，还有 HbS 与其他 Hb 病的双重杂合子，如 Hb SC、Hb SE、Hb SD 等，其临床表现可与镰状细胞贫血相似，统称为镰变综合征。杂合子患者无临床症状，又称镰状细胞特征；纯合子和双重杂合子可表现出镰状细胞贫血。患者一般在出生以后逐渐发病，其临床症状包括两个方面：①溶血性贫血，患者有贫血、黄疸、肝脾肿大等；②血管堵塞引起的多器官损伤的表现，心、肺、肾等脏器都可受损，出现相应器官功能衰竭。其他血管堵塞还可引起视网膜梗死和脑梗死等。当有感染、酸中毒、缺氧等状况发生时，可诱发镰状细胞危象，病情加重，甚至导致死亡。

2. 实验室检查 可见红细胞大小不等，异形明显，可见嗜碱性点彩细胞，严重时可见镰状细胞；红细胞镰变试验呈阳性；红细胞寿命缩短；Hb 电泳可出现明显 HbS 区带，HbF 可轻度增高，HbA 明显减少。

3. 诊断 各型镰状细胞贫血特征如下（表 8-8）。

镰状细胞贫血确诊依赖于：①阳性家族史；②Hb 电泳或 Hb 层析，Hb 组成；③红细胞形态观察，纯合子患者的镰状细胞可在常规血涂片上直接观察到；杂合子患者的镰状细胞则需在血涂片上加 2% 的硫化钠溶液，再加盖玻片诱导低氧环境而产生镰状细胞（镰变试验阳性）。

表 8 – 8　镰状细胞贫血分型及各型特征

分型	基因型	临床表现	血红蛋白组成
镰状细胞贫血	纯合子（Hb SS）	半岁以后起病 慢性溶血性贫血 血管栓塞致多器官损伤 镰状细胞危象	HbS >90%，HbF <10%，HbA$_2$ <3.2%
镰状细胞特征	杂合子（Hb AS）	无症状，罕见无症状血尿	HbS 35% ~45%，HbA$_2$ <3.2%，余为 HbA

（二）不稳定血红蛋白病

1. 概述

（1）病因与发病机制　不稳定血红蛋白病（unstable hemogolubinopathy）是由于珠蛋白肽链基因突变，维持 Hb 稳定性的氨基酸被替换或缺失，生成不稳定 Hb 所致的一类疾病。不稳定 Hb 可自发或在氧化性物质诱导下变性沉淀，形成红细胞内的变性珠蛋白小体（也称海因小体，Heinz body），主要是由于珠蛋白肽链氨基酸的替代或缺失，改变了 Hb 的构型，影响血红素与珠蛋白的结合，导致 Hb 不稳定而发生沉淀，附着于红细胞膜上，使红细胞的变形性降低，寿命缩短。不稳定 Hb 种类有很多，但出现不稳定 Hb 病的非常少见。到目前为止，最常见的是 Hb Köln，分布于全世界。不稳定血红蛋白病的基因型都是杂合子，其遗传方式是常染色体显性遗传，已报道有自发性基因突变。

（2）临床特征　各种不稳定血红蛋白病因其 Hb 不稳定程度的差异而有不同的临床表现。轻者无任何症状，重者导致严重的溶血性疾病。多数病例可因骨髓的代偿性造血而不表现出贫血，当感染或服用氧化性药物后引起急性溶血的发生。除贫血外，还可以有黄疸及脾肿大等血管外溶血的临床表现。γ 链异常患者出生时可出现溶血性贫血表现，半年后症状则逐渐消失；而 β 链异常的患者则出生时无症状，半年后开始有慢性溶血性贫血表现。

2. 实验室检查　红细胞大小不等，呈低色素性，可见嗜多色性细胞，有异形和碎片，网织红细胞增高，Hb 电泳仅有部分病例出现异常区带，热不稳定试验、异丙醇沉淀试验、变性珠蛋白小体检测阳性，结合临床表现可进行诊断。

3. 诊断　确诊依赖于：①阳性家族史（也有一部分患者无家族史）；②Hb 氧亲和力异常；③不稳定 Hb 的存在，要明确不稳定 Hb 的存在可进行珠蛋白链组成成分分析。另外，对原因不明的先天性非球形溶血性贫血患者需要排除本病的可能性。

（三）HbE 病

HbE 是由于 β 链第 26 位上的谷氨酸被赖氨酸取代而形成的 Hb 变异体。HbE 病是我国常见的异常 Hb 病类型，主要包括 HbE 纯合子、HbE 杂合子、HbE/α 或 β 双重杂合子三种类型，临床表现为轻度的溶血性贫血，与 β-珠蛋白生成障碍性贫血复合时症状明显加重，与重型 β-珠蛋白生成障碍性贫血相似。实验室检查可见小细胞低色素性贫血，红细胞大小不等，靶形红细胞明显增多，网织红细胞增高，红细胞渗透脆性降低。Hb 电泳时 HbE 区带与 HbA$_2$ 区带融合，致 HbA$_2$ 显著增高（常 >10%）。临床诊断主要依据阳性家族史和 Hb 电泳。各型 HbE 病特征如下（表 8 – 9）。

表 8 – 9　HbE 病分型及各型特征

血红蛋白病	基因型	临床表现	血红蛋白组成
HbE 病	纯合子（Hb EE）	轻度贫血和脾大，易感染，合并感染时贫血加重	HbE 75% ~92%，余为 HbF
HbE 特征	杂合子（Hb AE）	无症状	HbE 20% ~35%，余为 HbA
HbE/β-珠蛋白生成障碍性贫血	双重杂合子（HbE/β^0）	与重型 β-珠蛋白生成障碍性贫血相似	HbE 40% ~60%，余为 HbF
	双重杂合子（HbE/β$^+$）	与中间型 β-珠蛋白生成障碍性贫血相似	以 HbA 和 HbE 为主

（四）HbC 病

HbC 是由于 β 链上第 6 位上的谷氨酸被赖氨酸取代后的 Hb，发病机制类似于 HbS。纯合子表现出 HbC 病，HbC 氧亲和力低，红细胞变形性降低，可出现慢性溶血性贫血的症状，血片中可见大量靶形红细胞（90% 以上），红细胞内可见结晶体；杂合子无症状，血片中靶形红细胞多见。诊断依赖于 Hb 电泳或层析发现 HbC，阳性家族史也很重要，临床表现和红细胞形态学的改变有助于诊断（表 8 - 10）。

表 8 - 10 HbC 病各型特征

血红蛋白病	基因型	临床表现	血红蛋白组成
HbC 病	纯合子（Hb CC）	轻到中度贫血，脾肿大	HbC >97%，靶形红细胞 >90%
HbC 特征	杂合子（Hb AC）	无症状	HbC 30% ~40%，靶形红细胞 5% ~30%

第五节　自身免疫性溶血性贫血

PPT

自身免疫性溶血性贫血（autoimmune hemolytic anemia，AIHA）（温抗体型和冷抗体型）是由于机体免疫功能紊乱，产生抗自身红细胞的抗体，导致红细胞破坏加速（溶血）超过骨髓代偿时造成的获得性溶血性贫血。AIHA 分原发性和继发性两类，原发性者多为女性，发病原因不明，继发性者原因很多，如淋巴系统恶性增生性疾病、病毒、支原体等病原生物感染、自身免疫病、免疫缺陷性疾病等均可导致 AIHA。

AIHA 是由于免疫调节功能发生变异产生了针对自身红细胞的抗体，自身抗体的产生涉及免疫系统的多个环节：①内源性红细胞和外源性/环境抗原的交叉反应而产生的分子模拟（交叉抗原和整合抗原）；②受后天因素（感染、恶性肿瘤、药物等）影响，自身抗原结构改变（突变抗原和错误抗原），抗原呈递失调，从而产生自身抗体；③B 细胞和 T 细胞功能障碍，包括调节性 T 细胞数量减少和其他 T 细胞异常，常见于免疫缺陷病、自身免疫病和淋巴增殖性疾病；④病原微生物的线粒体 DNA 可以与红细胞膜表面 TLR9 结合，改变膜结构，降低 CD47 表达，激活红细胞吞噬程序，并激活固有免疫反应。

本病根据抗体作用于红细胞的最适温度不同可分为温抗体型和冷抗体型。温性抗体作用于红细胞的最适温度为 37℃，主要为 IgG，是不完全抗体，多吸附于红细胞表面使红细胞致敏，之后在单核-巨噬细胞系统发生血管外溶血。其免疫实质分为三型：抗 IgG 型（占 35%）、抗 IgG 加抗 C3d 型（占 56%）和抗 C3d 型（占 9%），占自身免疫性溶血的大多数，称为温抗体型自身免疫性溶血性贫血（warm autoimmune hemolytic anemia，WAIHA）；冷性抗体在 20℃ 以下作用最活跃，主要为 IgM，是完全抗体，主要通过激活补体导致溶血。冷凝集素综合征（cold agglutinin syndrome，CAS）抗体多见冷凝集素性 IgM。阵发性冷性血红蛋白尿症（paroxysmal cold hemoglobinuria，PCH）的抗体为冷热抗体（D - L抗体）。

一、温抗体型自身免疫性溶血性贫血

（一）概述

1. 病因及发病机制　wAIHA 主要为由单核-巨噬细胞系统介导的血管外溶血，其溶血的机制是红细胞吸附不完全抗体（温抗体）或补体而被致敏，抗体的 Fc 段暴露，易与吞噬细胞结合，部分红细胞膜被吞噬或消化，红细胞形态逐渐成球形易被破坏，终致溶血。

2. 临床特征 wAIHA 可见于各年龄段，临床表现轻重不等，轻者可无症状，多数病例表现为慢性溶血，少数病例为急性溶血。主要表现为贫血相关症状，半数左右病例可出现黄疸、肝脾肿大。继发性者除有溶血的表现外，还具有原发病症状。慢性型病例可有淋巴结肿大、出血和血小板减少性紫癜（称为 Evans 综合征）。

（二）实验室检查

1. 血象和骨髓象 红细胞减少，Hb 降低，网织红细胞增高，血片上红细胞大小不等，常见球形红细胞和有核红细胞。骨髓象呈增生性贫血表现。

2. 溶血相关检测 具有溶血性贫血共同的实验室检查特征。

3. 抗球蛋白试验（Coombs 试验） 是诊断自身免疫性溶血性贫血的重要实验依据。患者直接试验多阳性，少数患者有间接试验阳性。应用单价抗 IgG 或抗 C3 的抗血清作抗球蛋白试验、采用放射免疫或酶联免疫的方法测定红细胞上的 IgG 量等方法可提高检测敏感性。

（三）诊断及鉴别诊断

临床表现除溶血和贫血外无特殊症状，半数有脾肿大，1/3 有黄疸和肝大。实验室检查：贫血程度不一，可暴发急性溶血危象，外周血可见多数球形红细胞及数量不等的幼红细胞，网织红细胞增多；骨髓涂片呈幼红细胞增生象，再生障碍危象时呈再生障碍骨髓象；直接抗球蛋白试验阳性，主要为抗 IgG 和抗补体 C3 型，间接试验可阳性或阴性。

近 4 个月无输血或特殊药物史，如直接抗球蛋白试验阳性，结合临床表现和实验室检查可确诊。如抗球蛋白试验阴性，但临床表现较符合，肾上腺皮质激素或切脾术有效，除外其他溶血性贫血可诊断为抗球蛋白试验阴性的 wAIHA。

二、冷凝集素综合征

（一）概述

1. 病因及致病机制 CAS 血管内红细胞破坏机制是冷抗体型自身抗体在低温环境中可附着于红细胞表面，并激活补体，使红细胞肿胀、溶解。在温度升高时，抗体可从红细胞表面脱离，故其为冷性抗体。

2. 临床特征 CAS 常见于寒冷季节，中年患者多见，患者除贫血和黄疸外，在冷环境下因红细胞大量凝集致微循环障碍，出现手足发绀，复温后消失。本病以血管外溶血为主，少数可有血红蛋白尿和含铁血黄素尿等血管内溶血表现。CAS 患者多表现为血管外溶血。补体介导的血管内溶血常见于阵发性冷性血红蛋白尿症，较少见于冷凝集素综合征，在温性抗体中极罕见。

（二）实验室检查

1. 血常规和骨髓象 红细胞减少，Hb 降低，网织红细胞增高，血片上红细胞大小不等，可见红细胞凝集现象。骨髓象呈增生性贫血表现。

2. 溶血相关检测 具有溶血性贫血共同的实验室检查特征。

3. 冷凝集素试验 冷抗体型自身免疫性溶血性贫血为阳性。

（三）诊断及鉴别诊断

临床表现以寒冷诱发的肢端紫绀可见，除贫血和黄疸外其他体征很少。实验室检查为冷凝集素试验阳性，4℃时效价高至 1 ∶ 1000，30℃在白蛋白或生理盐水内凝集效价仍高；直接抗球蛋白试验阳性几乎均为补体 C3 型。诊断时应注意与 C3 阳性的其他免疫性溶血进行鉴别。冷凝集素几乎都是 IgM。

三、阵发性冷性血红蛋白尿症

（一）概述

1. 病因及致病机制 PCH 患者血清中的冷性抗体，在低温环境下能与红细胞结合，同时吸附补体，但不发生溶血。当温度上升至 37℃时，激活补体，破坏红细胞，从而发生急性血管内溶血。

2. 临床特征 PCH 主要继发于某些感染，受冷回暖后发病，出现寒战、发热、腰背酸痛、Hb 尿及肝脾肿大等急性血管内溶血的表现。

（二）实验室检查

1. 血象和骨髓象 红细胞减少，Hb 降低，网织红细胞增高，血片上红细胞大小不等，可见红细胞凝集现象。骨髓象呈增生性贫血表现。

2. 溶血相关检测 具有溶血性贫血共同的实验室检查特征。

3. 冷热溶血试验 阵发性冷性血红蛋白尿症患者为阳性。

（三）诊断及鉴别诊断

具有典型的临床表现，多数于受寒回暖后即有急性发作，表现为寒战、发热，腰背酸痛，随后出现 Hb 尿。实验室检查：发作时贫血严重，进展迅速，周围血红细胞大小不一有畸形，可见球形红细胞、红细胞碎片、嗜碱性点彩细胞及幼红细胞；冷热溶血试验阳性；反复发作者有含铁血黄素尿；直接抗球蛋白试验为补体 C3 型阳性。应注意与阵发性睡眠性血红蛋白尿症、行军性血红蛋白尿症及肌红蛋白尿症相鉴别。

第六节 阵发性睡眠性血红蛋白尿症 ⓔ 微课/视频 3

PPT

阵发性睡眠性血红蛋白尿症（paroxysmal noctural hemoglobinurea，PNH）是一种获得性造血干细胞基因突变引起的良性克隆缺陷性疾病。其特征是血细胞（红细胞、粒细胞、血小板）膜对补体异常敏感而被破坏，是一种血管内溶血性疾病。临床表现以与睡眠有关的、间歇性发作的 Hb 尿为特征。

一、概述

（一）病因及发病机制

本病为造血干细胞的 X 染色体上磷脂酰肌醇聚糖 A 类（phosphatidyl inositol glycan‑classA，PIG‑A）基因突变，引起细胞膜上糖基磷脂酰肌醇（glycosyl phosphatidyl inositol，GPI）合成障碍，使 GPI 锚蛋白减少或缺失。多种调节细胞对补体敏感性的蛋白（如 CD59、CD55）都属于 GPI 锚连接蛋白，需 GPI 锚磷脂才能连接于细胞膜上。PNH 时，由于 GPI 锚磷脂缺乏，CD59 和 CD55 等补体调节蛋白不能连接于细胞膜上，使细胞对补体的敏感性增加。这种补体敏感的异常细胞不断增殖、分化，形成一定数量的细胞群时即发病。PNH 患者的 GPI 锚连膜蛋白部分或全部丧失可同时发生在红细胞、粒细胞、单核细胞及淋巴细胞上，提示本病为造血干细胞水平基因突变所致。

（二）临床特征

Hb 尿为首发症状者占 1/4，尿液外观为酱油或红葡萄酒样；伴乏力、胸骨后及腰腹疼痛、发热等。轻型 Hb 尿仅为隐血阳性尿。Hb 尿多与睡眠有关，早晨较重，下午较轻。很多因素可诱发 Hb 尿，如感染、月经、手术、输血、应激和某些药物。本病多为慢性血管内溶血性贫血，可伴有全血细胞减少，称为再障 – PNH 综合征。还可有反复血栓形成及相应的临床表现，血栓主要累及静脉系统，包括肝静脉、肠系膜静脉、门静脉、脾静脉和脑静脉及肢体静脉等。

二、实验室检查

（一）血象

贫血为几乎所有患者的表现，呈正色素性或低色素性贫血，半数患者为全血细胞减少，网织红细胞增高，血涂片可见有核红细胞及红细胞碎片。

（二）骨髓象

半数以上的患者三系增生活跃，尤以红系造血旺盛。随病情变化表现不一，不同穿刺部位增生程度可明显差异，故增生低下者应注意穿刺部位，必要时作病理活检。

（三）溶血相关检测

尿含铁血黄素试验（rous test）阳性。血浆游离 Hb 可升高，结合珠蛋白可降低，提示血管内溶血。

（四）检测补体敏感的红细胞存在的试验

酸化血清溶血试验（ham test）特异性高，多数患者为阳性，是诊断的重要依据。蔗糖溶血试验（sucrose hemolysis test）是 PNH 的初筛试验，PNH 患者可为阳性，本试验较酸溶血试验敏感，但特异性较差。热溶血试验阳性，其敏感性高，阴性结果一般可排除诊断。

（五）CD55 或 CD59 检测

流式细胞术检测发现 GPI 锚连接蛋白（CD55 和或 CD59）低表达的异常细胞群。

（六）嗜水气单胞菌溶素前体变异体（Flaer）检测

目前国际上多采用 Flaer 联合 CD59 来检测 PNH 克隆，诊断 PNH。Flaer 检测是利用 Alexa – 488 标记的无活性的嗜水气单胞菌溶素前体的变异体，能特异地与胞膜上 GPI 锚连接蛋白结合，在细胞膜上形成通道，从而溶破正常细胞，而 PNH 患者红细胞因 GPI 的缺乏而不受影响，故细胞完好。通过 FCM 检测，区分 GPI^- 和 GPI^+ 细胞。对临床高度怀疑而 CD55 和 CD59 检查不能确诊的 PNH 病例结合 Flaer 检查可获得明确诊断。

三、诊断及鉴别诊断

1. 临床表现符合 PNH 的特征。

2. 实验室检查

（1）酸化血清溶血试验、糖水试验、蛇毒因子溶血试验、尿隐血（或尿含铁血黄素）试验等两项试验以上阳性，或一项试验阳性，但结果可靠有肯定的血管内溶血的直接或间接证据，并能除外其他溶血。

（2）流式细胞仪检查发现：外周血中 CD59 或 CD55 阴性的中性粒细胞或红细胞大于 10%（5% ~10% 为可疑）。

PPT

实验室检查结果具备 1 项或 2 项均可诊断，而 1、2 两项可相互佐证。

第七节　其他溶血性贫血

一、机械性损伤所致的溶血性贫血

红细胞在血循环中受外力作用的拍打、冲击或通过比红细胞直径狭窄的小血管，或流动中受纤维蛋白细丝的切割等原因而发生破坏，出现血管内溶血，血片中出现各形红细胞碎片（图 8 - 2）是诊断此类溶血性贫血的主要依据。机械性溶血主要分为下以三大类型：①心源性创伤性溶血性贫血：少数心脏瓣膜狭窄、心脏瓣膜成形术、人工瓣膜置换术及大血管手术后的患者，由于心脏瓣膜和大血管异常导致血液动力学改变，红细胞受到机械磨擦及撞击等机械性损伤，出现溶血性贫血。②微血管病性溶血性贫血（microan-

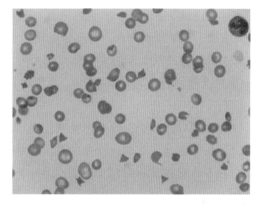
图 8 - 2　MHA 血象（Wright - Giemsa 染色，×1000）

giopathic hemolytic anemia，MHA）：是一组继发性疾病，主要原因是由于微血管内血栓形成或血管壁有病变而使微血管管腔变狭窄，或有纤维蛋白网形成，红细胞通过时受到过多推挤、磨擦或撕裂等机械性损伤而发生血管内溶血。常见于溶血尿毒综合征（hemolytic uremic syndrome，HUS）、血栓性血小板减少性紫癜（Thrombotic thrombocytopenic purpura，TTP）、弥散性血管内凝血和肿瘤等。③行军性血红蛋白尿症：直立姿势的运动，特别是长途行军、马拉松赛跑等，足底与硬而粗糙的地面长时间磨擦而使足底浅表毛细血管内红细胞受撞击损伤出现血管内溶血。

二、感染因素所致的溶血性贫血

多种微生物及寄生虫感染可引起溶血性贫血，有些微生物的生物毒素有直接溶血作用。常见引起感染性溶血的细菌有产气荚膜杆菌、溶血性链球菌等，病毒性感染可见于柯萨奇病毒、巨细胞病毒、EB 病毒等，原虫感染常有疟原虫、弓形虫等。

三、化学物质所致溶血性贫血

许多有毒化学物质和药物可直接引起红细胞破坏或诱发患者出现溶血。根据引起溶血的机制可分为：①有遗传缺陷者因某些药物诱发急性溶血，如 G-6-PD 缺乏症患者服用伯氨喹啉、不稳定血红蛋白病患者服用磺胺；②药物相关的免疫性溶血性贫血；③铅、砷、铜以及苯类有机物等化学物质大剂量中毒时，机体产生应激反应，使正常红细胞的保护机制受损，引起正常红细胞的破坏。

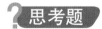
思考题

答案解析

案例 1　患者，女，3 岁。
主诉：面色苍白，血红蛋白降低。

现病史：面色苍白 1 年余就诊。血红蛋白下降，最低至 45g/L。外院行 HBB 基因编码区 52 位点测序，结果显示，患儿及其父亲为 c.52A＞T 杂合子，而患儿母亲未测出该编码区 52 位点突变。Hb 56g/L，红细胞平均体积（MCV）64.2fl，红细胞平均血红蛋白含量（MCH）18.6pg，红细胞平均血红蛋白浓度（MCHC）294g/L。常规珠蛋白生成障碍性贫血基因检测结果显示，患儿父亲为 β17 基因突变杂合子，未检测出常见 α 基因突变及基因缺失；患儿母亲未检测出常见的 β-珠蛋白生成障碍性贫血基因突变，未检测出常见 α 基因突变及基因缺失；患儿为 β17 基因突变杂合子，未检测出常见 α 基因突变及基因缺失。进一步行珠蛋白生成障碍性贫血基因检测，结果显示患儿及母亲均携带 PolyA（T→C）杂合突变。

既往史：2 岁开始输血，已行脾动脉栓塞术。

基本检查：重度贫血貌，骨骼发育畸形、头颅大、两颧略高、鼻梁凹陷、肝大肋下 10cm，剑突下 12cm 质中度硬；脾大左肋下 15cm，向右增大达脐部质硬。

问题

（1）依照以上检查，该患者最可能的诊断是什么？

（2）综合实验室及其他检查结果，此病例的诊断依据是什么？

（3）如出现贫血严重程度或血液学分析结果与基因诊断不一致的情况应当如何分析？

案例 2 患者，女，13 岁。

主诉：眼巩膜黄染 7 年来就诊。

现病史：体格检查巩膜轻度黄染，肝肋下 2cm，脾肋下 3cm。实验室检查：血红蛋白为 89g/L，白细胞计数及血小板计数在正常参考区间，网织红细胞 23%，球形红细胞为 25%，总胆红素 36μmol/L，间接胆红素 30μmol/L，HBsAg 阳性，Coombs 试验阴性，红细胞渗透脆性增加。

既往史：无输血史

基本检查：T：37.6℃，反应可，精神稍疲倦，全身皮肤黏膜苍黄，巩膜黄染，咽部无充血，四肢温暖，皮肤弹性良好，安静，烦躁，汗少，呼吸平顺，双肺呼吸音清，未闻干湿性啰音，心律齐，心音有力，未闻杂音，腹平软，剑突下、脐周压痛（－），无包块、反跳痛，肠鸣音存在，全身未见皮疹。

问题

（1）依照以上检查，该患者最可能的诊断是什么？

（2）综合检查结果，此病例的诊断依据是什么？

（3）为明确诊断，应进行哪些检查？

（邹国英　陈海生）

书网融合……

重点小结

题库

微课/视频 1

微课/视频 2

微课/视频 3

第九章 继发性贫血 ℯ微课/视频

PPT

1. 通过本章学习，掌握继发性贫血的定义和分类；熟悉各类继发性贫血的发病机制及其贫血特征和实验室检查要点；了解继发性贫血的发病机制。

2. 具有对各类继发性贫血血液、骨髓中异常细胞的形态鉴别判断以及分析能力。

3. 树立服务意识，尊重患者，关爱患者，珍视生命，具有人道主义精神，维护患者的健康利益。

继发性贫血（secondary anemia）是指造血系统以外的全身性疾病导致的贫血。常见的继发性贫血有慢性感染、非造血系统肿瘤、慢性肝脏疾病、慢性肾脏疾病、内分泌疾病所致贫血和骨髓病性贫血等。发病机制为原发病所致的营养摄入不足、储存铁减少、失血、溶血等，同时与多种造血负调节因子过度抑制骨髓的造血功能有关。

第一节　慢性病性贫血

慢性病性贫血指伴随某些感染、自身免疫病、转移癌等发生的贫血，这些疾病引起的贫血具有类似的临床表现及发病机制。以结核、类风湿关节炎、克罗恩病、亚急性细菌性心内膜炎、溃疡性结肠炎为最常见。许多慢性感染和慢性炎症常常合并慢性病贫血。2/3 患者呈正细胞性贫血，1/3 的患者呈小细胞性贫血；血清铁水平降低而储存铁增加。

贫血的主要原因为：①病原微生物和（或）炎症组织释放的毒素使 EPO 释放减少并且骨髓对 EPO 反应迟钝；②吞噬细胞固定储存铁，不能与转铁蛋白迅速进行交换，使铁被排除在正常的铁循环之外，而致 Hb 的合成减少；③某些红细胞外在因素导致红细胞寿命缩短等。

临床症状主要为原发病的症状。贫血呈中度，且发展缓慢。

贫血早期呈正细胞正色素性，后期呈小细胞低色素性，网织红细胞大致正常。骨髓粒红比值正常或红细胞系统增生减低；铁粒幼细胞数降低，细胞外铁增多，多存在于吞噬细胞中。血清铁、总铁结合力、转铁蛋白饱和度均降低是本病的特点。

第二节　肿瘤所致贫血

肿瘤所致贫血是指造血组织以外的各种恶性肿瘤所引起的贫血，其贫血表现类型和程度因恶性肿瘤种类，病程、治疗方法不同而各异。

贫血为恶性肿瘤常见的症状之一，与贫血发生有关的常见原因有出血、感染、骨髓转移、营养摄入不足、利用不良及放射和化学治疗等。常见的肿瘤有胃癌、肠癌、肺癌、子宫癌、前列腺癌等。恶性肿瘤发生骨髓转移所致的贫血，详见骨髓病性贫血。

临床表现主要为原发肿瘤的症状和体征。贫血的程度轻重不一，在疾病早期，可能甚至无贫血出现。相反，贫血亦可是胃癌、大肠癌等首先引起注意的症状。贫血的程度与肿瘤的大小和范围无直接关联。由于坏死组织和感染等的毒素作用，患者亦可发生 DIC，即微血管病性溶血性贫血。如中老年人发生原因不明的贫血应考虑消化道或其他系统恶性肿瘤的可能。

肿瘤所致贫血呈正细胞正色素性，当出血较多时呈小细胞低色素性，可出现裂红细胞。肿瘤细胞转移和浸润到骨髓，使骨髓造血系统受损，可行骨髓活检辅助诊断。

第三节　骨髓病性贫血

骨髓病性贫血（myelopathic anemia）是骨髓被异常组织浸润后，影响造血功能所致的贫血，如骨髓转移癌和骨髓纤维化等。

当骨髓被异常组织或细胞浸润后，造血组织被破坏或排挤，异常组织在骨髓恶性增生，释放毒素，争夺或干扰造血物质的利用；异常细胞所分泌的某些物质具有抑制正常造血细胞的功能，遂产生贫血。骨髓是仅次于肺和肝的转移癌好发部位，临床约有 20% 的恶性肿瘤发生骨髓转移。最常见的原发癌有乳腺癌、前列腺癌，其次为肺癌、肾癌、甲状腺癌、胃癌及恶性黑色素瘤等。临床表现为发热、消瘦等一般恶性肿瘤的症状；有明显骨髓浸润所致的全身骨骼疼痛和局部压痛；有贫血和出血症状，约 80% 的恶性肿瘤引起贫血症状，常与出血、感染、营养摄入不足和利用不良及放射和化学治疗等因素有关。

骨髓转移癌实验室检查表现为贫血的血象特点，骨髓涂片找到瘤细胞，即可确诊骨髓转移瘤。瘤细胞一般胞体较大，常聚集成堆，排列紧密，互相叠压，或胞浆彼此融合；核大，核染色质粗糙浓密，分布不均匀；核仁大而突出；浆多深蓝或灰蓝，边缘不规则，有紫红色颗粒或空泡。在涂片的边缘及尾部最易见到。骨髓活检比涂片更易发现瘤细胞。X 线检查有骨骼浸润和破坏性改变。血清碱性磷酸酶测定常见增高，前列腺癌可见酸性磷酸酶增高。

第四节　内分泌疾病所致贫血

内分泌疾病所致贫血是指内分泌功能紊乱引起的贫血。许多内分泌激素参与调节红细胞系的造血功能。如：EPO、调节 EPO 分泌，许多激素通过调节酶的代谢、受体来影响 Hb 和其他红细胞结构如红细胞膜的合成。比较常见的引起贫血的内分泌疾病有垂体、甲状腺、肾上腺和性腺等的疾病。

贫血的原因和以下因素有关：①甲状腺激素有强化 EPO 刺激骨髓红细胞系统造血的作用；②肾上腺皮质激素减低，将导致机体各个系统的代谢低下，包括肾脏 EPO 的分泌；③性腺激素，主要是雄激素，它是刺激肾脏分泌 EPO 的激素，雄激素减少导致 EPO 的减少；④垂体的促激素分泌减少，将影响到上述各个内分泌腺的功能。

甲状腺机能减退（黏液性水肿）、肾上腺皮质功能低下（艾迪生病）、垂体功能减退、性腺功能减退等均抑制骨髓红系造血。表现为轻至中度贫血，主要为正细胞正色素性贫血，也可见小细胞性或大细胞性贫血。白细胞和血小板正常。骨髓红系增生低下，脂肪细胞增多。临床表现以相应的内分泌疾病的症状和体征为主。

知识拓展

结缔组织病贫血

结缔组织病贫血是自身免疫性紊乱引起的结缔组织病导致的贫血。临床上包括类风湿关节炎、SLE、系统性硬化病、原发性干燥综合征、多发性肌炎/皮肌炎、混合性结缔组织病等基础疾病。这些疾病伴发的贫血症状常被原发疾病的临床表现所掩盖。

其发生机制包括：炎症介质增加，巨噬细胞铁释放减少、小肠上皮细胞铁吸收减少，红细胞利用铁障碍；性激素和交感肾上腺素的产生和作用异常，导致雄激素减少，雌激素增加，抑制红细胞生成；存在红细胞自身抗体，导致红细胞破坏增加；长期使用非甾体类抗炎药物导致胃肠长期少量失血；肾脏病变结缔组织病引起 EPO 分泌减少、代谢产物聚积导致红细胞生成减少和破坏增加；血小板抗体和抗磷脂抗体导致血小板数量和功能异常。

? 思考题

答案解析

案例　女，40 岁。

主诉：间歇性咳嗽、咳痰 1 年，加重并发热 1 周。

现病史：1 年前淋雨后出现咳嗽、咳痰，咳白色黏液就诊，当地诊所以肺炎给予静脉滴注抗生素症状缓解，此后间歇性咳嗽，咳痰未引起重视，未给予任何治疗。一周前，因着凉后咳嗽，咳痰加重，咳黄色脓性痰不易咳出，体温最高 39.8℃。为进一步诊疗收住入院。

既往史：既往健康，无手术及输血史，无药物过敏史。

基本检查：神志清，精神差，面色略苍白。呼吸节律整齐，右下肺触觉语颤减低，叩诊呼吸音，低右下肺可闻及湿性啰音。腹平软，无压痛及反跳痛，肝脾肋下未触及，双肾未触及异常。

实验室检查：

血常规：WBC 16×10^9/L，NEU% 86.3%，Hb 99g/L，RBC 3.16×10^{12}/L，PLT 121×10^9/L，MCV 88.0fL，MHC 27.5pg，MCHC 330g/L，Ret 0.62%，CRP 128mg/L。

胸部 CT：右下肺团片状高密度影内可见气液平面。

问题

（1）通过上述检查，该患者可能的诊断是什么？

（2）为明确诊断，应进行哪些检查？

（3）根据实验室及其他检查结果，应做出怎样的诊断？依据是什么？

（马雅静）

书网融合……

重点小结　　　　　题库　　　　微课/视频

第十章　白细胞疾病概述

学习目标

1. 掌握髓系肿瘤、组织细胞和树突细胞肿瘤、常见的淋巴组织肿瘤的实验室检查特点及其分型及诊断标准；熟悉造血与淋巴组织肿瘤的分类方法，类白血病反应与急性白血病的鉴别，传染性单核细胞增多症以及主要几种组织细胞疾病；了解白细胞疾病临床相关知识，造血干细胞移植中的实验技术的应用。

2. 具有对急性白血病、常见的淋巴组织肿瘤进行实验室诊断及鉴别诊断的能力。

3. 树立终身学习理念，具备批判性思维与探索精神，注重医德医风与人文关怀的培养。

白细胞系统主要包括粒细胞、单核细胞、淋巴细胞等，其主要生理学功能是防御机体被病原体入侵，其中粒细胞、单核细胞和巨噬细胞均具有吞噬功能，而淋巴细胞和浆细胞则主要与机体免疫反应密切相关。其中任何一种类型的细胞出现数量异常或功能障碍都可导致疾病的发生。

白细胞疾病是血液系统疾病中的重要组成部分，包括肿瘤性以及非肿瘤性白细胞相关疾病。肿瘤性白细胞相关疾病主要涵盖造血与淋巴组织肿瘤，其实验室诊断和分型方法目前早已从单一的细胞形态学发展到结合免疫学、细胞遗传学和分子生物学的综合评估手段，为疾病的临床治疗、疗效监测、预后评估以及发病机制的研究提供了重要依据。非肿瘤性白细胞疾病主要包括中性粒细胞减少症和缺乏症、类白血病反应及传染性单核细胞增多症等。这些疾病临床上多有发热、皮疹、肝、脾及淋巴结肿大等症状，需要结合血细胞、骨髓细胞形态学及其他实验室检查，与肿瘤性血液系统疾病相鉴别。

第一节　造血与淋巴组织肿瘤分类

PPT

血液肿瘤也称为造血与淋巴组织肿瘤，按照疾病累及细胞来源的不同，可分为髓系肿瘤及淋巴组织肿瘤两大类，其分类标准随着检测手段的进步及对疾病更深入的认识也在不断地修订和更新，本教材涉及的相关内容均以 2022 版 WHO 分类标准为主要依据。

一、血液肿瘤的分类标准概述

血液肿瘤早期的诊断主要依赖于形态学检查，1976 年法（F）、美（A）、英（B）三国血液专家组成的协作组以传统的细胞形态学和细胞化学染色为基础制定了血液肿瘤的 FAB 分型方案，经随后多次修订，完善了对急性白血病、骨髓增生异常性肿瘤的分型标准，对血液疾病的诊治及发展起到了非常重要的作用。

1994 年起，WHO 组织欧美国家的血液病学及病理学专家结合细胞形态学（morphology，M）、免疫学（immunology，I）、细胞遗传学（cytogenetics，C）及分子生物学（molecular biology，M）特征对造血和淋巴组织肿瘤进行了更全面的分类，1997年发表了"MICM分型"草案，2001年正式出版，覆盖了所有的造血和淋巴组织肿瘤性疾病，为业界广泛接受。随着科学技术日新月异的发展，特别是遗传学及分子生物学的发展，使人们对血液肿瘤的认识不断提高，WHO造血与淋巴组织肿瘤分类标准不断更新，于2022年推出第5版。

目前，形态学检查仍然是血液肿瘤实验诊断的基本方法，通常需要同时评价患者的外周血涂片和骨髓涂片的细胞形态分类和计数，某些情况下还要进行骨髓活检病理检查。新鲜的血液及骨髓涂片用Wright或Wright–Giemsa染色，染色良好的涂片用于检查细胞种类、形态及分布是否异常。WHO标准中建议血片分类200个白细胞，骨髓片分类500个有核细胞，同时应观察多张骨髓涂片以减少由于细胞分布不匀造成的分类比例误差。早期诊断标准主要以骨髓的原始细胞比例为诊断依据，WHO分类修订后，血涂片原始细胞的比例具有同等的诊断意义。骨髓有核细胞包括各阶段的粒系、红系、淋巴系、单核系和浆细胞系等，一般不包括巨核细胞。诊断造血与淋巴组织肿瘤时，白血病性的"原始细胞"，除了原始粒细胞外，还包括原始单核细胞与幼稚单核细胞、原始淋巴细胞、急性早幼粒细胞白血病（acute promyelocytic leukemia，APL）中的异常早幼粒细胞，以及急性巨核细胞白血病中的原始巨核细胞。如果由于合并骨髓纤维化或细胞比例太高而导致取材或制片困难，也需要做骨髓印片参考。骨髓活检观察到的细胞分布情况更为客观，但因取材的局限性，也应结合涂片情况进行评价。细胞化学染色与显微镜细胞形态分析一样，是急性白血病诊断分型的基本手段，常用的细胞化学染色有髓过氧化物酶染色、特异性酯酶染色、非特异性酯酶染色、过碘酸希夫染色等。

免疫学检查主要是评价造血细胞表面或胞内的分化抗原（clusters of differentiation，CD）表达情况。在造血细胞发育过程中不同阶段CD分子表达不同，有一定的分布规律，但血液肿瘤细胞的CD分子常存在表达异常。流式细胞仪（FCM）是目前检测这些CD分子的主要技术手段。现代FCM能够同时检测多种细胞标记分子，这使其在血液肿瘤的分型方面具有明显优势，尤其是对于形态学难以鉴别的、混合性急性白血病的诊断。此外，由于白血病细胞常有特定的抗原表达异常，FCM可用于微量残留白血病的随访监测。需要注意的是，白血病性原始细胞比例的初始诊断仍然以形态学为主。FCM检测可能会受到取材稀释、细胞破碎、染色标记等因素的影响，导致检测出的细胞比例与涂片形态学的检查结果不一致。

细胞遗传学及分子遗传学检查是WHO造血与淋巴组织肿瘤分类中最重要的检查，有助于对疾病本质的认识，特别是对一些特异细胞遗传学或分子遗传学异常的血液肿瘤类别的诊断、靶向治疗、预后判断起到关键作用。随着分子检测技术的快速发展，尤其现代高通量测序技术（NGS）的逐步普及，越来越多的血液肿瘤分子标志被发现和认识。在初诊时，进行全面的细胞遗传学和分子遗传学检查至关重要。这些检查对于制订完整的治疗方案、进行后期的疗效监测以及微量残留白血病的检测都具有重要意义。

造血与淋巴组织肿瘤的分类是根据形态学、免疫表型、细胞遗传学和分子生物学，以及临床特征，界定了某一种疾病本质的诊断"标准"。多数情况下根据形态学特征就能做出初步诊断；免疫表型能提供血液肿瘤细胞更客观的分子标记信息，避免了形态学的主观性；细胞遗传学和分子生物学改变，更有助于疾病本质的认识及诊断。这些检查手段互为补充，形成了完整的血液肿瘤分类方案。随着我国实验室检验诊断技术的全面开展和提高，WHO造血与淋巴组织肿瘤分类标准在国内也广泛应用。

二、髓系肿瘤

第5版WHO造血与淋巴组织肿瘤中髓系肿瘤部分在分类框架、疾病诊断及分型标准等方面均有较大变化，主要特点是在保持临床与病理多参数综合诊断原则的基础之上，尤其强化了生物学特征在诊断分型时的优先重要性，以突出疾病的生物学特性，并提供靶向治疗和预后评估依据。其分类包括：髓系肿瘤前期病变、骨髓增殖性肿瘤、肥大细胞增多症、骨髓增生异常性肿瘤、骨髓增生异常/骨髓增殖性肿瘤、急性髓系白血病、继发性髓系肿瘤、髓系/淋系肿瘤（MLN）、系列不明急性白血病（acute leukaemias of ambiguous lineage，ALAL）。最新修订的 WHO 造血肿瘤分类标准中的髓系肿瘤类别如下（表 10 − 1）。急性髓系白血病（acute myeloid leukemia，AML）是一类最主要的髓系肿瘤，约占急性白血病（acute leukemia，AL）的 70%。根据传统的 FAB 分型原则，可将急性髓系白血病分为 8 型，即 M0 ~ M7，诊断急性白血病需满足骨髓中白血病性原始细胞 ≥30%。不满足该比例的髓系肿瘤根据其病态造血或增殖特点，分别划分为骨髓增生异常性肿瘤或骨髓增殖性肿瘤。在 WHO 分类标准中，急性白血病诊断标准原始细胞降为 20%（伴重现性染色体异常或融合基因时可小于 20%），故取消了 FAB 分型中 MDS 的 RAEB − T 亚型。

以前的骨髓增殖性疾病（myeloproliferative disease，MPD），主要包括慢性髓细胞白血病、原发性血小板增多症、真性红细胞增多症和原发性骨髓纤维化。而后在 WHO 分类标准中，将其更名为骨髓增殖性肿瘤（myeloproliferative neoplasms，MPN），更直接表明该类疾病是血液肿瘤，也增加了更多的亚型。

慢性粒单核细胞白血病因其兼具有病态造血和骨髓增殖的特点，在 WHO 标准中划归为 MDS/MPN 一类中。

2022 年 WHO 标准第 5 版修订中有许多变化，其主要变化：①正式定义了髓系肿瘤前期病变；②MPN 中去除了慢性嗜酸性粒细胞白血病（chronic eosinophilic leukemia − not otherwise specified，CEL − NOS）及慢性髓细胞白血病加速期（chronic myelocytic leukemia − accelerated phase，CML − AP），将幼年型粒单核细胞白血病（juvenile myelomonocytic leukemia，JMML）归入 MPN 中；③骨髓增生异常综合征更名为骨髓增生异常性肿瘤（简称仍为 MDS）。MDS 伴特定遗传学异常，除了已有的 MDS − 5q⁻ 及 MDS − $SF3B1$，还新增了 MDS − bi$TP53$；MDS 形态学定义类，包括 MDS 伴低原始细胞（MDS − LB）、低增生性 MDS（MDS − h）与 MDS 伴原始细胞增多（MDS − IB）；对儿童 MDS 进行重新分类；④慢性粒单核细胞白血病（chronic myelomonocytic leukemia，CMML）诊断标准中降低了单核细胞绝对值计数，由之前的 ≥1 × 10⁹/L 改为 ≥0.5 × 10⁹/L，分类采用 MD − CMML 和 MP − CMML 亚型，取消了 CMML − 0 亚型；不典型慢性髓性白血病（atypical chronic myeloid leukemia，aCML）更名为 MDS/MPN 伴中性粒细胞增多（MDS/MPN with neutrophilia）；⑤大多数具有明确遗传异常（伴 $BCR::ABL1$ 融合和 $CEBPA$ 突变除外）的 AML，其原始细胞比例可 <20%；AML − MR 取代了以前的术语 AML "伴有骨髓增生异常相关改变"。

表 10 − 1　髓系肿瘤 WHO 分类（2022 年）

髓系肿瘤前期病变

　克隆性造血（CH）

　潜能未定的克隆性造血（CHIP）

　意义未明克隆性血细胞减少（CCUS）

骨髓增殖性肿瘤（MPN）

　慢性髓细胞白血病（CML）

　真性红细胞增多症（PV）

　原发性血小板增多症（ET）

　原发性骨髓纤维化（PMF）

慢性中性粒细胞白血病（CNL）

慢性嗜酸性粒细胞白血病（CEL）

幼年型粒单核细胞白血病（JMML）

骨髓增殖性肿瘤，非特指型（MPN，NOS）

肥大细胞增多症（CM）

皮肤肥大细胞增多症

弥漫性皮肤肥大细胞增多症

皮肤肥大细胞瘤

系统性肥大细胞增多症

肥大细胞白血病

肥大细胞肉瘤

骨髓增生异常性肿瘤（MDS）

遗传学异常定义的 MDS

MDS 伴低原始细胞和孤立 5q 缺失（MDS - 5q）

MDS 伴低原始细胞和 *SF3B1* 突变（MDS - *SF3B1*）

MDS 伴 *TP53* 双等位基因失活突变（MDS - bi*TP53*）

形态学定义的 MDS

伴低原始细胞 MDS（MDS - LB）

低增生性 MDS（MDS - h）

MDS 伴原始细胞增多（MDS - IB）

MDS - IB1

MDS - IB2

MDS 伴纤维化

儿童骨髓增生异常性肿瘤（cMDS）

儿童 MDS 伴低原始细胞

儿童 MDS 伴原始细胞增多

骨髓增生异常/骨髓增殖性肿瘤（MDS/MPN）

慢性粒单核细胞白血病（CMML）

骨髓增生异常/骨髓增殖性肿瘤伴中性粒细胞增多

骨髓增生异常/骨髓增殖性肿瘤伴 *SF3B1* 突变和血小板增多

骨髓增生异常/骨髓增殖性肿瘤，NOS

急性髓系白血病（AML）

遗传学异常定义的急性髓系白血病

细胞分化定义的急性髓系白血病

髓系肉瘤

继发性髓系肿瘤

髓系/淋系肿瘤（MLN）

MLN 伴嗜酸性粒细胞增多和酪氨酸激酶基因融合（MLN - TK）

系列不明急性白血病（ALAL）

三、组织细胞和树突细胞肿瘤

既往界定的恶性组织细胞病（malignant histiocytosis，MH）或组织细胞肉瘤，经过深入研究被重新定义，免疫分型结果显示这种恶性疾病大多是 T 细胞偶尔为 B 细胞的恶性肿瘤。只有很少的病例是组织细胞表型，活化的组织细胞聚集在组织、骨髓中，这些细胞具有吞噬细胞的功能，如吞噬红细胞，偶尔也有吞噬白细胞、血小板、原始红细胞等。但这些也是某些炎症性组织细胞增多症的特点，因此诊断组织细胞肿瘤时要通过免疫表型识别某些特异性标志来鉴别，炎症性组织细胞增多症是多克隆性，偏向良性；组织细胞肿瘤是单克隆性，为恶性肿瘤。WHO 分类中，组织细胞肿瘤来源于单核细胞或组织细胞，而树突细胞肿瘤则与具有抗原提呈功能的树突细胞有关。

四、淋巴组织肿瘤

淋巴组织肿瘤是一类起源于淋巴结及结外淋巴组织、呈高度异质性的恶性肿瘤。广义上，它包括来自免疫系统组成细胞衍生的所有肿瘤。因此，浆细胞瘤、多发性骨髓瘤也包括在内。淋巴组织肿瘤通常分为 B 细胞和 T/NK 细胞肿瘤两大类。NK 细胞与 T 细胞部分免疫表型及功能特性相似，故将两者归在一类。B 淋巴细胞和 T 淋巴细胞肿瘤以正常 B 和 T 淋巴细胞各分化阶段细胞数量作为分类基础。

免疫学表型和遗传学检查可以诊断大多数类型的淋巴组织肿瘤。但是，没有任何一种抗原标志物是某一种肿瘤所特异的。因此，必须将形态学特征和一组抗原标志的检测结合起来才能做出正确的诊断。大多数 B 细胞肿瘤具有特征性的免疫表达谱，而 T 细胞肿瘤缺乏这类特征性的表达谱。同样，遗传学特征在淋巴组织肿瘤分类中的作用日趋重要，如多数小 B 细胞淋巴瘤/白血病会出现重现性遗传学改变。淋巴组织肿瘤分类如下（表 10 - 2）。

表 10 - 2　淋巴组织肿瘤 WHO 分类（2022）

B 细胞淋巴增殖性疾病和肿瘤
B 淋巴细胞为主肿瘤样病变
前体 B 细胞肿瘤
B 淋巴母细胞白血病/淋巴母细胞淋巴瘤（B - ALL/LBL）
成熟 B 细胞肿瘤
肿瘤前和肿瘤性小淋巴细胞增殖
脾 B 细胞淋巴瘤和白血病
淋巴细胞浆细胞样淋巴瘤
边缘区淋巴瘤
滤泡淋巴瘤
套细胞淋巴瘤
惰性 B 细胞淋巴瘤转化
大 B 细胞淋巴瘤
伯基特淋巴瘤
KSHV/HHV8 相关 B 细胞淋巴增殖和淋巴瘤
免疫缺陷和失调相关淋巴增殖和淋巴瘤
霍奇金淋巴瘤

浆细胞肿瘤和伴副蛋白的其他疾病
T 和 NK 细胞淋巴增殖性疾病和肿瘤
T 细胞为主肿瘤样病变
前体 T 细胞肿瘤
T 淋巴母细胞白血病/淋巴瘤（T‑ALL/LBL）
成熟 T 细胞和 NK 细胞白血病
淋巴组织间质源性肿瘤

PPT

第二节　非恶性白细胞疾病的分类

非肿瘤性白细胞疾病主要指白细胞数量或功能性异常的疾病，可分为两大类：非肿瘤性粒细胞和（或）单核细胞疾病、非肿瘤性淋巴细胞疾病。

一、中性粒细胞疾病

由中性粒细胞数量或质量异常所致的疾病。

（一）数量的异常

主要是数量减少，包括中性粒细胞减少症和中性粒细胞缺乏症；而中性粒细胞增多，主要为感染或一些药物作用所致。

白细胞减少症（leukopenia）是指各种病因引起的外周血白细胞数量持续低于 $4.0 \times 10^9/L$ 的一组综合征。白细胞减少症主要是由于中性粒细胞减少所致。中性粒细胞减少症（neutropenia）是指外周血中性粒细胞（中性杆状核粒细胞和中性分叶核粒细胞）绝对值计数（ANC）在成人低于 $1.8 \times 10^9/L$，10 岁以下儿童低于 $1.5 \times 10^9/L$。当外周血 ANC 低于 $0.5 \times 10^9/L$ 时称为粒细胞缺乏症（agranulocytosis），是中性粒细胞减少症发展到严重阶段的表现。白细胞减少特别是中性粒细胞减少，临床表现为乏力，易并发感染，感染严重程度与中性粒细胞减少的程度有关。

中性粒细胞增多主要是感染等因素，其中类白血病反应（leukemoid reaction，LR）是指某些原因刺激机体造血组织引起的一种酷似白血病的血液学改变，即外周血白细胞显著增多和（或）出现幼稚细胞，一旦病因去除，白细胞就恢复正常。引起类白血病反应的原因很多，常见于各种感染、恶性肿瘤、中毒、急性失血和溶血、免疫性疾病、急性组织损伤等。临床表现主要是原发病的症状和体征。除了中性粒细胞异常的类白血病反应，其他还包括淋巴细胞型、嗜酸性粒细胞型等类型。

（二）质量的异常

指中性粒细胞功能异常性疾病，包括黏附异常、运动及趋化作用异常、吞噬功能异常、杀菌作用异常、胞质或颗粒结构异常等。质量的异常分为原发性和继发性，原发性中性粒细胞功能的异常，一般为先天性，具有遗传性的家族史，而继发性中性粒细胞功能异常则常由全身性疾病、原发性血液病、药物、免疫性球蛋白和补体缺陷等所致。中性粒细胞功能异常疾病的诊断主要依靠实验室检查，包括中性粒细胞形态检查、黏附实验、吞噬实验、四唑氮蓝还原实验等。

二、单核-吞噬细胞系统异常疾病

单核-吞噬细胞重要功能是修复组织，抵御微生物侵袭和参与免疫应答。单核细胞疾病的分类较困难，因为只累及单核细胞或巨噬细胞的疾病很少。出现单核细胞增多或减少可能是某些疾病诊断的依据。临床上，要更注重单核细胞的绝对值（$>0.8 \times 10^9/L$）而不是白细胞分类中所占的百分比。单核细胞增多症常由炎症（包括类风湿关节炎、系统性红斑狼疮）或肿瘤性疾病引起。

很多疾病都会涉及单核-吞噬细胞系统功能的异常（表10-3）。

表10-3 单核-吞噬细胞系统功能异常疾病

炎症反应性组织细胞增多症
原发性噬血细胞性细胞增生症：家族性和散发性
感染相关性噬血细胞性组织细胞增生症
肿瘤相关的噬血细胞性组织细胞增生症
药物相关的噬血细胞性组织细胞增生症
窦性组织细胞增生症伴巨大淋巴结
脂质贮积病
戈谢病
尼曼-匹克病
神经节苷脂贮积病
海蓝组织细胞增生症
岩藻糖苷贮积病
其他脂质贮积病
单核-吞噬细胞功能异常
a1蛋白酶抑制剂缺乏
Chédiak-Higashi综合征
慢性肉芽肿病
播散性皮肤黏膜念珠菌病
糖皮质激素治疗后
川崎病
软化斑
分歧杆菌综合征
脓毒血症性休克
实体瘤
Whipple病

三、淋巴细胞和浆细胞疾病

淋巴细胞和浆细胞疾病可分为两类。第一类是由于先天缺陷导致T细胞、B细胞或两者功能同时异常的淋巴细胞疾病，为原发性疾病。第二类是由于外界因素导致的淋巴细胞疾病，由此产生免疫系统功能异常，为获得性疾病，可由病毒或其他病原体感染引起，也可由于药物或全身性疾病所致。

淋巴细胞增多症（lymphocytosis）指外周血淋巴细胞绝对值大于$4.0 \times 10^9/L$，有原发性因素，如淋系白血病所致，也可有反应性因素，如病毒感染、慢性炎症等所致。淋巴细胞减少症（lymphocytopenia）指外周血淋巴细胞绝对值小于 $1.0 \times 10^9/L$，按病因，可分为先天性和后天获得性。

传染性单核细胞增多症（infectious mononucleosis，IM）是一种常发生于儿童和青少年的急性散发性传染性疾病，多与 EBV 感染有关。临床表现缺乏特征性，主要为发热、咽痛、颈部或其他部位浅表淋巴结肿大、肝脾肿大等。实验室检查白细胞总数多增高，常出现特征性的异型淋巴细胞（可 >10%），近期文献建议称之为反应性淋巴细胞，以与肿瘤性的淋巴细胞区别。嗜异性凝集试验曾是诊断IM 有价值的实验室指标，现在更常检测患者血清中属特异性 EBV – IgM 抗体，以及 EBV 核酸等。

非肿瘤性的淋巴细胞和浆细胞疾病如下（表 10 – 4）。

表 10 – 4 非肿瘤性的淋巴细胞和浆细胞疾病

原发性疾病

 B 细胞缺陷或功能异常

  γ - 球蛋白缺乏症

  选择性球蛋白缺乏症 IgM、IgA 或 IgM 并 IgA 缺乏

  高 IgA 血症

  高 IgD 血症

  高 IgE 血症

  伴 IgM 升高的免疫缺陷病

  X 连锁淋巴细胞增殖性疾病

 T 细胞缺陷或功能异常

  Digeorge 综合征

 T 细胞和 B 细胞联合免疫缺陷

 伴胸腺瘤的免疫缺陷

获得性疾病

 艾滋病（AIDS）

 反应性淋巴细胞增多症或浆细胞增多症

  EBV 所致的传染性单核细胞增多症

  其他病毒感染所致的淋巴细胞增多症

  药物性淋巴细胞增多症

  多克隆性淋巴细胞增多症

  炎症性浆细胞增多症

 全身性疾病所致 T 细胞功能异常

知识拓展

血液病诊疗相关技术

随着各种分子领域新技术的普及及应用，如高通量测序（NGS）、生物芯片等技术使得造血与淋巴组织肿瘤的分类也更加精确，特别是对一些特异细胞遗传学或分子遗传学异常的血液肿瘤类别的风险分层、靶向药物的选择、疗效的监测起到了关键作用，患者的预后得到很大改善。造血与淋巴组织肿瘤的分类是根据形态学、免疫表型、细胞遗传学、分子生物学（MICM），几种诊断技术各有其优势和缺点，对于医学检验专业来说除重点掌握其形态学特点外，还要熟悉其他实验室诊断及相关临床表现，对疾病诊断有一个整体的把握。

答案解析

 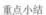 思考题

（1）淋巴与造血组织肿瘤的 WHO 分型与 FAB 分型方案有何异同？

（2）白血病的 MICM 分型分别是什么？

（李绵洋）

书网融合……

重点小结　　　　题库

第十一章　髓系肿瘤

✎ **学习目标**

1. 掌握髓系肿瘤的定义、病因、发病机制及分类；急性髓系白血病的不同亚型及其病理特点；常见的染色体异常和基因突变对疾病预后的影响。熟悉急性髓系白血病的常见临床症状和诊断方法，包括血液学检查、骨髓检查、流式细胞术及分子遗传学检测等。了解急性髓系白血病的治疗方法，包括诱导化疗、巩固治疗、干细胞移植及靶向治疗等。

2. 具有全面理解急性髓系白血病的病理生理、诊断和治疗方法的能力。

3. 树立终身学习理念，具备批判性思维与探索精神，注重医德医风与人文关怀的培养。

髓系肿瘤是造血与淋巴组织肿瘤中非常重要的一大类疾病，是指骨髓内具有多向分化潜能的造血干细胞向髓细胞方向克隆性增生。WHO 髓系肿瘤的分类主要根据细胞形态学、细胞化学、免疫学及细胞遗传学的特征来判断细胞系列、分化成熟程度及分化形态正常与否。

WHO 髓系肿瘤分类标准随着版本更新，也在不断完善中。在第 5 版 WHO 造血与淋巴组织肿瘤中，髓系肿瘤的诊断及分型原则遵循循证医学理念，从前驱病变到恶性肿瘤，并按照类别、类型和亚型逐级排列，依据肿瘤细胞来源谱系、主要临床特点及关键分子生物学特征等信息进行系统性整合，强调分子生物学特征在诊断分型中的重要性。本章对髓系肿瘤分类进行介绍。

PPT

第一节　克隆性造血 📱微课/视频 1

第 5 版 WHO 造血与淋巴组织肿瘤分类在髓系前驱病变中首次引入克隆性造血（clonal haematopoiesis，CH）的概念。克隆性造血泛指源于突变的多能干（祖）细胞的细胞群在没有无法解释的血细胞减少、血液肿瘤或其他克隆性疾病的情况下，出现的获得性的选择性生长优势。同时，WHO 明确地定义了潜能未定的克隆性造血（clonal haematopoiesis of indeterminate potential，CHIP）和意义未明的克隆性血细胞减少（clonal cytopenia of undetermine significanced，CCUS），提出了相应的诊断标准。

一、克隆性造血概述

正常人类细胞中体细胞的突变无处不在，在年龄和某些外在环境因素（如吸烟、放化疗等）的共同作用下，体细胞突变会在组织中慢慢积累，并可能出现细胞适应性优势的突变。当这一过程发生在造血系统中，造血干（祖）细胞产生突变并逐渐积累时，就可能导致部分成熟血细胞来自单个突变的干细胞，这一现象被称为克隆性造血。

克隆性造血可以见于正常人群，尤其是老年人群，其本质上是一种非恶性的造血模式。衰老的造血干（祖）细胞发生特征性的基因突变的频率随年龄的增长而增加。对正常人群进行克隆性造血检测发现：在 50 岁以下的正常人群中，仅有不到 1% 的人可以检测到 CH，65 岁以上正常人群中 CH 检出率约 10%，而 70 岁以上的正常人群中 CH 检出率则为 10%～20%。

大多数 CH 是由一组有限的基因突变所引起，主要是参与表观遗传调控（*DNMT3A*、*TET2* 和

ASXL1)、信号转导（*JAK2*）、剪接（*SF3B1*、*SRSF2* 和 *U2AF1*）和 DNA 损伤反应（*DDR*、*TP53* 和 *PPM1D*）的基因突变。

克隆性造血具有以下特点：①竞争性克隆扩增优势。分子遗传学基因突变特性是克隆扩增的内在驱动力，外界环境因素（烟酒、疲劳、免疫异常、放射线、理化毒物等）是促进克隆扩增的压力性选择；②保持多系造血分化能力。这是克隆性造血区别于恶性克隆扩增与分化成熟阻滞最本质的不同；③多系造血分化能力不平衡。偏向髓系造血（粒细胞、红细胞、血小板）分化，易积累多次突变并进展为血液系统肿瘤；④髓系分化形成的终末成熟细胞具有病理性。

依据驱动因素是否已知，将 CH 进行分类（图 11 – 1）。

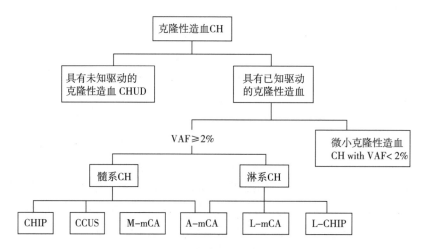

图 11 – 1　克隆性造血的分类

CHUD，具有未知驱动因素的克隆性造血（CH with unknown drivers）

VAF：变异等位基因频率（variant allele fraction）

CHIP：潜能未定的克隆性造血（clonal haematopoiesis of indeterminate potential）

CCUS：意义未明的克隆性血细胞减少（clonal cytopenia of undetermine significanced）

mCA：嵌合染色体异常（mosaic chromosomal alteration）

M – mCA：髓系相关的嵌合染色体异常（myeloid mCA）

A – mCA：意义未明的嵌合染色体异常（ambiguous mCA）

L – mCA：淋系相关的嵌合染色体异常（lymphoid mCA）

L – CHIP：淋系相关的 CHIP（lymphoid CHIP）

目前用于检测克隆性造血的方法包括分子生物学、免疫学、机器学习法等技术，这些方法各有优势，在实际应用中需考虑个体的具体情况和检测需求，综合选择一种或多种方法。随着医学技术的不断发展，新的检测方法和手段也在不断涌现，为克隆性造血的检测提供了更多的选择。

二、潜能未定的克隆性造血和意义未明的克隆性血细胞减少

（一）潜能未定的克隆性造血

潜能未定的克隆性造血（clonal haematopoiesis of indeterminate potential，CHIP）定义为在无已知髓系肿瘤且无不明原因血细胞减少的患者中，髓系肿瘤相关基因存在体细胞突变且变异等位基因频率（VAF）≥2%（男性 X 连锁基因突变频率应≥4%）或非 MDS 定义的克隆细胞遗传学畸变。目前尚不清楚更低水平突变的临床意义。

CHIP 的发病率随年龄增长而增加，最常见的致病基因是 *DNMT3A*、*TET2* 和 *ASXL1*。尽管不存在血细胞减少，但 CHIP 患者发生髓系肿瘤的风险增加，并且由于其他原因（尤其是心血管疾病）导致的

发病率和死亡率也增加。

（二）意义未明的克隆性血细胞减少

意义未明的克隆性血细胞减少（clonal cytopenia of undetermined significance，CCUS）定义为持续性一系或多系血细胞减少并检测到CHIP，血细胞减少无法通过血液或非血液系统疾病解释，并且不符合明确的髓系肿瘤的诊断标准。

CHIP与CCUS最主要的区别在于是否存在血细胞减少。血细胞减少包括贫血（男性血红蛋白 $< 130g/L$、女性血红蛋白 $< 120g/L$）、中性粒细胞减少症（中性粒细胞绝对值 $< 1.8 \times 10^9/L$）和（或）血小板减少症（血小板计数 $< 150 \times 10^9/L$）。

三、克隆性造血与髓系肿瘤的关系

在髓系肿瘤中发现的许多突变基因都是CH的驱动因素，因此认为CH是一种癌前病变。大多数携带CH的患者表现为亚临床性，但其发展为髓系肿瘤（MN），如急性髓系白血病（AML）、骨髓增生异常性肿瘤（MDS）或骨髓增殖性肿瘤（MPN）的风险会增加。估计CHIP/CCUS的恶性转化率为每年 $0.5\% \sim 1\%$。该风险的大小根据驱动CH突变的性质、克隆大小及CH产生的环境而有变化（图11-2）。

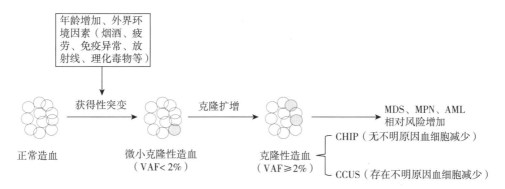

图11-2　克隆性造血与CHIP、CCUS和髓系肿瘤的关系

转化为髓系肿瘤的风险取决于特定分子和血液学特征的存在。与所有其他CHIP/CCUS基因型相比，由 *DNMT3A* 的单个突变引起的CHIP/CCUS的进展风险最低。相比之下，剪接因子基因 *SF3B1*、*SRSF2* 和 *U2AF1* 突变驱动的CH会产生更高的进展为髓系肿瘤的风险，特别是进展为MDS。例如 *SF3B1* 突变是具有明确遗传学异常的MDS中的一种单独疾病亚型，低原始细胞MDS伴 *SF3B1* 突变（MDS-*SF3B1*）的特征性遗传学改变。信号转导基因 *JAK2*、*CALR* 和 *MPL* 的驱动突变也可产生进展为MPN的高风险。

第二节　急性髓系白血病

PPT

急性髓系白血病（acute myelocytic leukemia，AML）是急性白血病中的一大类，是由于外周血、骨髓或其他组织中的髓系原始细胞克隆性增生所致的髓系肿瘤，白血病性的"原始细胞"包括原始粒细胞、原始单核细胞、原始巨核细胞、异常早幼粒细胞、幼稚单核细胞。主要临床症状包括发热、出血、贫血，可出现感染、高尿酸血症等并发症。目前可采用化疗、放疗、干细胞移植等多种方法治疗。

一、病因与发病机制

目前 AML 发病的确切病因尚未完全清楚，但许多因素被认为与 AML 发生有关，如病毒感染、电离辐射、细胞毒性化疗、苯、特殊的药物和遗传因素等。

白血病细胞起源于造血干（祖）细胞的恶性变，这种恶变的细胞大量增殖，分化停滞在较早阶段（原始及早期幼稚细胞）。许多造血干细胞克隆性疾病在病程进展中可转变成白血病、骨髓增生异常性肿瘤、骨髓增殖性肿瘤或某些白血病前期疾病如获得性铁粒幼细胞贫血。其发生病变的机制仍不清楚，某些染色体的异常与白血病的发生有直接关系，如染色体的断裂和易位可使癌基因的位置发生移动和被激活，染色体内基因结构的改变可直接引起细胞发生突变。

二、临床特征

AML 见于所有年龄段，但发病率随着年龄的增长而增加。临床上的典型症状主要是正常骨髓造血功能受抑的表现，包括发热、出血、贫血等，以及白血病细胞增殖浸润表现，如淋巴结和肝脾肿大、骨骼和关节疼痛、粒细胞肉瘤、口腔和皮肤病变、睾丸肿大等症状。常见并发症包括感染和高尿酸血症等。

三、实验室检查

整合细胞形态学、细胞免疫分型、细胞遗传学及分子生物学检查，是对 AML 进行诊断与分型的重要依据。

（一）外周血检查

大多数患者的白细胞数增多，甚至高达 $100 \times 10^9/L$，出现较多的原始细胞及幼稚细胞，此称为"白血性白血病"（leukemic leukemia）；部分患者白细胞计数可正常或减少，未发现幼稚细胞可称为"非白血性白血病"（aleukemic leukemia）。多数 AML 病例均有不同程度的贫血，表现为红细胞和血红蛋白的减少，严重者红细胞可减少至 $1 \times 10^{12}/L$，血红蛋白甚至低于 30g/L，贫血多为正细胞正色素性，血片中可见红细胞大小不等。多数 AML 患者血小板呈不同程度的减低，可降低至 $50 \times 10^9/L$，甚至低于 $20 \times 10^9/L$，容易导致继发性出血。

（二）骨髓细胞形态学检查

骨髓细胞形态学检查是诊断 AML 的重要依据。AML 骨髓象绝大多数呈增生活跃、明显活跃或极度活跃，原始或幼稚细胞大量增生，而正常造血细胞明显受抑。白血病细胞大小相差较大，胞质量少，胞核大，形态不规则，常有扭曲、折叠、切迹、多核等；核仁明显，数目多，核质发育不平衡；有些白血病细胞胞质中可出现 Auer 小体（或称棒状小体），有助于 AML 的诊断。在 AML 骨髓象中可以出现"白血病裂孔现象"和"白血病断尾现象"，前者指中间阶段细胞缺如，后者指成熟阶段细胞缺如。少数病例骨髓增生低下，但白血病细胞数量达到白血病诊断标准，可称为"低增生性白血病"。细胞化学染色有助于 AML 各亚型的鉴别，1995 年国际血液学标准化委员会（ICSH）推荐最少以细胞化学染色包括髓过氧化物酶（MPO）、氯乙酸酯酶（CAE）和 α-乙酸萘酚酯酶（α-NAE）为急性白血病诊断第一程序。

（三）免疫学检查

白血病细胞的表面或胞质内有大量的蛋白抗原，可以用单克隆抗体来识别，这些抗原和抗体根据分化簇（CD）的编号来区分。由于白血病是造血细胞的某一克隆被阻滞在某一分化阶段上并异常增殖的结果，故白血病细胞往往停滞在细胞分化的某一抗原表达阶段。因此，用流式细胞术检测这些抗原有助于对 AML 各亚型的诊断与鉴别，从而指导治疗、判断疗效与预后。

（四）细胞遗传学检查

细胞遗传学的发展，特别是高分辨分带技术和分子生物学技术的应用，已发现多数急性白血病患者有特异的染色体异常（如异位、缺失、倒位），AML 核型异常检出率达 93%。遗传学的改变往往与预后有关。预后较好的有 t（8；21）、inv（16）、t（15；17）。如有 5q、7q 缺失或单倍体，3 号染色体易位或倒位，t（6；9）、t（9；22）及染色体 11q23 异常，均提示 AML 化疗后预后差。白血病细胞对化疗的反应与细胞核型有关，特异性染色体异常可以作为监测病情缓解和复发的重要指标。但由于细胞数低，中期分裂象少，原始细胞正常分裂象掩盖等原因易出现染色体分析困难，加之该方法敏感性低，耗时长，使其临床应用受到限制。

（五）分子生物学检查

白血病的基因改变、基因重排及融合基因的形成与白血病的发病机制、治疗及预后等关系极为密切。成人急性髓系白血病诊疗指南推荐进行 *PML :: RARα*、*RUNX1 :: RUNX1T1*、*CBFβ :: MYH11*、*KMT2A* 重排、*BCR :: ABL1*、*C - KIT*、*FLT3 - ITD*、*NPM1*、*CEBPA*、*TP53*、*RUNX1*、*ASXL1*、*BCOR*、*EZH2*、*SF3B1*、*SRSF2*、*STAG2*、*U2AF1*、*ZRSR2*、*IDH1*、*IDH2*、*DNMT3a* 基因突变，这些检查是 AML 分型、危险度分层及指导治疗方案的基础。

四、诊断与分型

按照 WHO 髓系肿瘤分类标准（2022 年），AML 首先根据是否伴定义的遗传学异常进行分类，若不伴特定遗传学异常，则根据分化程度进行分类。

（一）遗传学异常定义的急性髓系白血病

此亚型的诊断无需原始细胞 ≥ 20% 的阈值要求（AML 伴 *BCR :: ABL1* 融合和 AML 伴 *CEBPA* 突变除外），但需注意患者形态学的改变需与分子遗传学的异常相符合，以确保该分子遗传学的异常是疾病的主要驱动因素。包括多个类型，以下仅具体描述几个常见类型（表 11 - 1）。

表 11 - 1　遗传学异常定义的急性髓系白血病（WHO 分类，2022 年）

遗传学异常定义的急性髓系白血病
APL 伴 *PML:: RARA* 融合
AML 伴 *RUNX1:: RUNX1T1* 融合
AML 伴 *CBFB:: MYH11* 融合
AML 伴 *DEK:: NUP214* 融合
AML 伴 *RBM15:: MRTFA* 融合
AML 伴 *BCR:: ABL1* 融合
AML 伴 *KMT2A* 重排
AML 伴 *MECOM* 重排
AML 伴 *NUP98* 重排
AML 伴 *NPM1* 突变
AML 伴 *CEBPA* 突变
AML，骨髓增生异常相关（AML - MR）
AML 伴其他遗传学改变定义类型

1. 急性早幼粒细胞白血病（APL）伴 *PML :: RARA* 融合

（1）临床特征　常起病急，临床上除有发热、贫血和浸润等急性白血病症状外，容易并发 DIC。

常有广泛而严重的出血是本病主要临床特点。出血以皮肤黏膜明显，其次为胃肠道、泌尿道、呼吸道及阴道出血，颅内出血是死亡原因之一。出血除与血小板减少和功能异常有关外，与本病易并发 DIC（亦可发生原发性纤溶亢进）有关。染色体 t（15；17）（q24；q21）形成的 *PML::RARA* 融合基因是本病最特异的基因标志。

（2）实验室检查

1）血象 三分之二的患者表现为全血细胞减少，外周血中也可见异常的早幼粒细胞，但数量可能很少。

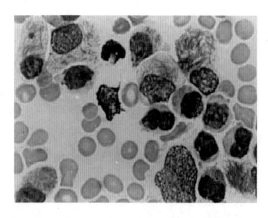

图 11-3 Auer 小体（Wright-Giemsa 染色，×1000）

2）骨髓象 有核细胞增生极度活跃，分类以异常早幼粒细胞增多为主，可见到一定数量的原始细胞。异常早幼粒细胞可分为典型的多颗粒型和细颗粒变异型，某些情况下两种细胞可能共存。多颗粒型 APL 的异常早幼粒细胞胞体大小不一，外形多不规则，核型不规则，常有凹陷、折叠、肾型或核分叶，染色质细致，核仁 1~3 个，胞质丰富，含有大量密集的粉红色、红系或紫色颗粒，有些细胞可见内质、外质，内质含大量颗粒，外质呈透明蓝色而无颗粒，常形成伪足状或瘤状突起，Auer 小体易见，可见多根 Auer 小体呈柴捆样排列的细胞，称为"柴捆细胞"（faggot cell）（图 11-3），是本病形态学的主要特征之一。

细颗粒型 APL 的特征是原始细胞明显缺乏或没有颗粒，胞核多呈双叶核。细胞形态容易与急性粒单核细胞白血病或急性单核细胞白血病混淆，但是在大多数病例中，还是能找到少量的异常早幼粒细胞颗粒和（或）可见"柴捆细胞"。

3）细胞化学染色 MPO 染色及苏丹黑 B（SBB）染色呈强阳性反应，NAS-DAE 染色呈强阳性，不被氟化钠抑制。

4）免疫学检查 典型的免疫表型呈 CD13、CD33 阳性，CD34、HLA-DR 阴性，故以髓系标志为主而 HLA-DR 为阴性者 APL 型的可能性大。CD34 阳性者细胞颗粒小而少，易出现外周血白细胞数增高，预后差。

5）细胞遗传学与分子生物学检查 t（15；17）（q24；q21）是 APL 特有的遗传学标志，t（15；17）（q24；q21）使 17 号染色体上的维甲酸受体 α（RARα）基因发生断裂，与 15 号染色体上的早幼粒细胞白血病基因（PML）发生融合，形成 *PML::RARA* 融合基因，此类白血病细胞可被全反式维甲酸（all trans retinoic acid，ATRA）诱导分化，还可以被砷剂诱导凋亡。此外，还可见异常核型如 +8、i（17q⁻）等。*PML::RARA* 融合基因是 APL 最特异的基因标志。

（3）实验室诊断要点 骨髓中以嗜天青颗粒增多的异常早幼粒细胞增多为主，大多数病例可见 Auer 小体；细胞化学染色 MPO、SBB 阳性；其特征性 *PML::RARA* 融合基因有助于及时诊断。

2. AML 伴 *RUNX1::RUNX1T1* 融合 由 t（8；21）（q22；q22.1）产生的 *RUNX1::RUNX1T1* 融合基因通过阻断髓细胞分化在白血病发生中起关键作用。

（1）临床特征 可见于各年龄患者，占 AML 的 1%~5%，症状和体征通常继发于骨髓衰竭，包括疲劳、瘀伤或出血和感染。可能存在器官肿大。髓系肉瘤患者血液或骨髓中细胞计数低。

（2）实验室检查

1）血象 外周血分类计数可见各阶段幼稚粒细胞，原始粒细胞易见。

2）骨髓象　骨髓增生明显活跃或极度活跃，原始细胞易见，约90%的病例可见不同成熟阶段的髓系前体细胞增多，约10%的病例具有 AML 未成熟型的特征。原始细胞体较大，嗜碱性胞质丰富，通常含有大量的嗜天青颗粒和核周淡染区。少数原始细胞包含巨大的 Chédiak – Higashi 样颗粒（图 11 – 4）。早幼粒细胞、中幼粒细胞和成熟中性粒细胞可见不同程度的发育异常。异常中幼粒细胞主要表现为核质发育不平衡、可见核仁、胞质空泡、可见 Auer 小体，表现为细长而一端尖的棒形或锥形。还可见核发育异常伴分隔较远的双叶核。单核细胞显著减少或难见，嗜酸性粒细胞常增多，嗜碱性粒细胞或肥大细胞可能增多。

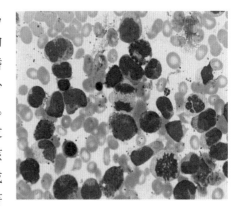

图 11 – 4　AML 伴 *RUNX1 ∷ RUNX1T1*
融合骨髓象（×1000）

3）细胞化学染色　原始细胞 MPO 染色呈阳性反应，PAS 染色示多数原始细胞呈阳性反应，早幼粒细胞多数为弱阳性反应，NAS – DCE 染色多数阳性，NAP 积分明显降低。

4）免疫学检查　典型的免疫表型是强表达 CD34，伴髓系标记 MPO 和 CD13，但 CD33 相对弱表达，有时表达 CD56。常共表达一个或多个 B 淋巴细胞标记，如 CD19、PAX5 和胞浆 CD79a。

5）细胞遗传学与分子生物学检查　核结合因子（core binding factor，CBF）是一个异二聚体，其两个成分的基因——*RUNX1* 和 *CBFB* 的重排与急性白血病相关。t（8；21）（q22；q22.1）累及编码 CBF 亚单位 α 的 *RUNX1* 基因和 *RUNX1T1* 基因，基因重排形成 *RUNX1 ∷ RUNX1T1* 融合基因。也可以出现其他额外的遗传学异常，包括 *KIT* 突变和 *ASXL1/2* 突变，*KIT* 突变预后不良。

（3）实验室诊断要点　检出 *RUNX1 ∷ RUNX1T1* 即可诊断此型，即使原始细胞小于20%。

3. AML 伴 *CBFB ∷ MYH11* 融合　急性髓性白血病（AML）伴 *CBFB ∷ MYH11* 融合的特点是核心结合因子 β 亚基基因（*CBFB*）与肌球蛋白重链11基因（*MYH11*）融合。此型最常见于急性粒单核细胞白血病伴异常嗜酸性粒细胞。

（1）临床特征　症状和体征通常继发于骨髓衰竭，包括疲劳、瘀伤或出血和感染。患者通常表现为白细胞计数升高。髓外病变可能是某些患者复发的唯一证据。

（2）实验室检查

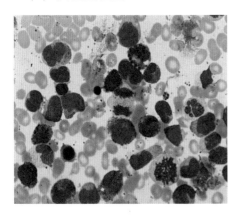

图 11 – 5　AML 伴 *CBFB ∷ MYH11*
融合骨髓象（×1000）

1）血象　患者白细胞计数多增高，粒系各阶段细胞均可见，外周血嗜酸性粒细胞增多可能存在，但异常嗜酸性粒细胞通常是罕见的。常伴有中至重度贫血，血小板重度减少。

2）骨髓象　骨髓增生极度活跃或明显活跃。骨髓原始细胞（包括原始粒细胞、原始及幼稚单核细胞）增多，嗜酸性粒细胞和异常嗜酸性粒细胞增多，这些颗粒通常异常大，染深紫色，具有嗜碱性颗粒特征（图 11 – 5）。红系、巨核系增生均受抑制。

3）细胞化学染色　MPO 染色原始细胞呈阳性或弱阳性，嗜酸性粒细胞呈强阳性，PAS 染色异常嗜酸性颗粒呈深粉色，正常嗜酸性颗粒不着色。

4）免疫学检查　通常表达粒系（CD13、CD33、CD15、CD65、MPO）和单核系（CD4、CD14、CD64、CD36、CD11b、CD11c 和溶菌酶）标记，有时共表达 CD2。

表 11 – 2　AML – MR 相关的细胞遗传学和分子异常

特定细胞遗传学异常

复杂核型（≥3 个异常）

5q 缺失或由于不平衡易位导致 5q 缺失

7 号染色体单体、7q 缺失或由于不平衡易位导致 7q 缺失

11q 缺失

12p 缺失或由于不平衡易位导致 12p 缺失

13 号染色体单体或 13q 缺失

17p 缺失或由于不平衡易位导致 17p 缺失

17q 等臂染色体

等臂双着丝粒染色体（X）（q13）

特定体细胞突变

ASXL1

BCOR

EZH2

SF3B1

SRSF2

STAG2

U2AF1

ZRSR2

5）细胞遗传学与分子生物学检查　常见的染色体异常是 inv（16）（p13.1q22）或 t（16；16）（p13.1；q22），16q 上的 *CBFB* 基因与 16p 上的 *MYH11* 基因交互重排形成特征性的 *CBFB∷MYH11* 融合基因，具有相对较好的预后。常见继发性遗传异常，包括 22 三体、8 三体、*KIT*、*FLT3*、*WT1* 和 *RAS* 突变。

（3）实验室诊断要点　骨髓中粒、单核两系同时增生，嗜酸性粒细胞增多，其胞质中存在粗大而圆的嗜酸性颗粒常伴着色较深的嗜碱性颗粒。其特征性 *CBFB∷MYH11* 融合基因有助于及时诊断。

4. AML，骨髓增生异常相关（AML – MR）

AML，骨髓增生异常相关（acute myeloid leuke-mia，myelodysplasia – related）的诊断需满足：①骨髓髓系原始细胞≥20%；②具有特定细胞遗传学和分子异常；③初发或既往有 MDS 或 MDS/MPN 病史。该亚型不再依赖单纯的形态学诊断，需要存在一种或多种细胞遗传学或分子异常（表 11 – 2）和（或）MDS 或 MDS/MPN 病史。

（二）细胞分化定义的急性髓系白血病

此亚型以细胞分化作为分型依据，其共同的诊断标准包括：①骨髓和（或）血液中原始细胞≥20%（急性红系白血病除外）；②不符合具有明确遗传学异常 AML 的诊断标准；③不符合混合表型急性白血病的诊断标准；④不符合细胞毒药物治疗后髓系肿瘤的诊断标准；⑤无骨髓增殖性肿瘤的病史。

1. AML 微分化型

（1）临床特征　急性髓系白血病微分化型（acute myeloid leukemia with minimal differentiation）多见于老年人，肝、脾、淋巴结肿大不明显，治疗效果差，生存期短。其特点为细胞形态学缺乏分化特点，不能分型。

（2）实验室检查

1）血象　白细胞数常较低，可低至 $0.6 \times 10^9/L$，也可高达 $100 \times 10^9/L$ 者，分类原始细胞比例较低，形态似原始淋巴细胞，未见 Auer 小体，多伴有贫血及血小板减少。

2）骨髓象　有核细胞增生明显活跃或极度活跃，原始细胞形态多数较小、较规则，染色质细致，核仁 1~2 个，大而清楚，胞质量少，大多呈透亮或中度嗜碱，无嗜天青颗粒及 Auer 小体（图 11 – 6）。红系、巨核系有不同程度的增生减低。

3）细胞化学染色　MPO 及 SBB 染色阴性或阳性率 <3%；PAS 染色呈阴性。

4）细胞免疫学和电镜检测　髓系分化抗原 CD13、CD33、CD14、CD15、CD11b 中至少有一种阳性。可表达无系列特异性未成熟标志 CD34、TdT、HLA – DR，不表达 T、B 系特异性抗原。电镜检测 MPO 抗体反应多呈阳性。

（3）实验室诊断要点　细胞化学染色原始细胞 MPO 及 SBB 阴性（<3%）；表达两种或多种髓系抗原，如 CD13、CD33 和 CD117。

2. AML 未成熟型

（1）临床特征 急性髓系白血病未成熟型（acute myeloid leukemia without maturation）成人多见，约占 AML 的 10%，临床上除有发热、出血、贫血及髓外浸润表现外，尚有以下特点：①多数患者起病急骤，进展迅速，病情凶险，伴有口腔黏膜和咽喉炎症、溃疡或坏死；②多数肝、脾及淋巴结肿大的程度较轻，且较急淋少见。③绿色瘤（chloroma）常见于此型，典型表现为骨膜下绿色肿瘤，多见于儿童及青年。

（2）实验室检查

1）血象 多数患者白细胞升高，多在（10~50）×10⁹/L，原始粒细胞明显增多，有时高达 90% 以上，可见畸形原始粒细胞。贫血显著，大多数患者血红蛋白 <60g/L，可见幼红细胞，血小板中度至重度减少。

2）骨髓象 有核细胞增生极度活跃或明显活跃，少数病例可增生活跃甚至减低。原始粒细胞（Ⅰ型 + Ⅱ型）≥90%，以Ⅰ型原始粒细胞为主，其细胞形态与淋巴细胞相似，胞质量较少，无颗粒，呈深蓝色，可见 Auer 小体，胞核较规则，呈圆形，核染色质细致，核仁 1~3 个，清楚，可有伪足（图 11-7）。早幼粒细胞少，中幼粒细胞及以下各阶段粒细胞罕见或不见而呈白血病裂孔现象。

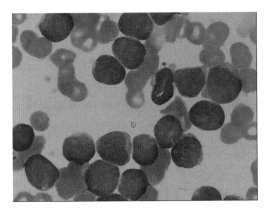

图 11-6 AML 微分化型骨髓象
（Wright-Giemsa 染色，×1000）

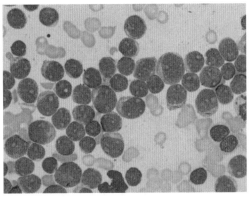

图 11-7 AML 未成熟型骨髓象
（Wright-Giemsa 染色，×1000）

3）细胞化学 染色原始粒细胞 MPO 及 SBB 染色阳性率≥3%，呈（+）~（++）。

4）免疫学检查 至少表达髓系抗原 CD13、CD33、CD117 和（或）MPO 中 2 种，CD34 常阳性，一般不表达 CD11、CD14、CD15，淋系抗原阴性。CD33 阳性者完全缓解率高，CD13 阳性、CD33 阴性者完全缓解率低。

（3）实验室诊断要点

骨髓中原始细胞 MPO（免疫分型或细胞化学）或 SBB 染色阳性率≥3%，非特异性酯酶（NSE）染色阴性；粒系成熟细胞占骨髓有核细胞 <10%；表达两种或多种髓系抗原，如 MPO、CD13、CD33 和 CD117。

3. AML 成熟型

（1）临床特征 急性髓系白血病成熟型（acute myeloid leukemia with maturation）没有特异性的临床表现，通常会出现发热、出血、贫血等症状。

（2）实验室检查

1）血象 多数患者白细胞中度升高，可见原始粒细胞、早幼粒细胞及后期阶段的偏成熟的粒细胞。贫血，血小板减少。

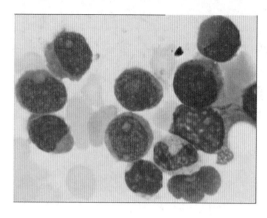

图 11-8　AML 成熟型骨髓象
（Wright-Giemsa 染色，×1000）

2）骨髓象　有核细胞增生极度活跃或明显活跃。原始粒细胞≥20%，早幼及以下阶段粒细胞占骨髓有核细胞10%以上，单核细胞系<20%。白血病细胞内可见 Auer 小体，可见形态变异及核质发育不平衡（图11-8）。

3）细胞化学染色　原始粒细胞 MPO 及 SBB 染色阳性。氯乙酸 AS-D 萘酚酯酶染色（AS-D NCE）阳性。

4）免疫学检查　原始粒细胞至少表达一种髓系抗原CD13、CD15、CD33、CD117，CD11b、MPO、HLA-DR亦可阳性。常用的单核细胞标记 CD14 和 CD64 通常为阴性。

（3）实验室诊断要点　骨髓中原始细胞 MPO（免疫分型或细胞化学）或 SBB 染色阳性率≥3%；粒系成熟细胞占骨髓有核细胞≥10%；单核系细胞占有核细胞<20%；表达两种或多种髓系抗原，如 MPO、CD13、CD15、CD33 和 CD117。

4. 急性嗜碱性粒细胞白血病

（1）临床特征　急性嗜碱性粒细胞白血病（acute basophilic leukemia）是一种罕见类型的急性髓系白血病，具有嗜碱性分化潜能同时缺乏定义的遗传学异常。患者通常表现为骨髓衰竭，可能出现皮肤受累、肝脾肿大、溶解性骨损伤，以及与高组胺血症相关的症状。

（2）实验室检查

1）血象　贫血，血小板减少，伴白细胞增多，嗜碱性粒细胞增多。

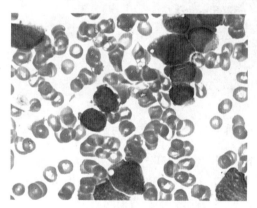

图 11-9　急性嗜碱性粒细胞白血病骨髓象
（Wright-Giemsa 染色，×1000）

2）骨髓象　有核细胞增生极度活跃或明显活跃，原始细胞弥漫性增生。原始细胞体积中等或偏大，核浆比较大，核椭圆形、圆形或不规则形，染色质疏松，Auer 小体难见。未成熟的嗜碱性粒细胞占骨髓细胞成分的20%～80%。未成熟嗜碱性粒细胞特点是细胞核不规则或分叶，染色质相对聚集，含有不同数量的粗大的嗜碱性颗粒（图11-9）。成熟的嗜碱性细胞通常少见，电镜下可见嗜碱性颗粒的超微结构。红系、巨核系细胞均减低。

3）细胞化学染色　原始细胞 MPO 及 SBB 染色阴性。甲苯胺蓝染色阳性。

4）免疫学检查　表达髓系抗原，如 CD13、CD33。

（3）实验室诊断要点　骨髓中原始细胞和未成熟/成熟嗜碱性粒细胞甲苯胺蓝染色阳性；原始细胞 MPO、SBB 和 NSE 染色阴性；CD117 表达不强（排除肥大细胞白血病）。

5. 急性粒单核细胞白血病

（1）临床特征　急性粒-单核细胞白血病（acute myelomonocytic leukemia）是一种粒系和单核系两个系统同时恶性增生的急性白血病，占 AML 的 15%～25%。常伴有肝、脾、淋巴结肿大，脑膜白血病发生率相对较高。

（2）实验室检查

1）血象　白细胞计数多增高，亦有正常或减少者，可见粒系及单核系两系早期细胞，原单和幼单细胞有时可达30%～40%，且有较活跃的吞噬现象，粒系各阶段细胞均可见。常伴有中至重度贫血，血小板重度减少。

2）骨髓象 有核细胞增生极度活跃或明显活跃，粒、单核两系同时增生，红系、巨核系增生均受抑制（图11-10）。

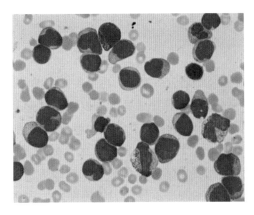

图11-10 急性粒-单核细胞白血病骨髓象（Wright-Giemsa染色，×1000）

3）细胞化学染色 ①MPO和SBB染色对原粒细胞和幼粒细胞呈阳性或强阳性反应，对原单细胞和幼单细胞呈阳性或弱阳性反应；②NAS-DAE染色显示原始和幼稚细胞呈阳性反应，其中原粒细胞不被氟化钠抑制，而原单细胞可被氟化钠抑制。

4）免疫学检查 主要表达粒、单核系抗原，如MPO、HLA-DR、CD33、CD13、CD14、CD15等。

（3）实验室诊断要点 骨髓中单核细胞及其前体细胞≥20%；成熟粒细胞≥20%；原始细胞MPO（免疫表型或细胞化学）阳性率≥3%。

6. 急性单核细胞白血病

（1）临床特征 急性单核细胞白血病（acute monocytic leukemia）多见于儿童和青少年，临床上除具有一般急性白血病的症状外，髓外浸润症状较为明显，以皮肤黏膜损害突出，伴牙龈肿胀、增生及溃疡等表现。

（2）实验室检查

1）血象 大多数患者白细胞数偏低，原始单核细胞和幼稚单核细胞增多，血红蛋白和红细胞数中度至重度减少，血小板明显减少。

2）骨髓象 有核细胞增生极度活跃或明显活跃，原始单核细胞或幼稚单核细胞≥80%。其白血病细胞形态学特点：原单及幼单细胞体积较大，形态变化多端，胞核相对较小，不规则形，呈扭曲、折叠、凹陷，常偏一侧，核仁清楚，多为1个，核染色质疏松，着色较淡；胞质丰富，常出现内外双层胞质，有明显伪足突出，边缘清晰，颗粒的粗细及数量不一，外层胞质呈淡蓝色，透明，无或很少颗粒，内层胞质呈灰蓝色并略带紫色，不透明，似有毛玻璃样感（图11-11）。胞质内常有空泡或被吞噬的细胞，可见Auer小体，较细长。

3）细胞化学染色 ①MPO和SBB染色对原单细胞呈阴性或弱阳性反应，而对幼单细胞多数呈阳性反应；②NAS-DAE染色对原单细胞和幼单细胞大多数呈阳性或强阳性反应，能被氟化钠抑制。

4）免疫学检查 常表达CD11c、CD13、CD14、CD15、CD33、CD34、CD64、HLA-DR，以CD14最明显。

（3）实验室诊断要点 骨髓中原始单核细胞和（或）幼稚单核细胞≥80%，成熟粒细胞<20%WHO 2022版指南中并未强制要求，原始单核细胞和幼稚单核细胞至少表达两种单核细胞系抗原，如CD11c、CD14、CD36和CD64，或细胞化学染色NSE阳性。

7. 急性红系白血病

（1）临床特征　急性红系白血病（acute erythroid leukemia）是一种骨髓恶性增生性疾病，在病程中以原始红细胞及幼红细胞恶性增生为主，也可累及粒细胞和巨细胞系，形成骨髓全细胞增殖病，最后可转变为急性粒细胞白血病。该亚型是红细胞的肿瘤性增殖，表现为成熟停滞和高发生率的双等位基因 *TP53* 改变。

（2）实验室检查

1）血象　贫血轻重不一，随疾病的进展而加重，可见各阶段的幼红细胞；白细胞数可偏低或正常或升高，可见到原粒及早幼粒细胞；血小板常随着病程的发展而减少。

2）骨髓象　有核细胞增生明显活跃或极度活跃，红系异常增生为主，或红系和粒系（或单核系）同时呈恶性增生。幼红细胞≥80%，原始红细胞≥30%。大多数患者红系以中、晚幼红细胞为主，也可见原、早幼红细胞占优势者，幼红细胞常有明显的类巨幼样改变（胞体巨大，核染色质细致，胞质丰富，常有突起）和副幼红细胞改变（核形不规则、核扭曲、巨型多核、核发育幼稚、核分叶、碎核）等（图 11-12）。巨核细胞显著减少。

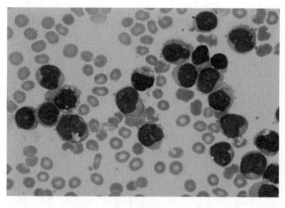
图 11-11　急性单核细胞白血病骨髓象
（Wright-Giemsa 染色，×1000）

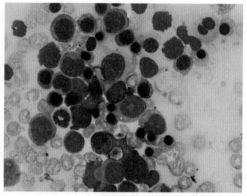
图 11-12　急性红系白血病骨髓象
（Wright-Giemsa 染色，×1000）

3）细胞化学染色　几乎所有病例幼红细胞 PAS 呈阳性反应，有的强阳性，红色颗粒呈块状、环状分布，淋巴细胞 PAS 反应增强。

4）免疫学检查　幼红细胞可表达血型糖蛋白 A，抗血红蛋白抗体和抗人类红白血病细胞系抗体阳性。

（3）实验室诊断要点　骨髓幼红细胞≥80%，且原始红细胞≥30%。

8. 急性巨核细胞白血病

（1）临床特征　急性巨核细胞白血病（acute megakaryoblastic leukemia）是巨核细胞系恶性增生性疾病，骨髓中常有纤维组织增生，穿刺时往往"干抽"，临床上很少见，有一般白血病所具备的特点，主要特征：①常以贫血及发热为首发症状；②多数患者无肝、脾及淋巴结肿大；③对化疗不敏感，预后不良。

临床上三类人群，包括患有 Down 综合征的儿童、未患有 Down 综合征的儿童和成人，若伴有分子驱动，可导致急性巨核细胞白血病。急性巨核细胞白血病确诊需要进行免疫表型和巨核细胞分化标志物的检测，检测与 *CBFA2T3∷GLIS2* 相关的"RAM 免疫表型"，这是一种 AML 伴其他遗传学改变定义类型的亚型。

（2）实验室检查

1）血象　常见全血细胞减少，血红蛋白减低，呈正细胞正色素性贫血。白细胞数大多减低，少数正常或增高，可见到类似淋巴细胞的小巨核细胞（图11－13），血小板减少，少数病例正常，易见到畸形和巨型血小板，亦可见到有核红细胞。

2）骨髓象　有核细胞增生活跃或明显活跃，巨核细胞系异常增生，原始巨核细胞增多，小巨核细胞易见，该细胞体积小，多数直径约10μm，胞体圆形，边缘不整齐，呈云雾状或毛刺状，胞质量少，着深蓝色，不透明，无颗粒，周围可有伪足样突起，染色质较粗，核仁多不清楚，偶尔可见原始细胞中小堆状分布（图11－14）。幼稚巨核细胞也增多，巨核细胞分裂象多见，成熟巨核细胞少见，粒系及红系细胞增生均受抑制。

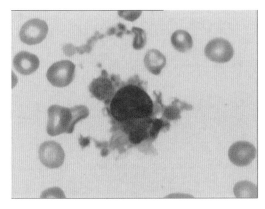
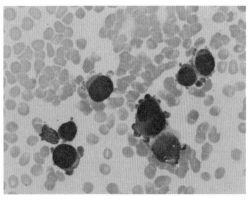

图11－13　急性巨核细胞白血病外周血中小巨
核细胞（Wright－Giemsa染色，×1000）

图11－14　急性巨核细胞白血病骨髓象
（Wright－Giemsa染色，×1000）

3）细胞化学染色　较有价值的细胞化学染色是5′－核苷酸酶阳性，PAS阳性，呈大小、粗细不等的阳性颗粒；α－NAE染色呈阳性反应，可被氟化钠抑制；MPO、SBB染色均呈阴性反应。

4）免疫学检查　原始巨核细胞特异性表达CD 41（Ⅱb）、CD 61（Ⅲa）或较成熟的血小板相关标记CD 42（Ⅰb），CD 34、CD 45和HLA－DR常阴性。电镜下检查可见原始巨核细胞呈血小板过氧化物酶（PPO）阳性反应。

（3）实验室诊断要点　骨髓或外周血中≥20%具有巨核细胞分化的原始细胞，原始细胞至少表达一种或多种血小板糖蛋白：CD 41（糖蛋白Ⅱb）、CD 61（糖蛋白Ⅲa）或CD 42（糖蛋白Ⅰb），不符合其他已定义的AML类型标准，无骨髓增殖性肿瘤病史。

（三）髓系肉瘤

髓系肉瘤（myeloid sarcoma）是AML或转化的MDS、MDS/MPN或MPN在组织中的独特表现，原始粒细胞或原始单核细胞髓外浸润形成局部肿瘤，伴或不伴分化成熟。这些肿瘤常见于皮肤、淋巴结、鼻咽、上呼吸道组织、乳腺、卵巢、骨、眼眶及各种软组织。原发髓系肉瘤病例应进行全面检查，包括细胞遗传学和分子检查，以便合理的分类和治疗。

第三节　系列不明急性白血病

PPT

系列不明急性白血病（acute leukaemias of ambiguous lineage，ALAL）是一组起源于多能造血干（祖）细胞的急性白血病，在成人急性白血病中发病率占2%～5%，具有复杂的表型和遗传基础。具体分类如下（表 11 - 3）。

表 11 - 3　系列不明急性白血病 WHO 分类（2022 年）

ALAL 伴特定遗传学异常
　　混合表型急性白血病伴 *BCR*∷*ABL1* 融合
　　混合表型急性白血病伴 *KMT2A* 重排
　　ALAL 伴其他特定遗传学改变
　　　　混合表型急性白血病伴 *ZNF384* 重排
　　　　ALAL 伴 *BCL11B* 重排
ALAL，免疫表型定义
　　混合表型急性白血病，B 系/髓系混合
　　混合表型急性白血病，T 系/髓系混合
　　混合表型急性白血病，罕见类型混合
　　ALAL，NOS
　　急性未分化细胞白血病（AUL）

一、临床特征

发病率低、起病急，病情发展迅速、病史凶险，患者具有贫血、发热、出血、肝脾淋巴结不同程度肿大等症状，预后差。

二、实验室检查

（一）血象

白细胞数量增多、正常或减少，血红蛋白量和血小板计数减少。涂片中可见原始细胞，形似髓系和（或）淋系（图 11 - 15）。

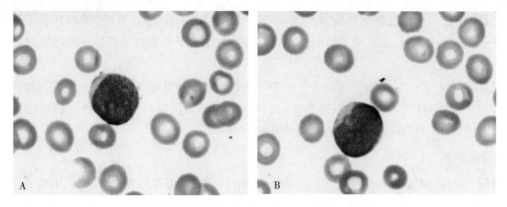

图 11 - 15　血象（Wright - Giemsa 染色，1000）

（二）骨髓象

骨髓增生减低至极度活跃，原始细胞可高达 90%。原始细胞胞体大小不等，胞核大，圆形或椭圆形，可见凹陷折叠，染色质粗颗粒状，核仁模糊或明显，胞质少，淡蓝色。原始细胞呈均一性或不均一性，可同时具有两系特征，也可表现为形态不同的两群细胞，分别似髓系、淋系原始细胞，也可无髓系或淋系分化的形态学特点，其他系细胞增生受抑制（图 11 - 16）。

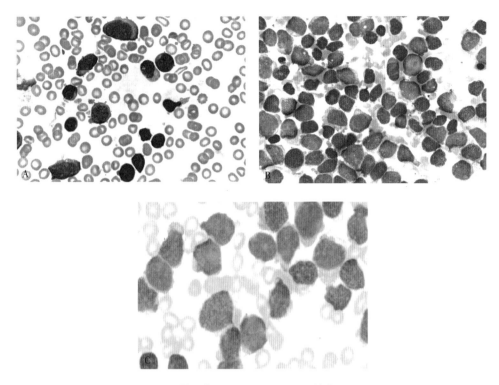

图 11 - 16　骨髓象（Wright - Giemsa 染色，×1000）

（三）细胞化学染色

MPO、NSE 等染色可表现为阴性或部分原始细胞阴性，部分阳性。PAS 染色呈阴性或不同程度阳性，且阳性性状不同。

（四）免疫学检查

系列不明的急性白血病诊断主要根据免疫分型，流式细胞术是确诊的首选方法。主要有欧洲白血病免疫学鉴定小组（the european group for the immunological characterization of leukemias，EGIL）积分系统和 WHO 谱系诊断标准（表 11 - 4，表 11 - 5）。

表 11 - 4　EGIL 积分系统

分数	B 系	T 系	髓系
2	cCD79a	CD3（c/m）	cMPO
	cIgM	antiTCR - α/β	(anti - lysozyme)
	CD22	antiTCR - γδ	
1	CD19	CD2	CD13
	CD10	CD5	CD33
	CD20	CD8	CD65s
		CD10	
0.5	nTdT	nTdT	CD14
	CD24	CD7	CD15
			CD 64
			CD117

注：每个谱系积分需 2 分以上才能诊断。

表 11 - 5　WHO 谱系诊断标准

谱系	判断标准
B 系	CD19 强表达（强度超过正常 B 祖细胞的 50%）时，CD10、CD22 或 CD79a 至少 1 个强表达
	CD19 弱表达（强度低于正常 B 祖细胞的 50%）时，CD10、CD22 或 CD79a 至少 2 个强表达

续表

谱系	判断标准
T系	cCD3 阳性或者 sCD3 阳性，强度超过成熟 T 细胞的 50% 或免疫组化染色阳性（非 zeta 链试剂）
髓系	髓过氧化物酶强度超过 50% 成熟中性粒细胞
	单核系分化：非特异性酯酶、CD11c、CD14、CD64 或溶菌酶至少 2 个阳性

（五）细胞遗传学与分子生物学检查

ALAL 和 MPAL 由于具有相似的发病机制、临床特点和免疫表型，被归为系列不明急性白血病，分类中新增了 MPAL 伴 *ZNF384* 重排和 ALAL 伴 *BCL11B* 重排两个亚型。这些白血病往往有基因重排、融合基因的形成、复杂核型等，所以细胞遗传学与分子生物学检查对此类白血病的诊断具有重要意义。

三、系列不明急性白血病各亚型的特征及诊断

（一）系列不明急性白血病伴特定遗传学异常

1. 混合表型急性白血病伴 *BCR∷ABL1* 融合

（1）临床特征　是 MPAL 中最常见的重现性遗传学异常，发病率低，预后较差，成人和儿童均可发病，以成人为主。

（2）实验室检查

1）血象　涂片中可见原始细胞，形似髓系和（或）淋系。

2）骨髓象　原始细胞呈均一性或不均一性，分别似髓系、淋系，其他系细胞增生受抑。

3）化学染色　MPO、NSE 等染色常表现为部分原始细胞阴性，部分阳性。PAS 染色呈不同程度阳性。

4）免疫学检查　绝大多数病例是 B 系/髓系混合表型，偶见 T 系/髓系混合表型。

5）细胞遗传学与分子生物学检查　可见 t（9；22）（q34；q11），可见 *BCR∷ABL1* 融合基因，也可检测到 *DNMT3A*，*FLT3-1TD*，*ASXL1*、*NRAS* 等。

（3）实验室诊断要点　表型符合 MPAL 标准，并伴有 t（9；22）异位。如患者有 CML 病史，即便免疫表型符合 MPAL 也不能诊断。

2. 混合表型急性白血病伴 *KMT2A* 重排

（1）临床特征　发病率低，儿童发病率高于成人，预后不良。

（2）实验室检查

1）血象　涂片中可见原始细胞，形似髓系（粒或单）和（或）淋系。

2）骨髓象　原始细胞呈均一性或不均一性，可表现为形态不同的两群细胞，也可是无明显分化特征的一群细胞。

3）化学染色　MPO、NSE 等染色常表现为部分原始细胞阴性，部分阳性。PAS 染色呈不同程度阳性。

4）免疫学检查　多数病例具有 CD19⁺CD10⁻Pro-B-ALL 的表型，通常表达 CD15、NG2。绝大多数病例是 B 系/髓系混合表型，未见 T 系/髓系混合表型。

5）细胞遗传学与分子生物学检查　均可查见 *KMT2A* 重排，可与多个伙伴基因发生重排，包括 *AFF1*、*MLLT1*、*MLLT3* 和 *MLLT10*；可见 t（9；11）、t（11；19）。

（3）实验室诊断要点符合　MPAL 诊断标准，并伴有 *KMT2A* 重排。

3. 混合表型急性白血病伴 *ZNF384* 重排

（1）临床特征 发病率低，预后差。

（2）实验室检查

1）血象 涂片中可见原始细胞形似淋系。

2）骨髓象 可见具有淋系特点的原始细胞。

3）化学染色 MPO、NSE 等染色常阴性。

4）免疫学检查 常见 B 系/髓系混合表型，表达较强的 CD13、CD33。

5）细胞遗传学与分子生物学检查 *ZNF384* 基因位于 12p13，可见 t（12；22）（p13；q13）、t（12；17）（p13；q21）；*ZNF384* 重排常见的伙伴基因包括 *TCF3*、*EP300*、*TAF15* 和 *CREBBP*。

（3）实验室诊断要点 符合 MPAL 诊断标准，并伴有 *ZNF384* 重排。

4. ALAL 伴 *BCL11B* 重排

（1）临床特征 临床罕见，预后不良。

（2）实验室检查

1）血象 涂片中常见原始细胞形似淋系或髓系。

2）骨髓象 原始细胞可以是无明显分化特征的一群细胞，也可以是两群原始细胞具有淋巴或髓系分化特点。

3）化学染色 MPO、NSE 等染色常表现为阴性。

4）免疫学检查 常见 T 系/髓系混合表型。

5）细胞遗传学与分子生物学检查 *BCL11B* 基因位于 14q32.2，可见 t（6；14）（q25.3；q32）、t（8；14）（q24.2；q32）、t（2；14）（q22.2；q32）；常见的伙伴基因包括 *ZEB2*、*RUNX1*、*CDK6*、*SATB1*、*ETV6* 等。

（3）实验室诊断要点 符合 ALAL 诊断标准并伴有 *BCL11B* 重排。

（二）系列不明急性白血病，免疫表型定义

1. 混合表型急性白血病，B 系/髓系混合

（1）临床特征 发病率低，各年龄段均可患病，成人更为常见。

（2）实验室检查

1）血象 涂片中常见原始细胞形似淋系。

2）骨髓象 原始细胞大多是无明显分化特征的一群细胞，形似淋巴细胞。

3）化学染色 MPO、NSE 染色常表现为阴性。

4）免疫学检查 具有 B 系和髓系表型，表达 cMPO、CD117、CD13、CD33。

5）细胞遗传学与分子生物学检查 常见复杂核型，可见 del（1）、del（6q）、12p11.2、del（5q）、7 号染色体结构异常、近 4 倍体等，常见 *ASXL1*、*TET1/2*、*DNMT3A*、*NOTCH1*、*RUNX1*、*SET－CAN*、*CK1T17*、*D816V*、*TP53* 突变。

（3）实验室诊断要点 符合 MPAL，B 系/髓系混合诊断标准。

2. 混合表型急性白血病，T 系/髓系混合

（1）临床特征 发病率低，成人儿童均可患病。

（2）实验室检查

1）血象 涂片中常见原始细胞形似淋系。

2）骨髓象　原始细胞大多是无明显分化特征的一群细胞，形似淋巴。

3）化学染色　MPO、NSE 等染色常表现为阴性。

4）免疫学检查　具有 T 系和髓系表型，表达 cMPO、CD117、CD13、CD33、CD3、CD7、CD5、CD2。

5）细胞遗传学与分子生物学检查　常见克隆性的染色体异常；可见 *EZH2*、*FLT3*、*WT1*、*DNMT3A*、*IDH1/2*、*KRAS*、*NRAS*、*CEBPA*、*ETV6*、*PHF6*、*TET2*、*RUNX1*、*ASXL1*、*NOTCH11*、*TP53*、*CEBPA*、*GATA2*、*MUC16* 等突变。

（3）实验室诊断要点　符合 MPAL，T 系/髓系混合诊断标准。

3. 混合表型急性白血病，罕见类型混合

（1）临床特征　罕见，预后差。

（2）实验室检查

1）血象　涂片中常见原始细胞，无特殊形态学特点。

2）骨髓象　原始细胞大多是无明显分化特征的一群细胞。

3）化学染色　MPO、NSE 等染色常表现为阴性。

4）免疫学检查　主要是指 T 系/B 系，T 系/B 系/髓系混合非常少见，可有 CD79a 和 CD10 的表达，暂未见 T 系或 B 系/巨核系、T 系或 B 系/红系的报道。

5）细胞遗传学与分子生物学检查　可见 *PHF6*、*WT1*、*IL7R*、*NOTCH1*、*PTPN11*、*EZH2*、*DNMT3A*等突变。

（3）实验室诊断要点　注意与 T – ALL 区分。

4. ALAL，非特指型

（1）临床特征　发病率非常低，各年龄段均可发病。

（2）实验室检查

1）血象　涂片中原始细胞常无独特形态特征。

2）骨髓象　原始细胞大多无独特形态特征。

3）化学染色　MPO、NSE 等染色常表现为阴性。

4）免疫学检查　同时表达多个系别标志，如 CD5、CD7、CD13、CD33，但不表达 cMPO、CD3，无法划分系别。

5）细胞遗传学与分子生物学检查　大多数病例存在克隆性的染色体异常。

（3）实验室诊断要点　同时表达多个系别的标志，无法划分为其他类型的 MPAL。

5. 急性未分化细胞白血病（AUL）

（1）临床特征　罕见，治疗效果差，预后差。

（2）实验室检查

1）血象　涂片中常见原始细胞，无独特形态特征。

2）骨髓象　原始细胞大多无独特形态特征。

3）化学染色　MPO、NSE 等染色均为阴性。

4）免疫学检查　不具有特异性淋系和髓系标记，表达不多于 1 个的系别膜标志，不表达 cMPO、cCD3、cCD22、cCD79a，无 CD19 强表达，常表达 CD34、HLA – DR、CD38。

5）细胞遗传学与分子生物学检查　可见 *BAALC*、*ERG*、*MN1* 等基因的表达。

（3）实验室诊断要点　初诊时需排除浆细胞样 DC、NK 前体细胞、嗜碱性粒细胞后才可诊断。

PPT

第四节 急性髓系白血病疗效判断和微小残留病的检测

一、急性髓系白血病疗效判断 [e]微课/视频2

急性髓系白血病患者经治疗后，部分患者可缓解，缓解后部分患者可复发，不同的急性髓系白血病疗效评价标准略有不同。

1. AML（非 APL）疗效判断标准　详见下表（表 11-6）。

表 11-6　AML（非 APL）疗效评价标准

疗效	评价标准
完全缓解（complete remission，CR）	骨髓原始细胞小于 5%，外周血原始细胞及髓外病灶消失，中性粒细胞 $\geq 1 \times 10^9/L$，PLT $\geq 100 \times 10^9/L$
完全缓解伴部分血液学恢复（CRh）	骨髓原始细胞小于 5%，外周血原始细胞及髓外病灶消失，中性粒细胞 $\geq 0.5 \times 10^9/L$，PLT $\geq 50 \times 10^9/L$
完全缓解伴不完全血液学恢复（CRi）	骨髓原始细胞小于 5%，外周血原始细胞及髓外病灶消失，中性粒细胞 $< 1 \times 10^9/L$，或 PLT $< 100 \times 10^9/L$。如果同时使用 CRh 和 CRi，CRi 只包括不符合 CRh 的患者
骨髓无白血病状态（MLFS）	骨髓原始细胞小于 5%，外周血原始细胞及髓外病灶消失，对血象恢复没有要求
部分缓解	中性粒细胞 $\geq 1 \times 10^9/L$，PLT $\geq 100 \times 10^9/L$，骨髓原始细胞百分比下降 $\geq 50\%$，并且原始细胞比例为 5% ~ 25%
复发（relapse）	完全缓解后外周血再次出现白血病细胞或骨髓中原始细胞 $\geq 5\%$（除外巩固化疗后骨髓再生等其他原因）或髓外出现白血病细胞浸润

2. APL 诱导阶段评估　骨髓形态学评价一般在第 4~6 周、血细胞计数恢复后进行，此时细胞遗传学一般正常，但多数患者 *PML∷RARA* 转录本仍为阳性，完全缓解标准同其他 AML。

二、急性髓系白血病微小残留病的检测

微小残留病（minimal residual disease，MRD）指初诊或难治/复发状态的患者经化疗、靶向治疗、嵌合抗原受体 T 细胞和（或）异基因造血干细胞移植（allogeneic hematopoietic stem cell transplantation，allo - HSCT）等治疗获得血液学完全缓解后体内残存的少量白血病细胞，是白血病复发的重要原因之一。

MRD 检测可以比传统检测更早发现白血病细胞的存在，不仅可用于疗效评估、复发预警，还可用于指导治疗方法的选择以及抢先干预，MRD 检测已成为降低白血病复发、提高疗效的关键环节之一。MRD 检测方法包括多参数流式细胞术（multiparameter flow cytometry，MFC）、实时定量聚合酶链反应（real - time quantitative polymerase chain reaction，RQ - PCR）技术以及数字 PCR（digital polymerase chain reaction，d - PCR）和二代测序技术（NGS）等。①用于 MFC 评估表型异常白血病细胞的单克隆免疫荧光抗体包括 CD34、CD117、CD13 和 CD33，跨系表达抗原 CD2、CD7、CD19 和 CD56 等。理论上患者经过诱导、巩固治疗后体内的白血病细胞低于某个值就可停止治疗，最终达到治愈的目标，这个值就叫阈值，可通过阈值将 MRD 分为阳性和阴性两种状态。欧洲白血病网（European leukemia net，ELN）MRD 工作组的共识推荐 MFC 检测 AML 患者 MRD 的阈值为 0.1%；②RQ - PCR 可检测白血病融合基因 *RUNX1∷RUNX1T1*、*CBFβ∷MYH11*、*PML∷RARα* 和 *NPM1* 等突变，这些基因在治疗后的持续存在是预测 AML 复发的可靠分子标志；泛白血病基因 *WT1* 可作为缺乏特异性基因的 AML 患者的 MRD

标志，初诊时 80% ~90% 的 AML 患者伴 *WT1* 表达升高，可在诱导缓解后、巩固治疗和结束治疗后以及移植前后单独用 *WT1* 或联合 MFC 评估 MRD 水平。分子生物学方法检测 MRD 包括：完全分子学缓解（complete molecular remission，CR_{MRD-}）、低水平分子标志持续存在、分子学进展和分子学复发。定义 CR_{MRD-} 的前提是患者必须获得完全血液学缓解（complete hematologic remission，CHR），连续两次分子学 MRD 阴性，标本采集间隔时间 ≥4 周，检测方法敏感性至少为 10^{-3}。低水平分子标志持续存在是指患者处于 CHR，分子生物学 MRD 标志持续低水平存在和治疗结束后任何两次阳性标本之间基因检测的拷贝数相对上升小于 1 个 Log。分子学进展指低水平分子标志持续存在患者，任何两份阳性标本之间 MRD 标志基因检测拷贝数升高 ≥1 个 Log。分子学复发指患者处于 CHR 且 CR_{MRD-} 后，再次出现 MRD 阳性，两份阳性标本之间 MRD 水平上升 ≥1 个 Log。各种检测方法优缺点如下（表 11 -7）。

表 11 -7　不同方法检测 MRD 优缺点比较

方法	敏感性	评价
MFC	$10^{-3} \sim 10^{-5}$	优点：简便快捷、费用低，适用 90% 以上的 AML 人群 缺点：抗原漂移；不能确定特定白血病亚群；分析过程复杂
RQ - PCR 融合基因/ *NPM1* 突变	$10^{-4} \sim 10^{-6}$	优点：特异性好，敏感性高，相对便宜，易标准化 缺点：耗时、要求靶基因在疾病治疗过程中稳定表达、适用部分、RNA 不稳定；仅适用 30% ~60% 的人群
WT1	10^{-2}	优点：适用 80% ~90% 的 AML 人群 缺点：敏感性低、缺乏疾病特异性
d - PCR	$10^{-4} \sim 10^{-6}$	优点：绝对定量，不需要标准化曲线 缺点：同 RQ - PCR
二代测序技术	$10^{-3} \sim 10^{-6}$	优点：可以同时检测多种突变位点，可观察克隆演变，高通量 缺点：费用高、结果易受背景噪音影响、无标准化

第五节　骨髓增生异常性肿瘤

PPT

第 5 版 WHO 造血与淋巴组织肿瘤分类将原来"骨髓增生异常综合征（myelodysplastic syndrome，MDS）"改称为"骨髓增生异常性肿瘤（myelodysplastic neoplasms，MDN）"，以强调其肿瘤性质并使术语与 MPN 相对应。但由于考虑到新名称的英文缩写 MDN 与 MPN 在读音和拼写上容易混淆，故仍使用 MDS 缩写。

骨髓增生异常性肿瘤是一组起源于造血干细胞的异质性克隆性造血细胞肿瘤，特点是难治性血细胞减少、髓系细胞发育异常、无效造血以及部分高风险进展为 AML。患者大多数会出现贫血症状，且对一般抗贫血药物治疗无效，呈慢性进行性加重。有时出现感染和出血，常伴有一系或多系的细胞减少，细胞形态发育异常，有些 MDS 亚型可伴有原始细胞增多。

一、临床特征

MDS 多发生于中、老年人，偶见于青年及儿童，男性多于女性。其临床表现为血细胞减少的相关症状，包括贫血、感染和出血等；MDS 伴原始细胞增多患者可伴有脾肿大。大部分患者病情较稳定，但 1/3 以上的患者在数月至数年或更长时间后进展为 AML；有的患者病情虽未进展为白血病，但可因感染、出血而死亡。

MDS 多无明确病因，发病机制还不甚清楚。普遍认为 MDS 的发生和进展是一个多基因、多步骤的病理过程，可能与以下因素有关。①干细胞基因异常：MDS 存在原癌基因突变，抑癌基因失活和继发性细胞遗传学异常等，导致造血干细胞的损伤或突变，骨髓无效造血和分化成熟障碍。②细胞周期的网络调控系统异常，影响细胞的发育和增殖。③造血微环境改变：一些细胞因子增加了骨髓造血细胞的过度增殖和提早凋亡。MDS 外周血细胞减少而骨髓细胞增生，这种无效造血与髓系细胞分化能力缺陷及细胞过度凋亡有关。④免疫缺陷：某些抗原刺激 T 细胞克隆性扩增，导致 T 细胞介导的自身造血抑制及全血细胞减少；B 淋巴细胞异常表现为自身抗体的产生，这些自身抗体的产生与多克隆浆细胞增殖有关，免疫缺陷通常在进展期 MDS 更常见。⑤有害理化作用：现已证明电离辐射、苯、氯霉素、化疗药物尤其是烷化剂、拓扑酶抑制剂、乙双吗啉等，可能是 MDS 的发病因素。

二、骨髓增生异常性肿瘤的诊断与分型标准

MDS 的诊断与分型标准自 1982 年由 FAB 协作组首次提出，主要依据患者外周血及骨髓中原始细胞比例、发育异常的类型及程度，以及环形铁粒幼细胞的比例等特征将 MDS 分为 5 个类型，即难治性贫血（refractory anemia，RA）、难治性贫血伴环形铁粒幼细胞（RA with ring sideroblasts，RARS）、原始细胞增多的难治性贫血（RA with an excess of blast，RAEB）、转化中的原始细胞增多的难治性贫血（RAEB in transformation，RAEB－T）和慢性粒单核细胞白血病（chronic myelomonocytic leukemia，CMML）。FAB 分型方案在临床工作中沿用多年，但形态学分型对于治疗、预后等判断具有局限性。WHO 在 FAB 分型基础上进行了几次修订，2022 年 WHO 的第 5 版更加注重细胞遗传学、分子遗传学检验，整合了细胞和组织形态学、免疫表型、细胞遗传学和分子生物学检验，将 MDS 分为伴特定遗传学和形态学异常定义的两大类（表 11－8）。

表 11－8 骨髓增生异常性肿瘤（MDS）的分类和定义特征（WHO，2022）

	原始细胞	细胞遗传学	基因突变
MDS 伴特定遗传学异常			
MDS 伴低原始细胞和单纯 5q 缺失（MDS－5q）	外周血 <2% 且骨髓 <5%	5q 单独缺失，或合并一个其他异常（除外单体 7 或 7q）	
MDS 伴低原始细胞和 *SF3B1* 突变[a]（MDS－*SF3B1*）	外周血 <2% 且骨髓 <5%	不存在 5q 缺失、单体 7 或复杂核型	*SF3B1*
MDS 伴 *TP53* 双等位基因失活突变（MDS－bi*TP53*）	外周血和骨髓 <20%	常为复杂核型	两个或多个 *TP53* 突变
MDS，形态学定义			
伴低原始细胞 MDS（MDS－LB）	外周血 <2% 且骨髓 <5%		
低增生性 MDS[b]（MDS－h）	外周血 <2% 且骨髓 <5%		
MDS 伴原始细胞增多（MDS－IB）			
MDS－IB1	2%≤外周血 <5% 和（或）者 5%≤骨髓 <10%		
MDS－IB2	5%≤外周血 <20% 和（或）者 10%≤骨髓 <20%，或者有 Auer 小体		
MDS 伴纤维化	2%≤外周血 <20% 和（或）者 5%≤骨髓 <20%		

注：[a]若环形铁粒幼红细胞≥15% 则可替代 *SF3B1* 突变。仍沿用 2016 版 WHO 命名：MDS 伴低原始细胞和环状铁粒幼细胞。[b]根据定义，根据年龄调整后骨髓细胞增生程度≤25%。

新版中髓系细胞发育异常虽不作为 MDS 分类的重要依据，但仍是诊断的重要指标，各系细胞发育

异常比例须分别≥10%。该分类引入遗传学、病理学为依据，如 MDS – *SF3B1*、低增生型 MDS、MDS 伴纤维化等，更接近疾病发病机制而利于临床诊疗。

细胞遗传学和分子遗传学可能与 MDS 的发病机制、诊断、鉴别诊断、危险度分层和指导临床治疗密切相关。MDS 40% ~ 60% 患者具有非随机的染色体异常，其中不平衡染色体异常以 + 8、– 7/del（7q）、del（20q）、– 5/del（5q）和 – Y 最为多见。平衡染色体异常常见有 t（11；16）（q23.3；p13.3）；t（3；21）（q26.2；q22.1）等。NGS 可检测到大多数 MDS 至少有一种基因突变，常见的基因突变包括 *SF3B1*、*TP53*、*TET2*、*ASXL1*、*SRSF2*、*RUNX1*、*DNMT3A*、*EZH2* 等。其中剪接因子 *SF3B1* 的突变与预后良好和生存期延长相关。而 *RUNX1*，*TP53* 或 *EZH2* 等基因突变则预示不良预后。

三、遗传学异常定义的骨髓增生异常性肿瘤

（一）分类概述

90% 以上的 MDS 患者能找到克隆性证据，至少存在一个细胞遗传学或基因异常。2022 年 WHO 将具有特定遗传学异常的 MDS 归为一大类，包括 3 个类型：MDS 伴低原始细胞和单纯 5q 缺失（MDS with low blasts and isolated 5q deletion，MDS – 5q）、MDS 伴低原始细胞和 *SF3B1* 突变（MDS with low blasts and *SF3B1* mutation，MDS – *SF3B1*）、MDS 伴双等位基因 *TP53* 失活（MDS with biallelic *TP53* inactivation，MDS – bi*TP53*）。

本类 MDS 特点为贫血伴或不伴其他细胞减少和（或）血小板增多，外周血原始细胞 < 2%，骨髓中原始细胞 < 5%，无 Auer 小体，伴特异性遗传学异常。本病多见于中老年女性，临床症状与难治性的贫血有关，感染和出血少见，中位生存期较长，转变成白血病的风险较小。

MDS – 5q 又称 "5q – 综合征"（5q – syndrome）。其特点为贫血伴或不伴其他细胞减少和（或）血小板增多，伴有单纯的 5q – 细胞遗传学异常。MDS – 5q 首选来那度胺治疗，不仅血液学缓解率高，还可达到遗传学缓解，疗效较好。

MDS – *SF3B1* 主要是难治性贫血，甚少累及粒系和巨核细胞系，且细胞发育异常基本不累及粒系和巨核细胞系，生存期长，AML 转化率低。相应的 *SF3B1* 突变靶向可用罗特西普药物治疗，疗效较好。

MDS – bi*TP53* 在 MDS 中检出率为 7% ~ 11%，*TP53* 多重突变意义等同于 *TP53* 双等位基因。*TP53* 双等位基因改变可由多重突变构成，也可由单一突变合并另一等位基因缺失构成。若同时存在 bi*TP53*、5q 和 *SF3B1* 遗传学异常，则考虑诊断为 MDS – bi*TP53*。不伴复杂核型异常的 *TP53* 突变或只有单等位基因突变（或缺失）的患者接受 HSCT 可获益。而 MDS – bi*TP53* 通过 HSCT 治疗效果不佳，建议选择参加临床试验。

（二）实验室检查

1. 血象 常见贫血，多为大细胞性贫血，成熟红细胞可见大小不均及数量不等的异形红细胞；可有轻度的白细胞减少，偶见原始细胞，一般 < 2%，MDS – bi*TP53* 原始细胞比例 < 20%。MDS – *SF3B1* 主要表现为贫血，中性粒细胞绝对值（ANC）和血小板计数多正常；MDS – 5q 患者约半数有明显血小板增多。

WHO 推荐血细胞减少标准为男性或女性的血红蛋白 < 130g/L 或 < 120g/L，中性粒细胞绝对值（ANC）< 1.8×10^9/L，血小板计数 < 150×10^9/L。

2. 骨髓象 增生明显活跃或正常，髓系原始细胞一般 < 5%，MDS – bi*TP53* 原始细胞比例 < 20%。伴有一系或多系髓系细胞发育异常，MDS – 5q 病例可有红系增生减低，红系和粒系的发育异常不常

见。巨核细胞常增多、发育异常，胞核分叶减少或不分叶。MDS – SF3B1 病例主要为幼红细胞增多伴红系发育异常，常见有核分叶及巨幼样变，超过 90% 病例骨髓环形铁粒幼红细胞常 ≥5%。部分病例可伴随其他系细胞发育异常。

3. 细胞化学染色　部分有核红细胞 PAS 染色可呈阳性；MDS – SF3B1 型铁染色显示骨髓环形铁粒幼红细胞增多 ≥5%。

4. 免疫表型分析　无特征性免疫表型改变。

5. 细胞遗传学和分子生物学检验　①MDS – 5q 常见单纯 5q 缺失，缺失的大小和断裂点的位置不定，但总有 q31 – 33 缺失。若有其他任何细胞遗传学异常（–Y 除外），则不应归于该类疾病。SF3B1 或 TP53 单一突变（TP53 多重突变除外）可能会改变疾病的生物学特征和预后，但仍不影响 MDS – 5q 预后，所以依然诊断为 MDS – 5q；②MDS – SF3B1 型有 SF3B1 基因突变；③可检测到任何类型的致病性 TP53 改变（包括序列变异、节段缺失和拷贝中性杂合性丢失（copy neutral loss of heterozygosity，cnLOH）。超过 90% 的 MDS – biTP53 患者具有复杂核型（>3），因此在危险度分层中被认为是极高风险。

四、形态学定义的骨髓增生异常性肿瘤

（一）分类概述

这类 MDS 主要表现为难治性血细胞减少、一系或多系髓系细胞发育异常及原始细胞不同程度增高。2022 年 WHO 主要以原始细胞比例和骨髓病理活检为依据，分为 3 个类型：MDS 伴低原始细胞（MDS with low blasts，MDS – LB）、低增生性 MDS（hypoplastic MDS，MDS – h）和 MDS 伴原始细胞增多（MDS with increased blasts，MDS – IB）。MDS – IB 又分为 3 个亚型：MDS – IB1 骨髓原始细胞 ≥5% 且小于 10% 或外周血 ≥2% 且 <5%；MDS – IB2 骨髓原始细胞 ≥10% 且 <20% 或外周血原始细胞 ≥5% 且 <20% 或出现 Auer 小体；MDS – IB 合并骨髓纤维化，则为 MDS 伴骨髓纤维化（MDS withfifibrosis，MDS – f）。

MDS – LB 可能为多能干细胞缺陷，导致骨髓无效造血，单系或多系血细胞减少，伴髓系细胞发育异常，发育异常细胞 ≥10%，血象或骨髓原始细胞比例较低。

MDS – h 除了具有 MDS 的肿瘤特性外，还与 PNH 和 AA 有部分相互重叠的特征，且与克隆性造血（CH）相关。发病机制可能与 T 细胞介导的免疫攻击造血干（祖）细胞有关。本型预后相对好。

MDS – IB 主要见于 50 岁以上人群，约占 MDS 患者的 40% 以上，初诊时有骨髓衰竭症状，如贫血、中性粒细胞减少和血小板减少，常有明显贫血、出血及感染表现，可伴有脾肿大。血象和骨髓象原始细胞不同程度增高，常在短期内进展为急性白血病。如伴骨髓纤维化则为 MDS – f，该亚型预后较差。

（二）实验室检查

1. 血象　常有一系、两系或多系细胞减少伴发育异常。MDS – LB 和 MDS – h 髓系原始细胞 <2%，与 MDS – LB 相比，MDS – h 的白细胞、中性粒细胞和血小板计数较低；MDS – IB1 髓系原始细胞 ≥2% 且 <5%，无 Auer 小体；MDS – IB2 髓系原始细胞外周血 ≥5% 且 <20% 或出现 Auer 小体。中性粒细胞胞质颗粒少、核分叶过少或过多；红细胞大小不均，畸形；可见巨大血小板、畸形血小板、颗粒减少的血小板、微小巨核细胞。

2. 骨髓象　增生明显活跃，MDS – LB 和 MDS – h 髓系原始细胞 <5%；MDS – IB1 髓系原始细胞为 ≥5% 且 <10%，无 Auer 小体；MDS – IB2 髓系原始细胞 ≥10% 且 <20% 或出现 Auer 小体。三系血细胞形态伴不同程度的发育异常，粒系发育异常须 ≥10%，胞质颗粒稀少（>2/3 胞质）、假 Chediak – Higashi 颗粒、胞核分叶过少（假 Pelger – huët 核）、核染色质聚集异常、巨大分叶核等；红系可从减少到显著增多，可伴有发育异常须 ≥10%，特点是核可见核出芽、核间桥联、核碎裂、多核及类巨幼样

变等，胞质可见空泡形成等；巨核细胞可增多，发育异常以分叶少的小巨核细胞、单圆形核、多圆形核及多分叶核为特征，计数 30 个巨核细胞，发育异常巨核细胞≥10%。常见各系病态造血包括以下内容。

（1）红细胞系　多为明显增生，少数增生减低，除原始红细胞外，各阶段均有巨幼样变，可见核碎裂、核畸形、核分叶、核出芽、双核或多核幼红细胞，核质发育不平衡，胞质嗜碱着色不均或空泡形成等，红系病态造血（图 11 - 17）。

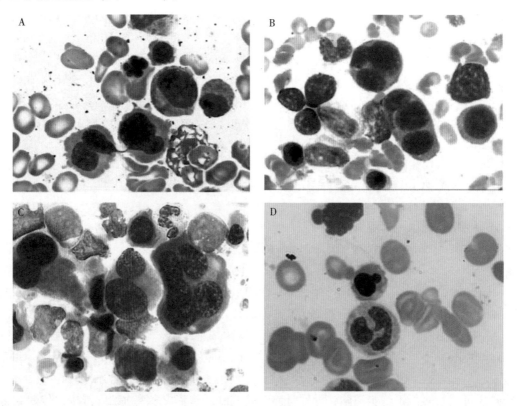

图 11 - 17　红系病态造血

（2）粒细胞系　粒细胞系增生活跃或减低，原粒和早幼粒细胞可不同程度增高，伴成熟障碍，有的早幼粒细胞核仁明显，颗粒粗大，有的类似单核细胞，核凹陷或折叠。原粒和早幼粒细胞中可见 Auer 小体。可见多核或畸形核中幼粒细胞，巨形或双核晚幼粒、杆状核，分叶过多的中性粒细胞或中性粒细胞分叶过少（假 Pelger - huët 核）。假 Pelger - huët 核、奇数多核在 MDS 诊断意义较大，粒系病态造血如下（图 11 - 18）。

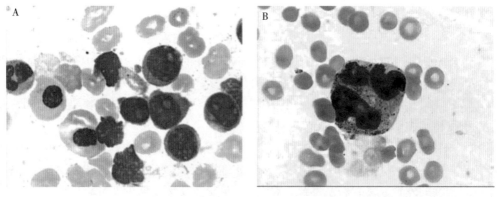

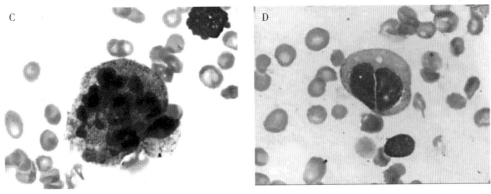

图 11－18　粒系病态造血

（3）巨核细胞系　巨核细胞数量可正常、增多或减少，异常巨核细胞主要为小巨核细胞，单圆核或多个分散核巨核细胞。小巨核细胞可小至淋巴细胞大小，核圆占细胞的绝大部分，染色质致密粗糙，结构不清，偶可见 1～2 个不清晰的小核仁，胞质淡蓝略带灰色，不透明而呈云雾状，周边不整齐，可有血小板形成现象。淋巴样小巨核在 MDS 诊断中意义较大，巨核系病态造血（图 11－19）如下。

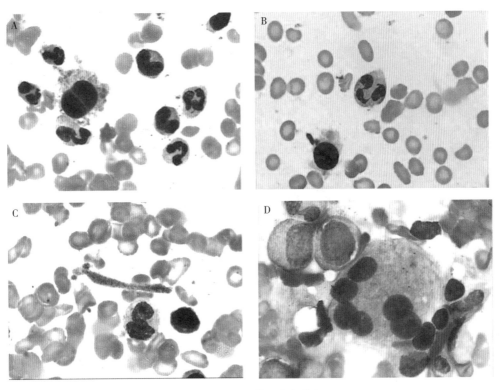

图 11－19　巨核系病态造血

3. 骨髓活检　多数病例骨髓造血组织过度增生，有原粒和早幼粒细胞的异常定位。正常人骨髓原粒和早幼粒细胞常单个散在定位于小梁旁区，MDS 时，可以出现 3～5 个以上幼稚细胞聚集成簇，位于小梁间区和中央区，称为幼稚前体细胞异常定位（abnormal localization of immature precursor，ALIP）（图 11－20）。此外亦可见巨核系病态造血、网状纤维增生等改变。

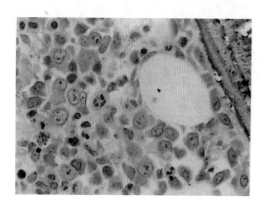
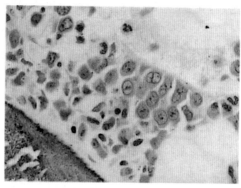

图 11-20 骨髓活检幼稚前体细胞异常定位

活检切片：3~5 个以上原始与早幼粒细胞聚集成簇，即称幼稚前体细胞异常定位（ALIP），每平方毫米大于等于 3 处。低危型时约 50% 病例存在 ALIP，高危型时 100% 病例的切片内 ALIP（+）。

骨髓病理检查报告单模式可参考下图（图 11-21）。

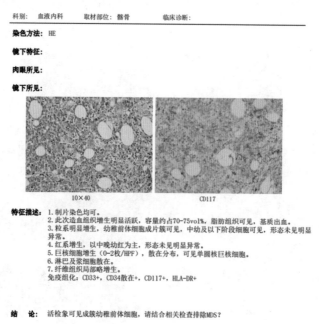

图 11-21 骨髓病理检查报告单

4. **骨髓铁染色** 细胞外铁丰富（+++），铁粒幼红细胞多在 50% 以上，少数病例可见环形铁粒幼红细胞增多。环形铁粒幼红细胞是指铁染色涂片上细胞内铁颗粒 ≥5 个且环绕胞核 1/3 周以上的幼红细胞。部分有核红细胞 PAS 染色可呈阳性；骨髓原始细胞比例高时，MPO 染色有助于原始细胞的判断。

5. **免疫表型分析** 尚无特异性的抗原标志。原始细胞表达一系或多系抗原，包括 CD34、CD117、CD38、HLA-DR 及 CD13、CD33；还可见成熟粒细胞抗原 CD15、CD16、CD11b 和（或）CD65 的不同步表达；部分病例可异常表达 CD7 及 CD56。

6. **细胞遗传学和分子生物学检验** 30%~50% 的患者有克隆性染色体异常，包括 +8、-5、del（5q）、-7、del（7q）及 del（20q）。部分患者还可见复杂核型，一般预后较差。如出现 AML 特征性的染色体异常或基因异常，即便原始细胞比例 <20%，应诊断为 AML。

7. **其他重现性突变** 与其他髓系肿瘤一样，MDS 病例中有大量重现性突变。有限数量基因的靶向测序可以在 80% ~ 90% 的 MDS 患者中检测到突变，最常见的突变基因是 *SF3B1*、*TET2*、*SRSF2*、*ASXL1*、*DNMT3A*、*RUNX1*、*U2AF1*、*TP53* 和 *EZH2*。

五、诊断及鉴别诊断

血细胞发育异常的形态学改变和原始细胞的多少是确立 MDS 诊断的最重要依据，在考虑诊断时，不但要分析血细胞病态造血的类型，还要对发育异常的各系血细胞进行量化。WHO 分型对 MDS 亚型考虑了异常细胞的比率，是一个进步。一些其他疾病也可出现发育异常的血细胞，如巨幼细胞贫血、骨髓增殖性肿瘤、PNH、再障治疗好转期、某些感染性疾病、苯及铅中毒等。MDS 的诊断须能排除这些疾患。

（一）WHO 提出的诊断标准

2022 年 MDS 工作组会议提出 MDS 诊断最低标准：按照该标准诊断 MDS 包括具备两个必要条件和至少一条决定性标准。具体诊断标准如下（表 11 – 9）。

表 11 – 9　MDS 的诊断标准

项目	内容
必要条件	①持续（≥4 月）一系或多系血细胞减少：男性或女性的血红蛋白 <130g/L 或 <120g/L，中性粒细胞绝对值（ANC）<1.8×10^9/L，血小板计数 <150×10^9/L ②排除其他可以导致血细胞减少和病态造血的造血及非造血系统疾病
确定标准	①发育异常：骨髓涂片红细胞系、中性粒细胞系、巨核细胞系中任一系至少达 10% ②环形铁粒幼红细胞占有核红细胞比例≥15% ③原始细胞：骨髓涂片中达 5% ~ 19% ④常规核型分析或 FISH 检出有 MDS 诊断意义的染色体异常
辅助标准	（用于符合必要标准，未达确定标准，临床呈典型 MDS 表现者） ①骨髓活检切片的形态学或免疫组化结果支撑 MDS 诊断 ②骨髓细胞的流式细胞术检测发现多个 MDS 相关的表型异常，并提示红系和（或）髓系存在单克隆细胞群 ③基因测序检出 MDS 相关基因突变，提升存在髓系细胞的克隆群体

（二）MDS 的鉴别诊断

MDS 的诊断依赖于骨髓细胞分析中所发现细胞发育异常的形态学表现、原始细胞比例升高和细胞遗传学异常。MDS 的诊断一定程度上仍然是排除性诊断，应首先排除其他可能导致反应性血细胞减少或细胞发育异常的因素或疾病，常见需要与 MDS 鉴别的因素或疾病包括以下几点。

（1）维生素 B_{12} 和叶酸缺乏。

（2）接受细胞毒性药物、细胞因子治疗或接触有血液毒性的化学制品或生物制剂等。

（3）慢性病性贫血（感染、非感染性炎症或肿瘤）、慢性肝病、HIV 感染。

（4）自身免疫性血细胞减少、甲状腺功能减退或其他甲状腺疾病。

（5）重金属中毒、过度饮酒。

（6）其他可累及造血干细胞的疾病，如再生障碍性贫血、原发性骨髓纤维化（尤其需要与伴有纤维化的 MDS 相鉴别）、大颗粒淋巴细胞白血病（LGL）、阵发性睡眠性血红蛋白尿症（PNH）、急性白血病尤其是伴有血细胞发育异常的形态学特点的患者或急性髓系白血病（AML – M7）及其他先天性或遗传性血液病（如先天性红细胞生成异常性贫血、遗传性铁粒幼细胞性贫血、先天性角化不良、范可尼贫血、先天性中性粒细胞减少症和先天性纯红细胞再生障碍性贫血等）。

PPT

第六节　骨髓增殖性肿瘤

一、概述

骨髓增殖性肿瘤（myeloproliferative neoplasm，MPN）是指分化相对成熟的一系或多系骨髓细胞过度异常增殖所引起的一组疾病的统称。此组疾病被认为是惰性疾病，往往临床起病缓慢，生存期可为数年，甚至数十年，但最终可能转化为急性白血病，其特征为一种或多种血细胞质和量的异常，肝、脾或淋巴结肿大、出血倾向、血栓形成及髓外化生（extramedullary metaplasia）。

本组疾病的发病、临床表现、病情转归有某些共同特征：①病变发生在多能造血干细胞；②以骨髓某系细胞恶性增殖为主，同时均有不同程度累及其他系造血细胞的表现；③疾病之间可共同存在或相互转化，如真性红细胞增多症、原发性血小板增多症可转变为骨髓纤维化；④血细胞增殖还可发生于肝、脾、淋巴结等髓外组织，即髓外化生。

本组疾病以往被称为骨髓增殖性疾病（myeloproliferative disease，MPD），为了强调其肿瘤性特征，WHO 于 2008 年将名称修订为骨髓增殖性肿瘤，除包括慢性髓细胞白血病、真性红细胞增多症、原发性血小板增多症及原发性骨髓纤维化 4 种典型疾病外，还包括慢性中性粒细胞白血病、慢性嗜酸性粒细胞白血病（非特指型）和幼年型粒单核细胞白血病等。

二、慢性髓细胞白血病 📱微课/视频 3

（一）概述

慢性髓细胞白血病（chronic myeloid leukemia，CML）是起源于造血干细胞的克隆性增殖性肿瘤，除主要累及粒系外，红系、巨核系亦可受累。临床特征为持续性进行性外周血白细胞增高，分类中有不同分化阶段的粒细胞，以中幼、晚幼、杆状核阶段的粒细胞为主，多数伴有脾肿大，患者骨髓细胞中有特征性的 Ph 染色体或 *BCR::ABL1* 融合基因。

本病在亚洲发病率较高，占成人白血病总数的 40%。各年龄均可发病，以 20 ~ 50 岁多见。

1. 病因与发病机制　本病病因复杂，较为公认的因素有电离辐射或接触染发剂等化学制品，暴露于辐射的人群有较高的 CML 发病率。

90% ~ 95% 的 CML 患者的血细胞中出现 Ph 染色体，Ph 染色体是在 1960 年首次发现的 CML 血细胞中特征性染色体。1973 年证实 Ph 染色体系第 9 号与 22 号染色体长臂末端相互平衡易位形成。Ph 染色体不仅出现于粒细胞中，也出现于幼红细胞、幼稚单核细胞、巨核细胞及 B 细胞中，少部分急性淋巴细胞白血病患者中也可出现，这表明本病的病变起源于多能干细胞，是干细胞克隆发生突变和肿瘤转化所致。

分子生物学研究证明 9 号染色体长臂 q34 带的断裂使得细胞中原癌基因 *ABL* 转移到 22 号染色体q11 上一个被称为断裂点丛集区（breakpoint cluster region，*BCR*）基因的位点（*BCR* 基因断裂点在不同患者中可有所不同，但在同一患者中所有细胞中却完全相同），产生一种新的融合基因（*BCR::ABL1*）（图 11 - 22）。表达一种 8.5kb 的新的杂合 mRNA，进而编码翻译出一种新的分子量为 210kDa（P210）的融合蛋白，且有较强的酪氨酸激酶活性，具有触发 CML 细胞增殖失常而致病的作用。研究还提示 *BCR::ABL1* 基因具有抗凋亡的功能，进一步造成粒细胞在体内的积聚。

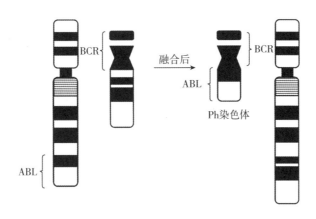

图 11 - 22　**Ph** 染色体及 *BCR∷ABL1* 融合基因形成模式图

2. 临床特征　CML 在各年龄组均可发病，以中年多见，男性多于女性。其自然病程分为两期或三期：初期为慢性期，中间有或无加速期，最终发展为急变期。随着酪氨酸激酶抑制剂治疗的应用和疾病监测，急变期的发生概率已明显下降。大多数患者在诊断时处于慢性期，自觉症状不明显，多因健康体检或因其他疾病就医时才发现血常规异常或脾大而被确诊，或有低热、乏力、多汗、食欲减退等症状。脾脏肿大最为突出，往往在就诊时已达脐或脐以下，质硬、无压痛。肝可轻至中度肿大，淋巴结肿大者少见，部分患者有胸骨中下段压痛。当白细胞极度增高时（ $>200 \times 10^9$/L）可发生"白细胞淤滞症"，表现为呼吸困难、言语不清、中枢神经系统出血、阴茎异常勃起等。疾病晚期可有贫血和由于血小板减少及功能障碍所致的皮肤出血、鼻衄、月经过多等出血症状。多数患者最终转化为急性白血病（急性变）而死亡，中位生存期为 3 ~ 4 年。

（二）实验室检查

1. 血象

（1）白细胞　白细胞数显著增高，常超过 20×10^9/L，多数在（ 100 ~ 300 ） $\times 10^9$/L，分类以粒细胞系为主，常 >90% ，出现大量未成熟粒细胞，以中性中、晚幼粒增多尤为突出，伴随嗜酸性粒细胞与嗜碱性粒细胞增多，嗜碱性粒细胞可多达 10% ~ 20% ，是 CML 的特征之一，是与其他粒细胞增多的疾病相鉴别依据之一。淋巴细胞和单核细胞的比率减少，少数患者单核细胞也增高。随着病程进展，原始粒细胞可增多，急变期 ≥ 20% 。

（2）红细胞和血红蛋白　在疾病早期，红细胞数正常或增多，以后逐渐出现贫血，一般为正常细胞性贫血，可有红细胞大小不均和异形，嗜多色性红细胞、点彩红细胞或有核红细胞。

（3）血小板　早期血小板正常或增多，可高达 1000×10^9/L，急变期血小板可减少。血小板形态可发生异常改变，可见巨核细胞碎片或裸核。

2. 骨髓象　慢性期 CML 骨髓有核细胞增生明显或极度活跃（图 11 - 23A），以粒细胞为主，中性中幼、晚幼及杆状核粒细胞明显增多（原始粒细胞 <5% ），嗜酸、嗜碱性粒细胞明显增多（图 11 - 23 B）；红系细胞相对减少或受抑制，粒、红比值可高达 10 ~ 50∶1；巨核细胞正常或增多，晚期减少，体积正常或偏小，可见小巨核细胞（图 11 - 23 C）。部分可出现类戈谢细胞和海蓝细胞等组织细胞（图 11 - 23 D）。

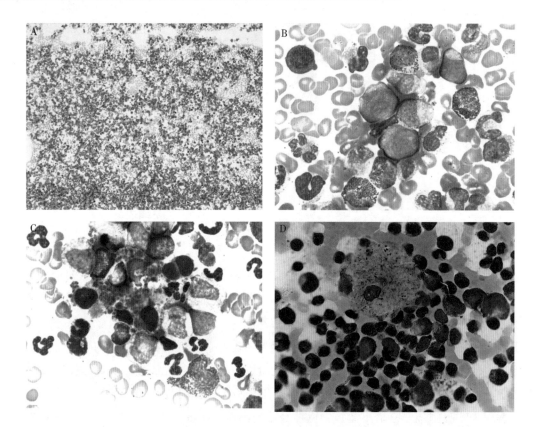

图 11 - 23　慢性髓细胞白血病骨髓象（Wright - Giemsa 染色，×1000）

本病的晚期可发生急性变（急变），又称原始细胞危象（blast crisis）。大多数病例发展为急粒变，占 50% ~60%，其次为急淋变，20% ~30%，少数患者可急变为单核细胞、巨核细胞等类型的急性白血病。此时的骨髓象特点为原始细胞明显增高，因慢性髓细胞白血病急变时可发展成为任何类型的急性白血病；嗜碱性粒细胞增高，红系、巨核系细胞均受抑制或减少。

骨髓活检病理切片见骨髓组织几乎完全为白血病细胞所浸润，而无脂肪组织。在疾病后期，部分病例出现局灶性骨髓纤维化。

3. 细胞化学染色　NAP 阳性率及积分明显减低，甚至为 0 分。慢性髓细胞白血病合并感染、妊娠及急变期，NAP 积分可升高。治疗获得完全缓解时，若 NAP 活力恢复正常，提示预后较好。

4. 免疫学检查　CML 急变后免疫标志表达较复杂，CML 急变后髓细胞多表现为 cMPO、CD33、CD13、CD15、CD14、CD117 及 HLA - DR 阳性；B 淋巴细胞为 cCD79a、CD19、CD20、CD22 及 HLA - DR 阳性；T 淋巴细胞为 cCD3、CD2、CD5、CD7 及 CD10 阳性；巨核细胞为 CD41a、CD41b 及 TPO 阳性。

5. 血液生化　血清维生素 B_{12} 浓度及其结合力显著增加，且与白血病细胞增多程度成正比。血清及尿中尿酸浓度增高，血清钾亦增高，主要是化疗后大量白细胞破坏所致。血清乳酸脱氢酶、溶菌酶亦增高。

6. 细胞遗传学与分子生物学检查　90% ~95% 以上的慢性髓细胞白血病可检出 Ph 染色体，少数 CML 可有变异移位，如 22 号与非 9 号（2、10、13、17、19、21 号）染色体易位等。

约有 5% 的 CML 患者细胞遗传学检测为 Ph（-），但在分子水平可检测到 BCR∷ABL1 融合基因，从而可以确诊为 Ph（-）BCR∷ABL1（+）的 CML。在 CML 慢性期，出现新增加的染色体异常，如 2Ph、i（17q）、+16、+8、+19、+21 等常预示急变，核型改变可以在临床急变前 2 ~4 个月，甚至

18 个月之前出现，并发现急变类型与 *BCR* 断点亚区有关，*BCR* 断点亚区 2 多见于急粒变，断点亚区 3 多见于急淋变。有报道降钙素（calcitonin，CT）基因甲基化异常同 CML 的进展有关，如 CT 基因高度甲基化，则易发生急变。

（三）诊断及鉴别诊断

1. 诊断与分期 随着酪氨酸激酶抑制剂治疗的应用和密切的疾病监测，加速期发生概率明显下降，其临床关联性显著减弱，所以新版 WHO 分类中删除了加速期，根据 CML 的临床表现特征、血象、骨髓象、染色体核型分析及分子生物学标记进行诊断与分期的具体标准（表 11 – 10）。

表 11 – 10 WHO 慢性髓细胞白血病的诊断与临床分期标准（2022 版）

分期	诊断标准
慢性期	具下列四项者诊断成立： （1）临床表现：无症状或有低热、乏力、多汗、食欲减退等症状，可有贫血或脾大 （2）血象：白细胞数增高，主要为中性中、晚幼和杆状核粒细胞，原始细胞 <2%。嗜酸性粒细胞和嗜碱性粒细胞增多，单核细胞一般 <3%，血小板正常或增多，多数患者有轻度贫血 （3）骨髓象：明显增生，以粒系为主，中、晚幼粒和杆状核粒细胞增多，原始细胞（Ⅰ型＋Ⅱ型）<5%。红系比例常减少，巨核细胞可明显增生或正常或轻度减少 （4）中性粒细胞碱性磷酸酶积分度降低或消失 （5）Ph 染色体阳性及分子标志 *BCR∷ABL1* 融合基因
急变期	约 70% 患者为急性髓细胞变，原始细胞可以是中性粒细胞、嗜酸性粒细胞、嗜碱性粒细胞、单核细胞、红细胞、巨核细胞。20%～30% 为急性淋巴细胞变 具有下列之一者可诊断为本期： （1）原始髓细胞在外周血或骨髓中≥20% （2）原始细胞髓外浸润 （3）外周血或骨髓原始淋巴细胞增多。原幼淋巴细胞比例最合适界值和低水平原始 B 淋巴细胞的意义如何尚不清楚，需进一步研究

2. 鉴别诊断 本病主要与骨髓纤维化、类白血病反应、慢性中性粒细胞白血病进行鉴别（表 11 – 11）。

表 11 – 11 慢性髓细胞白血病与骨髓纤维化、类白血病反应、慢性中性粒细胞白血病的鉴别

	慢性髓细胞白血病	骨髓纤维化	类白血病反应	慢性中性粒细胞白血病
病因	原因未明	原因未明	感染、中毒、出血、外伤等，去除病因，血象恢复正常	原因未明
发热	常见急变期	不常见	不一致	不常见
贫血	明显	不一致	无或少见	明显
脾肿大	更明显	明显	不大或轻度	更明显
异形红细胞	不明显	明显，见泪滴状红细胞	不明显	不明显
有核红细胞	无或少见	常见，量多	无或少见	无或少见
白细胞计数	增多	正常，减少或增多	增多	增多
嗜碱细胞	增多	正常或增多	正常	正常
NAP（积分）	降低或为 0，急变可增高	正常，增多或减少	增高	明显增高，达 300 分以上
骨髓涂片	以中、晚、杆粒细胞增生	多为干抽	以中、晚、杆粒细胞增生	以中性分叶核粒细胞增生
骨髓活检	粒系增生与脂肪组织取代一致	为纤维组织取代；有新骨髓组织形成，巨核细胞增多	粒系增生	粒系增生与脂肪组织取代一致

	慢性髓细胞白血病	骨髓纤维化	类白血病反应	慢性中性粒细胞白血病
Ph 染色体	90% 阳性	阴性	阴性	阴性
BCR∷ABL1 融合基因	阳性	阴性	阴性	阴性

三、真性红细胞增多症

(一) 概述

真性红细胞增多症（polycythemia vera，PV）是一种起源于造血干细胞的以红细胞异常增生为主的慢性骨髓增殖性肿瘤。本病除红细胞系显著增生外，常有粒细胞系及巨核细胞系异常增生，红细胞容量和全血总容量绝对增多。临床特征为皮肤黏膜红紫，脾肿大。该病病程缓慢，生存期多在 10 年以上。

1. 病因与发病机制 本病病因及发病机制尚未明确。PV 为造血干细胞疾病，发病与 EPO 无密切关系，患者血清 EPO 水平往往明显降低或缺如。但 90% ~ 95% 患者可发现 *JAK2 V617F* 基因突变。研究发现，正常情况下，无 EPO 时，促红细胞生成素受体 EpoR 与野生型 JAK2 结合，形成无活性二聚体，不产生信号，红系祖细胞不增生。存在 EPO 时，EPO 与 EpoR 结合，诱导其发生构象变化，促使 JAK2 和 EpoR 胞质尾部发生磷酸化，继而导致 EpoR 信号通过 JAK2/STAT 等组成的通路进行传导，红系祖细胞随之增生。而当发生 *JAK2 V617F* 突变时，JAK2 激酶活性增强，发生自我磷酸化激活，进而激活信号传导及转录激活因子等下游信号传导途径，使得无 EPO 时上述信号传导仍能持续增强而致红系过度增殖。

2. 临床特征 多见于中老年人，男性多于女性，临床特征为皮肤、黏膜红紫，尤以面颊、唇、舌、耳、鼻、颈部和四肢末端为甚，因血液黏滞度增高，常有头晕、头痛、乏力、眼花、心慌、怕热、多汗、皮肤瘙痒和体重下降，部分患者肝大，脾大，可有不同部位的出血。

病程分为以下几期。①多血前期：红细胞轻度增高。②多血期：红细胞明显增多。③多血期后骨髓纤维化期：出现血细胞减少、骨髓纤维化、髓外造血和脾功能亢进。

(二) 实验室检查

1. 血象 血液呈暗红紫色，黏稠。多次检查红细胞数量、血红蛋白含量及血细胞比容均高于正常水平，多数男性血红蛋白 >185g/L，红细胞 >6.5×10^{12}/L，女性血红蛋白 >165g/L，红细胞 >6.0×10^{12}/L；成熟红细胞形态大致正常，或有轻度小细胞低色素表现，偶见幼红细胞；网织红细胞百分比正常，而绝对值增高；多数患者白细胞数为（11~30）×10^9/L，多数不超过 50×10^9/L。粒细胞核左移，偶见中晚幼粒、嗜碱性粒细胞增多。中性粒细胞碱性磷酸酶积分显著增高，有助于与慢性髓细胞白血病鉴别。血小板数增多，伴巨型和畸形血小板。

2. 骨髓象 骨髓增生明显或极度活跃。粒、红、巨核三系增生，红细胞增多明显。巨核细胞增生，可成堆出现。各系各阶段有核细胞比值及形态大致正常（图 11-24A、B）。铁染色显示骨髓细胞外铁减少。骨髓活检显示三系细胞均增生，脂肪细胞为造血细胞所替代，网状纤维增加。

3. 其他检查 全血容量、红细胞容量均增加，血液比重增加至 1.070~1.080，全血黏度增加，可达正常的 5~8 倍。血沉减慢。血小板黏附、聚集功能可降低或正常。维生素 B$_{12}$ 水平和尿酸水平增高，血清铁正常或减低，未饱和铁结合力正常或增高，铁转换率增加。细胞染色体分析，少数可见染色体核型异常，如非整倍体、超二倍体、多倍体等。分子生物学检查 90% ~ 95% 患者可发现 *JAK2 V617F*

基因突变。

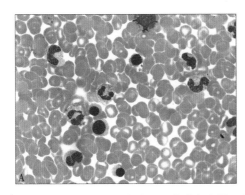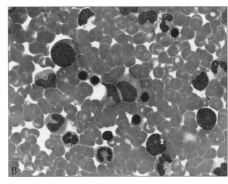

图 11 – 24　真性红细胞增多症骨髓象（Wright – Giemsa 染色，×1000）

（三）诊断及鉴别诊断

2022 年 WHO 真性红细胞增多症诊断标准需要同时符合下述 3 个主要标准或前 2 个主要标准和 1 个次要标准。

1. 主要标准　①男性血红蛋白 > 165g/L，女性血红蛋白 > 160g/L，或血细胞比容男性 > 0.49，女性 > 0.48。②出现 *JAK2* V617F 或 *JAK2* 基因第 12 外显子突变。③骨髓活检示相对于同年龄水平三系过度增殖（全骨髓增生），包括红系、粒系、巨核系显著增殖并伴有多形性成熟巨核细胞（细胞大小不等）。

2. 次要标准　血清促红细胞生成素水平低于正常。真性红细胞增多症后骨髓纤维化（post – PVMF）诊断标准采用骨髓纤维化研究和治疗国际工作组（IWG – MRT）标准。

主要标准（2 条均需满足）：①此前按 WHO 诊断标准确诊为 PV；②骨髓活检示纤维组织分级为 2/3 级（按 0 ~ 3 级标准）或 3/4 级（按 0 ~ 4 级标准）。

次要标准（至少符合其中 2 条）：①贫血或不需持续静脉放血（在没有采用降细胞治疗情况下）或降细胞治疗来控制红细胞增多；②外周血出现幼稚粒细胞、幼稚红细胞；③进行性脾脏肿大（此前有脾脏肿大者超过左肋缘下 5cm 或新出现可触及的脾脏肿大）；④以下 3 项体质性症状中至少出现 1 项：过去 6 个月内体重下降 > 10%，盗汗，不明原因的发热（ > 37.5℃）。

本病的诊断应注意与继发性红细胞增多症和相对性红细胞增多症鉴别（表 11 – 12）。继发性红细胞增多症主要是缺氧和促红细胞生成素分泌增多所致，常见的原发病有：低氧血症、先天性心脏病，慢性肺部疾病如肺心病，高原病，异常血红蛋白病，某些肿瘤等。相对性红细胞增多症为因大量出汗、严重呕吐、腹泻、休克等引起的暂时性红细胞增多。

表 11 – 12　PV 与继发性红细胞增多症及相对性红细胞增多症的鉴别

	真性红细胞增多症	继发性红细胞增多症	相对性红细胞增多症
血细胞比容	增加	增加	正常
血细胞容量	增加	增加	正常
动脉血氧饱和度	正常	正常或减少	正常
血清维生素 B_{12} 含量	增加	正常	正常
血小板计数	增加	正常	正常
白细胞计数	增加	正常	正常
脾肿大	有	无	无
中性粒细胞碱性磷酸酶积分	增加	正常	正常
骨髓象	三系均增生	红系增生	正常
促红细胞生成素	减少或正常	增加	正常
内源性 CFu – E 生长	生长	不生长	不生长

四、原发性血小板增多症

（一）概述

原发性血小板增多症（essential thrombocythemia，ET）是一种原因不明的以巨核细胞异常增生、血小板持续增多为特征的骨髓增殖性肿瘤。

1. 病因与发病机制 本病病因尚未明确。ET 为造血干细胞疾病。约 50% 患者发现 *JAK2* V617F 基因突变，30% 患者可出现钙网蛋白 *CALR* 基因突变，3% 患者出现血小板生成素受体 *MPL* 基因突变，还有 10% 患者未发现以上三种驱动基因突变，即"三阴性" ET。*JAK2* 基因的体细胞突变，导致 JAK2 JH2 假激酶结构域的构象改变，使得在不结合促红细胞生成素受体、MPL 等配体的情况下 JAK2 信号通路的组成性激活。此外，*MPL* 基因突变与 *JAK2* 突变机制相似，通过血小板生成素受体的组成性激活而致导致巨核细胞的增殖和血小板增多。*MPL* 突变的 ET 具有更高的纤维化进展率，可能是骨髓纤维化的纤维化前阶段。*CALR* 基因突变通过 *MPL* 的组成性激活，可以激活 JAK/STAT 信号通路。总之，三者均作用于同一途径，激活基因转录而致癌。

2. 临床特征 本病病程一般较缓慢，多见于 40 岁以上的中老年人，早期症状不明显，中后期主要表现为疲劳、乏力、血小板增多、出血和血栓形成，平均生存时间超过 20 年。出血可为自发性或因外伤、手术引起异常出血。自发性出血以鼻、牙龈及消化道黏膜最为常见，皮肤出血大多表现为瘀斑。约 80% 以上的病例有脾肿大。血栓形成以指（趾）小血管、中枢神经血管和肢体血管的栓塞为主。

（二）实验室检查

1. 血象 血小板计数显著增多，多在（1000～3000）×10⁹/L，血小板形态多数正常，可出现小血小板、巨大血小板及畸形血小板，常自发形成聚集。白细胞计数多在（10～30）×10⁹/L，偶可达到（40～50）×10⁹/L，分类以中性分叶核粒细胞为主，偶见幼粒细胞。中性粒细胞碱性磷酸酶积分增高。血红蛋白一般正常或轻度增多，但可因出血导致低色素性贫血。

2. 骨髓象 骨髓增生活跃或明显活跃，巨核细胞系增生尤为显著，巨核细胞形态异常，体积增大，胞浆丰富，产板量增多，出现核分叶过多（图 11-25 A、B）。红细胞和粒细胞系增生正常。

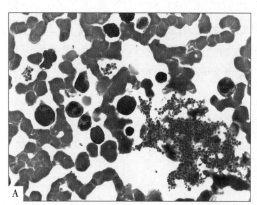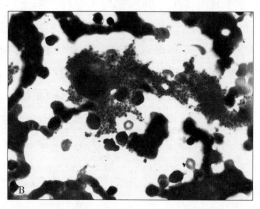

图 11-25 原发性血小板增多症骨髓象（Wright-Giemsa 染色，×1000）

3. 骨髓活检 骨髓增生程度正常或轻微增高，髓系和红系造血无显著增生，巨核细胞胞质和细胞核同步增大，体积大或巨大，细胞核高度分叶（鹿角状），网状纤维基本正常。骨髓活检是 ET 与原发性骨髓纤维化的重要鉴别手段。

4. 细胞化学染色 小巨核细胞在光学显微镜下不易辨认，细胞化学染色有重要的鉴别意义，常用的方法有 5′-核苷酸酶、非特异性酯酶、酸性磷酸酶、过碘酸-希夫染色等。

5. 血小板功能检测

（1）血小板聚集功能试验 60%～80% 的患者血小板缺乏对肾上腺素和二磷酸腺苷的聚集反应。

45%～72%的患者有自发性血小板聚集性增高，其原因不明。

（2）获得性贮存池病 患者血小板致密颗粒减少，其内含物如 ADP、ATP、5－HT 的摄取和贮存量减少；α 颗粒中 β－TG、PF4、TSP 的含量也减少，但血浆中的浓度增高。

（3）血小板膜受体异常 患者血小板膜 α-肾上腺素能受体及 PGD2 受体减少或缺如，致使 cAMP 生成减少，血小板聚集活性可以增强。

（4）花生四烯酸代谢异常 约有40%的患者缺乏脂氧酶，而环氧酶代谢途径增强，导致 TXA_2 增多，cAMP 减少，易诱发血栓形成。

6. 止凝血试验 出血时间正常或稍延长，凝血酶原时间多正常，个别病例延长。可有 APTT 和 PT 延长，因子Ⅷ、Ⅸ、Ⅴ、Ⅶ活性减低，纤维蛋白原含量正常。90%患者的血栓弹力图最大振幅增高。

7. 其他检查 血清钙、磷、钾、酸性磷酸酶均增高，血尿酸、乳酸脱氢酶及溶菌酶可升高。超微结构细胞化学染色血小板过氧化物酶（PPO）阳性。染色体核型分析示大部分核型正常，少数出现超二倍体、亚二倍体等，出现 Ph 染色体倾向诊断慢性髓细胞白血病。分子生物学检查约50%患者可发现 *JAK2* V617F 基因突变，30%患者可出现 *CALR* 基因突变，3%患者出现 *MPL* 突变，还有三者皆阴性的患者。与 *JAK2* 突变病例相比，三阴性 ET 患者中位年龄更年轻，血红蛋白、白细胞计数和血栓发生率更低，预后更好。

（三）诊断及鉴别诊断

诊断本病的基本条件是血小板计数增高，并须除外其他引起血小板增多的疾病，即可诊断。

2022 年第 5 版 WHO 原发性血小板增多症诊断标准与 2016 年版相比，并未发生变化，仍需要同时符合下述 4 个主要标准或前 3 个主要标准和 1 个次要标准。

主要标准：①血小板计数≥450×10⁹/L；②骨髓活检示巨核细胞高度增生，胞体大、核过分叶的成熟巨核细胞数量增多，粒系、红系无显著增生或左移，且网状纤维极少轻度（1 级）增多；③不符合 CML、PV、PMF、MDS 或其他髓系肿瘤的 WHO 诊断标准；④证实存在 *JAK2* V617F、*CALR* 或 *MPL* 突变。

次要标准：存在克隆标记物或无反应性血小板增多的证据。

原发性血小板增多症应与继发性血小板增多症鉴别（表 11－13），后者是继发于多种疾病的反应性血小板增生性疾病，临床上较为常见，其主要病因有感染、贫血、肿瘤、脾切除术后及骨髓增殖性肿瘤等。

表 11－13 原发性血小板增多症与继发性血小板增多症的鉴别要点

鉴别点	原发性血小板增多症	继发性血小板增多症
病因	原因未明	感染、肿瘤、脾切等
病期	持续性	常为暂时性
血栓和出血	常见	不常见
脾大	80% 肿大	常无
血小板计数	>1000×10⁹/L	<1000×10⁹/L
血小板功能和形态	多不正常，血小板巨大、伴巨核细胞碎片	均正常，但脾切除后血小板黏附性增高
白细胞计数	90% 增高	正常
巨核细胞总数	明显增多	轻度增多
巨核细胞体积	明显增大	正常或减小
急性时相反应物：IL－6、CRP、Fg	通常正常	常明显增高
骨髓网状纤维	可见	无
细胞遗传学异常	可有	无

五、原发性骨髓纤维化

（一）概述

原发性骨髓纤维化（primary myelofibrosis，PMF）是指原因不明的造血干细胞异常引起的骨髓造血组织逐渐被纤维组织所代替的骨髓增殖性肿瘤。其特点为骨髓纤维化、髓外化生、脾肿大、幼稚粒及红细胞性贫血、红细胞异形性及泪滴形红细胞增多。

1. 病因与发病机制　原发性骨髓纤维化的病因未明，其纤维化与成纤维细胞的多克隆增加相关，从而驱动继发性网状蛋白和（或）胶原骨髓纤维化、骨硬化和髓外造血。其生物学特征为JAK/STAT信号通路的过度激活，约50%患者发现 *JAK2* V617F 基因突变，5%～10%患者出现 *MPL* 突变，20%～30%患者可出现 *CALR* 基因突变，且 *CALR* 和 *MPL* 与 *JAK2* 基因突变一般存在互相排斥。

2. 临床特征　本病多见于60岁以上老年人，起病隐匿，进展缓慢，许多患者常于症状出现数月或数年后才确诊。临床症状异质性极大，分为骨髓耗竭型和骨髓增生型，前者常见，血细胞减少，常有乏力、衰弱、贫血等，体重减轻、发热、皮肤紫癜等症状，后者少见，仅有轻度贫血。本病晚期有严重贫血和出血。巨脾是本病的特征之一，常平脐，质多坚硬，半数病例肝肿大，多为轻到中度。

（二）实验室检查

1. 血象

（1）红细胞　一般为中度贫血，疾病晚期或伴溶血时可出现严重贫血，多为正细胞正色素性，如有明显出血时，可为低色素性，也可呈大细胞性，网织红细胞一般在3%以上，血片中可见有核红细胞，多为中、晚幼红细胞，大小不均，可见嗜碱性点彩和嗜多色性红细胞及泪滴形红细胞（图11-26）。

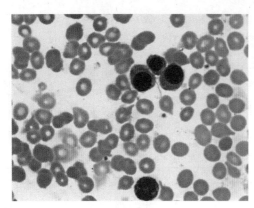

图11-26　骨髓纤维化血象
（**Wright - Giemsa** 染色，×1000）

（2）白细胞　多数正常或中度增高，少数病例可达 100×10^9/L，大多为成熟中性粒细胞，也可见中、晚幼粒细胞，偶见原始粒细胞，嗜酸和嗜碱性粒细胞也有增多。

（3）血小板　约1/3病例增多，晚期减少，形态可有异常，巨型血小板甚为常见，有时可见到巨核细胞碎片。

2. 骨髓象　早期骨髓造血细胞仍增生，后期由于骨髓中纤维组织大量增生，骨质坚硬，骨髓常呈"干抽"，穿刺不易成功，或抽出的骨髓液含有核细胞很少，而含有大量纤维组织及凝集的血小板，少数病例骨髓细胞呈灶性增生。

3. 骨髓活检　骨髓活体组织病理切片检查为本病确诊的重要依据。纤维化前期骨髓极度增生，粒系和巨核系显著增生，红系造血减低。巨核细胞核质比增大，体积小至巨大，成簇分布，细胞核低分叶，染色质呈云朵状，裸核巨核细胞增多。网状纤维不显著或血管周围有少量交叉。这是纤维化前期 PMF 与 ET 的病理形态学鉴别点。到纤维化期，造血细胞逐渐减少，网状纤维增生，最后出现骨硬化，除巨核细胞增多外，其他细胞显著减少。

4. 细胞遗传学与分子生物学检查　约半数患者出现造血细胞染色体异常，其中65%染色体异常为13号或20号染色体长臂片段缺失，其他异常可见1、5、7、8、9、13、21号染色体，也可出现超二倍体、亚二倍体等。约50%患者可发现 *JAK2* V617F 基因突变，20%～30%患者可出现 *CALR* 基因突变，5%～10%患者出现 *MPL* 突变，还有三阴性患者。*JAK2* 突变与老年、高血红蛋白水平、高白细胞计数、低血小板计数和更高的血栓风险相关。*CALR* 突变的患者更年轻，血小板计数更高，与 *JAK2* 或 *MPL* 突变的病例相比，临床过程通常更缓慢，总体生存率更高。三阴性 *PMF* 患者的血红蛋白和血小板计数较低，因而生存率更低。

5. 其他检查 出血时间延长，血块退缩不良，血小板黏附性及聚集性降低。约 1/3 病例凝血酶原时间延长，凝血时间延长，毛细血管脆性试验阳性。中性粒细胞碱性磷酸酶活性增高，血尿酸含量增高。

（三）诊断及鉴别诊断

目前国内诊断采用 2016 年 WHO 原发性骨髓纤维化诊断标准（22 年版和 16 年版在骨髓纤维化程度的诊断标准上保持一致），将 PMF 分为两个临床亚型，纤维化前（prefibrotic）期 PMF 和纤维化（overt fibrotic）期 PMF。

PMF 诊断标准包括骨髓纤维化分级标准、纤维化前期 PMF 和纤维化期 PMF 诊断标准。

MF 分级标准分为：①MF－0 级，骨髓活检示散在线性网状纤维，无交叉，相当于正常骨髓；②MF－1 级，骨髓活检示疏松的网状纤维，伴有很多交叉，特别是血管周围区；③MF－2 级，骨髓活检示弥漫且浓密的网状纤维增多，伴有广泛交叉，偶尔仅有局灶性胶原纤维和（或）局灶性骨硬化；④MF－3 级，骨髓活检示弥漫且浓密的网状纤维增多，伴有广泛交叉，有粗胶原纤维束，常伴有显著的骨硬化。

1. 纤维化前期 PMF 诊断标准 需要同时符合下述 3 个主要标准和至少 1 个次要标准。

（1）主要标准 ①骨髓活检有巨核细胞增殖和异形巨核细胞，无明显网状纤维增多（≤MF－1），骨髓增生程度年龄调整后增高，粒细胞增殖而红细胞常减少；②不符合 CML、PV、PMF、MDS 或其他髓系肿瘤的 WHO 诊断标准；③证实存在 *JAK2* V617F、*CALR* 或 *MPL* 突变或其他克隆标记，或无继发性骨髓纤维化证据。

（2）次要标准 ①白细胞 ≥11×10^9/L；②血清乳酸脱氢酶升高；③非合并疾病导致的贫血；④可触及的脾大。

2. 明显纤维化期 PMF 诊断标准 需要同时符合下述 3 个主要标准和至少 1 个次要标准。

（1）主要标准 ①骨髓活检有巨核细胞增殖和异形巨核细胞，常伴有网状纤维或胶原纤维（MF－2 或 MF－3）；②不符合 CML、PV、PMF、MDS 或其他髓系肿瘤的 WHO 诊断标准；③证实存在 *JAK2* V617F、*CALR* 或 *MPL* 突变或其他克隆标记，或无继发性骨髓纤维化证据。

（2）次要标准 ①白细胞 ≥11×10^9/L；②血清乳酸脱氢酶升高；③非合并疾病导致的贫血；④可触及的脾大；⑤外周血出现幼粒细胞和幼红细胞。

在确诊本病时应排除慢性髓细胞白血病、急性白血病、骨髓转移癌、多发性骨髓瘤及淋巴瘤等，尤其是与慢性髓细胞白血病鉴别。

六、慢性中性粒细胞白血病

（一）概述

慢性中性粒细胞白血病（chronic neutrophilic leukaemia，CNL）是一类 *BCR :: ABL1* 阴性的罕见 MPN，其特点为持续性外周血成熟中性粒细胞增多（WBC ≥25×10^9/L，分叶核和杆状核粒细胞 ≥80%）、中性粒细胞增殖过多引发的骨髓高增生和肝脾肿大。老年人多见，中位发病年龄约为 66 岁，男性略多于女性。主要症状包括乏力、食欲减退、盗汗、骨痛、紫癜和体重减轻等。超过 60% 的 CNL 中可检出 *CSF3R* 基因突变。

（二）实验室检查

1. 血象 白细胞数显著增高，常超过 $30 \times 10^9/L$，分类以成熟中性粒细胞系为主，常 ≥80%，胞质内有粗大的毒性颗粒、空泡等，无或仅有极少量中性中幼粒细胞、晚幼粒细胞，罕有原始细胞和早幼粒细胞，无嗜酸性粒细胞与嗜碱性粒细胞增多。在疾病早期，红细胞数可正常，以后逐渐出现轻度至中度贫血，一般为正常细胞性贫血。血小板多正常。贫血或血小板减少往往预示疾病进展。

2. 骨髓象 骨髓有核细胞增生明显或极度活跃，以粒细胞为主，大多数为中性晚幼、杆状和分叶核粒细胞明显增多（原始粒细胞 <5%）；红系细胞相对减少，粒、红比值可超过 20∶1；巨核细胞正常或略增多，晚期减少，体积正常。

3. 细胞遗传学与分子生物学 大部分 CNL 患者的细胞遗传学检查正常，少数出现，包括 8＋、21＋、11q － 和 20q － 。BCR∷ABL1、PDGFRA，PDGFRB，FGFR1 或 PCM1 － JAK2 等的基因重排均为阴性。存在 CSF3R T618I 突变或 CSF3R 其他激活突变。

（三）诊断及鉴别诊断

参照 2022 年 WHO 提出的诊断标准：①外周血白细胞计数 ≥ $25 \times 10^9/L$，中性分叶核和杆状核粒细胞 ≥ 80%，幼稚粒细胞（包括早幼粒细胞、中幼粒细胞和晚幼粒细胞） < 10%，原始粒细胞罕见，单核细胞计数 < $1 \times 10^9/L$，占白细胞总数 < 10%，粒细胞无发育异常；②骨髓细胞显著增生，中性粒细胞数量和百分数增高，成熟中性粒细胞形态正常，原始粒细胞 < 有核细胞的 5%；③不符合世界卫生组织对 BCR∷ABL1 阳性慢性髓细胞白血病、真性红细胞增多症、原发性血小板增多症或原发性骨髓纤维化的诊断条件；④无 PDGFRA，PDGFRB，FGFR1 或 PCM1 － JAK2 的基因重排；⑤存在 CSF3R T618I 突变或 CSF3R 其他激活突变，在没有 CSF3R 突变的情况下，需有中性粒细胞持续增多（至少 3 个月）、脾肿大，无确定的反应性中性粒细胞增多的原因包括浆细胞肿瘤，如果存在，则需通过细胞遗传学或分子学证明存在髓细胞克隆。

鉴别诊断需要与反应性中性粒细胞增多/类白血病反应、CML、MDS/MPN 等外周血中性粒细胞显著增高的疾病相鉴别。

七、慢性嗜酸性粒细胞白血病

（一）概述

慢性嗜酸性粒细胞白血病（chronic eosinophilic leukaemia，CEL）以往也被称为慢性嗜酸性粒细胞白血病非特指型（chronic eosinophilic leukaemia, not otherwise specified, CEL, NOS），是一类以嗜酸性粒细胞及其前体细胞持续克隆性增殖，导致血液和骨髓中形态学异常的嗜酸粒细胞持续增高，并广泛浸润各组织器官的罕见疾病。CEL 的临床表现高度可变，取决于嗜酸性粒细胞增多的程度及持续时间、器官受累程度和进展为 AML 的风险，可能会出现包括疲劳、虚弱、体重减轻、发烧、盗汗、脾肿大、肝肿大、淋巴结肿大等一系列症状。

（二）实验室检查

1. 血象 白细胞明显增高，可达 $(50 \sim 200) \times 10^9/L$，嗜酸性粒细胞比例增高，占 20% ~90%，以成熟嗜酸性粒为主，少量嗜酸性中幼粒和晚幼粒。嗜酸性粒细胞形态异常，表现为大小不一，颗粒少，胞质空泡，核分叶过多或过少等。原始细胞可增多 ≥2%。红细胞和血小板减少。

2. 骨髓象 骨髓有核细胞增生明显活跃或极度活跃，各阶段嗜酸性粒细胞明显增多。原始粒细胞可增多，多在 5% ~19%（图 11 － 27）。红系或巨核系可见病态造血。部分患者伴骨髓纤维化。

3. 其他检查 常有 ＋8、＋10、4q 及 45X 等染色体的异常。无 BCR∷ABL1 融合基因。

（三）诊断及鉴别诊断

2022 年 WHO 对 CEL 的诊断标准进行修订如下。①外周血嗜酸性粒细胞增高 ≥ $1.5 \times 10^9/L$，持续 4 周以上；②不满足其他 MPN 的诊断标准；③有克隆性细胞遗传学或分子遗传学异常和骨髓形态学异常（如巨核细胞或红细胞发育不良）。

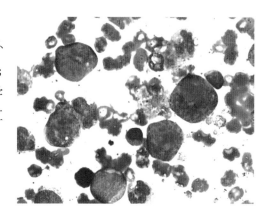

图 11 - 27　慢性嗜酸性粒细胞白血病骨髓象
（Wright - Giemsa 染色，×1000）

八、幼年型粒单核细胞白血病

（一）概述

幼年型粒单核细胞白血病（juvenile myelomonocytic leukemia，JMML）是一种以粒细胞和单核细胞过度增生和发育不良为特征，发生在儿童早期的造血干细胞来源的骨髓增殖性肿瘤。2008 年，WHO 将 JMML 归类为骨髓增生异常性肿瘤/骨髓增殖性肿瘤（MDS/MPN），2022 年归类改为骨髓增殖性肿瘤。这种罕见疾病的年发病率为百万分之 1.2，占所有儿童白血病的 1%。

病因尚未明确。90% 病例的发生与 RAS/MAPK 信号通路的相关基因的胚系突变或体细胞突变有关，涉及 *PTPN11*、*NRAS*、*KRAS*、*NF1*、*CBL* 基因突变。好发于神经纤维瘤 Ⅰ 型和努南综合征等遗传性疾病患儿。

本病见于幼儿，中位年龄为 20 ~ 24 个月，男女比例为 2.5：1。常见症状包括发热、感染、出血，明显的肝、脾肿大，约半数患者还可见淋巴结肿大，白血病细胞浸润器官引起的反复咳嗽、皮肤湿疹或硬化凸起也是常见表现。JMML 的自然进展呈高度异质性，极少数可自发临床部分或完全缓解，多数快速进展为原始细胞危象、急性髓系白血病，生存期较少超过一年。

（二）实验室检查

1. 血象　一般轻度或中度贫血。血小板减少，多数 $< 100 \times 10^9/L$。白细胞总数增高，单核细胞比率和绝对值升高。血片中可见有核红细胞，多为中、晚幼红细胞，偶见早幼粒细胞。原始细胞 < 20%。

2. 骨髓象　增生明显活跃或极度活跃，单核细胞增多并不常见，粒系增生显著，并呈多样形态，原始细胞比例 < 20%。巨核细胞减少（图 11 - 28）。

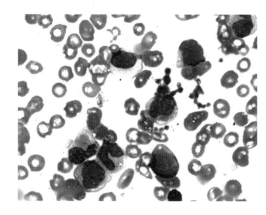

图 11 - 28　幼年型粒单核细胞白血病骨髓象
（Wright - Giemsa 染色，×1000）

3. 其他检查　STAT5 的过度磷酸化。髓系祖细胞对粒细胞 - 巨噬细胞集落刺激因子的超敏反应。分子生物学检查 35% 患者可发现 *PTPN11* 基因第 3 或 13 外显子体细胞突变。约 25% 患者可发现 *KRAS* 或 *NRAS* 体细胞突变。10 ~ 15% 患者可发现 *CBL* 胚系突变或 *CBL* 杂合性丢失。10 ~ 15% 患者可发现 *NF1* 胚系突变和杂合性丢失。

（三）诊断及鉴别诊断

2022 年 WHO 诊断标准如下。

1. 临床和血液学特征　前 2 项在大部分病例中存在；后 2 项必须满足。

（1）外周血单核细胞计数 ≥ $1 \times 10^9/L$。

（2）脾肿大。

（3）外周血和骨髓中原始细胞比例 <20%。

（4）无 *BCR∷ABL1* 融合基因。

2. 分子生物学　必须满足 1 项。

（1）*PTPN11*、*KRAS*、*NRAS* 或 *RRAS* 体细胞突变

（2）*NF1* 胚系突变和杂合性丢失，或临床诊断为 I 型神经纤维瘤

（3）*CBL* 胚系突变和 *CBL* 杂合性丢失

PTPN11、*KRAS*、*NRAS* 体细胞突变需排除胚系突变（如努南综合征）；*CBL* 胚系突变和 *CBL* 杂合性丢失偶有杂合剪接位点突变病例。

本病的诊断中，需与部分细菌和病毒（如 EB 病毒、巨细胞病毒、疱疹病毒 6 型）的感染或遗传代谢性疾病鉴别，尽快完善分子生物学检查。此外，在非综合征患者中，表型上类似 JMML 但不携带 *RAS* 通路突变的克隆性疾病被归类为 JMML 样肿瘤。此类患者中有罕见重排的基因，如 *ALK/ROS1* 融合基因、*FIP1L1/RARA* 融合基因、*CCDC88C/FLT3* 融合基因。

第七节　骨髓增生异常/骨髓增殖性肿瘤

PPT

一、概述

骨髓增生异常/骨髓增殖性肿瘤（myelodysplastic/myeloproliferative neoplasms，MDS/MPN）包括一组异质性的髓系肿瘤性疾病，具有骨髓增生异常和骨髓增殖性肿瘤重叠的临床和病理特征，表现为各类血细胞减少和血细胞增多并存。

2016 年 WHO 的分类中包括五种疾病：慢性粒单核细胞白血病、不典型 CML *BCR-ABL1* 阴性、幼年粒单核细胞白血病、伴环形铁粒幼细胞和血小板增多的骨髓增生异常/骨髓增殖性肿瘤（MDS/MPN-RS-T）和 MDS/MPN 不能分类（MDS/MPN-U）。2022 年新版 WHO 分类中对 MDS/MPN 分型做出较多改变：修改了慢性粒单核细胞白血病（chronic myelomonocytic leukaemia，CMML）的诊断标准；不典型 CML *BCR-ABL1* 更名为 MDS/MPN 伴中性粒细胞增多（MDS/MPN with neutrophilia）；JMML 归至 MPN 的范畴；MDS/MPN 伴环形铁粒幼红细胞和血小板增多及 *SF3B1* 突变更名为 MDS/MPN 伴 *SF3B1* 基因突变和血小板增多（MDS/MPN with *SF3B1* mutation and thrombocytosis），MDS/MPN 伴环形铁粒幼红细胞和血小板增多保留下来命名野生型 *SF3B1* 基因和 ≥15% 环形铁粒幼细胞的病例；"MDS/MPN，不能分类"改称"MDS/MPN，非特定类型"。

二、慢性粒单核细胞白血病

（一）概述

CMML 是一种克隆性干细胞疾病，其特征是外周血单核细胞持续增多和骨髓增生异常，存在多种体细胞基因突变，并有 3～5 年内向急性髓系白血病转化的风险。在最初的 FAB 分类中，CMML 被纳入骨髓增生异常性肿瘤中。2008 年、2016 年和 2022 年，WHO 把 CMML 纳入 MDS/MPN，是 MDS/MPN 最常见的类型。CMML 的发病率随着年龄的增长而显著增加，诊断的中位年龄为 73～75 岁，男性居多。主要临床表现为乏力、出血、发热等，多数有脾肿大。

（二）实验室检查

1. 血象 常表现为贫血和白细胞增高，主要是粒细胞和单核细胞增高，外周血单核细胞≥0.5×10⁹/L，多为成熟单核细胞，也可出现少量幼稚单核细胞。成熟粒细胞常增多，有或无发育异常，可见幼稚粒细胞。部分患者也可以出现粒细胞减少。多数血小板降低，少量血小板计数正常或增高。

2. 骨髓象 骨髓增生程度多为明显活跃或极度活跃，少量增生低下者，粒系和单核系细胞增多，红细胞前体相对减少。CMML-1型骨髓原始细胞<10%，CMML-2型骨髓原始细胞≥10%且<20%。红系及巨核系增生减低。各系可表现为病态造血，发育异常与MDS形态变化类似（图11-29）。

3. 骨髓活检 单核细胞比例明显增高。部分病例伴骨髓纤维化。

4. 免疫表型分析 根据目前正常人类单核细胞亚群的命名法，使用CD14和CD16标记，成熟的单核细胞可以细分为三个部分：经典单核细胞MO1（CD14⁺/CD16⁻）、中间单核细胞MO2（CD14⁺/CD16⁺）和非经典单核细胞MO3（CD14⁺低/CD16⁺）。正常人CD14⁺/CD16⁻单核细胞（即经典型单核细胞）不超过85%，CMML患者该群细胞明显增加≥94%，且可用于区别反应性单核细胞增多及其他克隆性单核细胞疾病。

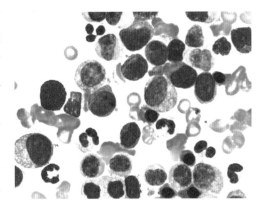

图11-29 慢性粒单核细胞白血病骨髓象（Wright-Giemsa染色，×1000）

5. 细胞遗传学和分子生物学检验 近1/3的CMML患者存在细胞遗传学畸变。最常见的异常为+8、-Y、-7/del（7q）、+21、-20、del（20q）和der（3q）。超过90%的CMML患者存在一种或多种基因突变，其产物涉及表观遗传调控（*TET2*、*ASXL1*、*EZH2*、*IDH1*、*IDH2*、*DNMT3A*）、RNA剪接机制（*SF3B1*、*SRSF2*、*ZRSR2*、*U2AF1*）、细胞信号转导（*RAS/MAPK*通路基因如*NRAS*、*KRAS*、*CBL*、*PTPN11*、*JAK2*、*FLT3*、*NF1*）、转录调节（*RUNX1*、*SETBP1*、*NPM1*、*CUX1*、*BCOR/BCORL*）、DNA损伤（*TP53*、*PHF6*）等多个环节。其中*TET2*和*SRSF2*突变的组合在CMML中非常常见。

（三）诊断及鉴别诊断

2022年WHO慢性粒单核细胞白血病诊断标准见表（表11-14）。

表11-14 2022年WHO慢性粒单核细胞白血病诊断标准

主要标准	次要标准	诊断要求	分型标准	分组标准
1. 持续性外周血单核细胞≥0.5×10⁹/L或比例≥10% 2. 外周血和骨髓原始细胞<20% 3. 不符合慢性髓性白血病或其他骨髓增殖性肿瘤诊断标准 4. 不符合髓系/淋系肿瘤伴酪氨酸激酶融合基因的诊断标准	1. 至少1系（髓系）病态造血 2. 存在获得性克隆性细胞遗传学或分子生物学异常 3. 外周血单核细胞亚群流式分类异常	1. 需满足主要标准 2. 单核细胞计数≥1×10⁹/L，须满足≥1条次要标准 3. 单核细胞计数≥0.5×10⁹/L且<1×10⁹/L，必须满足第1和第2条次要标准	1. 骨髓增生异常性CMML（MD-CMML）：WBC<13×10⁹/L 2. 骨髓增殖性CMML（MP-CMML）：WBC≥13×10⁹/L	1. CMML-1：外周血原始细胞<5%且骨髓原始细胞<10% 2. CMML-2：外周血原始细胞≥5%且<20%，或骨髓原始细胞≥10%且<20%

注：（1）原始细胞包括原始粒细胞、原始单核细胞和幼稚单核细胞；（2）其他MPN在初诊和病程中也可出现类似CMML的单核细胞增多，依MPN病史以排除CMML。骨髓表现出MPN特征或（和）高负荷MPN相关基因（*JAK2*、*CALR*或*MPL*）突变更支持MPN伴单核细胞增多而不是CMML；（3）伴嗜酸粒细胞增多者尤其需要排除髓系/淋系肿瘤伴酪氨酸激酶融合基因；（4）骨髓中该系病态造血细胞比例须≥10%；（5）CD14⁺/CD16⁻经典型单核细胞增多（流式细胞术测定界值>94%），并排除活动性自身免疫病和（或）系统性炎症综合征。

三、骨髓增生异常/骨髓增殖性肿瘤伴中性粒细胞增多

MDS/MPN 伴中性粒细胞增多是骨髓增生异常/骨髓增殖性肿瘤的一个亚型，原称为不典型慢性髓细胞白血病（atypical chronic myeloid leukemia，aCML），2022 年 WHO 分类中更名为 MDS/MPN 伴中性粒细胞增多（MDS/MPN with neutrophilia），是一种同时表现骨髓发育异常和骨髓增殖的白血病，主要表现为粒系发育异常，如核分叶畸形和胞浆颗粒异常等，同时伴有多系发育异常，与 CML 类似，但无 Ph 染色体和 *BCR∷ABL1* 融合基因。患者多为老年人，男性多于女性，脾脏轻度至中度肿大。

四、骨髓增生异常/骨髓增殖性肿瘤伴 *SF3B1* 基因突变和血小板增多

MDS/MPN 伴 *SF3B1* 基因突变和血小板增多是骨髓增生异常/骨髓增殖性肿瘤的一个亚型，在 2008 年 WHO 分类中被命名为难治性贫血伴环形铁粒幼细胞和血小板增多，作为 MDS/MPN – U 中的一个暂定类型，在 2016 年 WHO 分类中为骨髓增生异常/骨髓增殖性肿瘤伴环形铁粒幼细胞和血小板增多（MDS/MPN – RS – T），因超过 80% 的 MDS/MPN – RS – T 患者可检出 *SF3B1* 突变，2022 年 WHO 分类中将 *SF3B1* 突变阳性的患者纳入这一疾病亚型并更名为 MDS/MPN 伴 *SF3B1* 基因突变和血小板增多（MDS/MPN with *SF3B1* mutation and thrombocytosis）。其临床特征类似于 MDS – RS 和原发性血小板增多症，骨髓环形铁粒幼细胞和血小板增多（$\geq 450 \times 10^9/\text{L}$）为主要特征，存在 *SF3B1* 基因突变。患者可有肝脾肿大，但 MDS/MPN – RS – T 患者往往较 MDS – RS 患者具有更高的血红蛋白水平、白细胞计数和血小板计数。

PPT

第八节　继发性髓系肿瘤

一、概述

继发性髓系肿瘤（secondary myeloid neoplasms）是指继发于细胞毒药物治疗后或胚系易感性的髓系肿瘤，是一组预后较差的白血病。这个类别包括了由于暴露于细胞毒性治疗后的髓系肿瘤（MN – pCT）或胚系易感性相关的髓系肿瘤。

二、分类

分为两类：细胞毒药物治疗后髓系肿瘤和胚系易感性相关的髓系肿瘤。

有既往髓系肿瘤病史或经细胞毒性药物治疗后的髓系肿瘤。该类别包括因其他疾病而接受细胞毒性治疗（DNA 损伤相关药物）的患者出现的继发性髓系肿瘤。细胞毒性治疗后髓系肿瘤（MN – pCT）的诊断不仅需要满足髓系肿瘤的标准，还需要有针对其他肿瘤的化疗或放疗的病史。如果患者符合上述诊断标准，即使出现"新的分子特征"，例如 *NPM1* 基因突变等，仍应归入此类，因为"细胞毒性治疗后"以病史作为命名依据，将细胞毒性治疗后继发的髓系肿瘤进行分类，对临床和患者均有重要意义。

使用 PARP1 抑制剂可以作为 MN – pCT 相关的治疗史，而使用甲氨蝶呤则被排除在 MN – pCT 相关的治疗史之外。在诊断这类髓系肿瘤时，建议尽可能详细说明髓系肿瘤的类型，并附加"细胞毒药物治疗后"信息，例如细胞毒性治疗后 CMML。

大多数 AML – pCT 和 MDS – pCT 与 *TP53* 突变有关。此类患者的预后通常因双等位基因（多次打

击，≥2 个 *TP53* 突变）*TP53* 改变而更差，或伴随 17p/*TP53* 缺失或拷贝数中性 LOH。其他不太常见的突变包括 *PPM1D* 基因和 DNA 损伤修复基因，上述基因突变时，尚需筛查胚系易感性。

胚系易感性的髓系肿瘤是指由于遗传性基因突变而增加个体发生髓系肿瘤风险的一类疾病，新分类的框架具有扩展性，可纳入新发现的胚系易感性相关的髓系肿瘤；分类如下（表 11 – 15）。

表 11 – 15　胚系易感性的髓系肿瘤分类

具有胚系易感性的髓系肿瘤，既往不存在血小板疾病或器官功能衰竭
胚系 *CEBPA*　P/LP 变异（CEBPA 相关的家族性 AML）
胚系 *DDX41*　P/LP 变异
胚系 *TP53*　P/LP 变异（李弗劳美尼综合征）
具有胚系易感性的髓系肿瘤，既往存在血小板疾病
胚系 *RUNX1*　P/LP 变异（家族性血小板疾病伴相关髓系肿瘤，FPD – MM）
胚系 *ANKRD26*　P/LP 变异（血小板减少症）
胚系 *ETV6*　P/LP 变异（血小板减少症）
具有胚系易感性的髓系肿瘤，潜在器官功能障碍
胚系 *GATA2*　P/LP 变异（GATA2 缺陷）
骨髓衰竭综合征
严重的先天性中性粒细胞减少症（SCN）
Shwachman – Diamond 综合征（SDS）
范可尼贫血（FA）
端粒生物学疾病
RAS 病（1 型神经纤维瘤病、CBL 综合征、Noonan 综合征或 Noonan 综合征样疾病）
唐氏综合征
胚系 *SAMD9*　P/LP 变异（MIRAGE 综合征）
胚系 *SAMD9L*　P/LP 变异（胚系 SAMD9L 相关性共济失调全血细胞减少综合征）
双等位基因胚系 *BLM*　P/LP 变异（Bloom 综合征）

sAML 占所有 AML 病例的 20% 至 30%。此前世界卫生组织 WHO 2016 年对 sAML 分类包括 AML 伴骨髓增生异常改变（AML with myelodysplastic changes，AML – MRC）和治疗相关髓系肿瘤（therapy – related myeloid neoplasms，tMNs）两个类别。WHO 对 tMNs 的分类细分为治疗相关的 AML 和治疗相关的 MDS。MDS 和 AML 都被归为"治疗相关髓系肿瘤"，强调无论原始细胞比例高于或低于 20%，两者生物学相似、发病机制和预后较差，提示大多数患者都需要治疗和进行移植评估。

随着癌症患者生存期的延长，以及继发性髓系肿瘤等治疗并发症的发生率增加，将"细胞毒性治疗后"和"与胚系基因变异相关"作为疾病属性纳入到疾病分类中日趋重要，例如：细胞毒性治疗后的 AML 伴 *KMT2A* 基因重排，胚系 *RUNX1* 基因变异相关的 MDS 伴低原始细胞。

三、实验室检查

1. 基因检测　血液肿瘤易感的胚系突变基因，如 *CEBPA*、*DDX41*、*RUNX1*、*ETV6*、*GATA2* 等基因，除了可发生体细胞突变外，发生胚系突变可导致髓系肿瘤的易感。

2. 二代测序技术（NGS）　用于检测血液肿瘤相关基因，包括胚系突变基因。NGS 在微小残留病（MRD）监测方面具有更大的优势，可以提高灵敏度。

3. 克隆演变监测　血液肿瘤在发展过程中会伴随动态的克隆演变，或是基因突变负荷的改变，或是新的突变基因的出现，及时监测基因改变，有助于了解疾病进展并调整治疗方案。

4. 染色体异常 携带髓系肿瘤遗传易感基因的 MPN 患者较未携带组染色体异常发生率高。

5. 特定基因突变的检测 对于不能覆盖的热点突变类型或重要区域可通过其他检测方法进行补充，并在检测报告中明确说明。

四、诊断与鉴别诊断

临床上，诊断需要综合临床病史、细胞形态学改变、细胞遗传学和分子生物学分析，这些组成部分中的每一个都可能改变治疗策略和最终结果。

sAML 是一组异质性疾病，其特征通常与具有相似遗传学的 de novo AML 重叠，且疾病风险通常与具有相似遗传特征的 de novo AML 相当。sAML 的不良预后反映了其具有较高比例的不良细胞遗传学风险和 *TP53* 突变等预后不良特征。

此外，sAML 患者往往年龄较大，病史复杂，因此限制了治疗选择。形态学、病理学、分子遗传学和驱动基因突变的完整分析对于治疗方法的选择至关重要。绝大多数患者具有高危疾病特征，只有极少数患者才是真正低危的 sAML。在大多数情况下，维持治疗或移植是合适的选择。基于维奈克拉的治疗方案为具有合并症的体弱、老年患者提供了更多的选择。新兴疗法试图通过针对特定的遗传学靶点或改变微环境来改善结局，但目前的治疗策略仍需要仔细整合病史、疾病的遗传特征和考虑移植。

？思考题

答案解析

案例 患者，男，55 岁，

主诉：头昏、乏力，浑身酸痛。

现病史：2 天前无明显诱因下出现发热，最高体温 39.3℃，伴咳嗽咳痰，痰为黄痰，肌肉酸痛，无胸闷气喘，无夜间盗汗等不适，自服对乙酰氨基酚及头孢类治疗，效果不佳。遂来我院发热门诊就诊，查血常规提示：WBC 4.2 $\times 10^9$/L，N 35.1%，L 34.6%，M 29.4%，Hb 93g/L，MCV、MCH、MCHC 均增高，PLT 26$\times 10^9$/L，CRP 257.40mg/L。血涂片中可见原始细胞 4%。拟 "全血细胞减少，原始细胞增多" 收入院。

既往史：既往体健，无传染病史，无疫水接触史。

基本检查：病程中患者神志清楚，精神尚可，饮食稍差，睡眠尚好，大小便正常，近期体重无明显改变。

问题

（1）该患者的实验室检查考虑哪种疾病？

（2）MDS 最新分型是什么？

（3）MDS 骨髓形态学中病态造血有哪些表现？

（李　英　王晓蓓　朱喜丹　张　军　孙玉洁）

书网融合……

重点小结

题库

微课/视频 1

微课/视频 2

微课/视频 3

第十二章 组织细胞和树突细胞肿瘤

📝 **学习目标**

1. 通过本章学习，掌握组织细胞和树突细胞肿瘤的分类；掌握其各类型、亚型的病理学检查特征、免疫学表型及主要的遗传学特点；掌握相似类型组织细胞和树突细胞肿瘤的鉴别；熟悉各类型肿瘤的主要临床特征，熟悉侵犯骨髓时相关变化特点；熟悉其主要累及部位；熟悉实验室检查在疾病临床诊断、治疗或预后评估的指导意义。

2. 具有对组织细胞和树突细胞肿瘤中各类型肿瘤细胞形态的识别和鉴别能力；可综合运用各实验室检查特点解决临床实际案例的临床思维能力；能判断危急值检验项目，并会与临床岗位有效沟通。

3. 树立检验职业价值认同感；具备爱岗、敬业的医者责任感；有服务患者的医者仁心，尊重、关爱患者的医者人文素养；树立终身学习、追求卓越的意识。

2022 年 WHO 第 5 版造血与淋巴组织肿瘤分类将组织细胞和树突细胞肿瘤置于髓系肿瘤之后，因这类肿瘤来源于产生单核细胞/组织细胞/树突细胞系列的髓系祖细胞，向单核 – 吞噬细胞系统细胞分化，包括单核细胞、巨噬细胞和树突细胞（表 12 – 1）。该版 WHO 分类的主要变化包括：①将克隆性浆细胞样树突细胞疾病纳入这一类别。②第 4 版该分类中的"滤泡树突细胞肉瘤""纤维母细胞网状细胞肿瘤"归到"淋巴组织间质源性肿瘤"，因其源于淋巴基质细胞产生的肿瘤。③本版新增类型：成熟浆细胞样树突细胞增生伴髓系肿瘤、Rosai – Dorfman 病和 ALK 阳性组织细胞增多症。

表 12 – 1 组织细胞和树突细胞肿瘤 WHO 分类（2022 年）

疾病类型
浆细胞样树突细胞肿瘤
髓系肿瘤相关的成熟浆细胞样树突细胞增生
母细胞性浆细胞样树突细胞肿瘤
朗格汉斯细胞和其他树突细胞肿瘤
朗格汉斯细胞肿瘤
朗格汉斯细胞组织细胞增生症
朗格汉斯细胞肉瘤
其他树突细胞肿瘤
不确定型树突细胞肿瘤
指突状树突细胞肉瘤
组织细胞肿瘤
幼年黄色肉芽肿
Erdheim – Chester 病
Rosai – Dorfman 病
ALK 阳性组织细胞增多症
组织细胞肉瘤

第一节 浆细胞样树突细胞肿瘤 🎞 微课/视频1

PPT

2022 年第 5 版 WHO 造血与淋巴组织肿瘤分类中，浆细胞样树突细胞肿瘤包括髓系肿瘤相关的成熟浆细胞样树突细胞增生和母细胞性浆细胞样树突细胞肿瘤两种亚型。2008 年 WHO 曾将其归类为急性髓系白血病和相关前驱细胞肿瘤，2016 年 WHO 将浆细胞样树突细胞肿瘤单独分类为树突细胞恶性肿瘤，主要强调其独特的临床表现及生物学特征。2022 年归入组织细胞和树突细胞肿瘤。

髓系肿瘤相关的成熟浆细胞样树突细胞增生（mature plasmacytoid dendritic cell proliferation associated with myeloid neoplasm）指已确定的髓系肿瘤中伴随可识别的低级别形态浆细胞样树突细胞（plasmacytoid dendritic cells，pDCs）克隆性增殖。低级别形态的 pDCs 可能表现为未成熟或前体状态，在某些疾病状态下，如肿瘤微环境中，表现出不同的免疫表型和功能。树突细胞是 CD8$^+$ 和 CD4$^+$ T 细胞启动、分化的关键协调器，髓系肿瘤造血干细胞（HSC）和粒－单祖细胞（CFU－GM）异常增殖可抑制树突状前体细胞的分化成熟，从而导致树突细胞缺乏而改变疾病表现。如克隆性 MPDCP 细胞积聚在骨髓增殖性 CMML 患者骨髓中，此类患者伴有 *RAS* 通路突变，可调节多种细胞功能，包括细胞增殖、分化、存活和凋亡，其异常激活可能与白血病的发生、治疗敏感性和耐药性有关。部分 AML 也可存在克隆 pDC（AML－pDC），其 pDC 来自 CD34$^+$ 原始细胞，常与 *RUNX1* 突变有关，而 MPDCP 中的 pDC 来自 CD56$^+$ 前体 pDC。

母细胞性浆细胞样树突细胞肿瘤（blastic plasmacytoid dendritic cell neoplasm，BPDCN）是一种由浆细胞样树突细胞分化的未成熟细胞克隆性增殖的罕见血液学肿瘤，肿瘤表现为侵袭性、进展快、预后极差。BPDCN 肿瘤细胞形态呈母细胞性，表达 CD4、CD56，最初其被认为来源于自然杀伤（NK）细胞的前体细胞，曾被命名为 CD4$^+$ NK 细胞白血病、母细胞 NK 细胞淋巴瘤。近年认为其起源于 pDC 前体细胞，2008 年 WHO 造血及淋巴组织肿瘤分类以 BPDCN 命名，曾归为髓系细胞肿瘤，本章主要介绍 BPDCN。

一、临床表现

任何年龄段均可发生，最常见于中老年患者，男女比约为 4：1。BPDCN 最常见的受累部位是皮肤，约占 90%，常为首发症状，多为无症状的单发或多发病灶，易累及上胸、头颈部及上肢，不同患者病灶大小、颜色（可有紫色、棕色、黄色）和形式（斑块、结节和肿块）可不同。疾病可迅速发展至多个部位，包括骨髓（60%～90%）、血液、淋巴结、中枢神经系统（CNS）、脾脏、肝脏、肺和肾脏等。病变累及骨髓时，患者可有白血病样的表现如疲劳、出血、易瘀伤和复发性感染等。20%～30% BPDCN 患者先前有或并发 MDS、MDS－MPN，部分患者可能是其他恶性肿瘤细胞毒性治疗后发生 BPDCN。

二、实验室检查

1. 血象　外周血细胞可减少；肿瘤侵犯骨髓时外周血 WBC 可增高，分类可见比例不等的肿瘤细胞，红细胞和血小板降低。

2. 骨髓象　多数 BPDCN 病例可见明显的骨髓侵犯，少数 BPDCN 患者以白血病起病。骨髓增生常为明显活跃或增生活跃，肿瘤细胞占 10% 至 80% 不等，其胞体中等大小，部分可有手镜或拖尾现象；核圆形或扭曲、折叠不规则状，偏位，核染色质细致或稍粗糙疏松，核仁小而不清；胞质量多少不定，浅灰色或蓝色，部分含有空泡，空泡可融合形成"珍珠串"状。粒、红、巨核三系可增生低下，可有细胞发育异常（图 12－1）。

3. 细胞化学染色　BPDCN 细胞 α－丁酸萘酚酯酶、氯乙酸 AS－D 萘酚酯酶和髓过氧化物酶染色阴性。

4. 病理学检查　组织切片上 BPDCN 的特征是弥漫性单一中等大小的幼稚细胞浸润，类似于淋巴母细胞或髓系母细胞。肿瘤细胞中等大小，具有多形性；细胞核圆形或稍不规则、偏位，核染色质细致，有不明显核仁 1 个至数个，细胞质量少，呈浅嗜碱性，无颗粒（图 12－2）。有丝分裂象不定，可出现坏死。皮肤病灶中的肿瘤浸润通常以真皮层为中心，并延伸到皮下组织，而保留表皮和附件结构，在表皮层及浸润区域之间形成一条明显的无细胞浸润带（Grenz 带），是 BPDCN 的主要诊断要点；淋巴结病灶的 BPDCN 主要累及髓质和滤泡间区。累及骨髓时骨髓间质见单个核母细胞或弥漫性浸润。

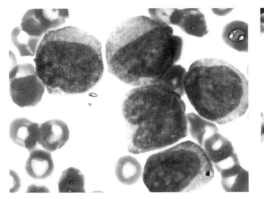

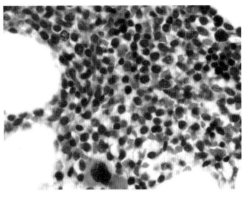

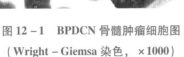

图 12 - 1　BPDCN 骨髓肿瘤细胞图　　　　图 12 - 2　BPDCN 病理切片图
（Wright - Giemsa 染色，×1000）　　　　　　（HE 染色，×400）

5. 细胞免疫表型　肿瘤细胞表达 CD4 和（或）CD56，至少一种 pPDC 标记，如 CD123、TCF4、TCL1、CD303 或 CD304，其中 CD123 表达强度通常大于 CD123⁺ AML 或 ALL；HLA - DR 阳性；CD5、CD13、CD22、CD117 可能异常阳性。不表达淋巴细胞系或髓系特异性标记如表面或细胞质 CD3、B 细胞标志物（如 CD19、CD20）、髓系标记（如 CD14、溶菌酶、MPO）；CD1a、CD15、CD25、CD34、CD41、CD64、CD113、CD16、CD11c、浆细胞标记和 TCRαβ 或 TCRγδ 通常阴性。Ki - 67 增殖指数通常很高。

2022 年 WHO 对 BPDCN 的免疫表型表述：预期阳性标记为 CD123、TCF4、TCL1、CD303、CD304、CD4、CD56，预期阴性标记包括 CD3、CD14、CD19、CD34、溶菌酶、MPO。免疫表型诊断标准符合下列其中之一：①预期阳性标记中，除了 CD4 和（或）CD56 之外，应有 CD123 和一种其他 pDC 表达；②预期阳性标记中任何三个 pDC 标记的表达，加不表达所有预期阴性标记。

6. 遗传学检查　BPDCN 无特征性染色体异常，其遗传学特征是某些染色体区域的重复性缺失，如 5q、6q、9、12p、13q 和 15q，但不具备诊断价值；平衡易位多见 t（3；5）（q21；q31）。基因测序发现 BPDCN 与其他血液系统疾病，尤其是髓系疾病有重叠的基因突变，如 *TET2*、*TP53*、*ASXL1* 和 RNA 剪切因子等。

7. 其他检验　血沉（ESR）和 C 反应蛋白（CRP）轻度升高，可能与全身性炎症反应有关。

8. 诊断标准及鉴别诊断

（1）诊断标准　基本的诊断标准包括肿瘤细胞具有母细胞形态和 pDC 分化的未成熟细胞；免疫表型除了 CD4 和（或）CD56 外，CD123 和一种其他 PDC 标记物阳性表达。理想的诊断标准包括缺乏淋巴细胞系或髓系标志物、CD34 阴性表达、高 Ki - 67 增殖指数。

（2）鉴别诊断　①与 AML 鉴别：AML 亚群可能与 BPDCN 的临床、形态学和免疫表型重叠，包括 CD4、CD56 和 CD123 的高水平共表达。通过 TCF4、CD303 和（或）TCL1 表达，BPDCN 缺乏谱系特异性标记物，有助于 AML 与 BPDCN 的鉴别诊断。②与成熟 pDC 增生鉴别：表现为成熟的 pDC 聚集，极少伴随明显的肿瘤细胞形态；两者均表达 CD123，但 BPDCN 中表达强度更高，成熟 pDC 表达 CD68、CD71 等标记。③与急性单核细胞性白血病、部分淋巴细胞白血病/淋巴瘤、慢性粒单核细胞白血病（CMML）等疾病的皮肤受累鉴别。

> **知识拓展**
>
> BPDCN 检验与靶向药物研究、临床治疗展望
>
> 以 CD123 为靶点的药物 tagraxofusp 治疗提高了预后差 BPDCN 患者的总有效率和总生存率；BCL - 2

抑制剂单独或联合低甲基化药物、化疗和（或）他拉索弗斯的临床试验正在积极进行中。首次缓解后符合条件行异基因造血干细胞移植的患者获得良好的效果。儿童 BPDCN 侵袭性较低，采用高危急性淋巴细胞白血病/淋巴瘤化疗和 CNS 预防治疗时，通常可获得较好的结果，成人中也能有类似结果。而在诊断和复发时频繁出现中枢神经系统受累应引起重视，可能是未来临床研究的热点问题。

第二节 朗格汉斯细胞及其他树突细胞肿瘤

PPT

朗格汉斯细胞来源的肿瘤包括朗格汉斯细胞肿瘤和其他树突细胞肿瘤，其中朗格汉斯细胞肿瘤又分为朗格汉斯细胞组织细胞增生症和朗格汉斯细胞肉瘤两个亚型；其他树突细胞肿瘤包括未确定型树突细胞肿瘤和指突状树突细胞肉瘤两个亚型。近年来，关于组织细胞及其肿瘤的分子遗传学已有很多研究，发现朗格汉斯细胞组织细胞增生症、朗格汉斯细胞肉瘤、Erdheim‐Chester 病、幼年黄色肉芽肿、Rosai‐Dorfman 病、ALK 阳性组织细胞增生症和组织细胞肉瘤常有 MAPK 通路的基因突变，如 *BRAF*、*ARAF*、*MAP2K1*、*NRAS* 和 *KRAS*。不同疾病虽然突变频率有差异，但也能提示不同组织细胞增生症和组织细胞肿瘤类似的遗传学背景。为临床针对这些信号通路进行开发、研究该类疾病的新药治疗提供重要的价值，例如 BRAF 和 MEK 抑制剂的应用。

一、朗格汉斯细胞肿瘤

（一）朗格汉斯细胞组织细胞增生症 🅔 微课/视频 2

朗格汉斯细胞组织细胞增生症（Langerhans cell histiocytosis，LCH）是一种髓系树突细胞的克隆性肿瘤，以朗格汉斯细胞（Langerhans cell，LC）在一个器官或多个器官增生、浸润和肉芽肿形成，累及多种组织器官损害（伴局部或广泛的器官浸润）为特征。曾称为组织细胞增生症 X，现已不推荐该术语。WHO 造血与淋巴组织肿瘤分类标准中将该病归类于组织细胞与树突细胞肿瘤中 LC 细胞来源的肿瘤。LCH 主要的病理改变为病变组织存在数量不等的 LC，同时伴有泡沫淋巴细胞、巨噬细胞及嗜酸性粒细胞，免疫表型表达 CD1a 和 CD207。

1. 病因与发病机制 LC 是 1868 年 Paul Langerhans 用氯化金染色在皮肤切片中发现表皮内存在的一种树突细胞，故而命名。LC 源于骨髓源性巨噬细胞，电镜下以胞质 Birbeck 颗粒为特征。其正常时主要存在于皮肤的表皮内，或作为辅助性淋巴细胞位于其他脏器中，HLA‐DR 阳性且表达 CD1a 抗原。正常人体内有一定数量，主要在表皮和黏膜的复层鳞状上皮基底层内，或胃肠道黏膜上皮、真皮、淋巴结、脾脏等。但当朗格汉斯细胞克隆性增生时则导致 LCH。多数 LCH 患者都有 *RAS‐RAF‐MEK‐ERK* 信号通路激活。50%~60% 的 LCH 患者可见 *BRAF* V600E 突变。少数患者有 *MAP2K1*、*NRAS* 等突变，可能与癌基因驱动髓系肿瘤有关。

2. 临床特征 临床类型可分为三型，①莱特勒‐西韦病（Letterer‐Siwe disease，LSD），多见于儿童，一岁以内为发病高峰，最多见症状为皮疹和发热；②汉‐许‐克病（Hand‐Schüller‐Christian disease，HSCD），以头部肿物、发热、突眼和尿崩症为多见，也可伴有皮疹、肝脾大及贫血；③骨嗜酸性肉芽肿（eosinophilic granuloma of bone，EGB），多表现为单发或多发性骨损害，或伴有低热和继发症状。三种类型在组织学上均为朗格汉斯细胞病理性增生的结果。国际组织细胞协会在 1983 年将 LCH 分为单系统疾病和多系统疾病两大类型：单系统疾病分为单部位型（①单骨损害；②孤立的皮肤病变；③孤立的淋巴结受累），和多部位型（①多部位骨损害；②多部位淋巴结受累）。多系统疾病，指多器官受累。

LCH 可见于任何年龄，从出生到老年均可发病，但 50% 以上病例发病年龄在 1 ~ 15 岁。此病起病情况不一，临床表现呈多样性，轻重差异甚大，常出现有发热、皮疹、齿龈肿胀、牙齿松动、溶骨性损害，或突眼，或耳流脓，或多饮多尿等；并可侵犯淋巴结、骨髓、胸腺、肝、脾、肺和中枢神经系统。LCH 也可与 Erdheim - Cheste 病相关，表现为伴发或先发，具有相同的分子改变。

该病根据受累器官和系统分为单系统 LCH（single - system LCH，SS - LCH）和多系统 LCH（multisystem LCH，MS - LCH）。SS - LCH 常累及一个器官或一个系统，可以是单灶或多灶的，通常是皮肤、脑垂体或骨骼受累。MS - LCH 则指两个或多个器官系统受损，通常为骨、皮肤、肝脏和脾脏，并伴有骨外受累，包括淋巴结、内脏肿块病变和囊性肺结节。骨髓、脾脏或肝脏受累可能是 MS - LCH 高危期。MS - LCH 通常见于新生儿至婴儿，伴有多发性骨病变、软组织肿块、皮疹（婴儿早期的水疱/大疱、婴儿晚期的皮炎和结节）。临床常见发热、血细胞减少、肝脾肿大伴黄疸、直接高胆红素血症增加和低白蛋白血症。

3. 实验室检查

（1）血象 无特异性改变，常见不同程度的红细胞计数降低，呈正色素正细胞性贫血，网织红细胞可见轻度升高；60% 以上患者白细胞数 > 10×10^9/L，少数病例可降低，可有单核细胞比例增高，血小板常减少。

（2）骨髓检查 LCH 患者大多数骨髓增生正常，少数可增生活跃或减低。粒系可见颗粒缺失、核浆发育不平衡；单核细胞可增高。骨髓少见 LC。

（3）病理学检查 皮疹、淋巴结活检或病灶局部穿刺物或刮出物病理检查，发现组织 LC 浸润。苏木精 - 伊红染色（HE）的 LC 在光镜下为单核细胞，平均直径 $12\mu m$，胞体不规则；胞质中细小的粉红色颗粒，胞质空泡和吞噬现象少见；胞核常有折叠或切迹，或呈多叶状，核染色质不规则，可见 1 ~ 3 个核仁（图 12 - 3 A）。电镜观察，胞质内含 LC 特有的细胞器——Birbeck 颗粒（也称 langerin 颗粒），其在胞质内呈板状，中央有纹状体，有时末端有囊状扩张，呈网球拍样。

（4）免疫组化检查 免疫组化检测显示 S - 100（图 12 - 3 B）、CD68 等组织细胞标志物阳性；CD1a、langerin（CD207）阳性，这些是 LC 的特异性标志物。也表达组织细胞标志 HLA - DR。

（5）分子遗传学检测 *BRAF* V600E 突变的检测可以辅助诊断 LCH，并在治疗过程中作为微小残留病的监测手段。

4. X 射线检查 骨骼 X 射线可见单个或多个部位骨质缺损，表现为溶骨性损害，长骨和扁骨皆可受累。胸部 X 射线可见肺部有网点状阴影，重者可见囊状气肿、蜂窝样肺，极易发生肺气肿、气胸等。

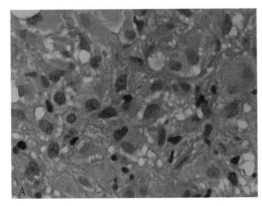 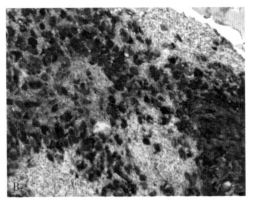

图 12 - 3 骨髓组织 LC 细胞（HE 染色，×400）及 S100 +

5. 诊断及鉴别诊断

（1）诊断　2022 年 WHO 对 LCH 给出基本和理想的诊断标准如下。①基本标准：在正确的组织/解剖背景下，大圆形到椭圆形组织细胞，有核沟、卷曲折叠的细胞核，具有 LC 表型，CD1a＋，CD207＋；②理想诊断标准：MAPK 通路突变分析，对低频等位基因检测进行敏感性试验。

（2）鉴别诊断　LCH 主要与以下几类疾病相鉴别：①其他组织细胞增生性疾病，如噬血细胞综合征等；②皮肤病变，如脂溢性皮炎、脓皮病、皮肤念珠菌感染等；③淋巴网状系统疾病，如结核、霍奇金淋巴瘤、窦性组织细胞增生伴巨大淋巴结病、白血病和免疫缺陷病（如慢性肉芽肿病）；④骨骼系统，如骨髓炎、Ewing 肉瘤、成骨肉瘤和神经母细胞瘤的骨、骨髓转移。

（二）朗格汉斯细胞肉瘤

朗格汉斯细胞肉瘤（Langerhans cell sarcoma, LCS）是一种具有 LC 免疫表型和高级别细胞学特征的侵袭性恶性肿瘤。LCS 可能是 LCH 高级别的变异型，由 LCH 发生或进展而来，预后差。大多数病例表现在结外部位，如皮肤、肺、骨和软组织。约 20% 病例有孤立的淋巴结受累。继发性 LCS 多与滤泡性淋巴瘤和慢性淋巴细胞白血病相关。

1. 临床表现　LCS 可以发生在任何年龄段，多见于成年人，成年男性略多见。患者可能表现为位于皮肤、淋巴结、骨骼或其他器官的局部肿块，症状包括肿块的增长、疼痛或肿瘤压迫效应。皮肤损害可能出现皮疹、红斑、丘疹、结节、瘀点、囊泡、结痂的斑块和脂溢样病变，有时脱痂后可留有色素缺失的白斑。骨骼是最常见的受累部位，可能出现骨痛、溶骨性病变，尤其是颅骨、椎骨、下颌骨、肋骨和骨盆骨等扁平骨。淋巴结病变则为无痛性肿大，可能在颈部、腹腔、腹股沟、腋下或腹腔等部位出现。肝脏受累可能表现为硬化性胆管炎，脾受累可能表现为脾肿大。LCS 的预后可能较差，死亡率约为 50%。

2. 实验室检查

（1）血象　可能出现贫血、血小板减少等血常规异常。

（2）骨髓象　多无特异性改变。

（3）病理学检查　病变组织病理切片可见朗格汉斯细胞的恶性增生，嗜酸性粒细胞含量不等。肿瘤细胞多形性，胞体常较大；核大深染、变圆或拉长、不规则，染色质粗糙或有空泡，核仁明显，少见 LCH 细胞的核沟特征；胞质可能较 LCH 的少，嗜酸性，核质比高。有丝分裂易见，病理性核分裂常见。

（4）免疫组化检查　与 LCH 相似，表达 LC 特异性标志物，即 CD1a 和 CD207 阳性，表达 S100、CD68 等。Ki-67 增殖指数较高。

（5）遗传学特点　LCS 可能与某些遗传学改变有关，如 *BRAF* V600E 突变，但该突变在其他朗格汉斯细胞相关疾病中也相对常见。

3. 诊断及鉴别诊断

（1）诊断　LCS 的诊断通常依赖于组织病理学检查和免疫组化分析。①必要标准：包括多形性组织细胞，细胞学分级高，核分裂增加；CD1a、S100 和 CD207 阳性，其中任何一种可以是局灶性；②理想标准：肿瘤快速进展的临床证据；分子变异，最好是 MAPK 通路的突变。

（2）鉴别诊断　①与 LCH 鉴别 LCH 是一种由 LC 增生、浸润引起的疾病，通常影响儿童和年轻人，临床表现多样。LCH 的 LC 常异型性低，而 LCS 则为高度异型性和恶性肿瘤细胞特征。②指突状树突细胞肉瘤（IDCS）鉴别：其肿瘤细胞为梭形或上皮样形态，不表达 CD1a，电镜下无 Birbeck 颗粒。③与其他软组织肉瘤鉴别：如透明细胞肉瘤、恶性纤维组织细胞瘤等，这些肿瘤在形态学和免疫表型上与 LCS 有所不同，需要通过综合的病理学检查进行鉴别。

二、其他树突细胞肿瘤

（一）未确定型树突细胞肿瘤

未确定型树突细胞肿瘤（undifferentiated dendritic cell tumor，UDCT）是表达树突细胞标志物（CD1a、S-100蛋白），而缺乏CD207/langerin的组织细胞克隆性增殖肿瘤。IDCT的细胞起源尚未完全明确，多认为可能源自皮肤树突细胞或Langerhans细胞的前体阶段。

1. 临床表现 IDCT比较罕见，成人较儿童常见，男：女约为1.4：1。IDCT的临床表现多样，其中全身性皮疹最常见，单发病变通常累及手臂或头皮。皮肤外受累可见于淋巴结、骨、脾等。IDCT通常是一种皮肤局限性疾病，大多数病例经治疗后皮肤IDCT完全缓解，甚至自行消退。约25%的患者可能表现为疾病进展和（或）恶化，此类病例常表现非典型细胞学特征，增殖指数高（Ki-67指数 > 20%）或与其他血液肿瘤相关。

2. 实验室检查

（1）血象 无特异性改变。

（2）骨髓象 可无特异性改变。

（3）病理学检查 真皮和（或）皮下见类似朗格汉斯细胞的组织细胞增生，常为单形单核细胞浸润，细胞核呈肾形和深凹痕，胞质丰富、嗜酸性，未见Birbeck颗粒。

（4）免疫组化 IDCT肿瘤细胞常为S-100蛋白、CD1a阳性，而CD207阴性。

（5）遗传学特征 遗传学异常包括der（1）t（1；1）（p13；q21）、21三体以及反复出现ETV3::NCOA2基因融合。

（6）诊断及鉴别诊断 2022年WHO对IDCT的必要和理想诊断标准如下。①必要标准：组织浸润，细胞形态学上与LC相似；病变细胞S-100蛋白、CD1a阳性，CD207阴性；无典型的多系统LCH表现（溶骨性病变、垂体功能障碍）。②理想诊断标准：Ki-67评估。

本病应与LCH鉴别，LCH表达CD207/langerin，超微结构显示有Birbeck颗粒，而IDCT为阴性。还需与指突状树突细胞肉瘤鉴别，后者缺乏CD1a，而IDCT为阳性。

（二）指突状树突细胞肉瘤

指突状树突细胞肉瘤（interdigitating dendritic cell sarcoma，IDCS）又称交指树突细胞肉瘤或并指树突细胞肉瘤，是一种由梭形至上皮样细胞组成的罕见恶性肿瘤，其形态学和免疫表型特征与指突状树突细胞（IDC）相同。

1. 临床表现 IDCS主要见于成人，男女比例约为1.65：1。患者通常表现为无症状的肿块，但部分患者可有全身性症状（疲劳、发热和盗汗）或多种临床表现（如肝脾肿大等）。IDCS常发生在淋巴结，表现为无痛性淋巴结肿大；结外侵犯较少见，常见的结外部位有皮肤、胃、肾上腺和肠系膜等。IDCS具有侵袭性高、进展快、预后差等特点，广泛病变的患者可能预后更差。

2. 实验室检查

（1）血象 多数大致正常。如侵犯骨髓，则血象可见白细胞、红细胞、血红蛋白和血小板不同程度的下降，外周血中的淋巴细胞比值增高，甚至可见反应性淋巴细胞。

（2）骨髓象 大致正常。骨髓象侵犯时可见肿瘤细胞浸润，粒、红二系增生也可减低。

（3）病理学检查 肿瘤由多形性梭形至上皮样细胞组成，呈片状、束状、旋涡状或层状排列于正常组织中。肿瘤细胞胞质丰富、嗜酸性、边界不清；细胞核呈梭形至卵圆形，或呈肾状或凹陷，偶有多核瘤细胞，染色质呈泡状，核仁明显。淋巴结常见副皮质区分布。核分裂常较低。超微结构可见肿瘤细胞指状复杂交错，有分散的溶菌酶，但缺乏 Birbeck 颗粒。

（4）免疫组化特征　IDCS 肿瘤细胞 S - 100 蛋白、CD163 阳性，CD68、溶酶体（lysosome）、fasin、CD4、CD45 和 β - catenin 常呈阳性。通常不表达 LC 标记物（CD1a 和 langerin）、黑色素细胞标志物、滤泡树突细胞标记物（CD21，CD23，CD35）、B 或 T 细胞特异性抗原、MPO、EBV 和 KSHV/HHV8呈阴性。Ki - 67 增殖指数在 10% ~70% 。

（5）遗传学特点　IDCS 患者未检测到 T 细胞和 B 细胞的 *BRAF* 突变和克隆性重排。

（6）诊断标准　2022 年 WHO 的 IDCS 必要诊断标准：① 多形性梭形至上皮样细胞增生，有或没有核沟（凹痕）的泡状核；② S - 100 蛋白和一个或多个血液淋巴结样标记物（如 CD45、CD4、CD43）呈阳性；③ LC 和滤泡树突细胞标记物均为阴性；④ 缺乏黑色素细胞标记物的表达。

IDCS 需与其他组织细胞和树突细胞肿瘤、恶性黑色素瘤和软组织肿瘤进行鉴别，主要依据细胞形态及免疫组化特征。

第三节　组织细胞肿瘤

PPT

2022 年 WHO 中的组织细胞肿瘤包括幼年黄色肉芽肿、Erdheim - Chester 病、Rosai - Dorfman 病、ALK 阳性组织细胞增多症和组织细胞肉瘤，其中 ALK 阳性组织细胞增多症和 Rosai - Dorfman 病为该类型新实体病种。

关于组织细胞及其肿瘤的分子遗传学已有很多研究。如 LCH/LCS、Erdheim - Chester 病、幼年性黄色肉芽肿、Rosai - Dorfman 病和组织细胞肉瘤，通常表现出 MAPK 通路的基因突变，如 *BRAF*、*ARAF*、*MAP2K1*、*NRAS* 和 *KRAS*，尽管频率不同也表明多种组织细胞病和组织细胞肿瘤有相似的遗传学背景，而这类肿瘤虽然有明确的分型或者亚型，但它们在临床特征和生物学特征上也存在部分交叉重叠的表现。

一、幼年黄色肉芽肿

幼年黄色肉芽肿（juvenile xanthogranuloma，JXG）定义为一种非朗格汉斯细胞组织细胞的克隆性增生症，具有共同的真皮巨噬细胞表型，是一种罕见的良性、自限性组织细胞增生。其除罕见的全身播散病例外，预后多良好。

（一）临床特征

JXG 全球发病率在 1/100 万左右，是最常见的非朗格汉斯组织细胞增生症；多发生于婴儿期或幼儿期，1 岁以内发病多见，且男性发病率相对较高。JXG 多发生于面、颈部及躯干皮肤，也可见于深部软组织，甚至肺、肝、消化道等内脏器官。婴儿 JXG 表现为单个或几个皮肤丘疹结节性病变，一般无症状，由隆起、黄色或粉红色到深棕色，进行性变平，可在数月或数年内消失，伴有瘢痕或皮肤松弛；约 5% 的患者出现多发性皮肤病变；成人通常是大、孤立和持续性的病变，需与 Erdheim - Chester 病鉴别。系统型 JXG 患者 <5% ，累及两个或多个器官，伴或不伴皮肤表现，可有 ALK 易位或 *BRAF* V600E 变异，预后差；其多见于婴幼儿早期，可有全身症状如发热、体重减轻、疲劳等，或实验室检查异常（血细胞计数、肝酶、代谢试验）或眼部异常的患者应评估全身受累情况。血细胞减少与骨髓受累有关。中枢神经系统 JXG 可引起癫痫发作、脑积水或尿崩症。

（二）实验室检查

1. 血象　JXG 通常不直接显著影响血细胞成分，血象可能没有特异性改变。系统型患者可能有血细胞计数减少。

2. 骨髓象　JXG 通常不直接累及骨髓，极少数 JXG 可广泛累及骨髓，骨髓检查可能显示组织细胞的非典型增生。

3. 病理学检查　病理学活检是 JXG 确诊的"金标准"，组织学特点主要有：皮肤型 JXG 多位于真皮层，活检可见单圆核细胞、泡沫细胞和大黄瘤组织细胞或 Touton 巨细胞呈肉芽肿性病变，伴有不等量的淋巴细胞和嗜酸性粒细胞浸润。单核组织细胞胞体小到中等，细胞核呈圆形或卵圆形，无核沟；胞浆丰富，呈淡红色、泡沫状或黄色。Touton 多核巨细胞是该病的组织病理特征，多核呈花环状位于细胞的中心，核环中心区有均质的嗜酸性胞质，核环周围的细胞质可呈泡沫状。

4. 免疫组化　表达真皮巨噬细胞的免疫表型（CD68/CD163/ⅩⅢ因子）、CD4、CD14 和 Fasin 呈阳性。ALK 为阴性，CD1a 和 langerin 为阴性，无 Birbeck 颗粒，但少数 S100 蛋白在核和细胞质染色阳性。

5. 影像学检查　系统性幼年性黄色肉芽肿的超声、CT 和 MRI 很类似朗格汉斯细胞组织细胞增生症，表现为眼眶软组织块影，眶骨及颅内多发性骨破坏，边界清楚，但不整齐。

6. 诊断及鉴别诊断

（1）诊断　2022 年 WHO 对 JXG 的基本标准和理想诊断标准如下。①基本标准：组织细胞（通常为泡沫状）组成，缺乏明显的核多形性；有真皮巨噬细胞的免疫表型（CD68/CD163/ⅩⅢ因子）；CD1a/langerin 和 ALK 阴性。②理想标准是找到 Touton 多核巨细胞；临床排除 Erdheim – Cheste 病。

（2）鉴别诊断　①临床应排除 Erdheim – Cheste 病，其多见于中老年人，常为多发性系统性病变，影像学常见伴有长骨受累的特征性病变，多存在 *BRAF* V600E 突变。②缺乏黄瘤细胞的 JXG 与 LCH 鉴别：JXG 缺乏明显的核沟、CD1a 和 langerin 免疫表型阴性。③JXG 与 ALK 阳性组织细胞增多症鉴别：前者 ALK 阴性。

二、Erdheim – Chester 病

Erdheim – Chester 病（Erdheim – Chester disease，ECD）是一种罕见的系统性非朗格汉斯细胞组织细胞增生性疾病，曾称为脂质肉芽肿病或脂质肉芽肿瘤样增生症，1930 年首次由 Jakob Erdheim 和 William Chester 首次以"类脂质肉芽肿病"报道。1972 年，该病再次被报道时，将其命名为"Erdheim – Chester 病"。该病主要以大量 CD68⁺/CD1a⁻ 富含脂质的泡沫样组织细胞以黄色肉芽肿性增生浸润、伴有不同程度的纤维化和淋巴细胞浸润为特征，侵犯骨骼及多种器官。由于其形态学和免疫染色特点与 JXG 相同，国际组织细胞协会曾将其纳入 JXG 疾病家族，但近来发现大多数 ECD 患者有 *BRAF* 基因突变。2017 年 WHO 修订版将此疾病单独归为一类，2022 年被 WHO 归为组织细胞肿瘤和树突细胞肿瘤中的组织细胞肿瘤。

（一）临床表现

ECD 为中老年发病多见，儿童罕见，男女发病率无明显差异。常累及骨骼，主要为四肢长骨的骨干和干骺端骨质硬化。按临床表现可以分为全身性和局部，全身性症状有发热、乏力、盗汗和体重减轻等；最显著的局部表现为下肢骨痛，其他症状与病灶部位相关，受累系统包括中枢神经系统症状（如尿崩症）、心血管受累（如心包炎）、眶后病变等。

（二）实验室检查

1. 血象　可无明显改变，部分患者有 PLT 增高。

2. 骨髓象　ECD 极少见侵犯骨髓，如有则骨髓检查发现组织细胞的非典型增生。

3. 病理学检查 病变组织有弥漫性泡沫状组织细胞浸润，富含脂质（黄瘤样）的泡沫状组织细胞集周围的纤维组织、淋巴组织、浆细胞和花环样核的多核 Touton 巨细胞共同构成肉芽肿性病变。

4. 免疫组化检查 免疫组化显示泡沫细胞为单核 – 吞噬细胞系统来源，表达 CD68、CD163，极少数患者 S100 阳性；不表达 CD1a 和 CD207；电镜无 Birbeck 颗粒。

5. 分子遗传学检查 50% ~ 100% 的 ECD 患者存在 *BRAF* V600E 突变，此外，少数病例有 *NRAS*、*PIK3CA* 等基因突变。

6. 其他检验 血沉、超敏 C 反应蛋白以及纤维蛋白原升高；同时可有细胞因子升高，如 IL – 6、IL – 8 和 TNF – α。

7. 影像学检查 显示长骨的对称性硬化性改变，尤其是股骨和胫骨的远端。

8. 诊断及鉴别诊断

（1）诊断 ECD 的病理诊断是金标准。病理发现组织中存在片状泡沫状组织细胞，伴有炎性细胞和多核巨细胞（Touton 细胞）浸润以及纤维组织混合其中或包绕在外；组织细胞表达 CD68 和 CD163，少部分患者 S100 阳性，但不表达 CD1a 或 CD207；电镜无 Birbeck 颗粒。50% ~ 100% 的 ECD 患者存在 *BRAF* V600E 基因突变。

（2）鉴别诊断 ①与 LCH、RDD 鉴别 LCH 的骨骼受累主要为溶骨性病变，而 ECD 患者骨骼受累主要为硬化性骨病；RDD 患者极少有 *BRAF* V600E 突变。②与组织细胞肉瘤鉴别：肿瘤细胞呈现明显异形性，细胞大，圆或椭圆形，核膜不规则，胞质丰富、嗜酸性。无泡沫状（脂质化）组织细胞，无 Touton 巨细胞。

> ◆ 知识拓展
>
> #### *BRAF* V600E 的检验及在 ECD 中的临床价值
>
> *BRAF* V600E 突变检测在 ECD 诊断与治疗中有极其重要的价值，50% ~ 75% 的 ECD 患者存在该突变。*BRAF* V600E 突变检测的方法包括免疫组化、分子生物学技术如 Sanger 测序法、实时荧光 PCR 法、二代测序（NGS）和数字 PCR（ddPCR）法等；cfDNA 液体活检法，即利用循环肿瘤 DNA 可快速检测 *BRAF* 突变，但可靠程度相对较低且成本较高，不适合大规模推广使用。*BRAF* V600E 突变与 ECD 的侵袭性和不良预后相关，故检测 *BRAF* V600E 突变检测对 ECD 的个体化治疗和预后评估至关重要。

三、Rosai – Dorfman 病

Rosai – Dorfman 病（Rosai – Dorfman disease，RDD）是一种不常见的组织细胞增生症，其特征为结内或结外大量 S – 100 阳性组织细胞/巨噬细胞增生，通常表现为细胞胞质内"伸入现象/吞噬现象（emperipolesis）"。1969 年 Rosai 和 Dorfman 描述为"窦性组织细胞增生伴巨大淋巴结病"，1987 年组织细胞学会工作组将其归为非朗格汉斯细胞的组织细胞病变。其发病机制尚不清，但研究表明 RDD 有部分克隆性突变，2022 年版 WHO 将 RDD 归入组织细胞/巨噬细胞肿瘤。

（一）临床特征

RDD 最常累及淋巴结，尤其是颈部淋巴结，表现为无痛性肿大，其次见于腹股沟、腹膜后、纵隔淋巴结。也可累及结外，最常为头颈部、皮肤和中枢神经系统。RDD 在非洲更为常见。男性的发病率是女性的 3.2 倍，但皮肤型 RDD 在亚洲女性中更为普遍。患者主要为儿童及青年人，而淋巴结外 RDD 多见于中老年人。RDD 可伴有发热、体重减轻、盗汗。RDD 通常不需要治疗便可缓解，但累及肾、肺

和肝则预后不良。

（二）实验室检查

1. 血象 可有白细胞增多，部分患者呈低色素或正色素性贫血。

2. 骨髓象 骨髓和脾脏通常不受累。

3. 淋巴结病理学检查 淋巴结明显窦状扩张，常为大组织细胞，可见圆形核或不规则、核深染、核仁突出，胞质丰富、淡染。该类组织细胞胞质内可有完整的造血细胞"伸入现象"，常为淋巴细胞，也可为浆细胞、中性粒细胞和红细胞，是 RDD 的特征。结外 RDD 病灶组织细胞簇和淋巴、浆细胞背景在低倍镜下呈现明暗交替，尽管没有窦，但与淋巴结 RDD 的结构特征相似，伸入现象可能不明显。血管周围浆细胞是诊断结外 RDD 的一个重要特征。

4. 免疫组化检查 RDD 大组织细胞表达 S100、OCT2、p - ERK 和 Cyclin D1，组织细胞标记 CD68、CD163 可呈阳性；可有大量 IgG4 阳性的浆细胞，组织细胞学会建议所有 RDD 均应评估 IgG4 阳性浆细胞。缺乏 CD1a、CD207/langerin 和 ALK。

5. 分子遗传学检查 50% 的病例有 MAPK/ERK 通路相关基因突变，如 *ARAF*、*MAP2K1*、*NRAS* 和 *KRAS* 等基因，很少有 *BRAF* V600E 突变；疑似家族性 RDD 可有如 *SLC29A3* 和 *TNFRSF6* 胚系突变。

6. 影像学表现 骨受累时影像学表现为境界清楚、边缘硬化的溶骨性病变，10% 的病例会伴有淋巴结病变。中枢神经系统受累时，临床可类似脑膜瘤，一般不伴淋巴结病变。

7. 诊断及鉴别诊断

（1）RDD 诊断 包括必要和理想诊断标准。①必要标准包括大组织细胞，核圆形，核仁突出，胞浆丰富，常伴有细胞质伸入现象；背景中大量浆细胞；S100 蛋白免疫组化染色阳性，也可见细胞质"伸入现象"；②理想标准为难诊断患者有 *OCT2* 和 Cyclin D1 表达；不存在 CD1a、langerin 和 ALK；排除其他类似的疾病，如 LCH、ECD 等。

（2）鉴别诊断 ①RDD 最应与 LCH 鉴别（表 12 - 2）。②RDD 累及皮肤时须与 JXG 鉴别：JXG 的特点是具有巨噬细胞及梭形细胞，并散在 Touton 多核巨细胞，免疫组化 S100 阴性且并无"伸入现象"，JXG 及皮肤 RDD 均可具有席纹状硬化性表现及浆细胞。

四、ALK 阳性组织细胞增多症

ALK 阳性组织细胞增多症（ALK - positive histiocytosis）是一种缺乏高度细胞异型性的组织细胞肿瘤，以间变淋巴瘤激酶（anaplastic lymphoma kinase，ALK）免疫反应性为特征，主要由 *ALK* 基因重排引起。其 MAPK 通路异常更加频繁，可能是 ALK 活化的信号通路之一。本病因 *ALK* 基因重排（最常见 *KIF5B :: ALK* 融合基因）患者对 ALK 抑制剂治疗反应显著而首次被纳入造血与淋巴组织肿瘤分类。该病的组织细胞为大椭圆形细胞、泡沫样细胞和梭形细胞，部分伴有多核（包括 Touton 细胞）或"伸入现象"，与 JXG、少见型 RDD 特征类似。因此，对不符合特定类型的组织细胞增生应进行 ALK 免疫组化染色，筛查 ALK 阳性组织细胞增生症。

（一）临床特征

ALK 阳性组织细胞增生症较为罕见，主要累及淋巴结外器官，淋巴结内病变不常见。累及全身造血多系常见于婴儿：肝脏、脾脏和（或）骨髓，常有肝肿大和（或）脾肿大、严重贫血和血小板减少，但不发热，可伴有凝血功能障碍，病程通常较长，但会自发或通过化疗缓慢消退。累及其他多系统或单系统时可见于任何年龄，常见为皮肤、中枢神经系统、乳腺和软组织，女性比男性更常见，全身和（或）手术治疗效果较好。*ALK* 重排患者用 ALK 抑制剂治疗疗效良好。

（二）实验室检查

1. 血象 累及多系统病变的婴儿，可见全血细胞减少。

2. 骨髓象 可能会直接侵犯骨髓，导致骨髓象中出现少量异常组织细胞。或部分骨髓活检见肿瘤细胞浸润，胞体形态多形性，扩大的卵圆形细胞、泡沫细胞和梭形细胞，胞核不规则如凹陷、折叠、分叶、多核等，胞质丰富、嗜酸性或有空泡。

3. 病理学检查 可见多种形态的组织细胞如大卵圆形（"上皮样"）细胞、泡沫细胞和梭形细胞，比例变化较大。大卵圆形组织细胞胞体大；核形不规则，有凹痕、折叠状、深裂或分叶状，偶有多核，染色质细、2~4 个小核仁；细胞质丰富嗜酸性，可见细小空泡、含铁血黄素沉积和吞噬含铁血黄素。泡沫型组织细胞胞质丰富而多空泡状，细胞核常呈不规则折叠。可混杂有多个核组织细胞（包括 Touton 多核巨细胞）或胞质出现"伸入现象"。部分形态与 JXG 和罕见的 RDD 表现相似，故单靠形态学不能确诊。

4. 免疫组化检查 组织细胞（包括泡沫组织细胞）细胞质 ALK 阳性；表达组织细胞标记如 CD68、CD163、CD14、CD4 及溶菌酶等，部分病例表达 S100。Ki－67 增殖指数较低。

5. 分子遗传学检查 多数患者中存在 *ALK* 重排，最常见的是 *KIF5B∷ALK* 融合基因，部分可有 *ALK∷COL1A2*。

6. 诊断及鉴别诊断

（1）诊断标准 包括必要和理想诊断标准。①必要标准：无高度异型性的组织细胞聚集和片状组织浸润；ALK 免疫组化染色阳性；2 种或以上组织细胞标志物（CD163、CD68、CD14、CD4、溶菌酶）阳性。②理想标准：显示不规则核折叠的组织细胞；*ALK* 基因易位。

（2）鉴别诊断 ①ALK 阳性组织细胞增生症需与部分 JXG 鉴别，JXG 病变源自真皮巨噬细胞，ALK 阴性。②与其他类型的组织细胞增生症如 LCH、ECD、RDD 等进行鉴别，这些疾病不表达 ALK（表 12－2）。

表 12－2　几种组织细胞与树突细胞肿瘤鉴别鉴

	RDD	LCH	ECD	ALK 阳性组织细胞增生症
临床特征	年龄较大的儿童和成人男：女＝3.2：1	年龄较大的儿童和成人男：女＝3.7：1	成人（55~60 岁）；儿童中罕见男：女＝3：1	全身造血多系统多见于婴儿；其他多系统和单系统可各年龄（儿童和成人女性＞男性）
发病部位	淋巴结（大多数）和（或）结外部位，常为多器官	多为结外孤立性、多发性或播散性，骨骼、皮肤和软组织	局部的或散布的任何器官或组织，累及皮肤为主；骨骼最常见，其次为心血管	造血系统包括肝脏、脾脏、骨髓；其他部位，如皮肤和中枢神经系统
病变细胞	大组织细胞，圆形到椭圆形的泡状核，核仁突出，胞质丰富、苍白、边界不清和伸入现象；异型性极轻微，Ki－67＜10%	椭圆形组织细胞，细胞核有核沟、折叠状或叶状，染色质细腻，核膜细腻，核仁不明显，胞质量中等、嗜酸；有丝分裂丰富，异型性少	组织细胞单个核、小，胞质泡沫状、偶见嗜酸；Touton 巨细胞常见	大组织细胞，核不规则折叠，染色质细，胞浆丰富、嗜酸性，可有轻微的伸入现象；组织细胞可呈梭形或泡沫状，伴或不伴混合的 Touton 巨细胞
病变部位微环境	浆细胞，淋巴细胞，中性粒细胞少见；嗜酸性粒细胞缺失	嗜酸性粒细胞，巨噬细胞，中性粒细胞，小淋巴细胞	小淋巴细胞，浆细胞，中性粒细胞	小淋巴细胞，浆细胞

	RDD	LCH	ECD	ALK 阳性组织细胞增生症
免疫组织学	S100、OCT2、CyclinD1 阳性，CD14、CD68、CD163 不同程度阳性；缺乏 CD1a、CD207、BRAF V600E 突变蛋白	S100、CD1a、CD207、CD68、CD163 阳性，BRAF V600E 突变蛋白常阳性	CD68、CD163、CD14、XⅢ因子阳性，BRAF V600E 突变蛋白常阳性；缺乏 S100 蛋白（罕见阳性）、CD1a、CD207	多为胞质 ALK、CD68、CD163、XⅢa、S100 蛋白阳性（50%）；缺乏 CD1a、CD207、BRAF V600E 突变蛋白
基因改变	MAPK/ERK 通路突变（40%~50%）：MAP2K1、ARAF、NRAS 和 KRAS 等；BRAF V600E 突变少见	BRAF V600E、MAP2K1、ARAF 突变；可能存在 IGH、IGK、TCR 基因重排	BRAF V600E、MAP2K1、KRAS、NRAS、ARAF、PIK3CA 突变	多有 KIF5B::ALK 融合基因，部分 ALK::CO L1A2

五、组织细胞肉瘤

组织细胞肉瘤（histiocytic sarcoma, HS）是一种具有巨噬细胞形态和免疫表型特征的罕见恶性肿瘤，主要影响组织的细胞成分，除外急性单核细胞白血病相关的肿瘤性增生。该病其属于侵袭性疾病，恶性程度高，进展快，患者中位生存时间短。

（一）临床特征

HS 发生在淋巴结或结外部位，最常见于淋巴结、胃肠道、脾脏、软组织、皮肤和中枢神经系统，呈局部或播散性。患者有淋巴结病变或结外异常表现，如皮肤病变，包括身体任何部位的斑块、结节或肿瘤，肠梗阻和脾肿大。发病年龄范围很广，从婴儿到老年人，男性略多于女性。全身症状如发烧、疲劳、盗汗和体重减轻相对常见。

（二）实验室检查

1. 血象　血细胞数量多正常，或血细胞计数、分类异常。

2. 骨髓象　如组织细胞肉瘤侵犯骨髓，可见异常组织细胞。在一些病例中，骨髓活检可能显示肿瘤细胞的浸润，肿瘤细胞胞体大，圆形或多形性细胞，核形异常，胞质丰富。

3. 病理学检查　HS 细胞表现为弥漫性或片状排列，累及淋巴结、肝脏或脾脏时可见窦状分布。肿瘤细胞大、卵圆形，有时呈梭形等多形性；细胞核呈卵圆形、凹形、核沟或不规则分叶形、多核等，染色质呈泡状，核仁明显；胞浆丰富、嗜酸性，常伴有细小空泡，偶见噬血细胞现象。反应性炎性细胞和基质细胞的数量不一，经常混合存在。

4. 免疫组化　表达多种组织细胞标记包括 CD163、CD68 和溶菌酶（lysozyme），其中 CD163 是识别组织细胞来源恶性肿瘤的敏感标志物；S-100 呈不同程度的斑片状阳性。不表达 CD1a、langerin 等 Langerhans 细胞标记，滤泡树突细胞（CD21、CD35）、髓样细胞（髓过氧化物酶、CD13）等标记和 ALK 均为阴性。

5. 分子遗传学　HS 可有 BRAF V600E 突变。

6. 诊断及鉴别诊断

（1）诊断　诊断标准：①肿瘤由失黏附的大细胞组成，其形态多形性，胞质丰富、嗜酸性，核形呈肾形、核沟或不规则折叠，核仁明显。②两种或两种以上的组织细胞标记呈阳性，CD1a、langerin（CD207）、CD21、CD35 均为阴性。

（2）鉴别诊断　①滤泡树突细胞肿瘤，形态上可能与 HS 相似，但免疫组化检测可以发现它们表达 CD21、CD35 等树突细胞标记。②其他组织细胞病变：如 Langerhans 细胞组织细胞增生症、Langerhans 细胞肉瘤等，它们需要通过免疫组化检测 CD1a、langerin 等标记来区分。

? 思考题

案例 患者，男，80岁。

主诉：主诉多处皮肤损害，并有颈部无痛性包块来就诊。

体格检查：全身可扪及数枚肿大淋巴结，可见双下肢有出血点。

血常规检查：WBC 5.77×10^9/L，RBC 3.6×10^{12}/L，Hb 95g/L，MCV 81.6fL，HCT 0.3，PLT 14×10^9/L；仪器分类淋巴细胞82.74%，单核细胞5.24%，中性粒细胞9.34%，嗜酸性粒细胞2.44（%），嗜碱性粒细胞0.24%。

问题

（1）骨髓病理活检分析显示，骨髓有核细胞增生明显活跃，未见热点现象。可见原始幼稚细胞呈大片状分布，粒系见少量相对成熟阶段细胞，见少量中晚幼红细胞，巨核系大致正常。结合免疫组化，考虑BPDCN。请描述该类原始幼稚细胞形态特点。

（2）请问该血液肿瘤表达淋巴细胞系或髓系特异性标记吗？试分析原因，并描述其免疫表型特征。

（3）试述如何诊断该类血液肿瘤？

（谢朝阳）

书网融合……

重点小结　　　　题库　　　　微课/视频1　　　微课/视频2

第十三章 淋巴组织肿瘤

📝 **学习目标**

1. 通过本章学习，掌握各类常见淋巴组织肿瘤的实验诊断和分型标准；熟悉各亚型之间的鉴别诊断；了解各类淋巴组织肿瘤的发病机制及临床特征。

2. 具有运用形态学、免疫表型、细胞及分子遗传学等实验室检测结果对典型淋巴组织肿瘤进行初步识别的能力。

3. 树立各类实验数据与临床信息整合分析观念，注重不同病种检测项目的合理选择和结果精准解读，以有效利用医疗资源。

淋巴组织肿瘤是来自于不同分化阶段的未成熟和成熟 B 细胞、T 细胞或 NK 细胞的克隆性疾病，总体发病率在全球范围内呈上升趋势。由于恶变淋巴细胞所属功能群体、分化阶段以及所累及组织器官的差异，本组疾病的临床表现及实验室特征具有高度异质性，患者可表现为惰性至高侵袭性。因此，在疾病诊断中需对亚型进行区分。按照分化阶段，本组疾病可分为前体淋巴细胞肿瘤及成熟淋巴细胞肿瘤；按照肿瘤细胞的来源，可分为 B 细胞肿瘤、T 细胞和 NK 细胞肿瘤。

尽管多数淋巴组织肿瘤的发病原因并不明确，但目前已知特定病原体感染、免疫缺陷及自身免疫病患者其发病风险明显增加。如 EB 病毒（EBV）感染与伯基特淋巴瘤、移植后淋巴增生性疾病、儿童全身性 EBV 阳性 T 细胞淋巴瘤等高度相关；人类疱疹病毒 8（HHV－8）感染与原发性渗出性淋巴瘤、Castleman 病和 HHV－8 阳性 DLBCL 相关；而胃 MALT 淋巴瘤则与幽门螺杆菌感染相关。不同亚型的发病率具有人群和地域差异。

淋巴组织肿瘤的诊断和分型需要综合多种信息，包括细胞形态学、组织形态学、免疫表型、细胞及分子遗传学、病原学、影像学和临床表现等。通过形态学和免疫表型分析，可对多数淋巴组织肿瘤进行分型诊断，特别是对 B 细胞肿瘤，而区分 T 细胞及 NK 细胞肿瘤的亚型则相对较困难。目前，遗传学特征的重要性日益凸显。一方面，免疫球蛋白基因和 T 细胞受体基因重排分析可用于确定淋巴细胞增殖的克隆性；另一方面，部分遗传学标志与特定淋巴细胞肿瘤亚型或预后分层相关。

自 1966 年 Rappaport 分类体系建立以来，随着人们对疾病病理基础及临床特征认识的逐步深入，相继出现了多个淋巴细胞肿瘤的分类体系。1995 年开始，WHO 在全球范围内组织病理学家在 1994 年提出的"修订的欧美淋巴系肿瘤分类方案（REAL 分类法）"基础上进行修订，并于 2001 年公布了新的造血与淋巴组织肿瘤的分类法。WHO 分类法综合了各种分类的优点，充分考虑形态学、免疫表型和遗传学的特征，并结合临床特点，体现了对淋巴组织恶性肿瘤认识上的新进展。该分类法也是较为公认的分类方法，目前国内血液病诊断多推荐采用此标准。📱微课/视频

第一节 B 细胞肿瘤

PPT

B 细胞肿瘤是一类常见的淋巴造血细胞肿瘤。前体 B 淋巴细胞在骨髓分化成熟成为未激活的初始淋巴细胞，然后进入血液循环和外周淋巴组织；经抗原刺激后，一部分直接分化为免疫母细胞和浆细

胞，另一部分在淋巴滤泡经中心细胞、边缘区细胞等阶段增殖后再分化为记忆 B 细胞或浆细胞。不同阶段的 B 淋巴细胞在增殖活性、免疫球蛋白产生能力等方面有差异，因此其恶性转化所形成的淋巴细胞肿瘤具有不同的病理和临床特征。这些疾病亚型有的以组织病变为主，必须通过病理活组织检查才能诊断；有的以弥漫性白血病样表现为主，可通过骨髓或外周血分析提供分型信息；有的则两种表现兼具。异常淋巴细胞的细胞形态、在组织中的解剖学分布和表达的抗原标志物是区分各 B 细胞肿瘤亚型的基本依据。本节主要对部分具有白血病样特征的亚型进行论述。

一、B 淋巴母细胞白血病/淋巴母细胞淋巴瘤

B 淋巴母细胞白血病/淋巴母细胞淋巴瘤（B－lymphoblastic leukaemia/ lymphoblastic lymphoma，B－ALL/LBL）来源于单个 B 淋巴前体细胞的克隆性增殖，主要发生于骨髓。本病可发生于任何年龄，但患病人群以儿童和青少年为主，5 岁以下儿童发病率最高。在 15 岁以下人群中，ALL/LBL 是发病率最高的恶性肿瘤。

与急性髓系白血病不同，对于初发病例，目前尚无标准的原始淋巴细胞比例下限来定义急性淋巴母细胞白血病（ALL）。多数治疗指南以骨髓原始淋巴细胞≥25% 定义 ALL。在欧洲白血病网、美国国家综合癌症网及 2016 年版中国成人急性淋巴细胞白血病诊断与治疗指南中，骨髓原始淋巴细胞≥20% 即可诊断为 ALL。当原始淋巴细胞比例＜20% 则暂不应考虑为 ALL，而需确认是否为以组织肿块病变为主的淋巴母细胞淋巴瘤（LBL）。

（一）临床特征

大部分病例累及骨髓，表现为急性白血病特征，包括正常骨髓造血受抑、发热、骨痛等，淋巴结肿大、肝脾肿大较常见，与其他白血病类型相比更易发生中枢神经系统受累和睾丸浸润。外周血白细胞数量可增加、减少或正常，主要取决于所出现的白血病细胞数量的多少，但正常白细胞、红细胞及血小板数量一般减少。表现为 LBL 的病例相对少见，其临床症状不典型，初期大多数为局限性疾病。

儿童 B－ALL/LBL 整体治疗反应和预后良好，约 80% 可达到临床治愈，成人 B－ALL/LBL 预后相对较差。婴儿、老年患者、高白细胞计数、初期治疗反应不佳以及持续的白血病细胞残留状态是预后不良因素。

（二）实验室检查

1. 细胞形态 外周血涂片及骨髓涂片均可查见原始淋巴细胞。典型 ALL 病例骨髓增生程度为极度或明显活跃，少数病例增生活跃或增生减低。分类以原始和幼稚淋巴细胞增生为主，多数典型病例为 80%～90%，常伴有形态异常。原始淋巴细胞的形态学特征（图 13－1）：胞体呈小至中等大小，可出现少量巨大原始细胞；胞核多较规则，呈圆形或不规则凹陷，核染色质细致，可见核仁；胞质量较少，染浅蓝或灰蓝色，可有空泡，约 10% 的病例中有嗜天青颗粒，无 Auer 小体。由于淋巴细胞在制作涂片过程中易破损，涂片中篮状细胞（或称涂抹细胞）多见。成熟淋巴细胞较少见，粒系、红系细胞增生受抑，巨核系细胞显著减少或无。正常骨髓中的前体 B 细胞可能与白血病性原始淋巴细胞形态相似，但其通常具有更高的核浆比、更均匀的染色质，且一般没有明显的核仁。

早期的 FAB 分型根据前体淋巴细胞形态特征将 ALL 分为 L1、L2、L3 三种类型，由于该分类对临床治疗缺乏指导意义，已经不再使用。

2. 细胞化学染色 原始淋巴细胞髓过氧化物酶（MPO）染色阳性率＜3%，且阳性反应细胞应为残留的原始粒细胞。部分病例过碘酸－希夫染色为块状或粗颗粒阳性（图 13－2）。非特异性酯酶染色呈阴性，或点状弱阳性。

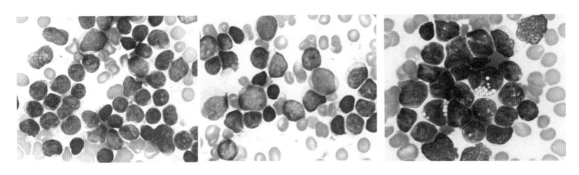

图13-1 B-ALL/LBL 骨髓涂片（Wright-Giemsa 染色，×1000）

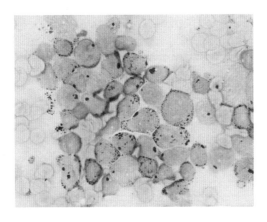

图13-2 B-ALL/LBL 过碘酸-希夫染色（×1000）

3. 免疫表型 由于形态学分析不能对 B 细胞及 T 细胞来源的 ALL/LBL 进行区分，因此免疫表型分析对疾病的诊断及分型具有重要的作用。检测 ALL/LBL 前体淋巴细胞抗原标志物的主要目的是区分细胞所属系列、确定分化程度以及检测异常抗原表达。

在流式细胞术分析中，主要使用 CD19、cCD22 和 cCD79a 识别 B 细胞来源 ALL/LBL，虽然这些单个标志物并不特异，但联合阳性或强表达时与 B 细胞高度相关。组织样本的免疫表型分析主要使用 PAX5 识别 B 细胞。CD20 在不同 B-ALL/LBL 病例的表达变异度较大，可明显低于成熟 B 淋巴细胞或为阴性。CD34 和胞核内 TDT 是判断原始细胞的重要依据，其中 CD34 表达在不同病例间变异度较大，TDT 表达更稳定。CD45 在大部分 B-ALL/LBL 表达较弱甚至为阴性。CD10 及胞内 μ 链可用于显示前体 B 淋巴细胞的分化阶段。根据此类标志物的表达，可将 B-ALL 区分为表达 μ 链的 Pre-B（前 B）-ALL、CD10 阳性的 Common B（普通 B）-ALL 和处于更早分化阶段、这两种标志物都不表达的 Pro-B（早前 B）-ALL。但此分类方式对于指导临床治疗及提示预后的价值有限，并未成为临床分类标准。尽管骨髓正常前体 B 细胞亦可表达上述各类标志物，但 B-ALL/LBL 表达模式与相应正常细胞不同，在肿瘤性前体淋巴细胞几乎均可出现部分抗原的过度表达或丢失。对于区分儿童骨髓中正常前体 B 淋巴细胞和恶变淋巴细胞，以及评估治疗后骨髓标本的微小残留病，这种表型变异具有非常重要的作用。与髓系细胞关联性更强的标志物 CD13、CD33 和 CD15 也可在 ALL/LBL 中出现表达，其存在并不改变免疫表型分析结论，但可能提示与特定遗传学特征相关，例如 B-ALL 伴 *BCR∷ABL1* 融合通常伴有 CD13、CD33 阳性。典型 B-ALL/LBL 的免疫表型如图所示（图13-3）。

4. 遗传学 前体淋巴细胞肿瘤可伴发多种细胞遗传学异常，虽然目前仍有大量遗传学标志的意义尚未被阐明，但其中部分细胞遗传学改变已被证实与独特的临床或表型特征相关。在具备条件时，应首先根据这类细胞遗传学标志对疾病进行诊断和分型，不具有这些重现性细胞遗传学异常的类型再归

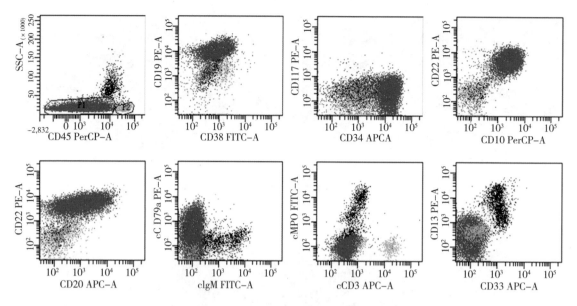

图 13 – 3 B – ALL/LBL 流式细胞免疫表型分析散点图

入 B – ALL/LBL，非特指（NOS）。这种分类方式可提示预后分层及治疗靶点，为临床精准化治疗提供更多依据。大多数 B – ALL/LBL 有 *IgH* 基因克隆性重排，尽管该特征非诊断所必需，但可用于治疗后的残留检测。

在 B – ALL/LBL 中，遗传学异常的种类主要包括染色体易位重排所形成的融合基因，以及不伴有结构异常的染色体数量改变。在具有特征性基因重排的类型中，B – ALL/LBL 伴 *BCR :: ABL1* 融合、*BCR :: ABL1* 样 B – ALL/LBL、B – ALL/LBL 伴 *KMT2A* 重排、B – ALL/LBL 伴 *TCF3 :: HLF* 融合预后较差，B – ALL/LBL 伴 *TCF3 :: PBX1* 融合、B – ALL/LBL 伴 *IGH :: IL3* 融合预后中等，B – ALL/LBL 伴 *ETV6 :: RUNX1* 融合预后良好，而 *ETV6 :: RUNX1* 样 B – ALL/LBL 预后尚不明确。*BCR :: ABL1* 是成人患者最常见的预后不良融合基因，可表现为 p190 或 p210 亚型，以 p190 型为主。核型分析是筛查染色体易位的传统方法，性价比较高，并有可能发现未知的细胞遗传学异常，但未查见染色体结构异常并不排除融合基因的存在。因此，仍需根据 PCR 检测结果判断否存在融合基因。

伴染色体数量异常的 B – ALL/LBL 包括由于染色体丢失导致的低二倍体型（染色体数≤43）和染色体数量增加形成的高超二倍体型（染色体数 > 50），无染色体结构异常。前者预后较差，后者预后良好。其检测方法包括染色体核型分析和流式细胞术分析 DNA 指数。B – ALL/LBL 伴 21 号染色体部分扩增（iAMP21）为发生于儿童的少见类型，预后相对较差，在实验室中可通过 FISH 探针检测单个细胞内（不含间期细胞）*RUNX1* 基因拷贝数加以确定，其结果应为≥5 个拷贝数，或在单个异常 21 号染色体上≥3 个拷贝。

▶ 知识拓展 ◀

BCR :: ABL1 样 B – ALL/LBL

BCR :: ABL1 样 B – ALL/LBL 是指缺乏 *BCR :: ABL1* 融合基因标志，但基因表达谱与具有该融合基因的 B – ALL/BLL 相似的白血病亚型，其遗传背景多样，常见的基因重排包括 *CRLF2*、*JAK2*、*ABL2* 等，或涉及 JAK/STAT、RAS 等信号通路的激酶突变。这些基因变异均可能导致酪氨酸激酶介导的信号通路激活，因此白血病细胞应具有与 *BCR :: ABL1* 融合病例相似的生物学特征，并对酪氨酸激酶抑制剂治疗有反应。

（三）诊断及鉴别诊断

具有急性白血病的临床表现，外周血、骨髓涂片检查及细胞化学染色结果符合淋巴细胞系列的，可作出提示 ALL 的诊断，但必须进行免疫表型分析来证实形态学的诊断并分型。骨髓原始细胞比例较低（＜20％）而以淋巴组织肿块为主要表现时，应诊断为淋巴母细胞淋巴瘤。但需注意 ALL、LBL 二者并无本质区别，可同时发生或随病情进展而发生转化。有条件时，应进一步进行细胞遗传学和分子生物学检查，为临床治疗和预后判断提供更多辅助信息。

鉴别诊断包括伴 B 系标志物错译表达的急性白血病、未分化型急性白血病及混合型急性白血病。未分化型急性白血病可在髓系标志物表达不充分的背景下伴随少量淋巴细胞标志物；混合型急性白血病表达的髓系及淋巴系标志物则均具有系列特异性。与这些类型的鉴别需要检测足够种类的抗原标志物，并辅以 MPO 细胞化学染色和遗传学特征进行判断。

（四）微小残留白血病检测

与 AML 一样，B‑ALL/LBL 微小残留白血病（minimal residual disease，MRD）检测的目的在于评估治疗反应和判断白血病复发风险，并以此为依据调整治疗方案。检测方法主要包括 FCM、PCR 和 NGS。

FCM 检测 B‑ALL/LBL 残留是基于白血病性前体淋巴细胞存在抗原表达不同步、跨系抗原表达、抗原过表达/表达不足或光散射异常等表型特征，将其与正常前体 B 淋巴细胞进行区分。所使用的抗原标志物主要包括：随正常前体 B 细胞发育而发生规律性变化的标志物，如 CD10、CD20、CD22、CD19、CD34、CD45；在正常前体 B 细胞表达稳定，而白血病细胞易发生表达强度改变的标志物，如 CD38、CD58。随着流式细胞仪性能提升和分析方案标准化的推进，目前使用 8～12 色 FCM 检测 MRD 的灵敏度通常能达到 10^{-5}。

PCR 方法检测 B‑ALL/LBL 残留最常见的靶标是免疫球蛋白（Ig）基因重排。淋巴细胞在早期发育过程中，其 Ig 基因座上可变区（V）、多变区（D）和连接区（J）发生多样性重排，每一个细胞均形成独特的亚型，无明显优势群体。白血病细胞则表现为单克隆性，该特征在 ALL/LBL 中广泛存在。因此，可依据初诊时的重排特征或针对重点区域设计引物，扩增 Ig 基因目标片段，通过对产物的分析鉴别单克隆和多克隆淋巴细胞。虽然该方法适用于多数 ALL/LBL，但部分病例在治疗期间会发生克隆演变，导致通过初诊时的重排特征追踪残留白血病细胞时出现假阴性结果。

PCR 检测的另一靶标是融合基因，包括在 DNA 水平直接检测断点融合区域，以及通过逆转录 PCR 检测融合基因所产生的转录本。通过融合基因检测 MRD 的准确性和灵敏度有赖于分析流程及数据解释的标准化。

NGS 可使用通用引物识别白血病细胞的各类基因标志，包括 Ig/TCR 变异、融合基因、插入/缺失突变和其他与疾病相关的重排，覆盖面广，且灵敏度高，可达 10^{-5} 至 10^{-7}。其缺点在于实验室标准化程度低，生物信息学分析难度较大。

二、肿瘤前及肿瘤性小淋巴细胞增殖

肿瘤前及肿瘤性小淋巴细胞增殖包括慢性淋巴细胞白血病/小淋巴细胞淋巴瘤（chronic lymphocytic leukaemia/small lymphocytic lymphoma，CLL/SLL）和单克隆 B 淋巴细胞增多症（monoclonal B‑cell lymphocytosis，MBL）。CLL/SLL 是一种惰性 B 淋巴细胞增殖性疾病，以小淋巴细胞在血液、骨髓和淋巴组织中不断增殖、聚集为主要表现。CLL 是指外周血单克隆 B 淋巴细胞 $\geq 5 \times 10^9/L$；SLL 是指外周血单克隆 B 淋巴细胞 $< 5 \times 10^9/L$，但同时伴有淋巴结、脾脏或其他髓外组织器官病变。二者属同一疾

病类型的不同阶段。CLL/SLL 中位发病年龄为 70 岁，男性多于女性。MBL 是指外周血中的单克隆 B 细胞 $< 5 \times 10^9$/L，没有淋巴结等髓外累及，且不伴有其他任何 B 细胞淋巴增殖性疾病相关的临床表现，其发生率约 100 倍于 CLL/SLL。

CLL/SLL 是一种多因素疾病，无明确病因，但具有一定的家族易感性。数据分析显示 CLL 患者的一级亲属患本病的总体风险高出普通人群 2~7 倍，且 MBL 的发病率也显著增加。

（一）临床特征

起病缓慢，早期可无自觉症状，后期有乏力、疲倦、消瘦、盗汗，较为突出的体征是全身淋巴结进行性肿大，肝、脾肿大。约半数病例有皮肤病变。晚期有贫血和出血表现。10%~20% 的患者可并发自身免疫性溶血性贫血。患者因正常免疫球蛋白产生减少，易并发各种感染，以支气管和肺部感染多见，是常见的死亡原因。病程长短悬殊，短至 1~2 年，长至 5~10 年，甚至 20 年。2%~8% 的患者转化为侵袭性的弥漫性大 B 细胞淋巴瘤，更少的患者转化为经典型霍奇金淋巴瘤，称为 Richter 综合征。MBL 的患病风险随年龄增长而增加，虽然患者无明显临床表现，但其发生感染的风险增加，对疫苗接种的免疫反应欠佳，少部分患者进展为 CLL。

（二）实验室检查

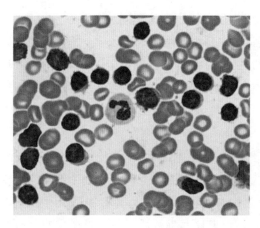

图 13-4 CLL/SLL 骨髓涂片
（Wright - Giemsa 染色，×1000）

1. 细胞形态 CLL 外周血及骨髓涂片均可查见成熟淋巴细胞增多（图 13-4）。外周血涂片易见破碎的涂抹细胞。骨髓有核细胞增生明显活跃或极度活跃。细胞分类以成熟淋巴细胞为主，形态无明显异常。典型的 CLL 细胞体积较小，细胞质极少，胞核规则圆形，染色质聚集呈块状，无核仁。部分病例偶见形态变异的大淋巴细胞，其形态偏幼稚，细胞质较多，核染色质疏松，核仁较明显。如果这类细胞的比例大于 15%，则应考虑幼淋巴细胞进展。粒系和红系相对减少，晚期巨核细胞也减少。当发生溶血时，骨髓幼红细胞比例增加。MBL 可无明显形态学异常。

2. 组织病理 CLL/SLL 的病变淋巴结可见弥漫性小淋巴细胞增生，原有结构消失，散在数量不等的淡染增殖中心。淋巴细胞胞核圆形，染色质浓集，偶见小核仁，有丝分裂活性较低。部分病例显示浆细胞样分化。在脾脏组织中以白髓受累为主，也可见红髓受累，可以观察到增殖中心，但不如淋巴结明显。骨髓活检显示间质性、结节性或混合性受累，晚期病变显示为弥漫性受累。

3. 免疫表型 肿瘤细胞为 CD19 阳性的 κ 或 λ 轻链单克隆性成熟淋巴细胞，也可不表达轻链。可根据 RMH 免疫标志积分系统区分 CLL/SLL 与其他成熟 B 细胞肿瘤（表 13-1）。在该积分系统中，当积分为 4~5 时为典型 CLL，积分为 0~2 分时考虑其他类型，积分 3 分时需结合更多信息进行判断。除上述表型特征外，CLL/SLL 的特征还包括弱表达 IgM/IgD，表达 CD43 和 CD200。CD38、CD49d 和 ZAP70 有助于判断预后，表达率高者预后不良。在免疫组织化学染色中，LEF1 有助于识别组织中的 CLL/SLL 浸润，其在几乎所有的 CLL/SLL 中都有表达，而正常成熟 B 淋巴细胞和其他类型小 B 细胞淋巴瘤为阴性。CLL/SLL 不表达细胞周期蛋白 D1（Cyclin D1），但在约 30% 的病例中，在增殖中心可以看到一些阳性细胞。增殖指数 Ki-67 阳性率低于 20%。典型 CLL/SLL 的免疫表型（图 13-5）。

表 13-1　CLL/SLL 的 RMH 免疫标志积分系统

抗原标志	积 1 分	积 0 分
CD5	阳性	阴性
CD23	阳性	阴性
FMC7	阴性	阳性
sIg	弱表达	中等/强表达
CD22/CD79b	弱表达/阴性	中等/强表达

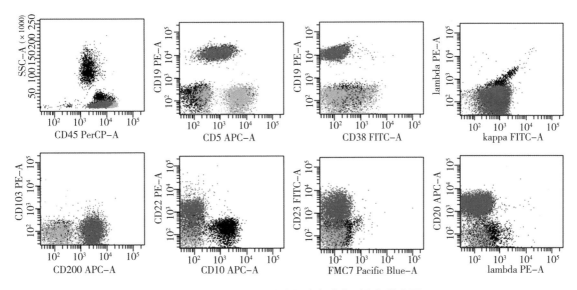

图 13-5　CLL/SLL 流式细胞免疫表型分析散点图

MBL 主要依据外周血 B 淋巴细胞 κ 或 λ 轻链的单克隆表达进行识别。根据表型特征分为三类：①CLL 型，具有与 CLL 相同的表型特征；②非典型 CLL 型；③非 CLL 型，表型特征不符合 CLL。具有 CLL 型特征的 MBL 最常见，约占所有病例的 75%。外周血单克隆 B 淋巴细胞计数较高的 MBL（$\geqslant 0.5 \times 10^9$/L）与 Rai 0 期 CLL 接近，需定期随访。

4. 遗传学　免疫球蛋白基因重排阳性。通过 FISH 检测和基因芯片技术，可在 80%～90% 的 CLL/SLL 病例检测到细胞遗传学异常。最常见的改变是 13q14.3 缺失（约 50%）、12 号染色体三体或 12q13 部分三体（约 20%）。在核型异常中，常见的单纯 13q- 提示预后较好，而较少见的 17p- 和 11q- 提示预后不良。染色体易位在 CLL/SLL 较少见。常见的突变基因包括 *NOTCH1*、*SF3B1*、*TP53*、*ATM*、*BIRC3*、*POT1* 和 *MYD88*，见于 3%～15% 的病例。其中 *TP53*、*ATM*、*BIRC3*、*NOTCH1* 和 *SF3B1* 与较差的预后相关。其他基因的突变频率较低。突变谱可随着疾病的演变而变化。

全基因组 DNA 甲基化分析将 CLL/SLL 从分化阶段上分为三个表观遗传学亚群：类似于幼稚 B 细胞的幼稚样亚群，类似于记忆 B 细胞的记忆样亚群，以及介于幼稚 B 细胞和记忆 B 细胞之间的中间亚群。这三个亚群具有不同的生物学特征。幼稚型 CLL 主要具有未突变的 *IgHV* 基因（突变比例小于 2%），一般认为其来源于生发中心前淋巴细胞，预后最差。中间型和记忆型 CLL 具有突变的 *IgHV* 基因。中间型的侵袭性高于记忆型。

（三）诊断及鉴别诊断

CLL/SLL 起病缓慢，临床症状不明显，老年人如果在体检中发现外周血淋巴细胞绝对值明显增高或无痛性淋巴结肿大，高度提示 CLL/SLL 可能。通过外周血淋巴细胞免疫表型特征、形态学特征并计算单克隆 B 淋巴细胞的数量，或根据组织病理活检及免疫组织化学染色，一般能进行明确诊断。有条件时应进一步行细胞遗传学分析，以提供预后信息。

需要进行鉴别诊断的类型主要为其他惰性 B 细胞增殖性疾病，特别是套细胞淋巴瘤（MCL）及小部分 CD5 阳性的脾边缘带淋巴瘤，需要结合细胞形态学、组织病理学、免疫表型、遗传学和临床特征进行综合分析。典型 MCL 强表达 CD20 和 sIg，表达 FMC7，不表达 CD23 和 CD200，且免疫组织化学 Cyclin D1 阳性或 FISH 检测 *CCND1* 基因重排阳性。根据 2018 年 B 细胞慢性淋巴增殖疾病诊断与鉴别中国专家共识，部分典型惰性 B 细胞肿瘤免疫表型鉴别流程如下（图 13 - 6）。

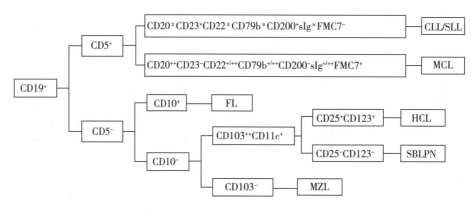

图 13 - 6　惰性 B 细胞肿瘤免疫表型鉴别流程

三、脾 B 细胞淋巴瘤及白血病

本组疾病包括毛细胞白血病（hairy cell leukaemia，HCL）、脾边缘区淋巴瘤（splenic marginal zone lymphoma，SMZL）、脾弥漫性红髓小 B 细胞淋巴瘤（splenic diffuse red pulp small B - cell lymphoma，SDRPL）和脾 B 细胞淋巴瘤/白血病伴明显核仁（splenic B - cell lymphoma/leukaemia with prominent nucleoli，SBLPN）。这是一组以脾脏累及和脾大为显著特征的惰性 B 细胞增殖性疾病，临床相对少见，在淋巴细胞肿瘤中占比均不及 2%。患者以中老年男性多见。

（一）临床特征

本组疾病临床特点为起病隐匿，慢性病程，易发生反复感染，有腹胀、乏力等症状。脾肿大，且常表现为巨脾。淋巴结累及少见。除 SBLPN 具有高白细胞计数特征外，其他类型白细胞升高不明显，甚至表现为白细胞计数降低，但骨髓及外周血中均可查见肿瘤性淋巴细胞。HCL 表现为外周血三系明显减少，似再生障碍性贫血。

（二）实验室检查

1. 细胞形态　脾脏来源的各类 B 细胞肿瘤在细胞形态特征上有部分重叠。SMZL 在外周血涂片及骨髓涂片中均可查见边缘形态不整的小淋巴细胞（图 13 - 7），以细胞膜存在较短的极性绒毛状突起为特征，胞核形态较规则，染色质聚集。骨髓增生程度中等，肿瘤性淋巴细胞增多不如 CLL 明显。SDRPL 亦表现为成熟的绒毛状淋巴细胞，在细胞形态特征上与 SMZL 相似。

HCL 病例的骨髓组织常发生网状蛋白纤维增加，导致骨髓抽取困难，因此骨髓涂片细胞稀少，似外周血。其

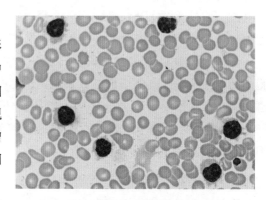

图 13 - 7　SMZL 外周血涂片
（Wright - Giemsa 染色，×1000）

肿瘤性淋巴细胞形态特征为：胞体大小不一，呈圆形或多角形，直径为 10～15μm，核质比例约 2：1；胞质量中等，呈蓝色或淡蓝色云雾状，边缘不整齐，呈锯齿状或伪足状，有许多不规则绒毛状突起，但有时不显著，在活体染色时更为明显；胞质内无颗粒，可有空泡；胞核居中或稍偏位，核呈圆形或卵圆形，可有凹陷和轻度折叠，核染色质呈点状，较典型成熟淋巴细胞细致，核膜清楚，核仁 1～3 个或不明显（图 13－8）。在对外周血白细胞进行分类时，可发现 HCL 的单核细胞明显减少，甚至未见。虽然 HCL 细胞形态上的异常特征较 SMZL 更明显，但仍不足以从形态上对二者进行明确区分。

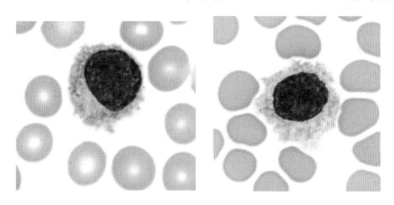

图 13－8　HCL 细胞形态（Wright－Giemsa 染色，×1000）

SBLPN 包括了既往分类中的变异型毛细胞白血病和 CD5 阴性 B 幼淋巴细胞白血病，其肿瘤细胞在骨髓和外周血中增生均较明显，细胞形态变异度较大，可类似于毛细胞或幼稚淋巴细胞。胞质量中等，部分具有绒毛状突起；细胞核染色质可聚集呈块状或较细致分散，胞核形态不规整，具有突出的核仁；部分病例可查见胞核折叠扭曲的中等偏大细胞。

2. 组织病理　脾脏组织病理学对各亚型的区分有重要作用。SMZL 表现为广泛的脾脏红髓受累和白髓明显扩张，小圆淋巴细胞破坏白髓套区，正常滤泡消失；在脾门淋巴结中，脾窦扩张，淋巴瘤包围并取代生发中心，小淋巴细胞和边缘区细胞这两类细胞紧密混合在一起，无明显的边缘区结构。SDRPL 亦为红髓弥漫性浸润，但无白髓受累，肿瘤浸润由单一的中小淋巴细胞组成，可具有浆细胞样特征。HCL 特征性地浸润红髓髓索，白髓萎缩，可浸润至肝血窦。SBLPN 与 SDRPL、HCL 同样表现为脾脏红髓弥漫性受累和扩张，白髓滤泡消失，白血病细胞充满扩张的血窦，肝脏受累的特点是同时有门脉和肝血窦浸润。

在骨髓活检样本中，HCL 显示典型的弥漫性浸润模式，广泛散在分布椭圆形或不规则细胞核的淋巴细胞，由于细胞质丰富、细胞边界清楚而形成煎蛋样外观，伴有网状蛋白纤维增生。SDRPL 主要为窦内浸润模式，而 SMZL 和 SBLPN 在骨髓中的生长模式较为多样化。

3. 细胞化学　HCL 为抗酒石酸酸性磷酸酶染色强阳性，其他类型为阴性或弱阳性，但目前临床上已较少使用该染色技术。

4. 免疫表型　本组疾病均为 CD19、CD20、CD22 高表达的成熟 B 淋巴细胞，伴明确的 κ 或 λ 轻链限制性表达，一般表达 FMC7、CD72，不表达 CD5、CD23 和 CD43。其中以 HCL 的免疫表型最具特征性（图 13－9），在流式细胞术分析中，HCL 肿瘤细胞的 SSC 值及 FSC 值均略高于正常淋巴细胞，同时表达 CD11c、CD25、CD103 和 CD123，10%～20% 的病例表达 CD10。膜联蛋白 A1（Annexin A1）染色对 HCL 与其他 B 细胞淋巴瘤鉴别有帮助。在 B 细胞肿瘤，Annexin A1 仅表达于 HCL，但需与 B 淋巴细胞标记同时使用，以排除 Annexin A1 阳性的正常 T 淋巴细胞。部分 SBLPN 可具有与 HCL 相似的表型特征，可表达 CD103，高表达 CD11c、CD72、FMC7，但不表达 CD25、CD123 和 Annexin A1。SMZL 不表达 CD25、CD10、CD103、CD123、CD11c 和 Annexin A1。SDRPL 表型与 SMZL 相似，有文献报道

SDRPL 表达 CD200/CD180 平均荧光强度比值＜0.5，该特征有助于其与 HCL、SMZL、SBLPN 相鉴别。此外，少部分 SDRPL 可有 CD103、CD11c 表达。

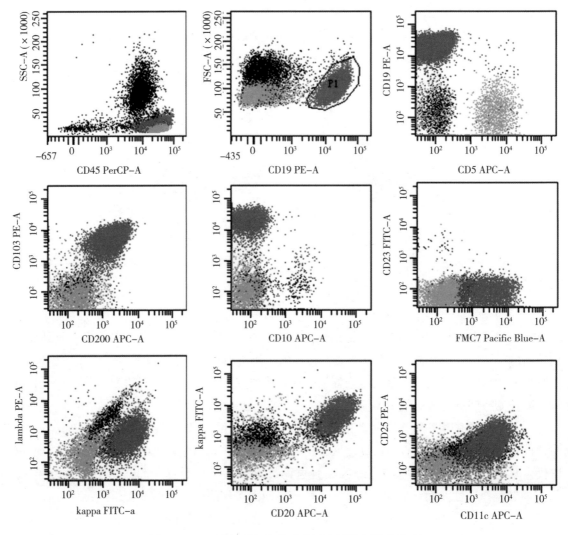

图 13-9　HCL 流式细胞免疫表型分析散点图（骨髓）

5. 遗传学　HCL 无特征性细胞遗传学异常，但具有高频的 *BRAF* V600E 基因突变，并在发病机制中起关键作用，该突变标志有助于鉴别 HCL 与其他亚型。SMZL 均具有免疫球蛋白重链和轻链基因克隆性重排，无特征性染色体易位；大约 30% 的 SMZL 显示 7q 杂合性缺失，可能与其高重现性的 *NOTCH2* 和 *KLF2* 突变相关。相对于其他 B 细胞肿瘤，SDRPL 具有独特的体细胞突变模式，大部分病例细胞周期蛋白 D3 的表达增加，伴 *CCND3 PEST* 结构域重现性突变；部分 SDRPL 病例具有复杂核型异常。SBLPN 的细胞遗传学异常包括 5 号染色体扩增和 7q、17p 缺失，其中约三分之一病例未发生 *IgHV* 体细胞突变，无 *BRAF* V600E 基因突变。

（三）诊断及鉴别诊断

临床上不明原因的脾大、外周血和骨髓中查见多毛样细胞的老年患者，应考虑本组疾病的可能。HCL 具有相对典型的临床症状、免疫表型和遗传学特征，较易鉴别。该亚型对干扰素 α 或核苷类似物具有独特的敏感性，不需要高强度联合化疗即可获得长期持续缓解，因此实验室应对其进行准确的分型诊断以指导临床治疗。其他类型的鉴别需要综合各类检测结果进行分析。虽然脾脏组织活检对各亚型的鉴别价值较高，但此操作具有一定的风险性。考虑到本组疾病整体较为惰性，非必要时临床很少进行脾脏穿刺活检。

四、淋巴浆细胞淋巴瘤

淋巴浆细胞淋巴瘤（lymphoplasmacytic lymphoma，LPL）是一种由成熟小 B 淋巴细胞、浆细胞样淋巴细胞和浆细胞组成的肿瘤，不符合其他任何小 B 淋巴细胞肿瘤的诊断标准。华氏巨球蛋白血症（waldenstrom macroglobulinaemia，WM）是指 LPL 骨髓受累，并伴有浓度不等的 IgM 型单克隆免疫球蛋白血症，为绝大部分 LPL 患者的特征，但非诊断所必需。少部分 LPL 患者（约占 5%）为非 WM 型，其中包括 IgG 或 IgA 型单克隆免疫球蛋白、非分泌性 LPL 以及伴单克隆 IgM 但没有骨髓受累的 LPL。本病主要发生于老年人，中位发病年龄约 70 岁。丙型肝炎病毒感染及自身免疫病等免疫刺激因素被证实与 LPL 的发生相关。具有一定遗传易感性，约 20% 的 WM 患者可能存在家族性倾向。

（一）临床特征

病程进展缓慢，可多年无症状，呈惰性过程，通常累及骨髓，有时累及淋巴结和脾脏。单克隆 IgM 可引起严重损害，如高黏滞血症、淀粉样变、冷凝集素病、冷球蛋白血症等。相应组织器官病变可以表现为贫血、视力障碍、易感染、淋巴结肿大、雷诺现象、关节痛、瘙痒、肝脾肿大、肾功能不全、神经病变等，很少出现溶骨性病变。

（二）实验室检查

1. 细胞形态学　由于组织液黏稠和骨髓细胞异常增生，骨髓常干抽，骨髓活检可见细胞高度增生。常见小淋巴细胞、浆细胞样淋巴细胞和浆细胞浸润（图 13-10），并合成过量 IgM 免疫球蛋白，导致涂片时成熟红细胞呈缗线状排列。典型的浆细胞样淋巴细胞介于浆细胞与成熟淋巴细胞之间，胞质较浆细胞少且呈嗜碱性，过碘酸-希夫染色有球状阳性颗粒（Dutcher 小体），胞核可具有 1~2 个核仁。电镜检查可见异常淋巴细胞具有丰富的合成和分泌免疫球蛋白的粗面内质网及发达的高尔基体。粒系和巨核细胞系无异常。外周血中可能存在与骨髓中类似的异常淋巴细胞，白细胞计数升高不明显，通常低于慢性淋巴细胞白血病。

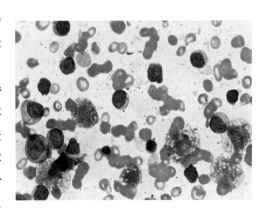

图 13-10　LPL/WM 骨髓涂片
（Wright-Giemsa 染色，×1000）

2. 组织病理　骨髓受累的特征为结节性、弥漫性和（或）间质浸润，有时伴有骨旁聚集。浸润通常以小淋巴细胞为主，混合不同数量的浆细胞、浆细胞样淋巴细胞和增生的肥大细胞；浆细胞簇可与淋巴细胞组分分离。病变淋巴结保留正常结构，淋巴窦扩张，典型病例为相对单一的小淋巴细胞、浆细胞和浆细胞样淋巴细胞增殖，大的转化细胞相对较少；可见 Dutcher 小体、含铁血黄素和增生的肥大细胞。

3. 免疫表型　大多数 B 淋巴细胞表达成熟 B 细胞相关抗原（CD19、CD20、CD22 和 cCD79a）和膜表面免疫球蛋白，CD38 呈强弱不均的部分表达。典型病例 CD5、CD10、CD103 和 CD23 呈阴性，少部分病例（10%~20%）CD5、CD10 或 CD23 呈阳性。浆细胞群呈 CD138 阳性，限制性表达胞质内免疫球蛋白轻链。与浆细胞骨髓瘤不同，LPL 中的异常浆细胞通常为 CD19 和 CD45 阳性。除了肿瘤性浆细胞外，还可能混合存在正常的多克隆性浆细胞。异常 B 淋巴细胞及浆细胞产生的单克隆性免疫球蛋白通常为 IgM，有时为 IgG，很少为 IgA 或 IgD。

4. 遗传学　无特征性细胞遗传学异常。90% 以上的病例具有 *MYD88* L265P 突变，约 30% 的病例

具有截短型 *CXCR4* 突变，可作为辅助判断 LPL 的分子遗传学标志。需注意这两种突变亦可见于其他类型 B 细胞肿瘤。

5. 血清免疫球蛋白 异常免疫球蛋白增高是本病主要特点之一。血清蛋白电泳显示 γ 区或 β 与 γ 区之间出现 M 蛋白成分，免疫固定电泳可确定为单克隆 IgM。血清 IgM 多数 >30g/L，可在 10～120g/L 不等，占总蛋白的 20%～70%。冷凝集素和冷球蛋白检测可为阳性。

6. 其他检查 ①血沉明显增快，但 IgM 含量太高时，血沉反而减慢；②抗球蛋白试验偶见阳性；③凝血酶原时间延长；④部分患者有高尿酸血症；⑤全血（浆）黏滞度普遍增高；⑥血小板功能低下。

（三）诊断及鉴别诊断

血清免疫球蛋白检查见单克隆 IgM，细胞形态表现为浆细胞样淋巴细胞或同时存在单克隆 B 细胞和浆细胞时，应考虑本病的可能。需通过免疫表型确定淋巴细胞的单克隆性质。但 LPL 和其他一些惰性小 B 细胞肿瘤（包括边缘区淋巴瘤、慢性淋巴细胞白血病、滤泡淋巴瘤及套细胞淋巴瘤等）之间在免疫表型上并没有截然的区别，且其他类型 B 细胞肿瘤亦可能出现浆细胞分化特征。在实验室及临床特征符合其他淋巴细胞肿瘤时，可能需要首先诊断为具有浆细胞分化的其他类型 B 细胞肿瘤。*MYD88* L265P突变及骨髓组织活检显示肥大细胞增生有助于 LPL 与其他类型相鉴别。

五、其他成熟 B 细胞肿瘤

其他成熟 B 细胞肿瘤的主要实验室特征如下（表 13－2）。

表 13－2　其他成熟 B 细胞肿瘤的形态学、免疫表型和遗传学特征

亚型名称	细胞与组织形态学	免疫表型	细胞与分子遗传学
边缘区淋巴瘤	包括结性边缘区、结外黏膜淋巴样组织及皮肤边缘区，为成熟小淋巴细胞	CD20$^+$，CD79a$^+$；CD5$^-$，CD10$^-$，CD23$^-$，CD43$^±$	染色体 3、18 三体；t（11；18）与结外黏膜淋巴样组织边缘区相关
滤泡淋巴瘤	滤泡生长模式，外套区消失；细胞形态包括小至中等大小的生发中心细胞和大的无核裂中心母细胞	CD10$^+$，CD19$^+$，CD20$^+$，CD79a$^+$；CD5$^-$，CD43$^-$；BCL2$^+$	t（14；18）；*BCL2* 重排
皮肤滤泡中心淋巴瘤	局限性皮损，血管和附件周围弥漫性浸润	CD20$^+$，CD79a$^+$，BCL6$^+$，CD10$^±$，BCL2$^-$	*REL* 基因扩增
套细胞淋巴瘤	正常结构破坏；瘤细胞为小或中等大的淋巴样细胞，形态一致，核不规则，类似有核裂滤泡中心细胞，但无中心母细胞	sIgM$^+$，CD19$^+$，CD5$^+$，CD43$^+$，CD23$^±$，CD10$^-$；BCL2$^+$，Cyclin D1$^+$	t（11；14）
惰性 B 细胞淋巴瘤转化	由成熟小淋巴细胞转化为异形性明显的大细胞	因转化后的类型特征而异	
大 B 细胞淋巴瘤	含多种类型，组织学特征因浸润部位不同而异。主要为 DLBCL，非特指，其特征为大淋巴细胞弥漫性浸润，胞核约正常淋巴细胞 2 倍，形态变异较大。	DLBCL：Ig$^+$，CD19$^+$，CD20$^+$，CD22$^+$，CD79$^+$，CD5$^{-/+}$，BCL2$^{+/-}$，Ki－67$^+$；CD10$^+$ >30% 或 CD10$^-$/BCL6$^+$/MUM1$^-$ 提示生发中心样亚型	
伯基特淋巴瘤	形态一致的中等大小 B 淋巴细胞，胞质嗜碱性，有空泡，易见分裂象	sIgM$^+$，CD10$^+$，CD19$^+$，CD20$^+$，Ki－67$^+$；CD5$^-$，CD23$^-$，TdT$^-$；BCL2$^-$，BCL6$^+$	t（8；14）；t（2；8）；*TCF3* 或 *ID3* 突变
KSHV/HHV－8 相关 B 细胞肿瘤性增殖及淋巴瘤	形态多样，包括中等大小的浆母细胞、大的免疫母细胞及间变性淋巴细胞	常缺乏成熟 B 细胞抗原标志物	KSHV/HHV－8 病毒基因组
免疫缺陷/失调相关淋巴样增殖及淋巴瘤	包括反应性增生、多形性淋巴浸润及转化的大细胞，各亚型有差异	CD19$^+$，CD20，CD79a$^+$，CD30$^±$	

六、霍奇金淋巴瘤

霍奇金淋巴瘤（Hodgkin lymphoma，HL）包括经典型霍奇金淋巴瘤（classical Hodgkin lymphoma，CHL）和结节性淋巴细胞为主型霍奇金淋巴瘤（nodular lymphocyte - predominant Hodgkin lymphoma，NLPHL），其中约 90% 为 CHL。CHL 是一类源自生发中心 B 细胞的淋巴肿瘤，其特征是在富含免疫细胞的反应性微环境中包含少量肿瘤细胞。HL 的年发病率占淋巴瘤的 10% 左右。其发病机制尚不明确，现有的研究结果显示，主要发病因素可能为 EB 病毒，但缺乏肯定的证据。

（一）临床特征

HL 多见于中青年，男性多于女性。临床特征主要有：①进行性、无痛性淋巴结肿大，此为本病的首发临床表现。以颈部或锁骨上淋巴结肿大最为常见，其次是腋下，深部淋巴结肿大少见，且往往由颈部或锁骨上淋巴结病变播散引起，如纵隔淋巴结肿大。②淋巴结肿大引起相应或邻近器官的压迫症状。③可出现不明原因的持续性或周期性发热，常与病情进展所致腹膜后淋巴结群受累有关。④可伴乏力、盗汗、消瘦、皮肤瘙痒等全身症状，后者是 HL 的重要表现，多见于年轻女性患者。⑤淋巴结外病变常见于脾、肝、肺、骨骼和骨髓，每种各占 5%～10%。常有肝、脾肿大。

（二）实验室检查

1. 血象　多数患者早期无贫血，少部分有轻度到中度贫血，一般为正细胞正色素性，也可为小细胞低色素性或大细胞性。白细胞正常或轻度增高，伴中性粒细胞、单核细胞增高，晚期淋巴细胞减少，尤其是病变浸润骨髓后或脾亢时，可发生全血细胞减少；嗜酸性粒细胞可增多，多见于有皮肤特异性损害的患者；血小板正常或增高，晚期可减少。

2. 细胞形态学　骨髓未浸润时可正常，有时可见嗜酸性粒细胞、单核细胞及浆细胞增多。少数患者骨髓涂片可找到 Reed - Sternberg（R - S）细胞，阳性率仅约 3%。找到 R - S 细胞为骨髓浸润的依据，有助于诊断。骨髓浸润多见于淋巴细胞消减型，其次为混合细胞型，其他型少见。

3. 组织活检　淋巴结活检发现 R - S 细胞及变异细胞是诊断 HL 的主要依据。骨髓活检发现 R - S 细胞阳性率可达 9%～22%。典型的 R - S 细胞为巨大的双核细胞，胞体大，直径 30～50μm，最大可达 100μm，细胞呈圆形、椭圆形、肾形或不规则形。胞核较大，直径 15～18μm，呈圆形、分叶状或扭曲状，多为 2 个，也有单个或多个者。呈对称性双核者，称为"镜影核"，核膜清晰，核仁 1 至多个，嗜酸性，大而明显，染色质呈颗粒状或网状。胞质较为丰富，染蓝色或淡紫色，有不规则的胞质突起，无或有少数嗜天青颗粒。R - S 细胞的变异型主要有霍奇金细胞（H 细胞），为单核的大细胞；"爆米花"或 L/H 细胞，体积大，胞质少，有空泡、分叶、大核，核仁小而明显，位于核外周。典型的 R - S 细胞对 HL 的诊断有重要意义，但非必须具备的特征。

4. 免疫表型　免疫标记分析有助于 HL 亚型的鉴别。NLPHL 的免疫表型呈 CD15⁻、CD30⁻、CD20⁺、CD45⁺、CD79a⁺、Ig⁺、L/H 细胞 Oct2 和 Bol1 共表达。而 CHL 的免疫表型为 CD15⁺、CD30⁺、CD45⁻、CD20⁻、Ig⁻，T 和 B 细胞相关抗原通常呈阴性，Oct 2 和 Bol1 仅有一种表达或均不表达。

5. 遗传学　多数 HL 有染色体的异倍体和多倍体，此与 R - S 细胞的多核特性相一致，但未发现特异性染色体结构异常。此外，CD30⁺ 的 R - S 细胞多数存在免疫球蛋白基因重排，提示 R - S 细胞主要来源于 B 细胞。

6. 其他检查　疾病活动期血沉增快、血清铁蛋白升高，缓解期正常，可作为病情活动、早期复发和预后不良指标；血清碱性磷酸酶和血清钙升高，提示骨骼浸润或破坏；结核菌素试验，淋巴细胞转化或玫瑰花瓣形成试验均可阴性，提示患者免疫功能低下，病情进展或复发；少数患者可并发 Coombs 试验阳性或阴性溶血性贫血；部分患者 EBV 抗体阳性；还有血清 β_2 微球蛋白、结合珠蛋白及血清铜浓度增高；晚期有低丙种球蛋白血症和补体 C3 增高。

（三）诊断及鉴别诊断

对有淋巴瘤临床征象的疑似病例，尤其是无明显感染因素的进行性、无痛性浅表淋巴结肿大者，应尽早进行相应检查，包括淋巴结病理印片、切片、针吸活检，以及骨髓穿刺涂片、骨髓活检、免疫学、影像学、血象等其他检查。确诊主要依靠病理组织学检查。根据病理组织学特点，结合免疫表型分析等，按照 WHO 的分型标准进行诊断和分型，并根据淋巴瘤的侵犯范围等进行临床分期。

需注意的是，R-S 细胞并非 HL 所特有，其他类型的淋巴瘤或其他疾病中亦可能出现 R-S 样细胞。

七、浆细胞骨髓瘤

浆细胞肿瘤包括浆细胞骨髓瘤（plasma cell myeloma, PCM）、由单克隆浆细胞组成的髓外孤立性浆细胞瘤以及以多器官受累为特征的浆细胞肿瘤伴相关副肿瘤综合征。其中以 PCM 最为常见，占所有血液肿瘤的 15% ~20% 。

PCM 是来源于骨髓内单一浆细胞株的多灶性增殖，又称为多发性骨髓瘤（multiple myeloma, MM）。其特征是单克隆浆细胞过度增生并产生单克隆免疫球蛋白或其轻链或重链，即 M 蛋白（monoclonal protein）或 M 成分；增生的单克隆浆细胞及其所产生的异常免疫球蛋白和细胞因子可导致骨质破坏和其他组织器官功能受损。PCM/MM 的发病率随着患者年龄的增长而逐渐增加，我国 PCM/MM 的发病率约为 1/10 万人口，约 90% 的病例发生在年龄 >50 岁的患者，初诊患者的中位年龄约为 70 岁，30 岁以下成年人少见，几乎未见儿童发病；男性居多，男女患者比例约为 1.1:1。

（一）临床特征

PCM/MM 临床表现多样，典型症状为血钙增高（calcium elevation）、肾功能损害（renal insufficiency）、贫血（anemia）和骨病（bone disease），即 CRAB 症状。常见的临床表现如下，①高钙血症：见于约 30% ~40% 的患者，与肿瘤高负荷相关，可导致嗜睡、多尿、多饮、便秘、恶心和呕吐。②肾损害：为常见临床表现之一，主要由于轻链沉淀、高钙血症、高黏血症、高尿酸血症及淀粉样变所致。肾衰竭是导致 PCM/MM 死亡原因之一。③贫血：为本病另一常见症状，随着病情进展而加重。晚期患者三系受抑制，可全血细胞减少。④骨痛和病理性骨折：疼痛是本病最主要的症状之一，主要由于骨质疏松所致。疼痛部位以腰骶部最常见，胸肋骨次之，当溶骨导致椎体压缩性骨折时疼痛加剧。局部疼痛也可由肿块向脊髓和神经根生长引起。⑤其他：可有神经系统损害；免疫球蛋白轻链沉积引起组织器官淀粉样变；正常免疫球蛋白减少、免疫功能缺陷导致的易反复感染，以肺炎多见，其次是尿路感染和败血症；单克隆免疫球蛋白增多导致的高黏滞血症，如头晕、头痛、眼花、视力障碍、肾损害、意识障碍等；少数患者因血小板减少和凝血障碍导致皮肤、黏膜出血；部分患者有肝、脾肿大，淋巴结一般不肿大。

（二）实验室检查

1. 细胞形态学 骨髓增生活跃或明显活跃，浆细胞异常增生，当浆细胞比例≥10%，并伴有形态异常，应考虑骨髓瘤可能。瘤细胞在骨髓内可呈弥漫性分布，也可呈灶性、斑片状分布，故有时需多部位穿刺才能诊断。当浆细胞比例 <10% 时，应通过骨髓活检评估浆细胞增殖情况。骨髓瘤细胞形态具有多态性，瘤细胞的大小、形态和成熟程度有明显的异常（图 13-11），其形态特点为：①瘤细胞

大小不一，一般较大，可如巨核细胞大小，形态呈明显的多变性，呈圆形、椭圆形或不规则形，多呈堆集分布；②胞核长圆形，偏位，可出现多个细胞核。核染色质疏松，排列紊乱，可有 1 ~ 2 个大而清楚的核仁；③胞质较为丰富，染嗜碱性深蓝色，或呈火焰状不透明，常含有少量嗜天青颗粒和空泡；有些瘤细胞含红色粗大的包涵体（Russel 小体）、大量空泡（桑椹细胞）及葡萄状排列的浅蓝色空泡（葡萄状细胞），但这些病理特征非 PCM/MM 所特有，在反应性浆细胞中亦可出现。约 15% 的病例可在外周血查见浆细胞，但数量较少。血涂片的显著形态学特征为红细胞呈缗钱状排列，该特征的形成是由于异常浆细胞产生的 M 蛋白与红细胞表面的电荷中和，红细胞因表面电荷排斥力减弱或消失而易于聚集，该排列特征可导致血沉明显加快。

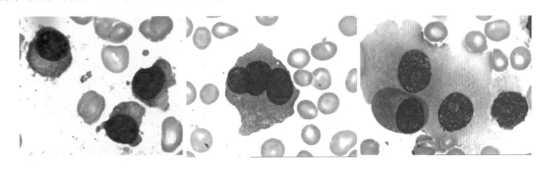

图 13 - 11　PCM/MM 骨髓浆细胞形态（Wright - Giemsa 染色，×1000）

2. 组织病理　疾病早期浆细胞在骨髓中呈间质性和局灶性分散存在，保留正常造血组织。当浆细胞区域超过骨髓组织 30% 时可考虑 PCM/MM。疾病进展至晚期时表现为弥漫性受累，正常造血组织因被替换而显著减少。

3. 免疫表型　肿瘤性浆细胞通常不表达膜表面免疫球蛋白，胞质内免疫球蛋白为单克隆性。表达 CD38 和 CD138，可作为识别浆细胞的依据，但 CD38 表达常稍弱于正常浆细胞。CD45、CD19、CD27 和 CD81 一般为阴性或低水平表达，与正常浆细胞表达水平有明显差异。其他可出现异常表达的抗原包括 CD56（75% ~ 80%）、CD200（60% ~ 75%）、CD28（约 40%）、CD117（20% ~ 35%）、CD20（10% ~ 20%）、CD52（8% ~ 14%）等。免疫组织化学可以检测到 MYC 表达增加，在 t（11；14）（q13；q32）（*IGH∷CCND1*）阳性病例和一些超二倍体病例可见 Cyclin D1 表达。典型 PCM/MM 的免疫表型（图 13 - 12）。

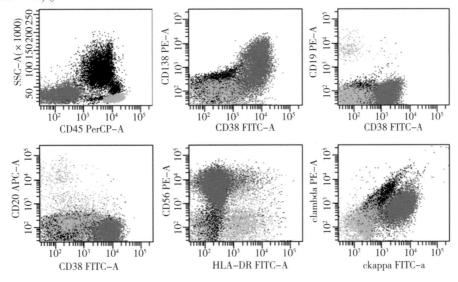

图 13 - 12　PCM/MM 流式细胞免疫表型分析散点图（骨髓）

4. 遗传学　30% ~60% 的患者存在染色体显带异常，而通过 FISH 检测，90% 以上的病例存在细胞遗传学异常。以 1、14 号染色体重排最常见，如 14q +、del（14）、t（11；14）等，其次为 3、5、7、9、11、15、19 号三倍体和 13、17、8、6 号染色体部分缺失。采用 PCR 或 FISH 技术可检测出 PCM/MM 患者免疫球蛋白重链基因重排，可以作为单克隆浆细胞恶性增殖的标记和微小残留病灶的检测依据。遗传学是预后的有力预测因子，主要基于 FISH 检测的遗传特征进行疾病风险分层。高危骨髓瘤重要的细胞遗传学指标是 1q 扩增、del（1p）、t（4；14）、t（14；16）、t（14；20）和 del（17p）。根据基因表达谱分析结果，与增殖相关的基因表达增加亦可作为 PCM/MM 的高风险预后指标。

5. 血清及尿免疫球蛋白检查　由于恶变单克隆浆细胞产生大量单克隆免疫球蛋白或其轻链或重链片断，患者血清总蛋白增高，可达 80 ~120g/L，以球蛋白增高为主，白蛋白正常或轻度下降。大多数患者的血清或尿液中可找到结构单一、在电泳时呈现基底较窄的单峰，即 M 蛋白。M 蛋白有三种类型：①完整的免疫球蛋白分子，其分子结构均相同，其轻链也仅具一种抗原性，或者是 κ 链或者是 λ 链；②游离的 κ 链或 λ 链，如从尿中排出即称为本周蛋白（Bence Jones protein，B – J 蛋白）；③某种重链的片断。

血清醋酸纤维素薄膜电泳可见特征性染色浓集的单峰突起的免疫球蛋白带（图 13 – 13）。各 M 蛋白电泳速率不一样，IgG 常出现在 γ 区，IgA 在 β 区，IgM、IgD 和 IgE 多在 β 与 γ 区带之间。免疫固定电泳可确定 M 蛋白的类型（图 3 – 14），多数病例为 IgG 型，其次为 IgA 型及轻链型，IgD、IgE、IgM 或双克隆/多克隆型 <10%。不同免疫球蛋白类型的特征如下（表 13 – 3）。

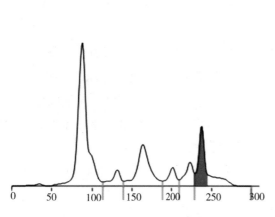

图 13 – 13　PCM 血清蛋白电泳

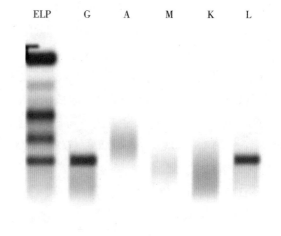

图 13 – 14　PCM 免疫固定电泳

表 13 – 3　根据 M 蛋白成分的 PCM 分型及特点

分型	大致比例	临床表现及实验室检查特点
IgG 型	50% ~60%	常有典型 PCM/MM 的临床表现
IgA 型	15% ~20%	具有 PCM/MM 的临床表现外，M 蛋白成分出现在 α2 区，骨髓有火焰状瘤细胞、高血钙、高胆固醇；髓外浸润较多见
轻链型	15% ~20%	骨髓瘤细胞仅合成和分泌轻链，尿中出现大量 B – J 蛋白，而血清无 M 蛋白成分；瘤细胞生长快，分化差，病情进展迅速；常有骨损害，较易出现肾功能不全
IgD 型	8% ~10%	具有 PCM/MM 的临床表现外，多见于 50 岁以下男性；IgD 含量低，不易在血清蛋白电泳中出现，应采用 IgD 定量或免疫电泳诊断；B – J 蛋白尿多见，常为 λ 链；髓外浸润较多见，可见骨质硬化；常有高钙、肾损害及淀粉样变性
双克隆/多克隆型	1%	瘤细胞分泌双克隆或多克隆免疫球蛋白，其可来自单一克隆瘤细胞的分泌，或多个克隆的分泌。多为 IgM 与 IgG（IgA）。多克隆型罕见

续表

分型	大致比例	临床表现及实验室检查特点
IgM 型	少见	具有 PCM/MM 的临床表现外，由于 IgM 分子量大，高黏滞综合征明显，应注意与巨球蛋白血症相鉴别
IgE 型	罕见	骨损害少见，外周血浆细胞增多，易并发浆细胞白血病

90% 的患者出现蛋白尿，约 70% 患者可检出 B－J 蛋白，为 PCM/MM 时产生过多单一轻链，其分子量小从尿中大量排出所致。尿中出现大量单一的轻链，而另一种轻链含量很低甚至检测不到，此为 PCM/MM 特征之一，对 PCM 具有诊断意义。既往用酸加热法测定 B－J 蛋白，其阳性率不到 60%，且有假阳性。近年采用速率散射比浊法进行尿液单克隆免疫球蛋白和轻链的定量；应用免疫电泳可进行 κ 链和 λ 链的鉴别，以提高检测的灵敏度和特异性。

6. 影像学 X 线检查对本病诊断具有重要意义。本病的 X 射线表现有下述四种：①弥漫性骨质疏松，脊椎骨、肋骨、骨盆、颅骨常表现明显，也可见于四肢长骨；②溶骨性病变，骨质疏松病变的进一步发展即造成溶骨性病变。多发性圆形或卵圆形，边缘清晰锐利似穿凿样溶骨性病变是本病的典型 X 射线征象，常见于颅骨、脊椎骨、肋骨、骨盆、偶见于四肢骨骼；③病理性骨折，最常见于下胸椎和上腰椎，多表现为压缩性骨折，其次见于肋骨、锁骨、骨盆，偶见于四肢骨骼；④骨质硬化，此病变少见，一般表现为局限性骨质硬化，出现在溶骨性病变周围。有骨痛而 X 线摄片未见异常，应进行 MRI、PET、PET－CT 检查，以便尽早发现骨质病变。

7. 其他 其他实验室检查如下（表 13－4）。

表 13－4 PCM/MM 其他实验室检查

其他检查项目	检查结果
血清钙、磷和碱性磷酸酶	血钙升高，血磷一般正常，肾功能不全时，血磷可增高。碱性磷酸酶可正常，降低或升高
血清 β_2M 及 LDH	骨髓瘤浆细胞膜的 β_2M 脱落可致血清 β_2M 增高，其水平高低与肿瘤活动程度成正比，国际骨髓瘤基金会将 β_2M 和白蛋白作为 PCM 临床分期和预后指标（ISS）。Ⅰ期：β_2M < 3.5mg/L，白蛋白 > 35 g/L。Ⅱ期：介于Ⅰ期和Ⅲ期之间。Ⅲ期：β_2M ≥ 5.5mg/L。LDH 亦增高，且与疾病的严重程度相关
肾功能检查	B－J 蛋白沉淀于肾小管上皮细胞及蛋白管型阻塞导致肾功能受累，酚红排泄试验、放射性核素、肾图、血肌酐及尿素氮测定多有异常，晚期可出现肾衰竭，为常见致死原因之一
IL－6 及可溶性 IL－6 受体	血清 IL－6 及可溶性 IL－6 受体水平增高
凝血检查	最常见的异常为骨髓瘤球蛋白的抗体片段（Fab）与纤维蛋白结合抑制了纤维蛋白降解引起纤溶减低。单克隆球蛋白还可抑制蛋白 C 的活性导致高凝

（三）诊断及鉴别诊断

PCM/MM 的诊断基于临床、形态学、免疫学和影像学特征，主要依据 2014 年国际骨髓瘤工作组更新的诊断标准（IMWG，2014）及中国多发性骨髓瘤诊治指南（2022 年修订），需要临床治疗的活动性 MM（aMM）诊断标准如下。

（1）骨髓单克隆性浆细胞比例 ≥ 10% 或组织活检证实为浆细胞瘤。

（2）同时应具有 SLiM CRAB 特征之一。CRAB，C：校正血清钙 > 2.75mmol/L［校正血清钙（mmol/L）＝血清总钙（mmol/L）－0.025×血清白蛋白浓度（g/L）＋1.0（mmol/L），或校正血清钙（mg/dl）＝血清总钙（mg/dl）－血清白蛋白浓度（g/L）＋4.0（mg/dl）］。R：肾功能损害（肌酐清除率 < 40ml/min 或血清肌酐 > 177μmmol/L）。A：贫血（血红蛋白低于正常下限 20g/L 或 < 100g/L）。B：溶骨性破坏，通过影像学检查（X 线片、CT、MRI 或 PET－CT）显示 1 处或多处溶骨性病变。SLiM，S：骨髓单克隆浆细胞比例 ≥ 60%。Li：受累/非受累血清游离轻链比值 ≥ 100（受累轻链数值至少 ≥ 100mg/L）。M：MRI 检测有 > 1 处 5mm 以上局灶性骨质破坏。

冒烟型骨髓瘤（smouldering plasma cell Myeloma，SPCM）是指患者的骨髓中有 10% 至 60% 的单克隆浆细胞和（或）M 蛋白（血清单克隆蛋白 IgG 或 IgA ≥3g/dl，或 24 小时尿单克隆蛋白 ≥500mg），但没有骨髓瘤相关器官损伤和淀粉样变性，这类疾病有可能进展为有临床表现的 PCM/MM。大约 1% 的 PCM/MM 通过血清和尿液免疫固定电泳均不能检测到 M 蛋白，称为非分泌型骨髓瘤；其中约 85% 的病例通过免疫组织化学或流式细胞术可检测到浆细胞胞质中存在单克隆免疫球蛋白，但不能分泌至胞外；另约 15% 的病例在胞质中亦未检测到免疫球蛋白合成。非分泌性骨髓瘤的临床特征与其他 PCM/MM 相似，只是肾功能不全和高钙血症的发生率较低。浆细胞白血病（plasma cell leukaemia，PCL）是指骨髓瘤患者外周血涂片中浆细胞 ≥5%（原 Kyle's 诊断标准为外周血分类浆细胞 ≥20%，或绝对值 ≥2×10⁹/L）。PCL 骨髓广泛受累，常伴发髓外浸润。发病率较低，大部分为原发性，少部分为继发性，即由已确诊的 PCM/MM 进展而来。PCL 诊断时的患者中位年龄低于典型 PCM/MM，溶骨性病变和骨痛症状少见；IgE、IgD 型免疫球蛋白发生率高于其他类型；CD20 表达频率较高，而 CD56 表达频率较低；高风险遗传学标志发生率较高，预后相对较差。

八、意义未明的单克隆丙种球蛋白血症

意义未明的单克隆丙种球蛋白血症（monclonal gammopathy of undetermined significance，MGUS）是指血清中原发性单克隆免疫球蛋白增多，包括 IgM 型和非 IgM 型。其特点是患者无恶性浆细胞病或可引起免疫球蛋白增多的疾病，单克隆免疫球蛋白水平升高有限，且不引起任何临床症状，但可能发生转化。其中非 IgM 型 MGUS 易转化为 PCM/MM，IgM 型 MGUS 易转化为 LPL/WM。

（一）临床特征

本病在临床上较多见，多发于老年人，发病率随年龄增长而增高，50 岁以上和 70 岁以上人群分别有 1% 和 3% 可患此症。患者一般无临床症状，多因体检或其他无关疾病进行检查时发现单克隆免疫球蛋白增多。有些患者因血沉增快而作进一步检查时发现本症。MGUS 进展为 PCM/MM 等恶性疾病的概率约每年 1%，因此患者虽不需治疗，但必须长期随诊。患者的 M 蛋白水平和骨髓浆细胞或淋巴细胞数量是预后的重要指标。

（二）实验室检查

M 蛋白水平增高但升高水平有限，多为 IgG，其次是 IgM、IgA 及轻链型；血沉增快；骨髓中可发现单克隆 B 淋巴细胞或单克隆浆细胞，但比例较低，形态与相应的正常细胞类似。

（三）诊断

本病须与继发性免疫球蛋白血症、恶性浆细胞病鉴别，尤其应与 LPL 和 PCM/MM 鉴别。其诊断主要依据 2014 年 IMWG 更新的标准，即符合以下 3 项标准，方可诊断为 MGUS。

（1）血浆 M 蛋白 <30g/L；轻链型 MGUS 需满足血清游离轻链增加，κ 链与 λ 链比值 <0.26 或 >1.65，24 小时尿 M 蛋白 <500mg，且免疫固定电泳无免疫球蛋白重链表达。

（2）骨髓单克隆性浆细胞 <10%；IgM 型 MGUS 则需满足淋巴浆细胞 <10%。

（3）无浆细胞增殖性病变引起的 CRAB 等靶器官损伤症状；IgM 型 MGUS 则需无贫血、高黏滞血症、淋巴结病变、肝脾肿大及发热等系统性症状。

第二节　T 细胞及 NK 细胞肿瘤

PPT

T 细胞和 NK 细胞具有共同的祖细胞，两者在功能上具有相似之处，抗原表达亦有较多重叠。T 细

胞在骨髓及胸腺分化至成熟，成熟的胸腺后 T 细胞大多数表达 αβ 型 T 细胞受体蛋白（TCR），并具有辅助性（CD4$^+$）或抑制性/细胞毒性（CD8$^+$）表型，这类 T 淋巴细胞的功能亚群多，在体内分布广泛，其相应的肿瘤性病变亦具有显著的多样化特征。少部分 T 细胞表达 γδ 型 TCR，通常具有双阴性（CD4$^-$CD8$^-$）表型，或少量表达 CD8。γδT 细胞肿瘤多发生于结外部位，如脾脏红髓、胃肠道和皮肤。NK 细胞与 T 细胞的区别主要在于 NK 细胞缺乏 *TCR* 基因重排和表面 CD3/TCR 复合物，并通常不表达 CD5。尽管 T 细胞和 NK 细胞来源的肿瘤种类繁多，但总体发病率明显低于 B 细胞肿瘤，在淋巴细胞肿瘤中的占比少于 10%。

T/NK 细胞肿瘤的诊断和分类较为复杂，需综合细胞来源、细胞与组织形态、遗传学改变、病变部位、临床行为等特征进行分析。按照累及部位，成熟 T/NK 细胞肿瘤大致包括成熟 T/NK 细胞白血病、结节性 T/NK 细胞淋巴瘤以及结外淋巴瘤，以结节性为主。结节性和结外 T/NK 细胞淋巴瘤的分型诊断有赖于病变组织的病理学活检。成熟 T/NK 细胞白血病则以血循环受累为主，包括 T 幼淋巴细胞白血病、T 大颗粒淋巴细胞白血病、NK 大颗粒淋巴细胞白血病、成人 T 细胞白血病/淋巴瘤、Sézary 综合征和侵袭性 NK 细胞白血病，这一组疾病以骨髓及外周血中发现异常淋巴细胞为主要诊断依据。本节仅列举前体 T 细胞肿瘤及部分具有代表性的成熟 T/NK 细胞白血病亚型。

一、T 淋巴母细胞白血病/淋巴瘤

T 淋巴母细胞白血病/淋巴母细胞淋巴瘤（T‒lymphoblastic leukaemia/ lymphoblastic lymphoma，T‒ALL/LBL）来源于单个 T 淋巴前体细胞的克隆性增殖，主要发生于中枢淋巴组织（骨髓或胸腺）。发病率明显低于 B 细胞来源 ALL/LBL，儿童 ALL 约 15% 为 T 细胞来源，成人 ALL 约 25% 为 T 细胞来源。对于前体 NK 细胞肿瘤，由于目前仍缺乏清晰的界定标准以与其他 CD56 阳性的造血细胞肿瘤进行区分，在 WHO 分类中未对其进行论述。

与 B‒ALL/LBL 一样，尚无标准的原始淋巴细胞比例下限来定义急性 T 淋巴母细胞白血病（ALL）。一般而言，当原始淋巴细胞比例 <20% 则暂不应考虑为 ALL，而需确认是否为以组织肿块病变为主的淋巴母细胞淋巴瘤（LBL）。

（一）临床特征

除具有急性白血病的一般性特征外，相对于 B‒ALL/LBL，T 细胞来源前体淋巴肿瘤表现为 LBL 的发生几率更高，占所有 LBL 病例的 85%~90%。由于正常前体 T 淋巴细胞来源于骨髓，并进一步在胸腺中成熟和获能，与之相对应的是，前体 T 淋巴细胞肿瘤除表现为以骨髓病变为特征的 ALL 外，亦常表现为以纵隔肿块为主的 LBL，或者这两种表现同时出现，并常由于纵隔巨大肿块导致呼吸压迫和胸腔积液。

此外，相对于 B‒ALL，T‒ALL 更易出现外周血白细胞数量增加。若外周血中有足够数量的原始淋巴细胞（$>1 \times 10^9$/L），也可使用外周血标本代替骨髓用于实验室诊断和分型。

（二）实验室检查

1. 细胞形态 细胞涂片的形态学表现与 B‒ALL/LBL 相似，无特征性。但不同病例间的形态学差异更大，可表现为染色质浓集、无核仁的小淋巴细胞至染色质疏松、核仁明显的大细胞。

2. 免疫表型 需通过免疫组织化学或流式细胞术确认 T 细胞谱系及分化阶段。T‒ALL/LBL 中的前体淋巴细胞均表达 cCD3 和 CD7。仅流式细胞术检测胞内或胞膜 CD3 具有谱系特异性，但胞膜 CD3 在前体 T 淋巴细胞多为阴性。其他 T 细胞标志物 CD2、CD4、CD5、CD7 和 CD8 的表达在不同病例有可变性。除了 TdT 和 CD34 外，还可使用 CD1a 和 CD99 指示 T 淋巴细胞的前体性质；其中 TDT 在各病例中表达较稳定，CD1a 则与胸腺皮质期 T 淋巴细胞高度相关。虽然 CD4 和 CD8 双阳性也是胸腺前体 T 淋巴细胞的特征，但其亦可见于部分成熟 T 淋巴细胞肿瘤，因此对 T – ALL/LBL 不具有分化阶段特异性。在髓系细胞相关的标志物中，除 CD13、CD33 可表达于 T – ALL/LBL 外，部分病例还可见 CD117 表达，该阳性表达并不足以表明 T/髓混合白血病，除非有 cMPO 表达的支持。

以前曾根据与分化阶段相关的 T 细胞抗原表达情况，将 T – ALL/LBL 依次分为 pro – T（T – Ⅰ）、pre – T（T – Ⅱ）、皮质 T（T – Ⅲ）和髓质 T（T – Ⅳ）四种类型。在现行 WHO 的分类体系中，仅描述了一类早期前体 T（early T – cell precursor，ETP）ALL/LBL 亚型。该亚型类似于 pro – T 和 pre – T，其特点为除具有 T – ALL/LBL 的一般表型特征外，还表达 CD34、CD117、HLA – DR、CD13、CD33、CD11b、CD65 中至少一个标志物，且不表达 CD1a 和 CD8；若表达 CD5，其阳性率不应超过肿瘤性前体 T 细胞的 75%。ETP – ALL 化疗后微小残留病的阳性率较高，预后可能相对较差，但还需更多临床数据加以证实。除 ETP – ALL 外的其他类型划分由于不能使临床获益，已不再作区分。

3. 遗传学　在 T – ALL/LBL，50% ~70% 的病例具有各种染色体结构异常，并导致基因表达异常，其中最常见的是 *HOX11* 异常表达，见于约 7% 的儿童病例和 30% 的成人病例。*NOTCH1* 基因突变在 T – ALL 具有高度重现性，见于约 50% 的病例。但目前还没有足够的临床治疗依据证实某种特异性遗传学标志可用于 T – ALL/LBL 亚型的定义，故未对此类型进行遗传学分型。此外，90% 以上 T – ALL 有 *TCRβ/γ* 基因克隆性重排。

（三）诊断及鉴别诊断

主要通过免疫表型分析进行确诊。鉴别诊断包括微分化型 AML、未分化型急性白血病及混合型急性白血病。除了需要与伴 T 系标志表达的系列不明急性白血病进行鉴别外，还需与 T 幼淋巴细胞白血病相鉴别，其区别主要在于后者缺乏前体淋巴细胞相关免疫标志物，发病人群为老年人，且具有高白细胞计数等临床特征，细胞形态与典型前体淋巴细胞亦有一定区别。此外，由于正常胸腺中存在大量前体 T 淋巴细胞，若样本为胸腺时需通过免疫表型差异来区分反应性胸腺增生与 T – LBL，骨髓样本则不存在此干扰因素。

（四）微小残留白血病检测

检测方法同 B – ALL/LBL，主要包括 FCM、PCR 和 NGS。对于 T – ALL/LBL，由于正常骨髓及外周血均难以检测到前体 T 细胞，因此只要在化疗后患者样本中通过 FCM 检测到前体 T 细胞，就应考虑 MRD 的可能。*TCR* 基因的 VDJ 克隆性重排是 T – ALL/LBL MRD 检测的另一重要标志物。

二、T – 大颗粒淋巴细胞白血病

T – 大颗粒淋巴细胞白血病（T – large granular lymphocytic leukaemia，T – LGLL）是来自于抗原激活的效应 T 淋巴细胞惰性克隆性增殖，占所有惰性成熟淋巴细胞白血病的 2% ~3%。T – LGLL 发病人群以中老年为主，70% 以上的病例见于 45 ~75 岁人群，在 <25 岁的年轻人中罕见。主要特征为无任何诱因的外周血中淋巴细胞增加，其中大颗粒淋巴细胞数量超过 2×10^9/L，且持续超过 6 个月，但目前对异常淋巴细胞数量的界定尚存争议，部分病例虽然其他特征符合 LGLL，但淋巴细胞增生并不明显。发病机制未明，可能原因为淋巴细胞发生 FAS/FASL 等信号通路异常相关的凋亡抵抗和持续激活，导致 T 细胞慢性克隆性扩增和功能异常。

（一）临床特征

T – LGLL 临床表现惰性，增生的异常淋巴细胞很少发生严重的组织侵犯，仅部分患者可表现为脾大。在临床表现上，最多见的是贫血、中性粒细胞减少、脾大及合并类风湿关节炎，这些临床表现在不同的地区人群中存在差异。约 1/3 的患者无临床症状。

（二）实验室检查

1. 细胞形态 T–LGLL 的肿瘤细胞主要存在于血液循环中，外周血及骨髓涂片上可见大颗粒淋巴细胞比例增加。形态上为典型的成熟淋巴细胞，但胞质较丰富，呈弱嗜碱性，部分细胞有伪足，含有粗大而分布稀疏的嗜天青颗粒，这些嗜天青颗粒是溶酶体，其内容物为具有细胞毒性作用的活性蛋白酶（图 13 – 15）。该类细胞在正常外周血中也可查见，但比例较低，免疫因素亦可导致其反应性增加。

骨髓增生程度一般大致正常，当继发纯红细胞再生障碍性贫血时，可见幼稚红细胞比例明显减低。部分病例骨髓涂片中由于较多其他种类的正常造血细胞干扰，大颗粒淋巴细胞不如外周血中明显。

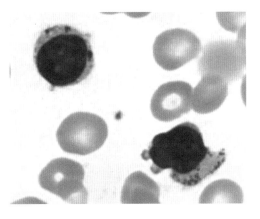

图 13 – 15 T – LGLL 外周血涂片示大颗粒淋巴细胞（Wright – Giemsa 染色，×1000）

2. 免疫表型 外周血或骨髓淋巴细胞的免疫表型分析是确认淋巴细胞来源及增生性质的重要手段。大多数 T – LGLL 来源于 $\alpha\beta$ 型细胞毒性 T 淋巴细胞，表达 CD2、CD3、CD8 和 CD57，不表达 CD28、CD62L。细胞毒性效应蛋白 TIA1、颗粒酶 B 和颗粒酶 M 为阳性表达。部分病例伴有 CD16、CD56 表达，且 CD16 表达更常见，但表达强度较弱。少数病例来源于 $TCR\gamma\delta^+$ 细胞或 $CD4^+$ 细胞。

$TCR\beta$ 链可变区（TCR vβ）或恒定区（TRBC1/TRBC2）多样性的流式细胞分析可用于确定 T 淋巴细胞克隆性，以区别反应性与肿瘤性大颗粒淋巴细胞增生。此外，T – LGLL 成熟 T 细胞相关抗原的表达强度可发生异常，最常见的为 CD5、CD7 表达减弱，亦有助于判断淋巴细胞性质。典型 T – LGLL 的免疫表型分析结果如下（图 13 – 16）。

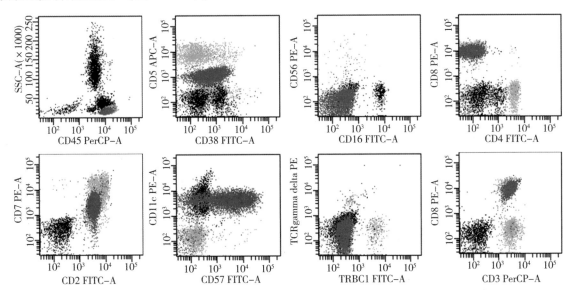

图 13 – 16 T – LGLL 流式细胞免疫表型分析散点图

3. 遗传学 无特征性遗传学异常。*TCR* 基因重排分析可用于确定 T 淋巴细胞是否为单克隆性，特别是对于流式细胞术难以进行克隆性分析的 TCR$\gamma\delta$ 型 LGLL。*STAT3 Y640* 或 *D661* 突变具有较高的重现性，可见于约 1/3 的 LGLL，但其预后意义尚需进一步验证。较少见的 *STAT5B* N642H 突变可能提示预后较差。

（三）诊断及鉴别诊断

T－LGLL 的诊断主要依据临床表现、细胞形态、免疫表型和 *TCR* 基因重排。临床特征是区分 T－LGLL 与其他惰性 T 细胞肿瘤的重要依据，并需要通过骨髓涂片或组织活检排除其他原因引起的血细胞减少。NK 细胞来源的 LGLL 具有与 T－LGLL 相似的临床特征，主要通过免疫表型进行鉴别。部分典型 T 细胞及 NK 细胞肿瘤免疫表型鉴别流程如下（图 13－17）。

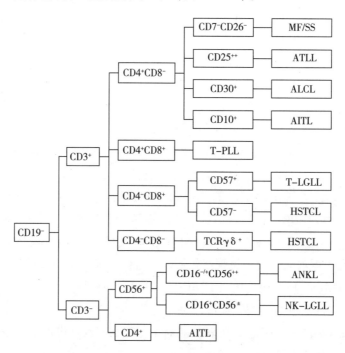

图 13－17　成熟 T/NK 细胞肿瘤免疫表型鉴别流程

三、侵袭性 NK 细胞白血病

侵袭性 NK 细胞白血病（aggressive NK－cell leukaemia，ANKL）是一种系统性病变的高度恶性 NK 细胞增殖性疾病，其发病率具有地域差异，亚洲人群发病率显著高于欧美人群。患者以中青年为主，中位发病年龄约为 40 岁，无性别差异。病因未明，可能与 EB 病毒感染有关，多数患者血清 EB 病毒阳性，或有慢性活动性 EB 病毒感染的病史。

（一）临床特征

ANKL 为典型的侵袭性病程，可累及全身器官，其中以外周血、骨髓、肝脏和脾脏受累最明显，而皮肤浸润少见。患者有严重的全身系统症状，常伴发噬血细胞综合征，表现为发热、凝血功能障碍、肝脾肿大、外周血三系明显减低等，血清乳酸脱氢酶明显升高。对化疗的反应通常较差，死亡率高。

（二）实验室检查

1. 细胞形态学　骨髓及外周血中均可查见肿瘤性淋巴细胞，但异常细胞增生不如典型急性白血病明显。细胞形态变异度较大，多数细胞体积偏大，胞质浅蓝色，可含有分布稀疏的嗜天青颗粒；胞核增大，不规则折叠，染色质疏松，部分可见明显的核仁（图 13－18）。少部分病例可表现为形态无明显异常的成熟淋巴细胞。骨髓涂片可查见反应性组织细胞和噬血细胞。

2. 免疫表型　免疫表型是确定细胞性质的主要依据。肿瘤细胞来源于活化 NK 细胞，在流式细胞分析中，异常细胞由于体积偏大而具有较高的 FSC 值，表达 CD2、CD56，高表达 FASL，不表达 CD5

和膜表面 CD3，但免疫组织化学染色胞内 CD3ε 为阳性。CD11b、CD16 可表达于部分病例，而 CD8、CD57 一般为阴性。CD7 表达减弱或缺失在 ANKL 较常见，可作为判断异常细胞的依据之一。CD158 家族的多样性分析可用于辅助判断 NK 细胞的克隆性。

3. 遗传学 缺乏特征性细胞遗传学标志。*JAK/STAT* 信号通路相关的基因突变重现性较高，并可能与 ANKL 肿瘤细胞 *MYC* 基因高表达有关。EBV 杂交阳性率较高，并以克隆性附加体形式存在。*TCR* 基因重排为阴性。

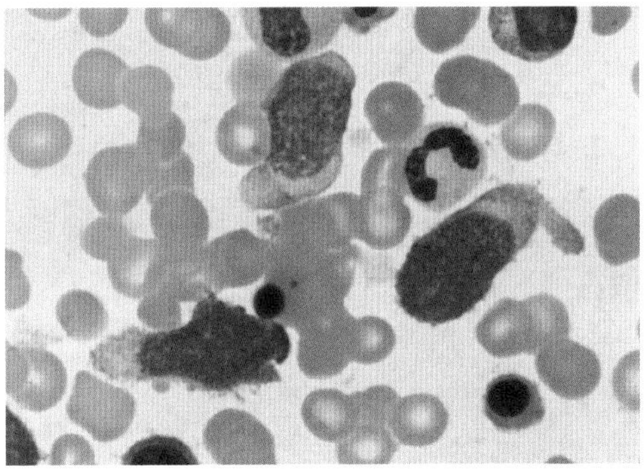

图 13-18 ANKL 骨髓涂片
(Wright-Giemsa 染色，×1000)

（三）诊断及鉴别诊断

对于不明原因的发热、肝脾肿大、外周血三系降低并伴有其他全身系统性症状的患者，特别是表现为噬血细胞综合征时，需注意查找有无异常 NK 细胞以排除本病的可能。结外 NK 细胞淋巴瘤鼻型侵犯骨髓和外周血时，其病理形态、免疫表型和临床表现均可能与 ANKL 相重叠，是否有鼻咽部等组织病变的临床病史是重要的鉴别依据。少部分 ANKL 与大颗粒 NK 细胞白血病等惰性 NK 细胞增殖在细胞形态及免疫表型上相似，主要通过临床表现进行区分。此外，在诊断 ANKL 时，尚需排除传染性单核细胞增多症、坏死性淋巴结炎等反应性疾病。

四、成人 T 细胞白血病/淋巴瘤

成人 T 细胞白血病/淋巴瘤（adult T-cell leukaemia/lymphoma，ATLL）来源于成熟的活化 T 淋巴细胞，与人类 T 细胞白血病病毒 I 型（human T cell leukaemia virus type I，HTLV-I）感染密切相关。本病有明显地区性，主要在日本西南部、加勒比海地区和非洲中部三大地区流行，我国少见。

（一）临床特征

HTLV-I 病毒感染后潜伏数十年才发病，因此患者以中、老年为主，男性多于女性。ATLL 典型病例呈急性或亚急性病程，少数为慢性病程。根据不同的临床表现，分为四型：隐匿型、慢性型、淋巴瘤型、急性型。以急性型最常见，临床特点为广泛的肝、脾、淋巴结肿大，有皮肤损害和肺部浸润，常有高钙血症和（或）溶骨性病变。

（二）实验室检查

1. 血象 急性型白细胞总数明显增高，淋巴细胞增多，其中花瓣样核淋巴细胞（花细胞）增多 >10%，可高达 90% 以上。花细胞特点为：大小不等，核呈多形性改变，如扭曲、畸形或分叶状，核凹陷很深呈二叶或多叶，或折叠呈花瓣状。贫血及血小板减少程度较轻。

2. 骨髓象 急性型骨髓增生明显活跃，以淋巴细胞增生为主，其中花细胞增多 >10%，可高达 80% 以上。其他细胞比例减低。

3. 免疫表型 表达成熟 T 细胞标志，主要为 CD2$^+$、CD3$^+$、CD4$^+$、CD5$^+$、CD25$^+$、CD7$^-$、CD8$^-$。

4. 病原学检查 血清抗 HTLV-I 抗体阳性或 RT-PCR 方法检测 HTLV-I 病毒 RNA 表达，是诊断 ATLL 重要依据。

5. 分子生物学检查 *TCRβ* 基因克隆性重排阳性。检出 HTLV-I 病毒基因序列克隆性整合可确诊。

（三）诊断及鉴别诊断

对本病的诊断，主要根据以下标准。

1. 必需特征 成熟表型 T 细胞的肿瘤性增殖，且患者被证实为 HTLV－Ⅰ携带者。

2. 理想特征 具有胞核扭曲成分叶结构的异常形态淋巴细胞；基因检测显示 HTLV－Ⅰ克隆性整合。

？ 思考题

答案解析

案例 患者，男，57 岁。

主诉： 发现淋巴结长大 4 月余。

现病史： 4 个多月前患者体检时发现左侧颈部一蚕豆大小淋巴结，质硬，伴盗汗，无吞咽困难、胸闷气紧，无发热、声嘶等不适。查血常规示：红细胞 $3.80 \times 10^{12}/L$，血红蛋白 110 g/L，血小板 $131 \times 10^9/L$，白细胞 $12.79 \times 10^9/L$，淋巴细胞 $8.09 \times 10^9/L$，单核细胞 $0.95 \times 10^9/L$。本次就诊 CT 平扫示：颈根部淋巴结增多、增大，肝脾轻度增大。

既往史： 无特殊。

基本检查： 颈部可扪及淋巴结肿大，大者约 2cm，质中。

问题

（1）该病例临床拟诊 CLL/SLL，其细胞形态学有哪些特征？

（2）如何鉴别 CLL/SLL 与其他惰性 B 淋巴增殖性疾病？

（3）细胞遗传学检测对该患者有何临床意义？

（蒋能刚）

书网融合……

重点小结　　　　题库　　　　微课/视频

第十四章　非恶性白细胞疾病

PPT

> **学习目标**
>
> 1. 通过本章学习，掌握粒细胞减少症、粒细胞缺乏症、类白血病反应、传染性单核细胞增多症、脾功能亢进、类脂质沉积病、噬血细胞综合征的概念及实验室检查。熟悉上述疾病的临床表现、诊断及鉴别诊断。了解其发病机制。
>
> 2. 具有辨别典型的异型淋巴细胞、戈谢细胞、尼曼 – 匹克细胞、海蓝组织细胞、噬血细胞形态能力和相应疾病的诊断及综合分析能力。
>
> 3. 树立终生学习理念，不断提升自身的专业素养，增强爱岗敬业的医者责任感。

非恶性白细胞疾病包括粒细胞减少症、粒细胞缺乏症、类白血病反应、传染性单核细胞增多症、脾功能亢进（简称脾亢）、类脂质沉积病、噬血细胞综合征等。粒细胞减少症和粒细胞缺乏症的临床诊断主要依据多次中性粒细胞计数绝对值下降，应与白细胞不增多的白血病、急性再生障碍性贫血相鉴别。类白血病反应按病程可分为急性、慢性两类。按外周血白细胞计数可分为白细胞增多性和不增多性两类。按细胞形态可分 6 型：中性粒细胞型、淋巴细胞型、嗜酸性粒细胞型、单核细胞型、红白血病型、浆细胞型。其诊断应综合考虑各种因素，并注意与各种白血病相鉴别；传染性单核细胞增多症是由 EB 病毒引起的一种急性或亚急性的感染性疾病；脾亢是指各种不同的疾病或原因导致脾脏肿大和血细胞减少的一种综合征；类脂质沉积病是一类较罕见的类脂质代谢异常的遗传代谢性疾病，大多是由溶酶体中参与类脂质代谢过程的某些酶不同程度缺乏所致。其中较为常见的有戈谢病、尼曼 – 匹克病和海蓝组织细胞增生症；噬血细胞综合征是一种遗传性或获得性免疫调节功能异常导致的严重炎症反应综合征。以发热、血细胞减少、肝脾肿大及肝、脾、淋巴结和骨髓组织发现噬血现象为主要临床特征。

PPT

第一节　中性粒细胞减少和缺乏症

白细胞减少症（leukopenia）是由多种原因所致的外周血白细胞数持续低于正常参考区间下限的一组综合征。大多数情况下，白细胞减少症是由中性粒细胞减少所致，故又称为粒细胞减少症（granulocytopenia）。当外周血中性粒细胞绝对值在大于 10 岁者低于 $1.8 \times 10^9/L$，1 个月 ~ 10 岁儿童低于 $1.5 \times 10^9/L$ 时称为中性粒细胞减少症（neutropenia）；如果中性粒细胞严重减少，绝对值低于 $0.5 \times 10^9/L$ 时称为粒细胞缺乏症（agranulocytosis）。中性粒细胞减少的程度与发生感染的危险度明显相关，粒细胞缺乏症是粒细胞减少症发展到严重阶段的表现。

（一）病因与发病机制

引起粒细胞减少的病因分为两类，即外在的获得性因素导致的中性粒细胞减少和造血干祖细胞内在缺陷引起中性粒细胞减少，获得性因素占绝大多数，包括药物、放射线、感染、毒素等，其中药物引起者最常见。粒细胞减少的发病机制如下。①粒细胞生成减少和成熟障碍：生成减少主要见于某些致病因素（如化学药物、电离辐射、严重感染等）引起的骨髓损伤；成熟障碍主要见于维生素 B_{12} 或叶酸缺乏、骨髓增生异常性肿瘤、急性粒细胞白血病等疾病的早期粒细胞发生成熟障碍而在骨髓内死亡，骨髓分裂池细胞可以正常或增多，但成熟池细胞则减少，因此也称为无效增生。粒细胞生成减少和成熟障碍是临床上中性粒细胞减少最常见的原因。②粒细胞破坏或消耗过多：包括各种原因引起的脾功能亢进时，粒细胞破坏过多；粒细胞在抗感染中消耗或破坏过多以及免疫性机制的破坏。③粒细胞分布异常：大量粒细胞由循环池转移到边缘池，造成假性粒细胞减少；粒细胞滞留于肺血管内，如血液透析开始后 2～15 分钟，粒细胞暂时性的减少；粒细胞滞留于脾，如脾功能亢进。④粒细胞释放障碍：如中性粒细胞的趋化性运动功能及自动游移功能不全等，使粒细胞不能从骨髓正常释放进入外周血。此类型极罕见，见于惰性白细胞综合征（lazy leukocyte syndrome）。

（二）临床特征

中性粒细胞减少的临床表现随其减少的程度和发病原因而异，按其减少程度可分为轻度（1.0～1.8）× 10^9/L、中度（0.5～0.95）× 10^9/L 和重度（< 0.5×10^9/L），重度即粒细胞缺乏症。一般轻度减少患者起病较缓慢，少数患者可无明显症状，常在检查血象时发现。多数患者可有头晕、乏力、疲倦、食欲减退、低热等非特异性症状，很少合并感染。当继发感染时，可出现畏寒、寒战、高热、头痛等症状。常见的感染部位是口咽部，可出现坏死性溃疡，在肺、泌尿系统、肛周皮肤等处发生炎症或脓肿。由于粒细胞减少或缺乏，易发生脓毒血症或败血症，死亡率可高达 25%。

（三）实验室检查

1. 血象　白细胞数呈不同程度减少，常在 4.0×10^9/L 以下，中性粒细胞绝对值低于 1.8×10^9/L，严重者低于 0.5×10^9/L，粒细胞尤其是中性粒细胞百分率极度减少，淋巴细胞相对增多，单核细胞及浆细胞亦可增多。中性粒细胞重度减少时，其细胞核常固缩，胞质内出现空泡，中性颗粒染色不明显或出现粗大颗粒。感染时，中性粒细胞可见中毒性改变，其胞体大小不一，退行性变，胞质内出现中毒颗粒及空泡。恢复期时，血涂片中可出现中幼或晚幼粒细胞。红细胞、血红蛋白及血小板大致正常。

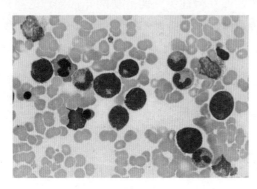

图 14-1　粒细胞缺乏症恢复期骨髓象
（Wright - Giemsa 染色，×1000）

2. 骨髓象　骨髓检查是必须的，对确定诊断和明确病因有重要意义。其主要表现为粒细胞系不同程度减低，缺乏成熟阶段的中性粒细胞，可见原粒及早幼粒细胞，表明粒细胞系成熟障碍，同时幼稚粒细胞可伴有退行性变化。淋巴细胞、浆细胞、网状细胞可相对增加。红细胞系及巨核细胞系多正常。当病情恢复时，所缺乏的粒细胞相继恢复正常（图 14-1）。

3. 其他实验室检查

（1）粒细胞储备池的检测　有以下几种方法（表14-1）。其中氢化可的松试验是较为常见的测定骨髓粒细胞储备功能的方法。

表 14-1　中性粒细胞储备池检验的方法与正常升高值

促释放剂	每次剂量	应用途径	中性粒细胞上升高峰时间（小时）	中性粒细胞正常升高值（×10^9/L）
内毒素				
伤寒杆菌	0.5ml	皮下	24	>1.0

促释放剂	每次剂量	应用途径	中性粒细胞上升高峰时间（小时）	中性粒细胞正常升高值（×10⁹/L）
Lipexal	0.1μg	静脉	3~5	>2.0
Piromen	8μg	静脉	3~5	>2.0
本胆烷醇酮	0.1mg/kg	肌内	14~18	>2.0
伤寒杆菌脂多糖	5μg	皮下	24	>1.0
肾上腺类固醇				
泼尼松	40mg	口服	5	>2.0
氢化可的松	200mg	静脉	3~6	>5.0

按上述方法检查患者外周血中性粒细胞的数值，检测结果若低于中性粒细胞正常升高值，则提示骨髓储备功能低下。

（2）粒细胞边缘池的检测　一般采用皮下注射0.1%肾上腺素溶液0.1ml，中性粒细胞从边缘池进入循环池，其作用时间持续20~30分钟。粒细胞上升值一般低于（1.0~1.5）×10⁹/L，若超过此值或增加一倍，则提示患者粒细胞分布异常，即边缘池增多，循环池减少，如无脾大，则可考虑为"假性中性粒细胞减少"现象。此试验用以了解粒细胞分布是否异常。

（3）粒细胞破坏增多的检验　患者血清中溶菌酶浓度及（或）溶菌酶指数，是反映粒细胞破坏是否增加的指标，其临床意义（表14-2）。但本法假阳性和假阴性较多，临床较少应用。

表14-2　血清溶菌酶及溶菌酶指数检测的意义

粒细胞减少的类型	血清溶菌酶浓度	溶菌酶指数
单纯生成不良	↓	正常
粒细胞破坏增加骨髓代偿	↑	↑
骨髓再生不良	正常或↓	↑

4. 中性粒细胞特异性抗体测定

（1）白细胞聚集反应　主要测定中性粒细胞同种抗体。

（2）免疫荧光粒细胞抗体测定法　用荧光标记抗免疫球蛋白血清及流式细胞仪测定。

（3）¹²⁵I葡萄球菌A蛋白结合法　葡萄球菌A蛋白能与IgG亚型1、2、4的Fc段结合，可对粒细胞结合的IgG抗体进行定量测定。

（4）依赖抗体的淋巴细胞介导粒细胞毒测定。

5. 骨髓　CFU-GM培养及粒细胞集落刺激活性测定可鉴别干细胞缺陷或体液因素异常。

6. DF³²F标记中性粒细胞动力学测定　可了解中性粒细胞的细胞动力学，测定各池细胞数、转换时间及粒细胞寿命，有助于了解粒细胞减少的发病机制及病因。

（四）诊断及鉴别诊断

1. 诊断标准　①白细胞减少症：成人外周血白细胞绝对值低于4.0×10⁹/L，儿童≥10岁，低于4.5×10⁹/L，<10岁，低于5.0×10⁹/L。②中性粒细胞减少症：大于10岁者外周血中性粒细胞绝对值低于1.8×10⁹/L，1个月~10岁者低于1.5×10⁹/L；外周血中性粒细胞绝对值低于0.5×10⁹/L为粒细胞缺乏症。

粒细胞减少症和粒细胞缺乏症的诊断一般不难，但由于白细胞数的生理性变异较大，在白细胞或粒细胞降低不显著时，应定期反复检查血象方能确定有无白细胞和中性粒细胞减少。采血部位及采血时间要固定，静脉血检验结果较末梢血稳定。对白细胞减少的患者需进行血涂片镜检，分类计数并观察细胞形态学变化。骨髓检查可观察粒细胞增生程度和分化情况，以除外其他血液病。

2. 鉴别诊断

（1）粒细胞减少症和粒细胞缺乏症的鉴别应结合临床及检验。粒细胞减少症和粒细胞缺乏症的鉴别要点如下（表14-3）。

（2）急性粒细胞缺乏症应与白细胞不增多的白血病、急性再生障碍性贫血相鉴别，后两者常伴有贫血及血小板减少，骨髓检查具有鉴别价值。

表14-3 粒细胞减少症和粒细胞缺乏症的鉴别要点

	粒细胞减少症	粒细胞缺乏症
起病	缓慢	急骤
症状	头晕、乏力、纳差、精神衰弱或无症状	寒战、头痛、口腔咽峡等处感染
病情进展	缓慢	快速
中性粒细胞计数	$< 1.8 \times 10^9/L$	$< 0.5 \times 10^9/L$
骨髓象	粒系增生不良或成熟障碍	粒系几乎消失（再生障碍型），原粒、早幼粒增多，粒细胞缺乏（成熟障碍型）

第二节 类白血病反应 ⓔ 微课/视频1

PPT

类白血病反应（leukomoid reaction，LR）简称类白反应，是由于某些因素刺激机体造血组织所引起的一种反应性血液学改变，其血象类似白血病但非白血病，患者外周血白细胞数量显著增高（少数正常或减少）及（或）出现幼稚细胞，有些病例可伴有贫血和血小板减少。

（一）病因与发病机制

类白血病反应是一种暂时性的白细胞增生反应，发生常与各种感染、中毒、恶性肿瘤、变态反应性疾病，甚至急性失血、溶血性贫血、组织损伤等有关，其具体发病机制不一致，目前有以下几种观点。

1. 细胞调控机制改变 微生物或内毒素进入机体，被巨噬细胞吞噬后，巨噬细胞和T细胞被激活，产生各种造血生长因子，如G-CSF、GM-CSF、M-CSF，并可释放细胞因子、淋巴因子（如IL-1、IL-3、TNF等）。G-CSF、GM-CSF、IL-3等可刺激骨髓造血干细胞和前体细胞的增生、分化，促使贮存池中的中性粒细胞大量释放至边缘池、循环池，使外周血白细胞计数明显增高，同时也可出现一些早幼粒及原始粒等细胞，呈现白血病样变化。

2. 髓外造血 骨髓纤维化症、肿瘤晚期及慢性严重贫血均可出现肝、脾等处的髓外造血灶，外周血中可出现中性中幼粒细胞及有核红细胞。

3. 血细胞的再分布 传染性淋巴细胞增多症、传染性单核细胞增多症时外周血淋巴细胞明显增多，还可出现幼淋巴细胞，可能与淋巴细胞的重新分布有关。

另外，在一些感染恢复期患者，由于组织中需要的中性粒细胞减少，致中性粒细胞在外周血中积聚，出现类似白血病的反应。

（二）临床特征与分类

类白血病反应的特点：①血象类似白血病表现，白细胞数显著增高，或有一定数量的原始和幼稚细胞出现；②绝大多数病例有明显的致病原因，以感染和恶性肿瘤多见，其次是某些药物的毒性作用或中毒；③在原发疾病好转或解除后，类白反应也迅速自然恢复；④本病预后良好。

类白血病反应按病程可分为急性、慢性两类；按外周血白细胞计数可分为白细胞增多性和不增多性两类；按细胞形态可分为以下几种类型。

1. 中性粒细胞型　此型最常见。可进一步分为以下几种情况：①白细胞显著增多，总数 $>50 \times 10^9/L$，幼稚细胞较少，也无其他白血病的表现；②白细胞不同程度增高，明显核左移，血象中常见杆状核、晚幼粒细胞，并可出现中幼粒、早幼粒甚至是原始粒细胞，类似慢性髓细胞白血病，中性粒细胞碱性磷酸酶（NAP）积分增高；③急性粒细胞白血病样类白血病反应：多为骨髓粒细胞储备缺乏，致外周血白细胞减少，并伴有不同程度的核左移，骨髓恢复时即可出现类白血病反应。中性粒细胞型类白血病反应时，中性粒细胞常见中毒改变，如中毒颗粒、核固缩、玻璃样变性和空泡等。本型见于各种感染、恶性肿瘤骨髓转移、淋巴瘤、有机农药或 CO 中毒等，其中以急性化脓性感染最常见，尤其多见于儿童。

2. 淋巴细胞型　白细胞增多，常为 $(20 \sim 30) \times 10^9/L$，也有超过 $50 \times 10^9/L$ 者。分类淋巴细胞超过 40%，可见幼稚淋巴细胞和反应性淋巴细胞。常见于某些病毒感染，如传染性单核细胞增多症、百日咳、水痘等，也可见于粟粒性结核、猩红热、先天性梅毒等。本型原始淋巴细胞和篮细胞增多不明显，是与急性淋巴细胞白血病相区别的指标之一。

3. 嗜酸性粒细胞型　白细胞计数 $>20 \times 10^9/L$，嗜酸性粒细胞显著增多，超过 20%，甚至高达 90%，但基本上均为成熟阶段嗜酸性粒细胞。骨髓中嗜酸性粒细胞增多和核左移，多有嗜酸性中幼粒和晚幼粒比例增高。常由寄生虫病、变态反应性疾病所致。

4. 单核细胞型　白细胞计数 $>30 \times 10^9/L$，一般不超过 $50 \times 10^9/L$，其中单核细胞常 $>30\%$，偶见幼单核细胞，表示单核-吞噬细胞系统受刺激或活性增强。见于粟粒性结核、感染性心内膜炎、细菌性痢疾、纵隔肿瘤、斑疹伤寒等。对单核细胞增高的病例，需长期随访观察。

5. 红白血病型　外周血白细胞及有核红细胞总数 $>50 \times 10^9/L$，并出现幼稚粒细胞。最常见于溶血性贫血，如蚕豆病、珠蛋白生成障碍性贫血等。另外，Banti 综合征脾切除术后，Jaksch 贫血，以及有些骨髓肿瘤、播散性肿瘤（尤其是有髓外造血者）也可出现。

6. 浆细胞型　外周血白细胞总数正常或增多，浆细胞 $>2\%$，此型较少见。曾报道结核病患者出现浆细胞型类白血病反应。

白细胞不增多性类白血病反应指粒细胞型、淋巴细胞型、单核细胞型类白血病反应中，白细胞小于 $10 \times 10^9/L$，外周血中出现较多的幼稚细胞者，曾报道见于结核、败血症和恶性肿瘤等。由于外周血中有较多的该种类型的幼稚细胞，故有必要作骨髓检查，以排除相应细胞类型的急性白血病。

（三）实验室检查

1. 血象　外周血白细胞计数多显著增加，常 $>50 \times 10^9/L$，一般不超过 $120 \times 10^9/L$，也有少数病例白细胞数不增多。按细胞类型分为中性粒细胞型、淋巴细胞型、嗜酸性粒细胞型、单核细胞型等。不同类型的白细胞呈现形态异常，如胞质中出现中毒颗粒、核固缩、空泡等。红细胞和血红蛋白无明显变化，血小板正常或增多。

2. 骨髓象　类白血病反应患者骨髓象变化不大，除增生活跃及核左移外，常有毒性颗粒改变。少数病例原始和幼稚细胞增多，但形态正常。通常红细胞系和巨核细胞系无明显异常（图 14-2）。

3. 其他检查　中性粒细胞碱性磷酸酶活性和积分明显增高（图 14-3），Ph 染色体阴性以及组织活检、病理学检查有助于排除白血病。

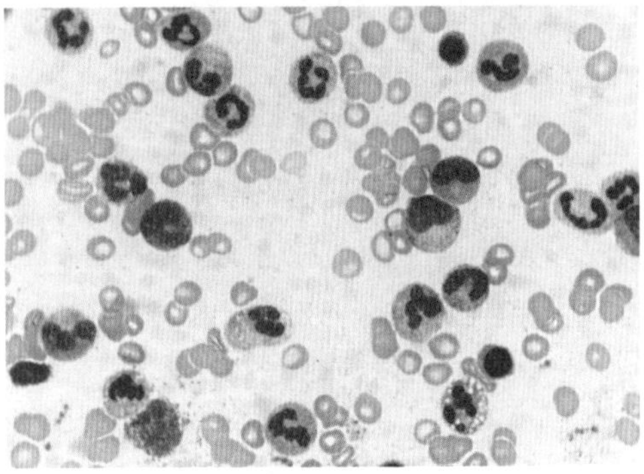

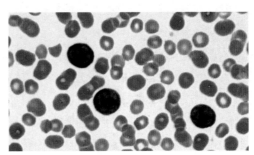

图 14－2　类白血病反应骨髓象
（Wright－Giemsa 染色，×1000）

图 14－3　类白血病反应外周血 NAP 染色
（钙－钴法，×1000）

（四）诊断及鉴别诊断

类白血病反应的诊断应综合考虑以下几点：①有明显的病因，如感染、中毒、恶性肿瘤等；②原发病治愈或好转后，类白血病反应可迅速消失；③红细胞、血红蛋白、血小板计数大致正常。

根据白细胞计数和分类情况，各型类白血病反应诊断标准如下。①中性粒细胞型：白细胞计数 $>50×10^9/L$ 或外周血白细胞计数 $<50×10^9/L$，但出现原粒、早幼粒细胞，成熟中性粒细胞胞质中常出现中毒颗粒和空泡，中性粒细胞碱性磷酸酶积分明显增高。骨髓象除了有粒细胞增生和核左移现象外，没有白血病细胞的形态异常。②淋巴细胞型：白细胞数明显增多，超过 $50×10^9/L$，其中40%以上为淋巴细胞；若白细胞 $<50×10^9/L$，其中反应性淋巴细胞应超过20%，并出现幼淋巴细胞。③单核细胞型：白细胞 $>30×10^9/L$，单核细胞 $>30\%$；若白细胞 $<30×10^9/L$，幼单核细胞应 $>5\%$。④嗜酸性粒细胞型：外周血嗜酸性粒细胞明显增加，但无幼稚嗜酸性粒细胞；骨髓中原始细胞比例不高，嗜酸性粒细胞形态无异常。⑤红白血病型：外周血白细胞及有核红细胞总数 $>50×10^9/L$，并有幼稚粒细胞；若白细胞总数 $<50×10^9/L$，原粒细胞应 $>2\%$。骨髓中除粒细胞系增生外，尚有红细胞系增生。⑥浆细胞型：白细胞总数增多或不增多，外周血浆细胞 $>2\%$。⑦白细胞不增多型：白细胞计数不增多，但血象中出现幼稚细胞。

类白血病反应的诊断必须要除外造血系统恶性肿瘤如白血病及骨髓增生异常性肿瘤。其与白血病的鉴别如下（表14－4）。

表 14－4　类白血病反应与白血病的鉴别

临床特点	类白血病反应	白血病
原发病灶	多有原发病灶及相应的临床表现	无
贫血	无，或轻度贫血	有，进行性加重
出血	一般无	常见
肝、脾、淋巴结肿大	一般无	多数有
治疗反应	治疗原发病或去除病因后可恢复正常，不存在复发问题	抗白血病治疗，可缓解或好转，易复发
血象		
白细胞分类	原始、幼稚细胞可见，形态无异常	原始、幼稚细胞比例高，形态异常
血小板	计数和功能正常	一般减少，常有功能异常
骨髓	增生活跃或明显活跃，常有核左移现象	增生多明显活跃或极度活跃，有大量幼稚细胞
特殊检查		
中性粒细胞碱性磷酸酶	积分一般增高	急、慢性髓细胞白血病积分减低。ALL 可增高

续表

临床特点	类白血病反应	白血病
Ph 染色体	一般无特异性染色体异常	常伴有特异的染色体异常
活检	肝、脾、淋巴结中无或仅有少量幼稚细胞浸润，组织结构完整	可见大量原始、幼稚粒细胞浸润，组织结构破坏

第三节 传染性单核细胞增多症

PPT

传染性单核细胞增多症（infectious mononucleosis，IM），简称传单，是 EB 病毒（epstein‒barr virus，EBV）引起的一种急性或亚急性的感染性疾病。好发于青少年，以 15～30 岁的年龄组为多见，6 岁以下多呈不显性感染。我国各地均有发病，以南方较多。

（一）病因与发病机制

EB 病毒为本病的病原体，病毒携带者和患者是本病的传染源，主要通过经口的密切接触或飞沫传播，也可通过性传播及血液传播，病毒侵入体内，经 5～15 天的潜伏期后发病。本病传染性低，甚少引起流行，病程具有自限性。其发病机制尚未完全阐明。目前可知，EB 病毒感染人体后，可引起机体的免疫反应。细胞介导免疫反应中，可产生大量的 CD8$^+$ 细胞，以及少量的 CD4$^+$ 辅助细胞和 NK 细胞，此三者及少量转化的 B 细胞（占循环中单核细胞的 1% 左右）构成本病急性期的反应性淋巴细胞；体液介导免疫反应产生的抗体，有 EBV 特异性抗体（包括抗 EB 病毒核抗原抗体、抗早期抗原抗体、抗病毒壳抗原抗体以及抗膜抗原抗体）、嗜异性抗体及自身抗体。

> **知识拓展**
>
> ### EBV 感染与相关疾病：免疫反应与临床监测
>
> EBV 在人群中血清 EBV 抗体阳性率超过 90%，儿童由于免疫系统尚未完全发育，感染较为常见，通常表现为上呼吸道感染，但也可能引发其他器官损害，导致 EBV 感染相关疾病。最常见的为传染性单核细胞增多症，还可能引发淋巴瘤、鼻咽癌、胃癌等肿瘤，以及免疫性疾病（如 HLH、干燥综合征、多发性硬化等）。EBV 主要感染 B 细胞，利用其分化途径建立生发中心模型，同时激活 CD8$^+$T 细胞进行清除。感染时，患儿外周血淋巴细胞数量增加，CD8$^+$T 细胞比例升高，CD4$^+$T 细胞和 B 细胞下降，CD4$^+$/CD8$^+$ 比值明显降低。EBV 引起的肝损伤可能与 CD8$^+$T 细胞增殖有关。免疫功能低下是 EBV 感染及相关疾病的风险因素，流式细胞术可用于监测淋巴细胞亚群，帮助诊断、评估疾病进展及指导临床治疗。

（二）临床特征

传染性单核细胞增多症临床上以发热、咽炎、淋巴结肿大，外周血淋巴细胞和反应性淋巴细胞增多为典型表现，但其变化多样，根据其主要表现不同，又可划分为多种类型，常见的有咽炎型、发热型、淋巴结肿大型，其他尚有肺炎型、肝炎型、胃肠型、皮疹型、脑炎型、心脏型、生殖腺型、伤寒型、疟疾型及腮腺炎型等。

（三）实验室检查

1. 血象 白细胞数正常或增加，多在 20×10^9/L 以下，部分患者可高达（30～60）$\times 10^9$/L，少

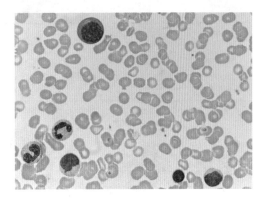

图 14-4　传染性单核细胞增多症

血象（Wright-Giemsa 染色，×1000）

数白细胞数可减低。病程早期中性分叶核粒细胞增多，以后则淋巴细胞增多，占 60%～97%，并伴有反应性淋巴细胞。反应性淋巴细胞于疾病第 4～5 天开始出现，第 7～10 天达高峰，大多超过 20%。在小儿，年龄越小，反应性淋巴细胞的阳性率越高。白细胞增多可持续数周或数月。红细胞、血红蛋白和血小板多属正常（图 14-4）。

根据国际血液学标准化委员会（ICSH）的建议，现在更倾向于使用"反应性淋巴细胞"这一术语取代"异型淋巴细胞"，以此来描述因良性病因（如病毒感染、药物反应等）引起的淋巴细胞形态变化。传统的异型淋巴细胞三型分类方法，即 Downey 分型（图 14-5）包括

①Ⅰ型（泡沫型或浆细胞型）：细胞中等大小，多呈圆形或椭圆形，部分为不规则型，核偏位，椭圆、肾形或分叶形，染色质粗网状或成堆排列。胞质少，嗜碱性，呈深蓝色，含有大小不等的空泡或呈泡沫状，可有少量细小的嗜苯胺蓝颗粒。②Ⅱ型（不规则型或单核细胞样型）：胞体较Ⅰ型大，形态不规则，胞核圆形、椭圆形或不规则形，核染色质较Ⅰ型细致，亦成网状，胞质丰富，呈淡蓝色，无空泡，可有少数嗜天青颗粒。③Ⅲ型（幼稚型或幼淋巴样型）：胞体较大，直径 15～18μm，核圆形或卵圆形，染色质细致均匀，呈网状排列，无浓集现象，可见核仁 1～2 个，胞质蓝色，一般无颗粒，可有分布较均匀的小空泡。反应性淋巴细胞的分类可能不会严格按照这三型进行，但描述的细胞形态特征与异型淋巴细胞相似。

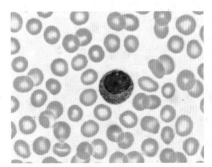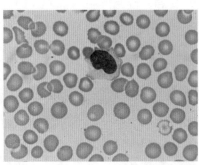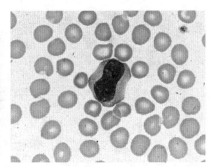

图 14-5　反应性淋巴细胞（左、中、右图分别为Ⅰ型、Ⅱ型、Ⅲ型反应性淋巴细胞）（Wright-Giemsa 染色，×1000）

外周血中的反应性淋巴细胞，主要是 T 细胞（83%～96%），少数为 B 细胞（4%～17%）。血象改变至少持续两周，常为 1～2 个月。

2. 骨髓象　多数骨髓无特异性改变，淋巴细胞正常或增多，可见反应性淋巴细胞，但数量不及外周血，原始淋巴细胞不增多，组织细胞可增多。由于骨髓无特异性改变，故一般无需作骨髓检查，只有在诊断难以确定，需排除白血病、淋巴瘤等血液系统肿瘤时作骨髓检查（图14-6）。

3. 血清学检查　IM 患者血清中存在嗜异性抗体，该抗体属于 IgM，能使绵羊和马的红细胞凝集，故称嗜异性凝集素。它不被含有 Forssman 抗原组织（如豚鼠肾、马肾）所吸收，因而与正常血清中的嗜异性 Forssman 抗体不同。患者嗜异性凝集素阳性反应在起病后第 1～2 周出

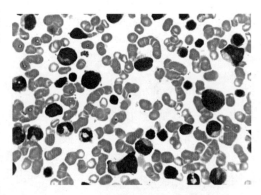

图 14-6　传染性单核细胞增多症

骨髓象（Wright-Giemsa 染色，×1000）

现，第 2~3 周凝集素滴定度最高，一般能在体内保持 3~6 个月或更长时间。

（1）嗜异性凝集试验（pall－bunell test，P－B 试验） 属非特异性血清学试验，用于检测受检者血清中绵羊红细胞凝集的滴定度。传单患者试验的阳性率达 80%~95%，抗体出现的时间通常在发病1 周内，第 2~4 周效价最高，第 5 周以后迅速下降。若效价在 1∶64 以上则可疑为传单，结合临床及反应性淋巴细胞的出现，具有诊断价值；效价在 1∶224 以上则可诊断为传单。少数病例（约 10%）嗜异性抗体出现时间较晚或持续时间过短，而且接受皮质类固醇治疗后该反应可消失，故阴性者不能排除此病。然而，在其他某些疾病如血清病、病毒性肝炎、风疹、结核病患者，也可呈阳性反应，此时应进一步作鉴别吸收试验。

（2）鉴别吸收试验 传单患者的红细胞凝集素不被或不全被 Forssman 抗原吸收，但可被牛红细胞吸收。而其他疾病及血清病的绵羊红细胞凝集素可被 Forssman 抗原吸收。根据这一原理进行鉴别吸收试验，用豚鼠肾吸收 Forssman 抗体，牛红细胞吸收本病的嗜异性抗体。若经豚鼠肾吸收后，凝集试验仍阳性，滴度 >1∶56，经牛红细胞吸收后不产生凝集或其滴度低于 4 个稀释度，即可诊断本病。试验结果如下（表 14－5）。

表 14－5 嗜异性凝集素的鉴别吸收试验

血清来源	嗜异性凝集效价		
	未吸收前	豚鼠肾组织吸收后	牛红细胞悬液吸收后
传染性单核细胞增多症	＋＋	＋	－
血清病等	＋＋	－	－
正常人	＋	－	±

注：＋，未被吸收；－，已被吸收；±，部分吸收。

本试验的应用范围：①临床高度怀疑本病，但嗜异性凝集试验的滴度过低者；②临床无本病征象，但嗜异性凝集试验的滴度过高者；③新近接受过马血清注射者。

本试验有一定数量假阴性，但很少出现假阳性（1%），假阳性为白血病、淋巴瘤、肝炎及类风湿关节炎患者等。

（3）单斑试验（monospot test） 为测定嗜异性抗体的快速玻片凝集法，仅用一滴血即可。本试验中以甲醛化马红细胞代替嗜异性凝集试验中的绵羊红细胞，以牛红细胞抗原取代牛红细胞。此试验具更高的敏感性和特异性，是诊断本病最常用的快速筛选试验。有报道将数百例单斑试验与鉴别吸收试验相比较，未发现假阳性。但为避免假阳性，仍以再用豚鼠肾及牛红细胞吸收进一步鉴别为好。

（4）EBV 抗体测定 通过免疫荧光试验及电子显微镜检查血清中 EBV 特异性抗体是诊断该病的重要依据，尤其是对鉴别巨细胞病毒所致单核细胞增多症者有意义。该方法较复杂，但具有特异性。抗病毒壳抗原（VCA）的 IgM 抗体于急性期阳性率高，是传单患者急性期诊断的重要指标；而 VCA 的 IgG 抗体在发病 2 周时达高峰，以后以低水平持续存在终身，IgG 抗体不能作为近期感染指标，可用于流行病学调查。

4. EB 病毒分离 EBV 不能用一般动物细胞培养，可用受检物接种脐带血淋巴细胞（未经 EBV 感染的 B 细胞）检测。外周血如能建成抗 EB 核抗原（EBNA）阳性的原淋巴样细胞也可证实 EBV 存在，但不能鉴别新近感染或以往感染。急性期受累组织或受染血用聚合酶链反应（PCR）方法检测 EB 病毒基因组或用免疫学方法检测 EBV 抗原现被认为是较多采用的证实该组织中有 EBV 的方法。

5. 其他检查 本病若累及肝脏，可有肝功能异常，如 ALT、总胆红素、碱性磷酸酶等改变；若累及肾脏，可有暂时性尿液异常，如出现蛋白尿、红细胞、白细胞、管型尿等；若累及中枢神经系统，则脑脊液可有相应改变，如脑脊液中蛋白质轻度增高，细胞数也可增加，多为淋巴细胞。

（四）诊断及鉴别诊断

1. 传染性单核细胞增多症的诊断依据

（1）临床表现　①发热，热型不定，持续 1~2 周或 3~4 周后骤退或渐退。②咽峡炎，常有咽痛、咽部充血。③淋巴结肿大：常见，全身淋巴结均可累及，颈后三角区受累最常见。④肝脾肿大：30%~60% 病例有肝大，多伴有肝功能损害。⑤皮疹：多为斑疹或丘疹。

（2）实验室检查　①血象：患者在病程不同阶段的白细胞数可增加、正常或减少。淋巴细胞比例增高，反应性淋巴细胞 >10%。②嗜异性凝集试验：本病患者呈阳性，阳性时需做牛红细胞及豚鼠肾吸附试验。本病患者血清中存在嗜异性凝集抗体可被牛红细胞吸附而不被豚鼠肾吸附，正常人血清中存在一种嗜异性凝集抗体（Forssman 抗体）可被豚鼠肾吸附而不被牛红细胞吸附。③抗 EB 病毒抗体检查：抗病毒壳抗原的 IgM 抗体出现早，阳性率高，是传单急性期重要的诊断指标。

（3）除外传染性单核细胞增多综合征　传染性单个核细胞增多综合征是由其他病毒（如巨细胞病毒、人免疫缺陷病毒、单纯疱疹病毒、风疹病毒、腺病毒、肝炎病毒等）、某些细菌、原虫等感染以及某些药物引起的，外周血中可出现反应性淋巴细胞，但嗜异性凝集试验一般为阴性。

具备上述（1）中任何 3 项，（2）中任何 2 项，再加上（3），可诊断为传染性单核细胞增多症。临床上，本病须与急性淋巴细胞白血病、传染性淋巴细胞增多症相鉴别。

2. 鉴别诊断　传单患者典型临床特点为发热、咽痛、乏力、淋巴结肿大，部分患者可出现脾肿大、皮疹等。根据反应性淋巴细胞浸润器官的先后顺序及程度的不同，临床表现也是多种多样的。

（1）β 链球菌感染性急性扁桃体炎、流行性感冒、伤寒、巨细胞病毒等疾病：患者临床上与本病相似，可用血涂片找反应性淋巴细胞、嗜异性凝集试验和鉴别吸收试验以及 EB 病毒抗体检测加以鉴别。

（2）病毒性肝炎、流行性感冒、过敏反应以及某些免疫性疾病：患者外周血片中均可出现反应性淋巴细胞，然而嗜异性凝集试验阴性或抗体能被豚鼠肾所吸附，抗 EB 病毒抗体呈阴性对本病具有鉴别价值。

（3）急性感染性淋巴细胞增多症：多见于儿童，大多有上呼吸道感染症状，少见淋巴结肿大，无脾肿大。外周血白细胞总数增多，主要为成熟淋巴细胞。嗜异性凝集试验及抗 EB 病毒抗体测定为阴性。

（4）巨细胞病毒所致单核细胞增生症及其他疾病：可进行抗 EB 病毒特异性抗体的测定。

（5）血清病和正常人的血清中均可存在嗜异性抗体，并能被豚鼠肾所吸附，因此在诊断传单时，标本必须经豚鼠肾吸附后嗜异性抗体效价仍达 1∶28 以上方可与前者鉴别。

PPT

第四节　脾功能亢进

（一）概述

脾功能亢进（hyperspleenism）简称脾亢，是指各种不同的疾病或原因导致脾脏肿大和血细胞减少的一种综合征。临床表现为脾大、一系或多系血细胞减少而骨髓相应造血细胞增生。脾切除后，血象可基本恢复正常，症状缓解。

根据病因是否明确，可分为原发性和继发性两大类，原发性脾亢病因不明，继发性脾亢是指在原发疾病的基础上并发脾功能亢进，可见于多种不同类型的疾病，主要包括：①感染性疾病，如亚急性感染性心内膜炎、传染性单核细胞增多症、结核病、病毒性肝炎以及疟疾等原虫病；②充血性脾肿大，即门静脉高压，肝内阻塞如各种原因所致的肝硬化、肝外阻塞如门静脉或脾静脉血栓形成、肝静脉血栓形成；③血液系统疾病，如遗传性球形红细胞增多症、镰形红细胞贫血、自身免疫性溶血性贫血、重型珠蛋白生成障碍性贫血、白血病、淋巴瘤、骨髓增殖性肿瘤等；④类脂质沉积病，如戈病谢、尼曼－匹克病；⑤结缔组织病，如系统性红斑狼疮、Felty 综合征；⑥脾脏疾病，如脾囊肿或假性囊肿、脾淋巴瘤及脾动脉瘤等。临床上以继发性脾功能亢进居多，原发性脾功能亢进甚为少见。

关于脾亢引起血细胞减少的机制，目前有以下学说。①过分滞留吞噬学说：当各种不同原因引起脾大时，血细胞通过脾脏的时间延长，滞留的数量增加，从而脾对血细胞的破坏功能增强。②体液学说：脾可能产生某些体液因子，抑制骨髓的造血功能及成熟血细胞的释放。③免疫学说：脾可产生大量免疫球蛋白，又可破坏黏附抗体的血细胞，脾亢时，上述作用增强，即造成外周血细胞的减少，并使骨髓代偿性增生。④稀释学说：当脾大时，全身血浆总容量也明显增加，造成血液稀释，而表现为血细胞减少。

脾功能亢进的共同临床表现是脾脏肿大以及外周血细胞减少引起的相应临床症状与体征，血细胞减少导致贫血、感染和出血，粒细胞减少者常有乏力、衰弱，有的患者白细胞及血小板数量很低，但感染与出血并不显著。

（二）实验室特征

1. 血象　红细胞、白细胞或血小板可以一系、两系乃至三系同时减少，血细胞减少与脾大程度不一定成比例，贫血程度不一，为正细胞正色素性贫血。网织红细胞增多。脾切除后可使血细胞接近或恢复正常，术后血小板及粒细胞即刻上升，并能超过正常数值，随后又逐步下降至正常或接近正常。

2. 骨髓象　骨髓造血代偿性增生，若外周血全血细胞减少，则骨髓所有系统细胞均增生，若仅某一系统细胞减少，则骨髓内与其相应系统的细胞增生。部分病例有成熟障碍表现（因外周血细胞大量破坏、骨髓未成熟细胞释放造成类似成熟障碍现象）。

3. 其他检查

（1）血细胞寿命测定　对脾功能亢进患者用放射性核素 ^{51}Cr 标记测定红细胞平均寿命，检测结果显示红细胞寿命明显缩短，可 <15 天。用二异丙酯氟磷酸（DF^{32}P）示踪法检测白细胞、血小板生存时间，也有明显缩短。

（2）脾容积测定　以 ^{51}Cr 标记红细胞，静脉注入血循环后定时测定红细胞在血循环中清除率，并测定脾脏中红细胞阻留指数。不同脾肿大患者对红细胞阻留能力不同。

（三）诊断及鉴别诊断

1. 诊断

（1）脾肿大　脾功能亢进都有不同程度的脾肿大，可借助于查体、B 超及 CT 等检查。

（2）外周血细胞减少　红细胞、白细胞或血小板可一系或多系同时减少。

（3）骨髓造血细胞增生　骨髓增生活跃或明显活跃，部分病例可出现轻度成熟障碍表现。

（4）脾切除治疗有效　脾切除后可使外周血象接近或恢复正常。

（5）脾滞留血细胞增加　^{51}Cr 标记红细胞或血小板注入体内后，做体表放射性测定，可发现脾区体表放射性活性比率大于肝脏 2～3 倍，提示血小板或红细胞在脾内过度破坏或阻留。

在考虑脾功能亢进诊断时，以前 4 条最为重要。脾切除后应作相应的细胞病理学及免疫组化检查加以证实。对脾亢原发病的进一步诊断更为重要，宜根据临床及其他实验室结果情况作相应检查。如果认为无任何可以引起脾肿大的病因或疾病存在时即为原发性脾亢。

2. 鉴别诊断　主要涉及脾大的鉴别诊断及血细胞减少的鉴别诊断，前者临床上要排除其他引起脾肿大的原发病，其主要有各种急性感染、慢性感染（包括结核病、布氏菌感染、疟疾、黑热病和阿米巴性脓肿）、血吸虫病、结节病、类风湿关节炎（Felty 综合征）、淤血性脾肿大、甲状腺功能亢进、类脂质沉积症（特别是戈谢病）、血管瘤、错构瘤、淋巴瘤、骨髓增殖性肿瘤和白血病，较少见的还有脾肿瘤和脾疝。脾功能亢进的最后诊断是脾切除术后，血象接近或恢复正常，对切除的脾进行详细的组织病理学检查可能发现原发性疾病。后者主要是与再生障碍性贫血、骨髓增生异常性肿瘤、低增生性白血病等疾病相鉴别，而这些疾病骨髓都具有相应的特征性细胞形态学异常。

第五节　类脂质沉积病

PPT

类脂质沉积病（lipoid storage disease）是一类较罕见的类脂质代谢异常的遗传代谢性疾病，大多是由溶酶体中参与类脂质代谢过程的某些酶不同程度缺乏所致。不同酶的缺乏导致鞘脂类不能分解而以各种神经酰胺衍生物沉积于肝、脾、淋巴结及中枢神经等全身各组织而引起各种疾病，大多有肝脾肿大、中枢神经系统症状及视网膜病变。患者多为儿童，少数至青春期或青春期以后才症状明显。至今已知有 10 种类脂质沉积病，其中较为常见的有戈谢病、尼曼 - 匹克病和海蓝组织细胞增生症。

一、戈谢病

（一）概述

戈谢病（Gaucher disease）又称葡萄糖脑苷脂病，是一种家族性糖脂代谢病，属常染色体隐性遗传。本病由 Gaucher 于 1882 年最先报道，是由于 β - 葡萄糖脑苷脂酶（β - glucocerebrosidase）减少或缺乏，引起类脂质代谢紊乱，导致葡萄糖脑苷脂（glucocerebroside）不能分解成半乳糖脑苷脂或葡萄糖和 N - 酰基鞘氨醇，而在脾、肝、骨髓及中枢神经等各组织的单核 - 巨噬细胞中大量沉积，形成典型的戈谢细胞（Gaucher cell）。

由于 β - 葡萄糖脑苷脂酶缺乏的程度不同，临床表现有较大差异。临床上可分三型：① Ⅰ 型（慢性型），又称成人型，最常见，任何年龄均可发病，进展可快可慢。脾和肝先后肿大，骨骼损害较广泛，暴露部位及下肢皮肤可有褐色色素沉着，角膜两侧结膜上常出现黄色的楔型斑，其中可找到戈谢细胞。晚期患者可有骨痛甚而病理性骨折。小儿患者身高及体重常受影响。② Ⅱ 型（急性型），又称婴儿型，多在一岁以内起病，贫血、肝脾、淋巴结肿大，常有吮吸、吞咽困难及生长发育落后等表现。神经系统症状突出。病情进展迅速，病程短，多于婴儿期死亡。③ Ⅲ 型（亚急性型），又称幼年型，常于 2 岁至青少年期发病，病情进展缓慢，进行性肝、脾肿大伴轻至中度贫血，逐渐出现中枢神经系统症状。

（二）实验室特征

1. 血象　血象可以正常，但多数因骨髓病变及脾功能亢进而有血细胞减少，三系均可降低，血涂片中偶见戈谢细胞，可有网织红细胞增多。在脾已切除的病例中，红细胞常显示明显的大小不均和异形，易见靶形红细胞，可见少量有核红细胞和 Howell - Jolly 小体；白细胞和血小板计数可高于正常。

2. 骨髓象　骨髓象可有两种不同性质的变化，主要是戈谢细胞的浸润，其次是脾功能亢进的表现。骨髓中的戈谢细胞（可达 10% 以上）实际就是含有葡萄糖脑苷脂的巨噬细胞，此类细胞体积大，直径 20～80μm，胞体卵圆形或多边不规则形。胞核 1～3 个（或更多），呈偏心位，圆或卵圆形，染色质粗糙，副染色质明显；胞质量多，无空泡，呈淡蓝色，充满交织成网状或洋葱皮样的条纹结构。

电镜观察可见这些纤维样物质呈纺锤状或棒状与膜结合的包涵体，系葡萄糖脑苷脂。找到戈谢细胞是诊断的主要依据（图14-7）。

3. 其他检查

（1）细胞化学染色 过碘酸-希夫染色（PAS）、酸性磷酸酶染色（ACP）及苏丹黑B染色（SBB）都呈阳性或强阳性反应，髓过氧化物酶（MPO）和碱性磷酸酶（NAP）染色阴性。

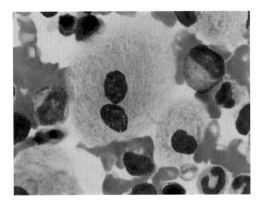

图14-7 骨髓中的戈谢细胞
（Wright-Giemsa染色，×1000）

（2）生化检查 患者血浆、红细胞及肝活检标本的葡萄糖脑苷脂含量明显增高。血清β-葡萄糖脑苷脂酶活性显著减低，是戈谢病诊断的"金标准"。

（3）细胞学检查 淋巴结、脾、肝穿刺或印片镜检也可检出戈谢细胞。

（4）X射线检查 可见广泛性骨质疏松及肺部浸润性病变。

（三）诊断及鉴别诊断

1. 诊断 凡临床有贫血伴肝脾肿大者，骨髓涂片或肝、脾或淋巴结活检中找到较多戈谢细胞可作出本病的诊断。如果戈谢细胞很少或其诊断不能确定，测定白细胞或成纤维细胞中的β-葡萄糖苷脂酶活性是最可靠、有力的诊断证据。血清ACP升高可协助诊断。

2. 鉴别诊断 本病主要与可引起假戈谢细胞的疾病相鉴别，包括慢性髓细胞白血病、多发性骨髓瘤、珠蛋白生成障碍性贫血、先天性细胞发育不良贫血和获得性免疫缺陷综合征等。

二、尼曼-匹克病

（一）概述

尼曼-匹克病（Niemann-Pick disease，NPD）又称鞘磷脂沉积病（sphingomyelin lipidosis），属先天性糖脂代谢性疾病，是一组有高度表型异质的疾病，为常染色体隐性遗传。是由于组织中鞘磷脂酶（sphingomyelinase）缺乏，导致鞘磷脂和胆固醇大量沉积在单核-吞噬细胞或其他组织细胞中。本病于1914年由Niemann最先报道，1922年由Pick详细描述了病理变化并与戈谢病明确区分。此病最多见于犹太人，以年幼儿童多发，患者的肝、脾、肺、骨髓及淋巴结中存在着大量含有神经鞘磷脂的泡沫细胞，故有肝脾肿大、眼底黄斑部樱桃红色斑及骨髓涂片中泡沫样细胞等主要特征。

根据发病年龄、临床表现及酶学检查可将本病分为A、B、C、D、E五种类型。①A型（急性神经型）：为最常见类型，生后3~4个月起即可发病，除肝、脾及淋巴结肿大外，智力进行性减退，呈白痴样肌张力低下，运动功能逐渐丧失，皮肤有棕色色素沉着，50%患儿眼底检查黄斑部可见樱桃红斑点，严重时听力、视力均受影响。②B型（慢性非神经型）：此型与A型相似，但无或仅有轻微神经系统表现，内脏广泛受累，肝脾肿大明显，幼儿或儿童期发病，进展缓慢，可带病长期生存。③C型（慢性神经型）：症状同A型，但多见幼儿或少年发病，神经系统症状出现较迟。④D型：2~4岁发病，有明显黄疸、肝脾肿大和神经症状，多于学龄前期死亡。⑤E型（成人非神经型）：病例甚少，成人发病，智力正常，可见不同程度肝脾肿大，眼底有樱桃红斑，但无神经症状，可长期生存。

（二）实验室特征

1. 血象 可有中度贫血（正色素性），血小板减少，其程度取决于骨髓累及程度，白细胞一般正常，可减少甚至稍增多，淋巴细胞及单核细胞常显示胞浆特征性空泡。

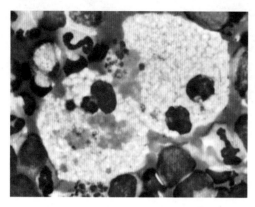

图 14-8 骨髓中的尼曼-匹克细胞

（Wright-Giemsa 染色，×1000）

2. 骨髓象 骨髓增生程度及各种细胞比例正常，骨髓涂片中可找到典型的尼曼-匹克细胞，是诊断本病的主要依据。这种细胞体积大，直径 20~100μm，圆形、椭圆形或三角形，胞核较小，1~2 个，呈偏心位，染色质疏松，胞质中充满泡沫状神经鞘磷脂颗粒，似桑椹状脂肪滴，这种结构使细胞质呈泡沫状，故又称泡沫细胞（图 14-8）。尼曼-匹克细胞与戈谢细胞的鉴别如下（表 14-6）。

3. 其他检查

（1）细胞化学染色 过碘酸-希夫染色（PAS）空泡壁为阳性，空泡中心为阴性，酸性磷酸酶（ACP）及髓过氧化物酶（MPO）染色阴性。

（2）生化检查 患者组织器官中神经磷脂含量明显增高，肝、脾、外周血白细胞、羊水细胞及体外培养的成纤维细胞中神经鞘磷脂酶活性明显降低。

（3）细胞学检查 肝、脾和淋巴结中也可找到尼曼-匹克细胞。

表 14-6 尼曼-匹克细胞与戈谢细胞的鉴别

鉴别要点	尼曼-匹克细胞	戈谢细胞
胞体	巨大，直径 20~100μm	较大，直径 20~80μm
胞核	常为一个，染色质较疏松	可为多个，染色质较浓密
胞质	丰富，Wright-Giemsa 染色呈空泡状或泡沫状，含神经鞘磷脂	丰富，Wright-Giemsa 染色呈紫蓝色，有洋葱皮样或蜘蛛网状结构，含葡萄糖脑苷脂
吞噬	不明显	有吞噬
PAS 染色	泡壁弱阳性，空泡中心阴性	强阳性
ACP 染色	阴性	强阳性

（三）诊断及鉴别诊断

1. 诊断 凡临床上有肝脾肿大，伴有贫血，骨髓、肝、脾和淋巴组织中有成堆泡沫细胞，可诊断本病。有条件者可检测神经鞘磷脂酶活性，其对诊断有决定性意义。

2. 鉴别诊断 本病主要与骨髓涂片及组织活检可发现泡沫细胞的其他疾病相鉴别，包括慢性髓细胞白血病、免疫性血小板减少症、珠蛋白生成障碍性贫血、先天性红细胞生成异常性贫血及其他一些脂质代谢性疾病等。

三、海蓝组织细胞增生症

（一）概述

海蓝组织细胞增生症（sea-blue-histiocytosis syndrome）又称海蓝组织细胞综合征，是一种不典型的脂质贮积症，以骨髓、肝、脾等组织器官的海蓝组织细胞浸润为主要特征。

本病异常组织细胞的出现可能与脂类代谢紊乱有关，临床上一般将本病分为原发性（遗传性）和继发性（获得性）两种类型。原发性患者系常染色体隐性遗传性疾病。由于神经鞘磷脂酶活性降低，受累组织中神经鞘磷脂和神经糖脂积累，经组织化学染色呈海蓝色颗粒。有人认为此症可能是尼曼-匹克病（NPD）的一种变异型。

其临床特点为：受累家庭中可有多人发病。发病年龄自幼儿到老年人不等，但多数病人在 40 岁前明确诊断。肝脾肿大是最常见的就诊症状。脾肿大见于90%以上的患者，50%以上伴有肝脏肿大，可有血小板减少及紫癜，甚至逐渐出现肝硬化和肝功能衰竭。1/3患者有肺浸润，少数有皮疹，色素沉着及神经系统症状，婴儿多伴黄疸。

（二）实验室特征

1. 血象　血红蛋白、白细胞计数正常，血小板减少。

2. 骨髓检查和病理检查　骨髓或脾脏穿刺标本中发现多数海蓝组织细胞（图14-9）。在Wright-Giemsa染色的标本上，此种组织细胞的胞质内可见数量不等的海蓝色或蓝绿色颗粒，海蓝细胞的胞体较大，直径为20~60μm，具有一个偏位的细胞核，核染色质块状，可见单个核仁。电镜观察颗粒结构，可见类脂分子呈规则的板层排列。

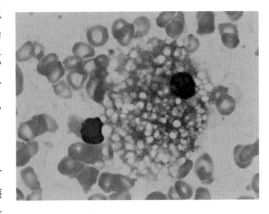

图14-9　骨髓中的海蓝组织细胞
（Wright-Giemsa染色，×1000）

3. 其他检查

（1）细胞化学染色　过碘酸-希夫染色（PAS）、苏丹黑B（SBB）、油红O及抗酸染色呈阳性反应，酸性磷酸酶（ACP）染色不定，碱性磷酸酶（NAP）染色阴性，自发荧光阳性。

（2）生化检查　脾脏和骨髓的磷脂、神经磷脂和总脂量增加；少数患者尿中黏多糖排泄增多。

（三）诊断及鉴别诊断

1. 诊断　骨髓或脾脏穿刺标本中发现多数海蓝组织细胞，脾脏和骨髓的磷脂、神经磷脂和总脂量增加。

2. 鉴别诊断　应与继发性海蓝组织细胞增生症相鉴别；继发性海蓝组织细胞增生症可继发于多种疾病，如免疫性血小板减少症、珠蛋白生成障碍性贫血、镰状细胞贫血、真性红细胞增多症、慢性髓细胞白血病、慢性肉芽肿性疾病、结节病、系统性红斑狼疮、戈谢病、尼曼-匹克病、多发性骨髓瘤等。这些病多在脾内可见到少量海蓝组织细胞，并有原发病的特征。

PPT

第六节　噬血细胞综合征

（一）概述

噬血细胞综合征（hemophagocytic syndrome，HPS），又称为噬血细胞性淋巴组织细胞增多症（hemophagocytic lymphohistiocytosis，HLH），是一种遗传性或获得性免疫调节功能异常导致的淋巴细胞、单核细胞和巨噬细胞异常激活、增殖和分泌大量炎性细胞因子引起的过度炎症反应综合征。以发热、血细胞减少、肝脾肿大及肝、脾、淋巴结和骨髓组织发现噬血现象为主要临床特征。HLH缺乏特异性临床表现，因此容易误诊、漏诊；由于HLH的潜在病因多种多样，首诊科室较多，存在多学科交叉的特点。HLH是一种进展迅速的高致死性疾病，HLH未经治疗的中位生存时间不超过2个月。

按照是否存在明确的HLH相关的基因异常，HLH可分为"原发性"和"继发性"两类。

1. 原发性HLH　由遗传性淋巴细胞毒功能受损或炎症活性相关基因缺陷导致。遗传方式主要为性染色体和（或）常染色体隐性遗传。目前报道的HLH相关基因100余种，相对明确的HLH致病基

269

因有 17 种。根据基因缺陷的特点，将原发性 HLH 归类如下：①家族性 HLH（familial hemophagocytic lymphohistiocytosis，FHL）；②免疫缺陷综合征相关 HLH；③X 连锁淋巴增生性疾病（X – linked lymphoproliferative disease，XLP）；④EB 病毒驱动型 HLH。

2. 继发性 HLH 由肿瘤、风湿免疫性疾病、感染等多种诱因所致的严重炎症反应综合征，通常无已知的 HLH 致病基因缺陷及家族史。

（1）恶性肿瘤相关 HLH 常见于血液系统恶性肿瘤，淋巴瘤相关 HLH 最常见，以 NK 细胞和 T 细胞淋巴瘤多见。HLH 也可继发于少数实体肿瘤，如胃癌、胸腺癌和胚胎细胞肿瘤等。

（2）风湿免疫性疾病相关 HLH 又称巨噬细胞活化综合征（macrophage activation syndrome，MAS） 常见于全身性青少年特发性关节炎、成人 Still 病、系统性红斑狼疮和坏死性淋巴结炎等。

（3）感染相关 HLH 继发性 HLH 的最常见诱因，包括细菌、真菌、病毒及原虫感染等，可以为感染触发或宿主免疫功能受损时的机会性致病。病毒是感染相关 HLH 最常见的诱因，例如 EB 病毒及巨细胞病毒，尤以 EB 病毒感染最常见。

（4）其他 器官和造血干细胞移植、嵌合抗原受体 T 细胞免疫治疗、妊娠和药物等也可诱发 HLH。遗传代谢性疾病在诱发因素的作用下偶可发生 HLH。

对于未检测出目前已知的 HLH 致病基因，且无法确定继发病因的患者暂时归类于原因不明 HLH，在后续的治疗和随诊过程中仍需不断寻找原发病因。

（二）实验室特征

1. 血象 外周血细胞计数减少，常为两系及以上血细胞进行性减少，以血小板减少和贫血常见。

2. 骨髓象 早期骨髓可表现为正常增生骨髓象，后期可出现单核细胞、吞噬细胞增多，出现噬血现象，主要吞噬红细胞，也可吞噬血小板及有核细胞（图 14 – 10）。晚期可表现为骨髓增生减低。骨髓内未发现噬血细胞不能排除 HLH，应密切结合临床。

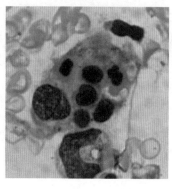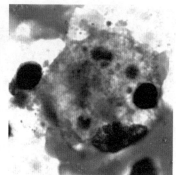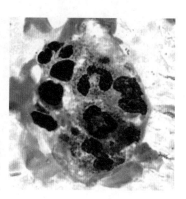

图 14 – 10 噬血细胞（Wright – Giemsa 染色，×1000）

3. 其他检查

（1）遵循 HLH 2004 诊断标准相关检查：铁蛋白、甘油三酯、纤维蛋白原、NK 细胞活性及可溶性白细胞介素 2 受体（sCD25）。

（2）细胞因子谱 HLH 相关细胞因子谱检测可以协助提高诊断 HLH 的敏感性和特异性。

（3）细胞毒功能检查和 HLH 相关基因的蛋白表达检测 ΔCD107a、穿孔素、Munc134、SAP、XIAP 和颗粒酶 B 等 HLH 缺陷基因相对应的蛋白表达量和功能的检测可作为快速鉴别原发性 HLH 的可靠依据。

（4）基因测序 是诊断原发性 HLH 的金标准。

（5）病原学筛查 完善细菌、真菌、病毒以及原虫感染等病原学检测。

（6）肿瘤性疾病筛查　病初有淋巴结肿大患者尽量在化疗前结合影像学结果行淋巴结活检术。>1 岁患者均应行骨髓活检。

（7）风湿免疫性疾病筛查　应完善免疫球蛋白、补体和自身抗体等检查。

（三）诊断及鉴别诊断

1. 诊断　根据国际组织细胞协会于 2004 年修订的 HLH 诊断标准及中国噬血细胞综合征诊断与治疗指南（2022 年版），符合以下两条标准中任何一条时可以诊断 HLH。

（1）分子诊断符合 HLH　存在目前已知的 HLH 相关致病基因，如 *PRF1*、*UNC13D*、*STX11*、*STX-BP2*、*Rab27a*、*LYST*、*SH2D1A*、*BIRC4*、*ITK*、*AP3β1*、*MAGT1*、*CD27* 等病理性突变。

（2）符合以下 8 条指标中的 5 条或以上

①发热：体温 >38.5 ℃，持续 >7 天。②脾大。③血细胞减少，除外骨髓造血功能减低，血红蛋白 <90g/L（<4 周婴儿，血红蛋白 <100g/L），血小板 <100×10^9/L，中性粒细胞 <1.0×10^9/L。④高甘油三酯血症和（或）低纤维蛋白原血症：甘油三酯 >3.0mmol/L 或高于同年龄的 3 个标准差，纤维蛋白原 <1.5g/L 或低于同年龄的 3 个标准差。⑤在骨髓、脾脏、肝脏或淋巴结中发现噬血现象。⑥NK 细胞活性降低或缺如。⑦血清铁蛋白升高：铁蛋白 ≥500μg/L。⑧sCD25 升高。

当符合以上标准 5 项及以上时即可诊断 HLH，并进一步完善 HLH 病因的相关检查。当患者符合 4 项标准时，应密切监测病情变化，并重复评估 HLH 相关指标。当患者符合 3 项及以下标准时，应监测病情变化，必要时重复评估。

2. 鉴别诊断　HLH 的潜在病因多种多样，存在多学科交叉的特点，缺乏特异性临床表现，因此容易误诊、漏诊。由于治疗方法不同，鉴别引起 HLH 的原因非常重要，首先需区分原发性或继发性，特别是将原发性与病毒相关性噬血细胞综合征相区分，其次必须严格除外肿瘤相关性噬血细胞综合征。原发性 HLH 为常染色体隐性遗传病，家族史不详，将增加诊断难度，原发性 HLH 好发于 1 岁以下，个别迟至 8 岁，成人罕见，因此小于 8 岁的患儿如根据临床资料难以诊断，应按原发性处理。

？思考题

答案解析

案例　患者，男，77 岁。因"反复发热半年余"入院。

现病史：患者半年前无明显诱因下出现反复发热，伴头晕、胸闷，活动后心悸、气短，无恶心呕吐。

体格检查：神清，精神软，全身皮肤巩膜无黄染、出血点及瘀点瘀斑，双侧颈部可及数枚绿豆大小淋巴结，腋下、腹股沟浅表淋巴结未及肿大，两肺呼吸音粗，可闻及湿啰音，律齐，未闻及病理性杂音。腹平软，无压痛，脊柱四肢无畸形，无双下肢水肿。

B 超：提示肝、脾肿大。

实验室检查：白细胞 1.44×10^9/L，淋巴细胞 84%，中性粒细胞 10%，单核细胞 4%，嗜酸性粒细胞 1%，反应性淋巴细胞 1%，血红蛋白 75g/L，血小板 42×10^9/L，C 反应蛋白 64mg/L，纤维蛋白原 0.96g/L，铁蛋白 >1675.6μg/L↑，EB 病毒抗体（血清）：EB 病毒核心抗原 IgG 168.0U/ml↑，EB 病毒 VCA－IgA 4.6 COI↑，EB 病毒 VCA－IgG >750.0U/ml。EB 病毒－DNA（全血）：EB 病毒 DNA 定量 4.90E+06copies/ml↑，骨髓增生活跃，可见噬血细胞。

问题

（1）该患者临床诊断考虑什么？

（2）该疾病的诊断标准包括哪些？

（付书南　林慧君）

书网融合……

重点小结

题库

微课/视频

第十五章　血栓与止血基础理论

📝 学习目标

1. 通过本章学习，掌握凝血机制、血小板的功能、生理性抗凝物质种类及作用、纤溶系统的成分及功能、纤溶酶原激活三条途径的定义、血栓形成的定义及血栓形成三要素；熟悉凝血因子的分类与特性、血管壁的功能、血浆抗凝血酶、蛋白C、蛋白S的特性、纤维蛋白（原）的降解及降解产物的作用、血栓形成的机制；了解血管壁的结构、血小板的结构、其他抗凝物质的作用及机理、纤维蛋白溶解系统各种成分的分子结构、血栓分类。

2. 具有扎实的血栓与止血相关理论基础知识，学习并理解此类疾病的发病机制、病理生理过程以及综合分析能力。

3. 树立为临床服务的医检思维，培养拥有医学检验专业素养、系统分析问题和辩证思考问题能力、初步岗位胜任能力和医学科学研究可持续发展能力的复合型医学检验专业人才。

生理条件下，机体通过复杂调控机制，使血液在血管中始终处于流动状态。病理条件下，血液可从血管中流出或溢出，即发生出血，并启动后续止血过程；或者血液在血管中凝固，即形成血栓。血管、血液有形成分、凝血因子和凝血调节物质、血流特性等多因素相互作用，构成血栓与止血基本理论的范畴。

血液凝固是指血液变为凝胶状态的过程，简称凝血。经过100多年的不断探索，凝血理论由"瀑布学说"到内、外凝血途径的互相作用，到近年来细胞凝血理论的建立，逐步阐明了凝血的机制，揭示了凝血因子参与的复杂凝血过程。

血栓与出血是机体止血、凝血和凝血调节等因素相互作用、动态失衡的结果。凝血活性增强或血液抗凝和纤溶活性降低，即出现高凝状态或血栓形成；而凝血活性减弱或血液抗凝和纤溶活性增强，则易致低凝状态或出血倾向，进而发生出血性疾病。

第一节　血管壁的止血作用

PPT

生理条件下，血管是一种封闭的环路，有完整的管壁结构、光滑平整的管腔表面。血管内皮细胞合成释放多种促凝和抗血栓活性物质，动态平衡中参与维持血液的流动状态。一旦病理因素破坏了这种动态平衡，则可发生出血或血栓形成。

一、血管壁的结构

血管可分为动脉、静脉和毛细血管。除毛细血管外，血管的管壁从管腔内向外分为3层，依次为内膜、中膜和外膜。血管壁内还有营养血管和神经分布。

1. 内膜（tunica intima） 内膜由内皮细胞（endothelium）和内皮下组织（subendothelial tissue）组成。内皮细胞单层覆盖在血管腔表面，呈扁平、棱形或多角形，细胞核居中，细胞基底面附着于基膜上。电镜下，内皮细胞管腔面可见稀疏不等的胞质突起。W-P 小体（Weibel-Palade 小体）是内皮细胞特有的细胞器，源于高尔基复合体，呈杆状。一些重要的黏附分子如血管性血友病因子（von willebrand factor，VWF）和 P 选择素（P-selectin）又称为血小板颗粒膜蛋白 140（granule membrane protein-140，GMP-140）等都贮存于 W-P 小体中。当内皮细胞受到刺激时，这些因子可被释放出来。内皮细胞作为血管的内衬，形成光滑面，便于血液流动。内皮与基膜一起组成双重屏障阻止血液外渗。内皮下组织由薄层结缔组织构成，含有少量胶原纤维和弹性纤维，有时有少量平滑肌细胞。有的动脉内皮下层深部还有一层内弹性膜（internal elastic membrane），由弹性蛋白组成。一般以内弹性膜作为动脉内膜与中膜的分界。

2. 中膜（tunica media） 中膜位于内膜和外膜之间，其厚度和组成因血管类型而异。大动脉的中膜很厚，主要由弹性膜构成，膜间夹有弹性纤维、胶原纤维和平滑肌。中、小动脉的中膜主要由平滑肌组成。与伴行的动脉相比，静脉管径大、管壁薄，管壁中结缔组织成分较多，内、中、外三层膜分界不明显。胶原和微纤维是内皮损伤后参与血小板黏附、聚集的主要成分，并启动内源性凝血。平滑肌和弹性纤维参与血管的收缩和舒张。

3. 外膜（tunica adventitia） 外膜由疏松结缔组织组成，其中含有螺旋状或纵向分布的弹性纤维和胶原纤维。有的动脉中膜和外膜交界处有弹性纤维组成的外弹性膜（external elastic membrane）。外膜的主要作用是分隔血管与周围组织器官。

二、血管壁的止血作用

血管壁的止血作用主要是依靠与血液直接接触的内膜来完成。内膜中主要是内皮细胞。因此，血管壁的止血功能主要是通过内皮细胞表达和释放的多种活性物质来完成。

（1）血管收缩 血管的收缩通过神经、体液因素及局部的化学物质调节。当血管受损时，较大血管中的平滑肌通过交感神经的轴突反射使血管收缩，致使受损血管的伤口缩小，血流减慢。小血管的收缩主要依赖于内皮细胞完成。血管收缩、血流缓慢，有利于血小板在受损的局部黏附、聚集，促进止血和血栓形成。内皮细胞可通过多种途径调节血管张力、血压和血流速度。①分泌肾素：肾素可使血管紧张素原变成血管紧张素，后者使血管收缩。②细胞表面含有多种酶，具有形成、转化和灭活多种血管活性肽的作用。这些酶包括：羧基肽酶 N、氨基肽酶 A、氨基肽酶 M 以及血管紧张素转化酶。其中血管紧张素转化酶可使无活性的血管紧张素 Ⅰ 变成血管紧张素 Ⅱ，促使血管收缩。③分泌内皮素（endothelin，ET）：ET 是一种强烈的缩血管物质，通过活化钠通道而增加细胞外钙的流入和动员肌质网的 Ca^{2+} 释放，导致细胞质内 Ca^{2+} 浓度升高，引起血管强烈收缩。④释放多种舒张血管的物质：包括 NO、腺苷、PGI_2 等，在内皮细胞受损时其释放量下降，从而失去调节正常血管舒张的功能。正常情况下，体内调节血管舒张收缩的物质处于动态平衡状态，从而保证血流通畅。体液因素中调节血管舒缩的物质如下（表 15-1）。

表 15-1 体液中调节血管舒缩功能的物质

收缩血管物质	舒张血管物质
去甲肾上腺素	乙酰胆碱
多巴胺	激肽
血管紧张素	腺苷

收缩血管物质	舒张血管物质
血管加压素	低血氧
血栓烷 A_2	H^+、K^+、CO_2 增高
内皮素	前列环素（PGI_2）
肾上腺素（兼具舒血管作用）	组胺（兼具缩血管作用）

（2）激活血小板　正常情况下，血小板不会黏附到完整的内皮细胞上。当血管壁受到损伤时，流经此处的血小板可黏附至损伤暴露的胶原纤维上，随后发生聚集和释放反应。内皮细胞合成释放的 VWF 介导血小板与内皮下胶原的黏附，葡萄糖、纤维蛋白、机械损伤、补体、放射线、血流切应力等可使 VWF 合成和释放增加，地塞米松、维生素 E 则抑制其合成和释放。内皮细胞还能够生成血小板活化因子（platelet activating factor）（PAF）。PAF 是已知最强的血小板激活剂，能诱导血小板的活化和聚集。凝血酶、加压素、血管紧张素 Ⅱ、IL-1、TNF、组胺等可刺激内皮细胞合成 PAF，PGI_2 则可抑制 PAF 的合成。内皮细胞也能合成和释放 TXA_2，收缩血管和活化血小板。凝血酶、ATP、ADP、低密度脂蛋白、白细胞三烯 B_4、D_4 等刺激内皮细胞合成 TXA_2。

（3）促进血液凝固　当血管壁受损或内皮细胞受刺激时，内皮细胞合成和表达大量组织因子（tissue factor，TF）。TF 与血浆中的活化因子Ⅶ（FⅦa）结合，快速启动外源凝血；内皮下胶原等成分暴露，激活因子Ⅻ，启动内源凝血。通过外源和内源凝血，在血管损伤部位形成纤维蛋白凝块。多种因素参与调节内皮细胞合成和表达 TF：IL-1、TNF、免疫复合物等可诱导内皮细胞产生 TF，凝血酶、内毒素可增强 TF 活性。此外，内皮细胞表达因子 V，后者可结合因子 X，促进凝血。当血管受损时，纤维蛋白原、纤维蛋白（fibrin，Fb）可与内皮细胞结合，并沉积在内皮下组织，介导细胞与细胞外基质的相互作用，促进止血和伤口愈合。

（4）抗纤溶作用　血管壁受损时，内皮细胞分泌和释放的纤溶酶原激活抑制物-1（plasminogen activator inhibitor-1，PAI-1）明显增多，能与组织型纤溶酶原激活物（tissue type plasminogen activator，t-PA）和尿激酶型纤溶酶原激活物（urokinase type plasminogen activator，u-PA）形成紧密的复合物，从而抑制其活性，阻止纤维蛋白溶解，增强止血作用。

三、血管内皮细胞的抗血栓作用

血管壁的抗血栓作用取决于内皮细胞的完整性以及内皮细胞分泌的活性物质对血小板、凝血、抗凝和纤维蛋白溶解等过程的调节作用。

1. 抑制血小板聚集作用　内皮细胞能够生成和释放抑制血小板黏附和聚集的活性物质。

（1）前列环素（prostacyclin，PGI_2）　PGI_2 是内皮细胞中花生四烯酸代谢产物，是一种强烈的血管扩张剂和血小板聚集抑制物。PGI_2 和血小板膜上特异的受体结合刺激腺苷酸环化酶，使血小板内 cAMP 增多，从而抑制血小板的形态改变、血小板的聚集和释放，并抑制 VWF、纤维蛋白原与血小板表面特异受体的结合，还可抑制血小板的促凝活性。高浓度 PGI_2 也可抑制血小板黏附到内皮下组织，特别是抑制活化血小板的黏附作用。凝血酶、急性缺氧、高密度脂蛋白、活化补体成分、组胺、激肽释放酶、血管紧张素、IL-1、IFN、TNF、ATP、ADP、PAF、白细胞三烯 C_4 等可刺激内皮细胞合成 PGI_2。成纤维细胞生长因子、纤溶酶，某些药物如阿司匹林、非固醇类抗炎药（吲哚美辛等）、环孢素等，可通过抑制环氧化酶活性而抑制 PGI_2 的产生，吸烟、地塞米松、FXa、亚油酸等可抑制 PGI_2 的释放。

（2）硫酸乙酰肝素蛋白多糖（heparin sulfate proteoglycan，HSPG）　HSPG 可结合抗凝血酶（antithrombin，AT），并增强 AT 的抗凝作用。HSPG 主要位于内皮下基底膜和内皮细胞管腔表面。内皮细胞表面的 HSPG 可作为受体调节血液和组织之间的物质交换，同时因 HSPG 带有大量负电荷，血小板表面也带负电荷，可阻止血小板黏附到正常的内皮细胞上。HSPG 还能聚集 AT 于内皮细胞表面，构成内皮细胞重要的抗凝成分。

（3）内皮衍生松弛因子（endothelium derived relaxing factor，EDRF）　EDRF 化学本质认为是一氧化氮（NO）。EDRF 的生物学作用：一是扩张血管平滑肌，主要通过增加细胞 Ca^{2+} 浓度，刺激细胞内鸟苷环化酶活性，使 cGMP 增加，后者可使血管扩张；二是抑制血小板黏附到内皮下组织和聚集反应。EDRF 的抗血小板作用通过增加细胞内 cGMP 实现。PGI_2 可增加 EDRF 的抗血小板的作用。

（4）13-羟-十八碳二烯酸（13-hydroxy-octadecadienoic acid，13-HODE）　13-HODE 是内皮细胞亚油酸衍生物，它是血小板黏附、聚集和 TXA_2 生成的强烈抑制剂，同时可诱导 PGI_2 生成。

（5）腺苷　ADP 是一种重要的血小板诱聚剂，ATP 则可扩张血管和对抗 ADP 的血小板诱聚作用。活化血小板和内皮细胞均可释放 ADP 和 ATP。内皮细胞同时具有调节 ADP 和 ATP 的作用，能迅速分解 ADP、ATP，使之变成 AMP 和腺苷。后者是一种强烈的血小板功能抑制剂。但这一过程又可被 ADP 抑制。内皮细胞还可摄取外源的腺苷生成 ATP。

2. 抗凝作用　内皮细胞合成分泌的 AT、凝血酶调节蛋白（thrombomodulin，TM）、内皮细胞蛋白 C 受体（endothelial cell protein C receptor，EPCR）、组织因子途径抑制物（tissue factor pathway inhibitor，TFPI）等都能发挥抗凝作用。AT 是一种多功能的丝氨酸蛋白酶抑制物，除抑制凝血酶外，对 FXa、FⅦa、FⅨa、FⅪa、FⅫa 以及纤溶酶、胰蛋白酶也有抑制作用。TM 是凝血酶的受体与辅因子，凝血酶和内皮细胞膜表面的 TM 结合后激活蛋白 C 成为活化的蛋白 C（activated protein C，APC），灭活 FVa、FⅧa。EPCR 可以提高凝血酶 - TM 复合物介导的蛋白 C 激活。TFPI 的主要抗凝作用是通过与 Ca^{2+}、FXa 及 FⅦa - TF 形成四联体复合物，抑制外源凝血。内毒素、IL - 1、TNF 可刺激内皮细胞合成和释放 TFPI。

3. 促纤溶作用　内皮细胞不仅合成和分泌 t - PA，而且在内皮细胞表面存在纤溶酶、纤溶酶原、t - PA 和 u - PA 受体，使纤溶酶原和 t - PA 等集合在内皮细胞表面，促进纤溶成分相互反应，防止形成的纤溶酶被血浆中的 α_2 - 抗纤溶酶（α_2-antiplasmin，α_2 - AP）抑制，增强纤溶活性。

生理情况下，内皮细胞通常发挥着抗血栓作用，但在血管受损、内皮细胞受刺激时其功能会迅速转换为激活血小板、促进凝血、促血栓形成和抑制纤溶。因此，血液流动性和止血是由内皮细胞的抗血栓形成/促血栓形成和血管扩张/血管收缩特性的平衡来调节的。

第二节　血小板的止血作用

PPT

血小板由骨髓巨核细胞产生并释放入血，在止血与血栓形成过程中起着十分重要的作用。当血管内皮损伤等因素激活血小板后，血小板通过黏附、聚集、释放反应参与初期止血。同时，血小板也参与凝血过程，促进血凝块形成，发挥止血作用。

一、血小板的结构 ⓔ 微课/视频1

生理情况下，血小板在血管内处于静息状态，直径 2~4μm。扫描电镜下，静息血小板呈双面微凸圆盘状，表面平滑，可见胞膜凹陷形成的开放管道系统外口（图 15-1）；活化后血小板呈星形，可见许多伪足样突起（图 15-2）。

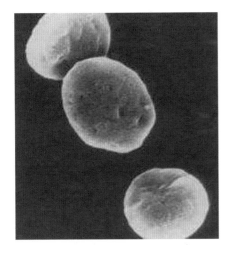

图 15-1 静息血小板扫描电镜图

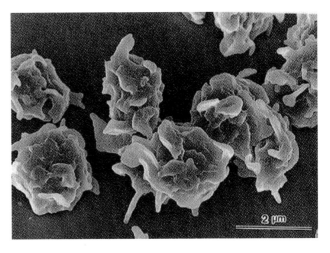

图 15-2 活化血小板扫描电镜图

透射电镜下可见血小板的超微结构，分为表面结构、骨架系统、细胞器、特殊膜管道系统四部分（图 15-3）。

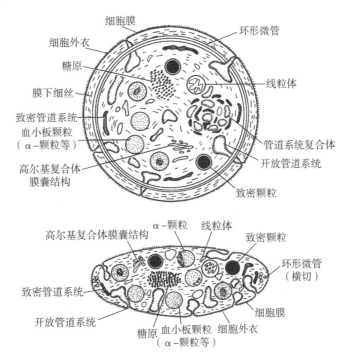

图 15-3 透射电镜下血小板超微结构模式图

上：血小板的赤道面；下：血小板的垂直切面

1. 表面结构　血小板表面主要由血小板膜和细胞外衣组成。血小板膜的主要成分是蛋白质（占57%）、脂质（占35%）和少量糖类（占8%）。外衣又称糖萼，由糖蛋白的糖链部分向膜外伸出，并覆盖在血小板表面，是许多物质的受体。

（1）膜蛋白　膜蛋白中最为重要的是糖蛋白（glycoprotein，GP），包括血小板质膜糖蛋白和颗粒膜蛋白。①血小板质膜糖蛋白有多种，由 ICSH 统一命名，其中 GP I a、GP I b、GP II b、GP III a 等已被确定为血小板特异性抗原。质膜糖蛋白还是多种物质的受体，参与血小板的活化（表 15-2）。某些糖蛋白在静息状态下不表达或极少表达，血小板活化变形后，暴露于血小板表面，由此可观察血小板

277

活化情况。检测 GPⅡb/Ⅲa 的变化是观察血小板活化的一个可靠指标。②颗粒膜蛋白主要存在于颗粒膜上，质膜上极少，当血小板被激活时大量表达在质膜上，主要包括 α 颗粒膜蛋白 - 140（α granular membrane protein - 140，GMP - 140）、溶酶体完整膜蛋白和相关膜蛋白等。GMP - 140 又称 P - 选择素（P - selectin），是 α 颗粒膜上分子量为 140000Da 的糖蛋白，血小板未活化时位于 α 颗粒膜上，血小板活化时，GMP - 140 融合在血小板质膜上，并大量表达。因此，GMP - 140 亦是血小板活化的一个重要检测指标。

表 15 - 2　血小板质膜主要膜糖蛋白及其特性

国际命名	CD 名称	相对分子质量（Da）	特性
GPⅠa	CD49b	160000	与 GPⅡa 形成复合物，为胶原的受体
GPⅠbα	CD42b	143000	与 GPⅨ形成复合物，为 VWF、凝血酶的受体
GPⅠbβ	CD42c	165000	
GPⅠc	CD49f	148000	与 GPⅡa 形成复合物，为 Fn 和层素的受体
GPⅡa	CD29	130000	与 GPⅠa 和 GPⅠc 形成复合物，为胶原和纤维连接蛋白的受体
GPⅡb	CD41b	145000	GPⅡb 与 GPⅢa 形成复合物，是纤维蛋白原、血管性血友病因子和纤维连接蛋白的受体
GPⅢa	CD61	90000	
GPⅣ	CD36	88000	凝血酶敏感蛋白的受体
GPⅤ	CD42d	82000	与 GPⅠb、GPⅨ形成复合物，是凝血酶的受体
GPⅥ		61000	是胶原受体，免疫球蛋白超家族成员，传递血小板黏附信号至血小板内部
GPⅨ	CD42a	22000	与 GPⅠb 形成复合物，为血管性血友病因子的受体

另外，血小板膜上还有 $Na^+ - K^+ - ATP$ 酶、$Ca^{2+} - Mg^{2+} - ATP$ 酶和一些阴离子酶，对维持血小板膜内外离子梯度和平衡起重要作用。

（2）膜脂质　膜脂质主要由鞘磷脂、甘油磷脂和胆固醇组成。甘油磷脂包括磷脂酰胆碱（phosphatidylcholine，PC）、磷脂酰丝氨酸（phosphatidylserine，PS）、磷脂酰乙醇胺（phosphatidylethanolamine，PE）等。磷脂在血小板质膜中的分布是不对称的，PS 主要分布于脂膜双层的内侧，PE、PC 等主要分布于外侧。这种不对称分布使得静息状态的血小板表面没有促凝活性。当血小板活化时，PS 转向外侧，形成血小板第 3 因子（platelet factor 3，PF_3），参与凝血过程。

2. 骨架系统　又称为溶胶 - 凝胶区，由微管、微丝及膜下细丝组成，在维持细胞形态、收缩、释放中起着重要作用（表 15 - 3）。

（1）微管（microtubules）　微管位于血小板质膜下方的赤道面，与质膜之间有膜下细丝相隔。它是一种非膜性管状结构，主要成分是由微管蛋白 A、B 组成的二聚体。一定数量的二聚体排列形成细丝，12 ~ 15 根细丝围绕成环形微管，这是血小板骨架系统的主要组成部分，对维持血小板形态起重要作用。

（2）微丝（microfilaments）　微丝是参与血小板收缩的主要成分，由肌动蛋白细丝和肌球蛋白粗丝组成，两者组成比例为 100∶1。肌动蛋白在静息血小板中大多数以球型单体存在，血小板活化后，快速聚合成细丝，致使细胞突起，并形成伪足；肌球蛋白在血小板活化时组成了粗丝。血小板的收缩过程实际上是肌动蛋白和肌球蛋白相互滑动、收缩的过程。所以，微丝在血小板变形、释放反应及血块收缩中起着重要作用。

（3）膜下细丝（submembrane filaments）　膜下细丝位于细胞膜与环形微管之间，结构和作用与微丝相似。

此外，还有凝溶蛋白、肌动蛋白结合蛋白、α-辅肌动蛋白、外廓蛋白等也参与血小板骨架系统的工作。在诸多因素共同作用下，血小板胞体变形、伸展，并形成伪足（又称黏附变形）。血小板内颗粒移向中央部位，在肌动蛋白和肌球蛋白相互作用下，颗粒与开放管道融合，颗粒内容物释放到血小板外。

3. 细胞器 血小板胞质中含有多种细胞器，最重要的是其中的三种颗粒成分，即 α 颗粒、δ 颗粒（致密颗粒）和 γ 颗粒（溶酶体）。

（1）α 颗粒 α 颗粒呈圆形，直径 250 ~ 500nm，有界膜包围，内容物呈中等电子密度，是血小板可分泌蛋白的主要贮存部位。其内容物的主要成分及作用（表 15 – 3）。此外，α 颗粒还含有 α_1 抗胰蛋白酶（α_1 – antitrypsin，α_1 – AT）、α_2 巨球蛋白（α_2 – macroglobulin，α_2 – MG）、PAI – 1、蛋白 S（PS）、因子 V、因子 XI、纤维蛋白原、VWF、高分子量激肽原（high molecular weight kininogen，HMWK）、因子 XIIIa 亚单位以及通透因子、杀菌因子、趋化因子等。这些蛋白在促进血小板黏附、聚集、细胞生长、血块收缩及血块溶解中起着重要作用（表 15 – 3）。

表 15 – 3 α 颗粒内容物主要成分及作用

主要成分	作用
血小板第 4 因子	能中和肝素的抗凝活性，并能与内皮细胞表面的硫酸乙酰肝素结合，促进血栓形成
β-血小板球蛋白	能抑制血管内皮细胞合成 PGI_2，促进血小板聚集和血栓形成
血小板衍生生长因子	一种碱性糖蛋白，具有细胞分裂活性，可刺激成纤维细胞和肌细胞的生长和分裂，在动脉粥样硬化的发生和发展中具有重要意义
凝血酶敏感蛋白	是血小板的主要糖蛋白，能促进血小板聚集
纤维连接蛋白	是广泛存在于体内的一种高分子量糖蛋白，血小板活化后，Fn 从颗粒中释放并结合到血小板膜表面，可介导血小板对胶原的黏附作用

PF_4 和 β-血小板球蛋白（β-thromboglobulin，β-TG）是血小板特有蛋白质。当血小板活化时，二者从 α 颗粒释放到血中，使血浆中含量增加。因此，测定血浆或血小板内的 PF_4 和 β-TG 含量可作为血小板在体内是否被活化的指标。

（2）致密颗粒 又称 δ 颗粒，圆形，直径为 200 ~ 300nm，有界膜包围，主要贮存低分子量的活性物质，包括 ADP、ATP、5 – HT、Ca^{2+}、抗纤溶酶、焦磷酸盐等。其主要成分及作用（表 15 – 4）。

表 15 – 4 致密颗粒内容物主要成分及作用

颗粒成分	作用
ADP	与血小板聚集有关，当血小板活化时，释放的 ADP 可引起血小板的次发聚集
ATP	是维持血小板形态、功能和代谢活动所需的能量来源
5 – HT	当血小板活化时释放到血中，具有促进血小板聚集和血管收缩的作用
Ca^{2+}	血小板活化后释放到血中，参与凝血过程
抗纤溶酶	抑制纤溶酶、凝血因子、胰蛋白酶及激肽释放酶的活性

（3）溶酶体 又称为 γ 颗粒，数目少，直径175 ~ 250nm，颗粒有界膜包围，形态上不易与 α 颗粒区分。溶酶体是血小板的消化部位，其中含有丰富的水解酶及蛋白酶，包括芳香族硫酸酯酶、β-N – 乙酰氨基葡萄糖苷酶、β-甘油磷酸酶、β-葡萄糖醛酸酶、β-半乳糖苷酶、组织蛋白酶（D、E、O）、弹性硬蛋白酶、胶原酶及肝素酶等。只有在强诱导剂（如凝血酶、胶原等）作用下，溶酶体才发生释放反应。

（4）其他 血小板中还有维持血小板正常生理活动所需的线粒体、过氧化物酶小体、内质网、高尔基膜囊结构、小泡等。

4. 特殊膜管道系统 主要有开放管道系统和致密管道系统，还存在着这两种管道系统的复合体。

（1）开放管道系统（open canalicular system，OCS）　OCS 的膜来源于巨核细胞的质膜，是血小板膜凹陷于血小板内部形成的曲折管道系统。OCS 增加了血小板与外界的接触，接受并传递外界的刺激信息，同时也是血小板与血浆之间物质交换的通道。血小板颗粒内容物通过 OCS 释放到血小板外。

（2）致密管道系统（dense tubular system，DTS）　DTS 的膜来源于巨核细胞的粗面内质网，它散在于血小板胞质中，与外界不相通。DTS 是血小板贮存钙离子的场所，也是合成 TXA_2 的场所。处在静息状态下的血小板，其胞质中的钙离子浓度极低，通过依赖 TXA_2 或不依赖 TXA_2 途径可使贮存在 DTS 中的钙离子释放到胞质中，而钙泵能将血小板胞质中的钙离子转送到 DTS，从而调节血小板收缩活动和血小板释放反应。

二、血小板的代谢与活化

1. 血小板的代谢　血小板的膜磷脂代谢与血小板功能密切相关，其中以花生四烯酸（arachidonic acid，AA）代谢最重要。血小板的花生四烯酸代谢途径如下（图 15-4）。

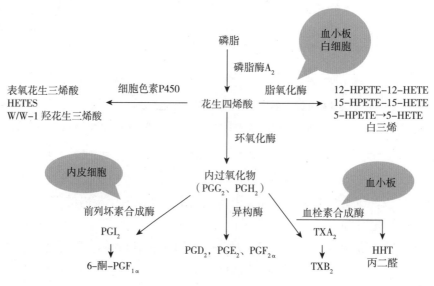

图 15-4　花生四烯酸的代谢途径

（1）花生四烯酸的代谢过程　细胞中的 AA 一般不游离存在，而是以磷脂的形式酯化在细胞膜中。人血小板膜的磷脂有多种，如 PC、PE、PS 与磷脂酰肌醇（phosphatidylinositol，PI）等。AA 主要连接在 PC、PE 与 PI 甘油骨架的第 2 位碳原子上。多种刺激因子、激素、血氧张力过低或组织损伤都可激活磷脂酶 A_2（phospholipase A_2，PLA_2）使 AA 从膜磷脂中游离出来。游离的 AA 可以与乙酰辅酶 A 结合成乙酰辅酶 A 酯，再结合到膜磷脂中（再酯化），也可以经环氧化酶途径或脂氧化酶途径进一步代谢。

在环氧化酶的作用下，AA 转变成内过氧化物（PGG_2、PGH_2），再在内过氧化物异构酶的作用下进一步转变成 PGD_2、PGE_2 与 $PGF_{2\alpha}$。内过氧化物也可不经异构酶的作用自行转变成这类前列腺素。血细胞与血管内皮细胞生成 PGE_2、PGD_2 与 $PGF_{2\alpha}$ 很少。在血小板中有血栓素 A_2（thromboxane A_2，TXA_2）合成酶，将内过氧化物转变成 TXA_2。TXA_2 极不稳定，在 37 ℃、pH 7.4 的条件下半衰期仅 30 秒，很快自发地转变成稳定的、但无生物学活性的 TXB_2。血管内皮细胞等含有前列环素（prostacyclin，PGI_2）合成酶，能将内过氧化物转变成 PGI_2，后者也极不稳定，在 37 ℃条件下半衰期仅 2~3 分钟，迅速转变成稳定而无生物学活性的 6-酮-$PGF_{1\alpha}$。此外，内过氧化物还可分解成 17-碳羟酸（12L

– hydroty – 5，8，10 – hepta decatrienoic acic，HHT）与丙二醛（malondialdehyde，MDA），这个分解过程可能与 TXA_2 合成酶对 PGH_2 的转化作用有关。

血小板的 AA 还可以在 12-脂氧化酶/15-脂氧化酶作用下转变成 12-过氧化氢 - 花生四烯酸（12- hydroperoxy – eicosatetraenoic acid，12-HPETE）/15-过氧化氢 - 花生四烯酸（15-hydroperoxy – eicosatet- raenoic acid，15-HPETE），后者也很不稳定，在谷胱甘肽还原酶的作用下很快转变成相应的羟基衍化物 12-羟-花生四烯酸（12-HETE）/15-羟-花生四烯酸（15-HETE）。白细胞的脂氧化酶为 5-脂氧化酶，其活性产物为白三烯 B_4、C_4、D_4 与 E_4。

除环氧化酶与脂氧化酶途径外，AA 也可通过其他途径代谢。细胞色素 P450 单氧酶系统能氧化 AA 的四个烯键中任何一个，产生 4 种不同的表氧花生三烯酸，这些代谢物均可从人的尿液中检出。

（2）花生四烯酸代谢物的作用 前列腺素类物质主要是通过对血小板与血管壁的作用调节止血与血栓形成过程。在某种程度上 PGG_2、PGH_2、TXA_2 与 PGE_2 是血小板激活剂。其中 TXA_2 是目前已发现的最强的缩血管物质与最强的血小板聚集剂之一。另一方面，PGI_2 及 PGD_2 是血小板功能的抑制剂。TXA_2 与 PGI_2 的作用相反，它们两者之间的活性保持平衡是机体一个重要的生理作用，它可以控制正常的止血机制，防止血栓形成。如果血小板产生的 TXA_2 明显减少或血管内皮细胞产生的 PGI_2 相对过多，就可以导致出血倾向。反之，如果血小板释放的 TXA_2 增加或血管内皮细胞产生的 PGI_2 减少，就可导致血小板聚集甚至血栓形成。

2. 血小板的活化 在正常循环血液中，约90%以上的血小板处于静息状态，这保证了正常人不会因血小板过度活化而引起血栓性疾病。而在某些生理状态或病理状态下，血小板可被激活，发生变形、黏附、聚集和释放反应。血小板的活化涉及血小板形态改变、表面特殊蛋白表达、颗粒释放反应和 AA 代谢等多方面的改变。

（1）血小板形态改变 血小板形态改变实质是血小板在活性物质作用下发生了骨架蛋白的相互滑动和收缩。能诱导血小板活化的物质有多种，主要包括肾上腺素、ADP、胶原、TXA_2 与凝血酶等，这些配体在血小板表面都有特异的受体（表 15－5）。当血小板通过表面受体与配体结合而被激活时，肌动蛋白微丝迅速聚合，导致细胞骨架的重构与血小板的变形，并在受损部位上附着和铺展。血小板在铺展过程中通常会遵循一系列不同的阶段，在刚开始接触表面时（或通过可溶性血小板激动剂活化时），血小板形状从盘状变为球形。在该球形基础上，血小板从细胞周边延伸出指状突起，形成丝状伪足。接着血小板开始变平，随着 OCS 开始挤出，填充了丝状伪足的间隙，形成宽片状的片状伪足。在此期间，血小板将细胞器和颗粒集在一起，细胞器和颗粒位于凸起的中央区域，使铺展血小板具有独特的"煎蛋"形状。

表 15－5 诱导血小板活化的主要物质及其作用机制

物质名称	受体	受体物质	作用机制	每个血小板表面受体数
肾上腺素	$\alpha_2 R$	GPCR	PLC（激活）	300
ADP	$P_2 Y_1$	GPCR	AC（激活）	500～1000
	$P_2 X_1$	离子通道	PLC（激活） AC（抑制）	
胶原	$\alpha_2 \beta_1$	整合素	Ca^{2+} 内流	
	GPⅥ	糖蛋白	PLC（激活）	
	GPⅣ	糖蛋白		
TXA_2	$TXA_2 R$	GPCR	AC（抑制）	1000
凝血酶	活化蛋白酶 1R	GPCR	PLC（激活）	2000
	活化蛋白酶 4R		P13K（激活）	

注：PLC，磷脂酶 C；AC，腺苷酸环化酶；P13K，磷脂酰肌醇激酶。

（2）血小板表面特殊蛋白的表达　血小板活化时，α 颗粒膜与胞质膜融合，P－选择素暴露于血小板表面。P－选择素可以介导血小板与中性粒细胞和单核细胞之间的相互作用，后两者通过其 P－选择素糖蛋白配体－1（PSGL－1）与 P－选择素相互作用。中性粒细胞和单核细胞可聚集在血管受损处，还可刺激单核细胞组织因子合成和表达增加，从而启动组织因子途径凝血反应。

血小板活化时膜磷脂发生翻转，PS 从双层膜的内面转移到外面，为凝血复合物的形成提供磷脂表面。

各种因素激活血小板后，GPⅡb/Ⅲa 的空间构象发生改变，使其纤维蛋白原的识别部位暴露，导致纤维蛋白原与 GPⅡb/Ⅲa 相互识别，导致 GPⅡb/Ⅲa 进一步的构象改变，而纤维蛋白原的构象亦发生改变，使纤维蛋白原与 GPⅡb/Ⅲa 的亲和力加强，并引起跨膜信息传递，血小板的进一步活化加速了以血小板为主的白色血栓形成。

（3）血浆中血小板特异性物质水平升高　PF_4 和 β－TG 是血小板特有蛋白质，TXB_2 属于血小板特异性产物。血小板活化后，通过释放反应，血浆 PF_4、β－TG、TXB_2 水平明显升高。

三、血小板的止血功能 🅔 微课/视频 2

血小板的主要生理功能是参与止血和血栓形成，包括血小板的黏附、聚集、释放、血块收缩、促凝及维护血管内皮的完整性等多个环节的作用。除此以外，血小板还参与肿瘤转移、动脉粥样硬化、炎症、免疫作用等。

1. 黏附功能　血小板黏附（adhension）是指血小板黏附于非血小板表面的功能。体内的非血小板表面主要是血管内皮下组织，黏附能力强的内皮下组织有胶原（主要成分）、微纤维及基底膜等。血管壁的胶原中，Ⅰ、Ⅲ、Ⅳ型对流动状态下的血小板黏附和聚集最为重要。体外的非血小板表面为带负电荷的物质，如玻璃、白陶土、金属等也能黏附血小板。

当血管内皮受损伤后，血小板通过质膜上的 GPⅠb/Ⅸ复合物借 VWF 的桥联作用黏附于血管损伤处的内皮下组织。GPⅠb/Ⅸ和 GPⅡb/Ⅲa 的功能有所不同，对血小板黏附十分重要。

2. 聚集功能　血小板聚集（aggregation）是指血小板与血小板之间的黏附，是形成血小板血栓的基础，在初期止血中起重要作用。静息血小板上的 GPⅡb/Ⅲa 并不与纤维蛋白原结合。当诱导剂作用于膜上受体后，导致血小板活化。此时血小板上 GPⅡb/Ⅲa 的空间构型发生变化，暴露纤维蛋白原结合位点，血小板通过纤维蛋白原的连接作用而发生聚集（图 15-5）。在某些情况下，除纤维蛋白原以外的一些其他大分子黏附蛋白，如 VWF、Fn 也可与 GPⅡb/Ⅲa 结合，介导血小板的聚集反应。此外，血小板聚集还可因流动状态下的剪切变应力直接作用而聚集，不需要任何诱导剂，其机制尚不清楚。

血小板的聚集分两步进行：①初发聚集又称第一相聚集，指在外源性诱导剂作用下发生的血小板聚集，它依赖 GPⅡb/Ⅲa 和纤维蛋白原的相互作用。这种聚集是可逆的，在一定条件下聚集的血小板可以重新散开。②次发聚集又称第二相聚集，指在血小板释放的内源性诱导剂作用下的血小板聚集，这种聚集是不可逆的。它不仅依赖 GPⅡb/Ⅲa 和纤维蛋白原的相互作用，还依赖血小板释放反应。

血小板的诱导剂种类很多（表 15-6）。体外最常用的诱导剂有 ADP、肾上腺素、凝血酶、胶原、瑞斯托霉素、花生四烯酸等。

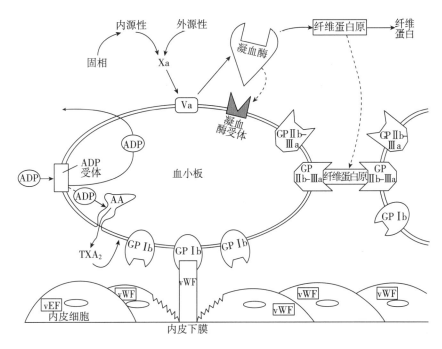

图 15 - 5　血小板黏附和聚集机制模式图

表 15 - 6　血小板诱导剂种类

种类	诱导剂
低分子物质	ADP，肾上腺素，5 - HT，血管加压素，花生四烯酸，PGG_2/PGH_2，TXA_2，PAF，A23187
蛋白水解酶	凝血酶，胰蛋白酶，纤溶酶，蛇毒
颗粒或巨分子	胶原，微纤维，内毒素，细菌，病毒，肿瘤细胞，免疫复合物
凝集素	瑞斯托霉素，多聚赖氨酸，酵母多糖，牛因子Ⅷ，抗血小板抗体

3. 释放反应　血小板释放反应（release reaction）是指血小板被激活后形态改变，血小板颗粒（包括致密颗粒、α 颗粒、溶酶体）与质膜融合，使颗粒内的生物活性物质从 OCS 释放到血液的过程。血小板的释放过程通常在血小板聚集后发生，大部分聚集诱导剂能引起血小板释放反应，但反应程度不同。弱诱导剂作用下，α 颗粒和致密颗粒的释放产物不超过其内容物的25%，强诱导剂可使70% ~ 90%内容物释放；致密颗粒在弱诱导剂，如 ADP、低浓度胶原作用下，即可诱导释放反应；而溶酶体需要在强诱导剂作用下才发生释放反应。有人将强和弱诱导剂所诱导的释放反应分别称之为释放反应Ⅰ和释放反应Ⅱ。血小板释放反应的详细机制尚不清楚，一般认为诱导剂作用于血小板膜上的相应受体，引起胞质中 Ca^{2+} 浓度增加，收缩蛋白收缩，颗粒中的内容物趋向中央，颗粒膜与 OCS 膜融合，内容物即通过 OCS 释放。血小板释放反应的产物 ADP、TXA_2 等可进一步引起血小板活化和聚集。

4. 促凝活性　血小板促凝活性（platelet procoagulant activity）是指血小板参与凝血反应、加速内源凝血途径、促进血液凝固的功能，主要表现在以下几个方面。

（1）形成 PF_3　血小板受到凝血酶、胶原、高岭土等刺激后被激活，静息状态位于膜内侧的 PS 转向外侧，形成 PF_3，为凝血过程提供了因子活化的场所，并参与组成 $FⅨa - FⅧa - Ca^{2+} - PF_3$ 复合物和 $FⅩa - FⅤa - Ca^{2+} - PF_3$ 复合物，这两种复合物分别激活 FⅩ 和凝血酶原。

（2）释放多种凝血因子　血小板被激活时，α-颗粒内容物中的 FⅫ、FⅪ 和 Fg 等可释放到血浆中，参与凝血过程。

（3）促进凝血酶原酶形成　血小板表面存在着 FⅩa 的结合位点，结合在血小板表面的 FⅩa 促进凝血酶原活化的能力较血液中的 FⅩa 的能力强 30 万倍。

（4）吸附和浓缩凝血因子　在血小板表面进行的凝血反应中，FⅧ是一个重要成分。血小板被活化时，α-颗粒中的VWF分泌到血小板膜表面，VWF具有结合FⅧ的能力，从而提高血小板膜表面FⅧ的含量。

（5）对凝血因子Ⅺ、Ⅻ有活化作用　血小板受胶原和ADP刺激时，形成了接触产物形成活性和胶原诱导的凝血活性，分别激活FⅫ、FⅪ，参与始动凝血反应。

5. 血块收缩功能　被激活的血小板通过其肌动蛋白细丝和肌球蛋白粗丝的收缩作用，使血小板伸出多个伪足，搭在纤维蛋白网上。当伪足呈向心性收缩时，纤维蛋白网变小，网中的血清被挤出来，使血块收缩。血块的收缩有利于止血和伤口的愈合。血块收缩依赖血中纤维蛋白原和血小板的数量、质量，当血小板和纤维蛋白原明显减少或血小板聚集功能和纤维蛋白原结构异常时，均可使血块收缩功能减低。

6. 维护血管内皮的完整性　血管内皮细胞之间存在着间隙，这间隙由血小板来填充，而且血小板还参与血管内皮细胞的再生和修复过程，故能增强血管壁的抵抗力，降低血管的脆性和通透性。

血小板通过黏附、聚集和释放反应参与初期止血过程，再通过释放其所含凝血因子、提供催化表面和血块收缩等作用参与二期止血过程。由此可见，血小板在生理止血过程中发挥着非常重要的作用。血小板异常可导致出血性疾病或血栓性疾病的发生。

第三节　血液凝固系统 ⓔ微课/视频3

PPT

一、凝血因子

血浆与组织中直接参与凝血的物质，统称为凝血因子（coagulable factor）。参加血液凝固的凝血因子至少有14个，包括12个经典的凝血因子以及激肽系统的激肽释放酶原（prekallikrein，PK）和HMWK。国际凝血因子命名委员会用罗马数字命名凝血因子Ⅰ～ⅩⅢ。因子Ⅵ是因子Ⅴ的活化形式，已被废除；因子Ⅳ为钙离子（Ca^{2+}），其余均为蛋白质，故又通称为凝血蛋白（coagulable protein）。根据凝血因子的作用和理化特性可分为四组。凝血因子的部分特性见表（表15-7）。

（一）依赖维生素K的凝血因子（vitamin K-dependent factors）

包括因子Ⅱ、Ⅶ、Ⅸ和Ⅹ，它们的共同特点是分子结构中N端含有数量不等γ-羧基谷氨酸残基（γ-carboxyglutamic acid，γ-Gla），而这些γ-羧基谷氨酸残基必须依赖维生素K在因子合成的最后环节转接上去。若缺乏维生素K或上述4个因子N端无γ-羧基谷氨酸残基，则无凝血活性，可导致新生儿出血或获得性成人出血性疾病。

1. 因子Ⅱ（凝血酶原，prothrombin）　凝血酶原酶使其单链分子上Arg_{274}—Thr_{275}肽键断裂，释出凝血酶原片段1+2（prothrombin fragment 1 and 2，F_{1+2}），形成中间产物，凝血酶原酶继续作用于中间产物分子，在Arg_{323}—Ile_{324}肽键处断裂，形成A和B二条肽链构成的凝血酶，F_{1+2}受凝血酶自身水解而裂解为片段1（F_1）和片段2（F_2）。此为凝血酶原活化的生理途径。

2. 因子Ⅶ（稳定因子，stable factor）　组织损伤时，TF释放到血液中，与FⅦ结合，使其分子构型发生改变，暴露活性部位，成为FⅦa。TF与FⅦa和Ca^{2+}结合形成TF-FⅦa-Ca^{2+}复合物，后者可激活FⅨ和FⅩ，使内源及外源凝血途径相沟通，这一现象具有重要的生理和病理意义。从TF释放到TF-FⅦa-Ca^{2+}复合物形成的过程是体内最重要的凝血途径。

表 15-7　凝血因子特性

因子	I	II	III	V	VII	VIII	IX	X	XI	XII	PK	HMWK	XIII	VWF
相对分子质量（kDa）	340	7.2	4.5	33	5.0	33	5.7	5.6	12.5	7.6	8.5~8.8	12	32	310
氨基酸残基数	2964	579	263	2196	406	2332	416	448	607	596	619	626	2744	2050
基因所在染色体	$4q^{23\sim32}$	$11p^{11}\sim q^{12}$	$1p^{21\sim22}$	$1q^{21\sim25}$	$13q^{34}\sim q^{ter}$	Xq^{28}	$Xq^{26\sim27}$	$13q^{34}\sim q^{ter}$	$4q^{35}$	$5q^{33}\sim q^{ter}$	$3q27.3$	$13q^{26}\sim q^{ter}$	$\alpha6p^{24}\sim p^{21}$ $\beta1q^{31}\sim q^{32}$	$12p^{12}\sim p^{ter}$
基因长度（kb）	α5.4 β8.6 γ8.4	21	12.4	80	13	186	34	25	23	11.9	27	27	160	150
外显子数	α5 β8 γ10	14	6	25	9	26	8	8	15	14	11	11	15	52
mRNA长度（kb）	α2.2 β1.9 γ1.6	2.1	2.1	7.0	2	9.0	2.8	1.5	3	2.4	2.1	3.5	2.7 3.8	8.8
酶原结构含CHO%	$[\alpha(A)\beta(B)\gamma]_2$	单链 7~10	单链	单链 13	单链 50	单链	单链 17	双链 15	双链 5.0	单链 17	单链 15	单链	$(\alpha_2、\beta_2)$ 4.9	不定 10~15
激活后结构		A链 B链			重链 轻链		重链 轻链	重链 轻链	重链 轻链	重链 轻链		$\alpha'2$		
酶活性		丝氨酸蛋白酶	辅因子	辅因子	丝氨酸蛋白酶	辅因子	丝氨酸蛋白酶	丝氨酸蛋白酶	丝氨酸蛋白酶	丝氨酸蛋白酶	丝氨酸蛋白酶	辅因子	转谷氨胺酶	血小板黏附Ⅷ载体
电泳分析所在部位（球蛋白）	γ	α	βα		β	$\alpha_2\beta$	αβ	α	βα	βα	γ	α	$\alpha_2\beta$	
半衰期（小时）	72~108	96		15~36	4~6	15	24	30~50	52	48~60	35~40	144	48~122	
生成部位和是否依赖ViK	肝	肝	内皮细胞 单核细胞	肝	肝	肝血窦内皮细胞	肝	肝	肝	肝	肝	肝	肝、血小板	内皮细胞、血小板
血浆浓度（mg/L）	2000~4000	100		50~100	0.5	0.1	5	10	4	2.9	35~40	70~90	10	10
在BaSO2吸附中	有	无		有	无	有	无	无	有	有	有	有	有	有
在血清中	无	10%~15%		无	有	无	有	有	有	有	有	有	无	有
贮存稳定性	稳定	稳定	稳定	不稳定	稳定	不稳定	较稳定	稳定	稳定	稳定	稳定	稳定	稳定	较稳定

3. 因子Ⅸ（血浆凝血活酶成分，**plasma thromboplastin component，PTC**）　FⅪa 使 FⅨ 的 Arg_{146}—Ala_{147} 肽键断裂，产生由二硫键相连的无活性双链 α-FⅨ，α-FⅨ 继续被 FⅪa 水解，使重链上的 Arg_{181}—Val_{182} 肽键断裂失去一相对分子量为 11000Da 的小肽而生成具有酶活性的 β-FⅨa，此即 FⅨa。此外，$TF-FⅦa-Ca^{2+}$ 复合物也能激活 FⅨ。

4. 因子Ⅹ（**stuare-prower 因子**）　在凝血过程中处于内源、外源及共同途径的交点上。在 $FⅨa-FⅧa-Ca^{2+}-PF_3$ 和 $TF-FⅦa-Ca^{2+}$ 复合物的作用下，FⅩ 重链上 Arg_{51}—Ile_{52} 肽键断裂，从其 N 端释出一相对分子量为 11000Da 的小肽后，生成有活性的 α-FⅩa，再从其 C 端释出含 17 个氨基酸残基的小肽，使 α-FⅩa 转变成具有酶活性的 β-FⅩa。

（二）接触激活因子（contact factors）

包括因子Ⅻ、Ⅺ、PK 及 HMWK。它们的共同特点是通过接触反应启动内源凝血途径，并可参与纤溶和补体等系统的活化。临床发现接触激活因子缺乏并不出现出血现象（除因子Ⅺ缺乏有轻度出血外），反而表现出不同程度的血栓形成倾向或纤溶活性下降。

1. 因子Ⅻ（**hageman factor**，接触因子）　是内源凝血途径的始动因子。FⅫ 的激活已不再是体内凝血的一个重要环节，而对纤溶系统的激活起着更为重要的作用。FⅫ 缺陷或体内活化障碍，都可能降低体内纤溶活性，导致血栓性疾病。但有些体外凝血试验，仍沿用多种物质去激活 FⅫ。

（1）固相激活　FⅫ 与带负电荷的物质（如体内的胶原、微纤维、基底膜、长链脂肪酸等，或体外的玻璃、白陶土、硅藻土、鞣花酸等）接触后，分子构型发生改变，活性部位暴露，成为活化因子 Ⅻ（FⅫa）。

（2）液相（酶类）激活　在激肽释放酶、纤溶酶、凝血酶、胰蛋白酶等作用下，FⅫ 在 Arg_{353}—Val_{354} 肽键处断裂，使单链 FⅫ 转变为由二硫键相连的 α-FⅫa。α-FⅫa 由重链（相对分子量 50000Da）和轻链（相对分子量 28000Da）组成，酶活性中心位于轻链。α-FⅫa 又可被激肽释放酶在重链精$_{334}$处裂解，产生 β-FⅫa。β-FⅫa 由重链（相对分子量 28000 Da）和轻链（相对分子量 2000 Da）组成，仍具有酶活性，FⅫa 的主要作用是激活 FⅪ 和 FⅦ，并激活 PK 和纤溶酶原。

2. 因子Ⅺ（血浆凝血活酶前质，**plasma thromboplastin antecedent，PTA**）　在凝血酶或体外 FⅫa 的作用下，FⅪ 多肽链的精$_{369}$—异亮$_{370}$肽键断裂，生成由 2 条重链（相对分子量 48000Da）和 2 条轻链（相对分子量 35000Da）组成的 FⅪa。活性中心位于 2 条轻链 C 端的丝氨酸残基上。FⅪa 的作用是激活 FⅨ，但与 FⅫ 一样，其激活纤溶的作用大于激活 FⅨ，甚至大于 FⅫa 对纤溶的激活作用。

3. 激肽释放酶原（**prekallikrein，PK**）　又称 Fletcher 因子，在 FⅫa 的作用下，PK 的 Arg_{371}—Ile_{372}肽键断裂，转变为由重链（相对分子量 43000Da）和轻链（相对分子量 38000Da）组成的激肽释放酶（kallikrein，KK），酶活性中心位于轻链。重链区有与 HMWK 结合的部位。KK 的作用是激活 FⅫ、FⅪ 和 FⅦ，使 HMWK 转变成激肽，使纤溶酶原转变成纤溶酶。

4. 高分子量激肽原（**high molecular weight kininogen，HMWK**）　又称 Fitzgerald 因子，为接触反应的辅因子，参与 FⅫ、FⅪ 的激活。生成的激肽有扩张血管、增加血管通透性及降低血压的作用。

（三）凝血酶敏感凝血因子（thrombin sensitive factors）

包括因子Ⅰ、Ⅴ、Ⅷ、ⅩⅢ。它们都对凝血酶敏感，从而发生酶促反应或被激活。

1. 因子Ⅰ（纤维蛋白原，**fibrinogen，Fg**）　为两个单体组成的二聚体蛋白，每个单体都有 Aα、Bβ 及 γ 三条肽链。其分子的三维空间构型是由 6 条肽链形成 3 个球状区域，中央区称为 E 区，两侧的外周区称为 D 区。Fg 变为纤维蛋白的过程至少包括三步。

（1）纤维蛋白单体（fibrin monomer，FM）形成　在凝血酶的作用下，Fg 的 Aα 链上精$_{16}$—甘$_{17}$键和 Bβ 链上精$_{14}$—甘$_{15}$键先后被裂解，分别释出富含负电荷的纤维蛋白肽 A（fibrinopeptide A，FPA）和纤维蛋白肽 B（fibrinopeptide B，FPB）。此时 Fg 分别转变成纤维蛋白 I（Fb‑I）和纤维蛋白 II（Fb‑II），即 FM。

（2）FM 的聚合　FPA 和 FPB 从 Fg 中释放后，Fb‑I 和 Fb‑II 分子 N 端区的自身聚合位点暴露。FPA 的释放，使 Fb‑I 分子 E 区暴露出 A 位点，与另一 Fb‑I 的 D 区相应位点结合；FPB 的释放，使 Fb‑II 分子 E 区暴露出 B 位点，与相邻 Fb‑II 的 D 区相应位点结合，形成纤维蛋白单体聚合物。这种聚合物以氢键相连，很不稳定，可溶于 5mol/L（30%）尿素或 1% 单氯（碘）醋酸溶液中，故称为可溶性 FM 聚合物（SFM）或可溶性纤维蛋白。

（3）交联纤维蛋白形成　SFM 在 FXIIIa 和 Ca^{2+} 作用下，γ 链和 α 链之间以共价键（—CO—NH—）交联，形成不溶性 FM 聚合物，此即交联纤维蛋白。

2. 因子 V（易变因子，labile factor）　在体外，它是最不稳定的凝血因子，在起始凝血酶的作用下，FV 转变成双链结构的 FVa。FVa 为 FXa 的辅因子，在 Ca^{2+} 的参与下，FXa、FVa、PF_3（磷脂）结合形成 $FXa‑FVa‑Ca^{2+}‑PF_3$ 复合物即凝血酶原酶或称凝血活酶。

3. 因子 VIII（抗血友病球蛋白，antihemophilic globulin，AHG）　由内皮细胞合成和释放，它不是酶原，而是作为 FIXa 的辅因子，参与内源凝血途径的激活。FVIII 被起始凝血酶激活成 FVIIIa，后者与 FIXa、Ca^{2+} 和 PF_3（磷脂）结合形成 $FIXa‑FVIIIa‑Ca^{2+}‑PF_3$ 复合物，此复合物有激活 FX 的作用。

4. 因子 XIII（纤维蛋白稳定因子，fibrin stabilizing factor）　在凝血酶和 Ca^{2+} 的作用下，FXIII α_2 链 N 端的精—甘键断裂，脱去两条相对分子量为 4000Da 的小肽，生成无活性的中间产物 $\alpha'_2\beta_2$，然后在 Ca^{2+} 作用下，$\alpha'_2\beta_2$ 发生解离，生成有谷氨酰胺酶（transamidase）活性的 FXIIIα（α'_2）。β_2 是 α_2 载体，无活性。FXIIIα 能使一个 FM 的侧链上的谷氨酰胺残基与另一个 FM 侧链上的赖氨酸残基之间形成 ε（γ 谷氨酰）赖氨酸连接，此作用主要在纤维蛋白的 γ 链之间和 α 链之间进行。

（四）其他凝血因子

包括因子 III 和 IV。

1. 因子 III　习惯称之为组织因子（tissue factor，TF），是正常人血浆中唯一不存在的凝血因子。其广泛存在于各种组织中，尤其在脑、胎盘和肺组织中含量极为丰富，单核‑巨噬细胞和血管内皮细胞均可表达。TF 为跨膜糖蛋白，N 端位于胞膜外侧，是 FVII 的受体，可与 FVII 或 FVIIa 结合，C 端插入胞质中，提供凝血反应的催化表面，参与外源凝血途径的激活。

2. 因子 IV　习惯称之钙离子（Ca^{2+}），存在于血液中。Ca^{2+} 可结合凝血因子的羧基端从而改变其分子构象、暴露磷脂结合部位，参与凝血。其他二价金属离子（如 Mg^{2+} 和 Zn^{2+}）也可能参与凝血过程。

二、凝血机制

（一）瀑布学说

20 世纪 60 年代初，自凝血的瀑布学说被提出，人们对凝血过程有了较为全面的了解，认识到凝血是一系列凝血因子相继酶解激活的过程，结果是生成凝血酶，形成纤维蛋白凝块。该过程一般分为两个系统，即内源性凝血系统（包含内源凝血途径和共同凝血途径）和外源性凝血系统（包含外源凝血途径和共同凝血途径）。内、外源凝血途径的主要区别在于启动方式及参加的凝血因子不同，结果形成两条不同的 FX 激活通路。近年来研究发现这两条凝血途径并不是各自完全独立，而是相互密切联系，在机体的整个凝血过程中可能发挥不同的作用（图 15‑6）。

1. 内源凝血途径　内源凝血途径（intrinsic pathway）是指从 FXII 被激活到 FXa 形成的过程，包括

FIXa – FVIIIa – Ca²⁺ – PF₃复合物的形成。本途径参与的凝血因子有因子XII、XI、IX、VIII、Ca²⁺及PK、HMWK，这些凝血因子全部来自正常血液中存在的凝血蛋白和Ca²⁺。现发现这一途径在体内不是主要的凝血途径，而外源途径中的FVIIa – TF – Ca²⁺复合物对FIX的活化，以及由FVIIa – TF – Ca²⁺复合物最终形成凝血酶后对FXI的活化作用更大。因而这里的FXIa和FIXa只是对体内因血管内皮损伤引起的凝血病理生理反应的一个补充。

体外或实验所做的凝血试验，有一部分是以固相激活剂（如白陶土、硅藻土、玻璃表面等）去活化FXII，这是传统的内源性凝血过程。它延续FXII、PK活化的接触启动，并逐步激活FXI、FIX和FX，最后使血液凝固。

2. 外源凝血途径 外源凝血途径（extrinsic pathway）是指从TF的释放入血到FXa形成的过程。参与凝血的因子不完全来自正常血液中，部分由组织中进入血液。这主要指TF由各种途径（血管损伤、血液中细胞的释放、表达等）进入血液，引起FVII的活化，并与之构成复合物FVIIa – TF，进而激活FX。这是体内凝血的主要途径，也是发生止血血栓病理改变的主要原因之一。同时，FVIIa – TF复合物也能激活FIX，使内源凝血途径和外源凝血途径紧密联系在一起。

3. 共同凝血途径 共同凝血途径（common pathway）是指从因子X的激活到纤维蛋白形成的过程，为内、外源凝血系统所共有。包括凝血酶原酶（prothrombinase）（FXa – FVa – PF₃ – Ca²⁺复合物）或称凝血活酶（thromboplastin）的生成、凝血酶的生成及纤维蛋白的形成三个阶段。在内源途径生成的FIXa – FVIIIa – Ca²⁺ – PF₃复合物和（或）外源途径生成的TF – FVIIa – Ca²⁺复合物的作用下，FX转化成FXa。在Ca²⁺参与下，FXa与FVa、PF₃（磷脂）结合形成FXa – FVa – Ca²⁺ – PF₃复合物，即凝血酶原酶或称凝血活酶。凝血酶原酶使凝血酶原转变为凝血酶。凝血酶使纤维蛋白原变为纤维蛋白。

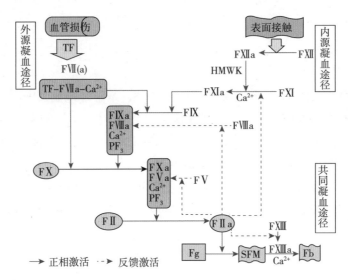

图15 – 6　凝血过程模式图

（二）细胞学凝血模型

人体的凝血机制非常复杂，瀑布学说描述了凝血因子相继激活的血液凝固过程，也是凝血筛选试验的理论基础。然而，仍有一些问题难以用瀑布学说来解释。1988年有学者提出理解凝血机制的关键在于正确解释细胞在其中的角色和作用。随后，提出了基于细胞模型的凝血理论机制。该理论机制认为体内的凝血过程分为三个阶段，即初始阶段，放大阶段和延伸阶段（图15 – 7）。

1. 初始阶段 即凝血的启动阶段。在TF表达细胞表面，TF与少量FVIIa结合形成TF – FVIIa复合物，激活少量FX和FIX，FXa与其辅因子FV结合使FV活化，形成FXa – FVa，使凝血酶原转变为凝血酶。这一系列反应都是在细胞表面进行的，因为需要磷脂的参与。同时，从细胞表面脱离的FXa会迅速被TFPI和AT灭活，使FXa仅局限于其生成细胞周围以保持活性；而FIXa仅易被AT灭活，多可转移至临近的血小板或者其他细胞表面。低水平的TF途径凝血激活在血管外持续存在，也被称为基础凝血或凝血空转，由于缺乏血小板、FVIII和VWF的参与，并不会引起凝块形成。

2. 放大阶段 血管壁受损后，血小板和FVIII – VWF与TF接触，初始阶段少量生成的FIIa可以使血小板活化，导致血小板形态发生改变以及表面释放大量FVa；还可以在血小板表面活化FVIII、FV和FXI。FVIII与VWF解离，VWF与血小板结合，使其黏附于受损血管壁，并诱发聚集反应，大量血小板聚集在受损部位。

3. 延伸阶段 该阶段主要在活化的血小板表面进行。初始阶段少量生成的FIXa游离至血小板，同时更多FIX在活化血小板表面被FXIa激活，这些FIXa与FVIIIa结合形成FIXa – FVIIIa复合物，进一步激活FX，FXa与FVa结合形成FXa – FVa，使大量FII转变为FIIa，最后将纤维蛋白原转化为纤维蛋白，形成稳定的血凝块。

基于细胞模型的凝血理论机制对于瀑布学说也可以说是外源性途径启动，内源性途径放大，二者相互补充。

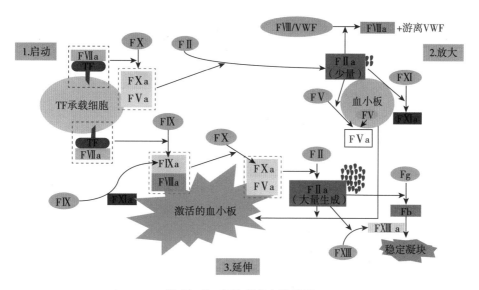

图 15 – 7　细胞学凝血模型图

第四节　抗凝血系统

PPT

抗凝血机制包括细胞和体液两方面的因素。细胞因素是指单核-巨噬细胞系统、肝细胞对促凝物质及活化凝血因子的消除作用以及血管内皮细胞的抗凝作用。然而，目前认为这些细胞因素的抗凝作用远不如体液的抗凝蛋白作用强，且没有很好的检测方法来判断。因此，本节主要阐述体液抗凝蛋白的特性与作用。

一、抗凝血酶

血浆中含有一组结构上相对应而功能上不同的蛋白抑制物，包括抗凝血酶（antithrombin，AT）、肝素辅因子Ⅱ（heparin cofactor Ⅱ，HC – Ⅱ）、纤溶酶抑制物（plasmin inhibitor，PI）、纤溶酶原活化抑制物（plasminogen activator inhibitor，PAI）、抗胰蛋白酶（anti - trypsin，AT）、抗糜蛋白酶（Anti - chymotrypsin，AC）及 C1 抑制物（C1 inhibitor）等，这些抑制物统称为丝氨酸蛋白酶抑制物（serine protease inhibitors，Serpins），构成了所谓的 Serpins 超级家族（表 15 - 8），其中抗凝血酶是绝大多数凝血蛋白酶的抑制物。血浆 AT 缺陷与血栓形成性疾病的相关性表明，它在调节体内止血方面起着至关重要的作用。肝素是最常用的抗凝药物，它的抗凝活性归因于其加速 AT 对凝血蛋白酶的灭活作用。

表 15 - 8　血浆丝氨酸蛋白酶抑制物

抑制物名称	血浆浓度（μmol/L）	分子量/Da	作用靶点
抗凝血酶（AT）	2 ~ 5	58000	凝血酶、FⅩa
肝素辅因子Ⅱ（HC - Ⅱ）	1 ~ 3	66000	凝血酶
纤溶酶抑制物（PI）	1 ~ 2	70000	纤溶酶
纤溶酶原激活抑制剂（PAI）	10 ~ 14	50000	纤溶酶原激活物
蛋白 C 抑制剂（PCI）	10 ~ 13	57000	活化的蛋白 C
抗胰蛋白酶（AT）	15 ~ 18	51000	嗜中性弹性蛋白酶
抗糜蛋白酶（AC）	7 ~ 10	69000	组织蛋白酶
C1 抑制剂（C1 - inhibitor）	2 ~ 4	104000	C_{1s}激肽释放酶

AT 主要由肝细胞合成，经修饰加工去掉 32 个氨基酸的信号肽后，成为可分泌的蛋白质，含有 432 个氨基酸残基，分子量为 58000Da，其基因位于 1 号染色体。除肝脏以外，其他脏器如肺、脾、肾、心、肠、脑等也有合成 AT 的能力，血管内皮细胞、巨核细胞也是 AT 的合成场所。AT 是单链 α-糖蛋白，血浆 AT 浓度约为 125mg/L，由 4 个氨基葡萄糖单位组成，碳水化合物含量占 9%，基本组成成分有 N - 乙酰氨基葡萄糖、甘露糖、半乳糖和唾液酸。

肝素是一种混杂的氨基葡聚糖，广泛分布于哺乳动物的各种器官，如肝、肺、心、肾和肠。肝素的主要成分有糖醛酸（L - 艾杜糖醛酸和 D - 葡糖醛酸）和氨基己糖（D - 氨基葡糖或 D - 半乳糖胺）并由这两类成分构成碳水化合物的骨架。肝素与 AT 的亲和性是其抗凝活性的关键因素，两者亲和性愈高，AT 抗凝活性显示越强。在肝素的存在下，AT 抑制凝血酶、FⅩa、FⅪa、FⅨa 以及其他丝氨酸蛋白酶。由肝素促进的 AT - 凝血酶和 AT - FⅩa 灭活反应是肝素的主导抗凝机制。

凝血酶与 AT 形成凝血酶 - 抗凝血酶（thrombin - antithrombin，TAT）复合物，在体内半衰期为 5 分钟，通过肝细胞从血循环中清除。AT 缺乏是发生静脉血栓和肺栓塞（pulmonary embolism，PE）的常见原因之一，但与动脉血栓形成关系不大。目前对先天性 AT 缺乏的分子机制研究报道较多，获得性 AT 缺乏一般因合成障碍（如肝受损）或消耗过度［如 DIC、脓毒血症、深静脉血栓（deep vein thrombosis，DVT）、急性早幼粒细胞白血病等］或丢失增多（如肾病综合征）所致。

二、蛋白 C 系统

1976 年，从吸附过牛血浆的枸橼酸钡上洗脱下一些蛋白质，通过 DEAE - Sephadex 柱层析，在第三蛋白峰中分离出一种蛋白质，命名为蛋白 C（protein C，PC）。PC 是一种依赖维生素 K 的蛋白质，具有抗凝作用。蛋白 C 系统除 PC 外，还包括蛋白 S（protein S，PS）、凝血酶调节蛋白（旧称血栓调节蛋白）和内皮细胞蛋白 C 受体（endothelial protein C receptor，EPCR）。

（一）蛋白 C 系统的特性

1. PC　人类 PC 基因位于 2 号染色体，其蛋白质在肝细胞合成，为维生素 K 依赖的糖蛋白，由二条多肽链组成。分子量为 62000Da，重链为 40000Da，轻链为 22000Da。正常人血浆 PC 含量为 2 ~ 6mg/L，半衰期为 6 小时。男女无差异，有随年龄增加现象。先天性 PC 缺乏可发生致死性的"暴发性紫癜（purpura fulminans）"。

2. PS 人类 PS 基因位于第 3 号染色体，共有 635 个氨基酸残基。PS 也是由肝细胞合成的依赖维生素 K 的单链糖蛋白，血浆中含量为 25mg/L，男性较女性高 10% ~ 15%，也有随年龄增加现象。PS 为活化 PC 的辅因子，缺乏 PS 也易发生血栓形成。

3. TM 人类 TM 基因位于第 20 号染色体，编码 575 个氨基酸的蛋白质。TM 为一单链的跨膜糖蛋白，相对分子质量 75000Da，降解二硫键后相对分子质量为 105000Da，血浆中含量为 20μg/L。已知 TM 存在于除脑血管外的所有血管内皮细胞中，淋巴管内皮细胞、成骨细胞、血小板、原始巨核细胞及循环单核细胞中也有发现。TM 与凝血酶结合后大大加速 PC 的活化。

4. EPCR 人类 EPCR 基因位于第 20 号染色体，成熟 EPCR 由 221 个氨基酸残基组成。EPCR 是贯穿于内皮细胞表面的单链糖蛋白，分子量为 46000Da。EPCR 可结合 PC 以及活化 PC，调节 PC 活化和活化 PC 的功能。

（二）蛋白 C 系统的抗凝作用

PC 必须转变成具有丝氨酸蛋白酶活性的形式，即活化的 PC（activated protein C，APC）才能发挥其抗凝作用。凝血酶是 PC 唯一的生理性活化剂，而凝血酶对 PC 的激活过程相当缓慢，且受钙离子的抑制。TM 可大大加速凝血酶对 PC 的激活。内皮细胞表面表达 EPCR，与 PC 结合，结合于 EPCR 的 PC 可被 TM 与凝血酶复合物激活。APC 和 PC 一样都与 EPCR 有极强的亲和力，与 EPCR 结合的 APC 失去其抗凝活性。APC 必须与膜表面反应才能发挥其抗凝作用，而高亲和性膜反应需要 PS 的存在。PS 在血浆中以游离形式以及与补体 4b 结合蛋白（C4bp）结合的两种形式存在，而只有游离的 PS 才能作为 APC 的辅因子参与抗凝机制。PC 活化及 APC 的作用如下（图 15 – 8）。

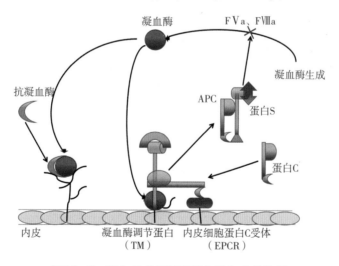

图 15 – 8 蛋白 C 的激活及活化蛋白 C 的作用

APC 的作用靶点之一是抑制位于血小板膜表面的 FⅤa。结合在血小板膜表面的 FⅤa 起着 FⅩa 受体的作用，由它们构成的凝血酶原酶复合物可迅速使凝血酶原转变成凝血酶。FⅤa 对 APC 的抑制作用甚敏感，特别是在 FⅤa 水平非常低的情况下。因此，APC 实际具有阻止凝血酶原酶复合物聚集的作用。APC 的另一作用靶点是 FⅧa，FⅧa 与 FⅤa 同属于凝血蛋白辅因子，它们在凝血瀑布反应中的作用极为相似。APC 对 FⅧa 的灭活导致 FⅩa 生成减少，进而影响凝血酶的生成。

（三）蛋白 C 系统作用的调节

APC 可以被 α_2 抗纤溶酶、α_1 – AT、α_2 – MG 和 3 型纤溶酶原激活抑制物所灭活。若上述物质缺乏，尤其是 3 型纤溶酶原激活抑制物的缺乏,可导致 FVa 和 FⅧa 的联合缺乏,引起严重出血。相反,若 PC 系统的成分有缺乏,则会引起严重的动、静脉系统血栓形成。而另一种情况,当 FV 或 FⅧ 基因突变,导致 APC 切割点氨基酸突变而使 APC 发生抵抗,也同样可导致血栓形成。如因子 V Leiden 突变,即因子 V 第 506 位精氨酸被谷氨酰胺替代,导致 APC 不能灭活 FVa 而发生 APC 抵抗 (APC resistance, APCR)。

三、组织因子途径抑制物

组织因子途径抑制物 (tissue factor pathway inhibitor,TFPI) 是一种与脂蛋白结合的生理性丝氨酸蛋白酶抑制物。早在 1957 年就有人发现类似抑制物在调节 TF – FⅦa 参与的凝血作用,但直到 20 世纪 90 年代才被正式命名和确定。现在认为其在生理性抗凝血蛋白作用中占相当重要的比重,并且直接参与了血液凝固的全过程。TFPI 是一单链糖蛋白,血浆含量是 $54 \sim 142\mu g/L$,成熟分子包含有 276 个氨基酸残基。TFPI 基因表达在人类 2 号染色体,其分子量不完全相同,大多在 $36000Da \sim 43000Da$ 之间,也有少量高分子形式。除血浆中存在 TFPI 之外,血小板 α 颗粒和溶酶体颗粒中也有 TFPI 的存在,在血小板活化后释放入血浆。

TFPI 是主要的血液凝固调节物,它可以直接抑制活化的因子 X,并以依赖 FXa 的形式在 Ca^{2+} 存在条件下抑制 TF – FⅦa 复合物。其作用机制可能为 TFPI 首先结合于 FXa 的活性中心形成 TFPI – FXa,然后在 Ca^{2+} 的存在下,与 TF – FⅦa 复合物形成多元复合物,从而抑制外源性凝血途径(图 15 – 9)。TFPI 除抑制 FXa 及 TF – FⅦa 外,还能抑制胰蛋白酶,对纤溶酶及糜蛋白酶也有轻微抑制,但不抑制凝血酶、APC、t – PA 等。

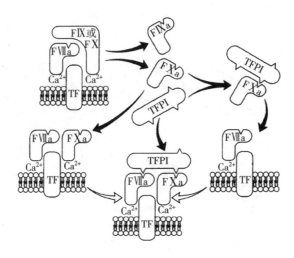

图 15 – 9　组织因子途径抑制物 (TFPI) 作用机制

四、α_2 巨球蛋白和 α_1 抗胰蛋白酶

1. α_2 – MG　是由两个完全相同的亚基组成的大分子糖蛋白,每个亚基含有 1451 个氨基酸,总分子量为 725000Da。α_2 – MG 主要由肝和巨噬细胞产生,正常血浆中浓度为 $2 \sim 5\mu mol/L$。α_2 – MG 是一种广谱的蛋白酶抑制物,分别与凝血酶、激肽释放酶、纤溶酶等结合成复合物,由于巨大分子的 α_2 – MG 可产生空间位阻效应使这些酶不能与其相应底物结合,从而产生抑制效应。但这种结合并不封闭丝氨酸蛋白酶的活性中心,在某种条件下,复合物中的酶活性可能恢复。

2. α_1 – AT　由肝细胞合成的一种单链糖蛋白,分子量为 55000Da,正常血浆中浓度为 $2.5 \sim 3.0g/L$。

α_1 – AT 作用谱较广，主要生理功能是在组织中抑制粒细胞所释放的蛋白酶。在抗凝方面，α_1 – AT 对 FXa、凝血酶、激肽释放酶、纤溶酶等有抑制作用。α_1 – AT 还是 APC 的抑制物。

五、蛋白 Z 和蛋白 Z 依赖的蛋白酶抑制物

20 世纪 90 年代前后，又发现了两个新的血液凝固调节蛋白，即蛋白 Z（protein Z，PZ）和蛋白 Z 依赖的蛋白酶抑制物（protein Z – dependent protease inhibitor，ZPI）。并发现 PZ 和 ZPI 的缺陷可导致血栓形成，但 PZ 和 ZPI 对凝血的调节既广泛又有限。

PZ 也是一种维生素 K 依赖的糖蛋白，由肝细胞合成分泌后进入循环血液中，浓度为 $0.6 \sim 5.7\text{mg/L}$。PZ 的分子量为 62000Da，其基因定位于 13 号染色体。华法林可使 PZ 水平下降到正常时的 15% 以下；DIC、肝病、骨髓纤维化以及新生儿的 PZ 水平都很低。而凝血酶可以与 PZ 结合，也可以裂解 PZ。

ZPI 是一种丝氨酸蛋白酶，分子量为 72000Da，由肝细胞合成分泌。ZPI 由 423 个氨基酸残基组成，与别的氨基酸蛋白酶存在 $25\% \sim 35\%$ 的相同构型，ZPI 在血液凝固或血栓形成时会大量消耗。PZ 与 ZPI 主要灭活 FXa，并需要 Ca^{2+} 和磷脂的存在。作为丝氨酸蛋白酶的 ZPI，现在只知能与 FXa 和 FXIa 结合并灭活之，不具备明显抑制 FIIa、FVIIa、FIXa、FXIIa、KK、APC、t – PA、u – PA 和纤溶酶等的作用。

第五节　纤维蛋白溶解系统

PPT

纤维蛋白溶解系统（fibrinolytic system）简称纤溶系统，是指纤溶酶原（plasminogen，PLG）被特异性激活物转化为纤溶酶（plasmin，PL），纤溶酶降解纤维蛋白和其他蛋白质的过程。这一系统的主要功能是将沉积在血管内外的纤维蛋白溶解而保持畅通，防止血栓形成或使已形成的血栓溶解，血流复通。它与血液凝固系统存在着既矛盾又统一的动态平衡关系。纤溶系统异常表现为纤溶活性增高引起的出血以及活性减低而引起的血栓形成。

一、纤溶系统的组分及功能

参与纤溶系统的酶都归类于丝氨酸蛋白酶。这些酶在血液中可通过二级或三级酶促反应活化，从而迅速地激活 PLG，形成的 PL 最终降解纤维蛋白。同时 PLG 的活化过程和活性受到血液中相应抑制物的严格负调节控制，这些抑制物绝大多数是属于丝氨酸蛋白酶抑制物家族成员，它们起源于共同的祖先。纤溶系统主要成员有十余种，本节重点阐述与纤溶酶促反应相关的蛋白质特性与作用。

1. PLG　人类 PLG 是一种单链糖蛋白，由 791 个氨基酸组成，其基因定位于第 6 号染色体，由肝脏分泌入血，血中浓度为 $1.5 \sim 2\mu\text{mol/L}$，半寿期为 2.2 天。因其含糖的量和种类不同，在分离时可得到两种 PLG，即谷氨酸 – PLG（Glu – plasminogen）和赖氨酸 – PLG（Lys – plasminogen），这两种 PLG 的分子量和生物学活性无显著差异。PLG 的空间三维构型对本身的活化过程有重大影响，完整的 PLG 分子紧密缠绕呈球状，PLG 激活物的作用位点被隐蔽在分子内部，当 PLG 丢失了 Glu_1—Lys_{76} 多肽片段之后，立即由球状变成松散结构的链状。当 PLG 上的 Arg_{560}—Val_{561} 之间的肽键被 PLG 激活物水解后，便形成由二硫键相连的活化的双链纤溶酶，其酶中心位于轻链（B 链），含 241 个氨基酸，从 N 末端到 560 位氨基酸组成了重链（A 链）。轻链是丝氨酸活性中心具有特殊的空间结构，该结构对由缬 – 苯丙 – 赖氨酸三肽组成的化学结构具有很高的亲和力。当血液凝固时，PLG 大量吸附于纤维蛋白网上，在

t – PA 和 u – PA 的作用下，激活成 PL。

除了对纤维蛋白（原）作用之外，纤溶酶还能水解纤维结合蛋白（fibronectin，FN）、凝血酶敏感蛋白（thrombospondin，TSP）、层素（laminin）、多种凝血因子以及某些胶原蛋白，提示 PL 可以参与结缔组织的破坏。

2. t – PA　t – PA 属丝氨酸蛋白酶，其基因位于 8 号染色体，主要由血管内皮细胞合成和释放，单核细胞、巨核细胞及间皮细胞也产生一定量的 t – PA，正常血浆中浓度为 0. lnmol/L。t – PA 在内皮细胞内合成时含 562 个氨基酸，经过修饰后分泌到血液的 t – PA 含 530 个氨基酸残基，分子量为 68000Da。t – PA 的完整分子为单链，被 PL 切割后在 Arg_{275}—Ile_{276} 处肽键断裂，转化成由二硫键相连的双链 t – PA。t – PA 轻链含有丝氨酸酶家族典型的活性中心，其活性中心由组$_{322}$、门冬$_{374}$ 和丝$_{478}$ 氨酸所组成。其重链分出 4 个功能区域，每个功能区域由一个或几个外显子表达，缺少重链的 t – PA 对纤维蛋白的亲和力很低。应用分子生物学将重链的四个功能区域通过排列组合方式分别除去后，证明 t – PA 对纤维蛋白的亲和力依赖于 F 区域（finger domain）和K_2区域（kringle domain）的存在。研究发现 K_2区域与纤维蛋白作用下的 t – PA 激活 PLG 密切相关。

单链组织型纤溶酶原激活物（single chain tissue type plasminogen activator，sct – PA）和双链组织型纤溶酶原激活物 t – PA（two chains tissue type plasminogen activator，tct – PA）均能与纤溶激活抑制物（PAI – 1）结合，PAI – 1 与 t – PA 之间的结合位点在 t – PA 轻链的赖$_{296}$到天冬$_{304}$氨酸之间，该位点与 t – PA 的 PLG 结合部位无关。

3. u – PA　u – PA 因人们最初从尿液中提纯而得名，血中浓度为 2 ~ 7μg/L，半寿期约为 8 分钟。肾小管部分上皮细胞、内皮细胞、单核细胞、纤维母细胞以及一些肿瘤细胞株均能合成和分泌u – PA。其基因位于 10 号染色体，细胞内合成时为 431 个氨基酸的多肽，成熟分泌时为 411 个氨基酸的单链糖蛋白，分子量为 54000Da。u – PA 有两种类型，未活化的单链尿激酶型纤溶酶原激活物（single chain urokinogen type plasminogen activator，scu – PA）和已活化的双链尿激酶型纤溶酶原激活物（two chains urokinogen type plasminogen activator，tcu – PA）。scu – PA 整个结构分为四个区，先后为上皮生长因子区、环状结构区、连接区、丝氨酸蛋白酶区，其中丝氨酸蛋白酶区为 scu – PA 酶作用活性中心。tcu – PA 是由 scu – PA 裂解而成，称为高分子量 tcu – PA（HMW – tcu – PA），含重链和轻链两条肽链，重链可被 PL 进一步水解，丢失部分多肽片段，分子量变为 33000Da，称为低分子量 tcu – PA（LMW – tcu – PA）。两种 u – PA 均可以直接激活 PLG，不需纤维蛋白作为辅因子，但 scu – PA 对纤溶系统的激活较 tcu – PA 为弱。各种不同形式的尿激酶（urokinase，UK）按其体外激活谷 – PLG 的速度来排列为 HMW – tcu – PA > LMW – tcu – PA > scu – PA。

4. PL　PL 是由 PLG 经纤溶酶原激活物作用裂解后所产生。PLG 在 t – PA 或 u – PA 的作用下，其 Arg_{560}—Val_{561} 之间的肽键断裂，形成双链 PL，一条为重链（分子量为 60000Da），另一条为轻链（分子量为 25000Da），活性中心位于轻链部分。PL 是一种活性较强的丝氨酸蛋白酶，其主要作用有：①降解纤维蛋白原和纤维蛋白；②水解多种凝血因子（FⅤ、FⅧ、FⅩ、FⅪ、FⅫ）；③分解血浆蛋白和补体；④将单链 t – PA 和 u – PA 转变为双链 t – PA 和 u – PA；⑤将谷 – PLG 转变为赖 – PLG；⑥降解 GPIb、GPⅡb/Ⅲa；⑦激活转化生长因子，降解纤维连接蛋白、TSP 等各种基质蛋白质。

5. 纤溶抑制物

（1）纤溶酶原激活抑制物 – 1（plasminogen activator inhibitor type I，PAI – 1）　PAI – 1 是一种含 379 个氨基酸的单链糖蛋白，分子量为 52000Da，基因位于 7 号染色体。PAI – 1 的血浆浓度为 5 ~ 85μg/L，主要由血管内皮细胞分泌。血小板的 α 颗粒中富含 PAI – 1，全血 3/4 的 PAI – 1 储存在血小板中，当血小板活化发生释放反应时，PAI – 1 被释放到血液中，抑制纤溶酶原激活物的活性。另外，单核细胞、纤维母细胞、平滑肌细胞和一些恶性肿瘤细胞也能合成分泌 PAI-1。PAI-1 主要与 u-PA 或 t-PA 结合形成不稳定的复合物，使它们失去活性，其次也可抑制凝血酶、FXa、FXIIa、激肽释放酶和 APC 的活性。血液中纤溶活性调节主要取决于内皮细胞分泌 t-PA/PAI-1 的相对比例。

（2）纤溶酶原激活抑制物-2（plasminogen activator inhibitor type II，PAI-2）　PAI-2 是首先从人体胎盘组织中提取分离出来的一种蛋白质，含 415 个氨基酸，分子量为 46000Da，其基因位于 18 号染色体。正常人群中，PAI-2 的血浆浓度极低，在 5μg/L 以下，一般只在妇女妊娠期间才升高。体外试验表明，PAI-2 只能灭活已活化的 tct-PA 和 tcu-PA，而对 sct-PA 和 scu-PA 的抑制作用极微弱。根据其生化特性，一般认为 PAI-2 是 UK 的主要抑制物。

（3）纤溶酶原激活抑制物-3（plasminogen activator inhibitor type III，PAI-3）　即蛋白 C 抑制物（protein C inhibitor，PCI），是由肝脏合成释放的一种广谱丝氨酸蛋白酶抑制物，分子量为 57000Da，血中浓度较高，主要抑制 APC 和双链尿激酶。PCI 灭活丝氨酸酶的方式是形成 1:1 复合物，使蛋白酶失活。PCI 另一特点是它的抑制活性受到肝素的调节，在肝素存在的条件下，PCI 抑制 APC 和双链尿激酶的速度提高近 200 倍，对 t-PA 的抑制速度提高近 250 倍。

（4）α_2-AP　又称为 α_2-纤溶酶抑制剂（α_2-plasmin inhibitor，α_2-PI），是由肝脏合成分泌的一种单链糖蛋白，含 452 个氨基酸，分子量为 67000Da。正常人血浆中浓度为 1μmol/L。α_2-AP 以两种形式存在于血循环中，一种能与 PL 结合，约占总 α_2-AP 的 70%，另一种为非纤溶酶结合型，无抑制功能。α_2-AP 的主要功能是抑制 PL、凝血因子（FXa、FXIa、FXIIa）、胰蛋白酶、激肽释放酶等以丝氨酸为活性中心的蛋白酶。α_2-AP 发挥作用的机制为：①与 PL 以 1:1 的比例形成复合物；②FXIIIa 在纤维蛋白表面使 α_2-AP 以共价键与纤维蛋白结合，减弱纤维蛋白对 PL 作用敏感性。

（5）其他抑制物　① C_1 抑制物（C_1-inhibitor），为分子量 105000Da 的单链糖蛋白，可分别抑制 FXIIa、FXIa、激肽释放酶和纤溶酶。②富含组氨酸糖蛋白（histidine rich-glycoprotein-rich，HRGP），是一种分子量为 75000Da 的糖蛋白，可通过与纤维蛋白竞争结合 PLG，使 PLG 在纤维蛋白的结合量减少，从而抑制过度纤溶。③蛋白酶连接抑制素-I（protease nexin I，PNI），属于 Serpin 家族成员，是一种广谱的丝氨酸蛋白酶抑制物。在体外试验中，它能抑制 tcu-PA 和 t-PA，并能微弱地抑制 PL 和胰蛋白酶。另外，肝素能提高 PNI 的抑制活性。④凝血酶可激活的纤溶抑制物（thrombin activable fibrinolysis inhibitor，TAFI），是金属羧基肽酶家族的成员，主要由肝脏合成，在血小板 α 颗粒中也存在。TAFI 可被凝血酶-凝血酶调节蛋白复合物激活，形成具有羧基肽酶活性的 TAFIa，可抑制 PLG 激活以及抑制纤溶酶的活性。⑤抗凝血酶、α_2-MG 和 α_1-AT 也有抗纤溶作用。

二、纤维蛋白（原）溶解机制

纤维蛋白溶解过程是一系列蛋白酶催化的连锁反应，主要分为两个阶段，即 PLG 在其激活物的作用下转变成 PL 和 PL 水解纤维蛋白（原）及其他蛋白质的过程。

（一）纤溶酶原激活途径

1. 内激活途径　是指通过内源性凝血系统的有关因子裂解 PLG 形成 PL 的途径。FXII 经接触活化成为 FXIIa，后者使 PK 转变为激肽释放酶，激肽释放酶能激活 PLG 为 PL。此途径是继发性纤溶的理论基础。

2. 外激活途径　主要是指 t-PA 和 u-PA 使 PLG 转变为 PL 的过程。此途径是原发性纤溶的理论基础。

3. 外源性激活途径　即由外界进入体内的药物，如链激酶（streptokinase，SK）和 UK、重组 t-PA 注入体内，使 PLG 转变成 PL。此途径是溶栓治疗的理论基础。

纤溶激活途径如下（图15－10）。

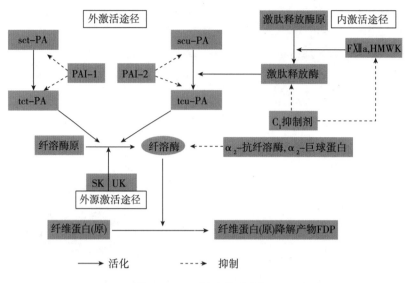

图15－10　纤溶激活途径

（二）纤维蛋白（原）降解机制及降解产物（图15－11）

1. 纤维蛋白原的降解　PL作用于纤维蛋白原，其酶切点是赖—精之间的肽键，整个纤维蛋白原含有362个赖—精氨酸肽键，其中50个先后被PL水解切断。首先，PL水解释放出两条多肽，即肽 $B\beta_{1\sim42}$ 和 $A\alpha$ 链上裂解下来分子量为42300Da的一种极附属物（碎片A、B、C、H），这两种多肽可作为早期纤溶标志物，留下的片段称为X片段（fragment X，分子量250000Da）。X片段继续被PL作用，裂解为D片段（fragment D，分子量100000Da）及Y片段（fragment Y，分子量150000Da），Y片段再进一步被裂解为D和E片段（fragment E，分子量为50000Da），故纤维蛋白原在PL的作用下产生降解产物是由片段X、Y、D、E、肽 $B\beta_{1\sim42}$ 和极附属物A、B、C、H碎片组成，统称为纤维蛋白原降解产物（fibrinogen degradation products，FgDP）。

纤维蛋白（原）降解机制及降解产物如下（图15－11）。

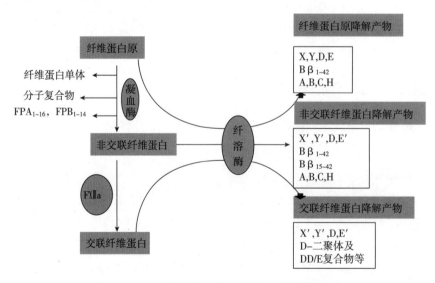

图15－11　纤维蛋白（原）降解机制及降解产物

2. 可溶性纤维蛋白的降解　纤维蛋白原在凝血酶的作用下，分别从 $A\alpha$ 链及 $B\beta$ 链裂解下纤维蛋白肽 A（fibrin peptide A，FPA）（A$\alpha_{1\sim16}$）和纤维蛋白肽 B（fibrin peptide B，FPB）（B$\beta_{1\sim14}$），形成纤维蛋白 I 和 II（可溶性纤维蛋白单体）。纤维蛋白 I 在 PL 的作用下，先从其 Bβ 链上裂解出小肽 B$\beta_{1\sim42}$，再从其 Aα 链裂解出 A、B、C、H 极附属物，最终形成片段 X′、Y′、D 和 E′。在 PL 作用下，纤维蛋白 II 中 Bβ 链被裂解释放出肽 B$\beta_{15\sim42}$，然后又从 Aα 链裂解出 A、B、C、H 极附属物，最终也降解出片段 X′、Y′、D 和 E′。

3. 交联纤维蛋白的降解　纤维蛋白 I 和 II 可自行发生聚合，经 F X III a 作用而形成交联的纤维蛋白。后者在 PL 的作用下，形成片段 X′、Y′、D、E′外，还生成 D - 二聚体和 γ - 二聚体、Aα 链的附属物（碎片 A、B、C、H）、复合物 1（DD/E）、复合物 2（DY/YD）、复合物 3（YY/DXD）等。这些产物统称为纤维蛋白降解产物（fibrin degradation products，FbDP）。

三、纤维蛋白（原）降解产物的作用

纤维蛋白原降解产物（FgDP）和纤维蛋白降解产物（FbDP）统称为纤维蛋白（原）降解产物（fibrinogen and fibrin degradation products，FDP），均具有抗血液凝固的作用。

（1）碎片 X（X′）　因与可溶性纤维蛋白单体结构相似，故可与纤维蛋白单体竞争凝血酶，并可与 FM 形成复合物，阻止 FM 的交联。

（2）碎片 Y（Y′）和 D　可抑制纤维蛋白单体的聚合和不溶性纤维蛋白的形成。

（3）碎片 E（E′）　竞争凝血酶而发挥抗凝作用。

（4）极附属物 A、B、C、H　可延长活化部分凝血活酶时间及凝血时间。

（5）所有的碎片均可抑制血小板聚集和释放反应。

PPT

第六节　血栓形成

在某些因素的作用下，在活体的心脏或血管腔内，血液发生凝固或有沉积物形成的过程，称为血栓形成（thrombosis）。在这个过程中所产生的血凝块或沉积物称为血栓（thrombus）。血栓可发生在任何部位血管内，并导致血流停止。血栓是止血机制过度激活的一种病理性结局，在许多疾病的发病机制中起着重要作用。

一、血栓分类

血栓的大小及种类主要取决于血液成分、血管壁及血液流动三个因素。这三个因素在不同部位的血管往往存在差异，因而形成结构上不同的血栓。血栓按发生的部位和成分不同可分为以下几种血栓类型。

1. 白色血栓（pale thrombus）　又称灰色血栓或动脉血栓，富含血小板、纤维蛋白、白细胞及少量红细胞。白色血栓通常与动脉壁创伤有关，发生在血流湍急的动脉内，与血管壁紧连，外观呈灰白色。

2. 红色血栓（red thrombus）　又称凝固性血栓（coagulated thrombus）或静脉血栓，主要由红细胞、白细胞、纤维蛋白及少量血小板组成。红色血栓通常与静脉壁受损有关，发生在血流缓慢处或淤滞于静脉内。

3. 血小板血栓（platelet thrombus）　多见于微血管内，主要由大量血小板聚集体组成，其间有少

量纤维蛋白网。聚集体周围的血小板发生释放及颗粒丢失较中央部位血小板明显。

4. 毛细血管血栓（capillary thrombus） 又称微血栓（microthrombus），主要由纤维蛋白及其单体组成，内含不同数量的血小板与白细胞及少量红细胞，外观透明状，又称为透明微血栓。微血栓存在于前毛细血管、小动脉及小静脉中，常见于 DIC、休克。

5. 混合血栓（mixed thrombus） 可发生在动脉、静脉或心脏腔内，由头、体、尾三部分组成。头部由白色血栓组成，体部由白色和红色血栓组成，尾部由红色血栓组成，且混合血栓头部常黏附血管壁上，形成附壁血栓。

6. 感染性血栓（infective thrombus） 是细菌与中性粒细胞残体构成的一种血栓，栓子外观略带绿色或灰黄色。菌血症和血管本身炎症或细菌损伤血管壁等可引起血管内皮细胞损伤，导致感染性血栓形成。

二、血栓形成机制

血栓形成是机体促凝血活性与抗凝血活性失衡的结果。早在 1845 年，血栓形成三大要素就已被提出，即血管壁损伤、血液成分改变和血流因素。

（一）血管壁损伤

正常的血管壁具有完善的抗血栓形成功能。当血管壁损伤后，其正常的抗血栓功能遭到破坏，随之可诱发血栓形成。

1. 促进 PLT 的黏附与聚集 血管壁受损后内皮下组分（胶原、层素、微纤维等）的暴露及 VWF、ADP、TXA_2、PAF 等释放，可促使血小板发生黏附、聚集和释放反应，在损伤的局部形成血小板血栓。

2. 激活凝血系统 血管内皮细胞损伤后，TF 释放入血液系统及内皮下胶原等暴露，激活凝血系统，形成凝血酶，后者将纤维蛋白原转变为纤维蛋白，局部形成纤维蛋白凝块或血栓。

3. 促进血管收缩 血管内皮细胞能分泌具有强烈缩血管作用的物质，如内皮素能引起动脉、静脉血管收缩，促进血栓形成。当血管损伤时，血管内皮细胞分泌的 PGI_2 及 EDRF 释放量下降，从而失去正常调节血管舒张的功能，有利于血栓形成。

4. 局部血黏度增高 激肽释放酶使 HMWK 转变为激肽，激肽和血小板释放的血管通透性因子使血管通透性增高，血浆外渗，局部血液浓缩，血黏度增高，血流缓慢，有利于局部血栓形成。

5. 纤溶活性减低 血管内皮细胞能合成和分泌 PAI-1 等纤溶酶原激活抑制物，使纤溶活性减低，不能及时溶解已形成的纤维蛋白，有利于局部血栓的稳定。

（二）血液成分改变

血栓形成与血小板、凝血因子、抗凝蛋白、纤溶成分及其他血细胞等血液成分密切相关。

1. 血小板的改变 血小板促进血栓形成主要表现为：①血小板数量增多为血栓形成提供了物质条件。②血小板功能亢进或被激活，即血小板黏附、聚集和释放反应增强及 AA 代谢产物增多等是导致血栓形成的常见因素。③血小板释放的多种物质，如 TXA_2、PAF 等均有促进血栓形成的作用。

2. 凝血因子的异常 ①凝血因子的缺乏或增高：FⅫ、HMWK 等的缺乏、纤维蛋白原浓度增高等常是引起血液凝固性增高的重要原因。②凝血因子的结构异常：FⅤ 或 FⅧ基因突变导致的 APC 抵抗及异常纤维蛋白原血症等易致血栓的发生。③凝血因子的激活：在某些情况下（如人工瓣膜、体外循环等）可激活接触凝血因子，导致血栓形成。④促凝物质进入血液循环：组织损伤（如手术、外伤）、某些感染时，可使 TF 进入血液循环，激活凝血系统，促进血液凝固。

3. 抗凝作用减弱 生理性抗凝蛋白包括 AT、PC 或 PS 减少或分子结构异常（如遗传性 AT 缺陷症、遗传性 PC、PS 缺陷症）及 HC－Ⅱ缺乏等是血栓形成的重要因素。抗磷脂抗体及高同型半胱氨酸血症等均有利于血栓形成。

4. 纤溶活性降低 PLG 质或量的异常（如遗传性异常纤溶酶原血症）、纤溶酶原激活物释放障碍、纤溶抑制物增多等使纤溶活性降低，可引起或有利于血栓形成。另外，老年人、高脂血症、糖尿病、缺血性心脏病等可发生获得性纤溶活性降低而引起血栓形成。

5. 其他血细胞的作用

（1）白细胞 白细胞参与血栓形成，主要通过以下几个方面。①黏附作用：血管壁受损，白细胞可通过其表面黏附受体黏附在血管壁上，白细胞与纤维蛋白相互作用后，释放溶酶体酶，损伤内皮或释放促凝物质，促进血栓形成。②产生促凝物质：白细胞受到刺激后可合成和释放 TF，单核－巨噬细胞膜上合成的 TF 与 FⅦ或 FⅦa 结合形成复合物，激活外源凝血系统，有利于血栓形成。③细胞流变性减低：白细胞活化后伸出的伪足或突起使其胞质硬度增加，白细胞不易通过小的毛细血管而被扣留于微血管内，引起血流迟缓、淤滞，促进血栓形成。

（2）红细胞 红细胞数量增多以及变形能力下降可导致全血黏度增加和促进血小板的黏附和聚集，有利于血栓形成。

（3）血液及血浆黏度增高 血浆中蛋白质和脂类的增多，可引起血液及血浆黏度增高，利于血栓形成。

（三）血流因素

1. 血液流动的状态改变

（1）血流缓慢或停滞 血流缓慢或停滞时，激活的凝血因子不能被循环血液稀释，单核－巨噬细胞不能及时予以清除，且消耗的生理性抗凝蛋白得不到及时补充，致使激活的凝血因子和凝血酶在局部浓度增高，从而使血液发生凝固。

（2）血流切变应力改变 当血流通过血管狭窄的部位时，会产生高切变应力，随后管流急骤增大，使切变应力突然下降，易导致涡流的产生。涡流会造成血管壁损伤，且滞留在涡流的细胞容易在涡流中心受到机械性损伤，有利于血栓形成。

2. 血黏度增高 血液黏度增高时，血液流量减少，不利灌流而造成局部组织缺血和血管内皮损伤，且血流缓慢，有利于血小板黏附和聚集，易于静脉血栓的形成；某些疾病由于纤维蛋白原和球蛋白增多，引起血液黏度增高，使红细胞的变形性下降，有利于血栓的形成。

血栓形成是上述因素共同作用的结果，其中血管内皮细胞的损伤和血小板的激活在动脉血栓形成中起主要作用，而血流缓慢和凝血因子活性增强则是静脉血栓形成的先决条件。

▶ 知识拓展 ⬦──

凝血学说的修正

20 世纪 60 年代早期，凝血瀑布学说成为划时代的理论，但两大矛盾一直困扰着经典瀑布学说。首先，研究发现内在途径始动 FⅫ、PK 及 HMWK 缺陷患者并无出血倾向，相反，FⅫ与 PK 纯合子缺陷患者存在血栓倾向；而 FⅦ的缺乏可造成严重的出血。其次，在生理情况下，既然外源途径可以启动凝血过程，为何不能形成足量凝血酶，补偿 FⅨ和 FⅧ的缺陷呢？90 年代有学者提出凝血过程分为两个阶段：首先是启动阶段，当血管受损后，TF 立即与 FⅦ结合，从而启动组织因子途径（外源途径），但由于 TFPI 的存在，外源途径的作用是短暂的，只能形成微量凝血酶；然后是放大阶段，由外源途径生成的微量凝血酶激活血小板和 FⅤ、FⅧ、FⅪ，通过"截短的"内源途径生成足量凝血酶，以完成正常凝血过程。

答案解析

? 思考题

案例 患者，男，32个月。

主诉： 家长诉撞击伤后颜面头皮淤青肿胀3天。

现病史： 3天前撞伤前额部，无出血及肿胀，家长未予重视。2天前，患儿前额出现肿胀，无淤青，并出现头部肿胀、颜面部及双眼睑肿胀，在门诊就诊时患儿又磕伤右侧耳后，无出血及肿胀。1天前，患儿前额部及双眼睑、右侧耳后乳突周围出现淤青，头部、颜面部肿胀加重，双眼不能睁开，遂入院诊治。病程中，无发热，无吐泻，二便正常。

既往史： 否认肝炎、结核病史及接触史，否认外伤手术史，否认药物过敏史。

查体： 一般状态差，烦躁不安，表情痛苦，头部弥漫性肿胀，非凹陷性，触之软，前额部及双眼眶周淤青明显，右侧颜面部肿胀，右耳廓肿胀淤青，右耳后乳突周围可见7cm×7cm淤青，躯干部及四肢皮肤无黄染、无出血点及瘀斑，贫血貌，呼吸尚平稳，双眼睑重度肿胀，睁眼困难，咽充血，双肺呼吸音粗，心率快，心音低钝。

辅助检查：

1. 颅脑CT检查：提示脑出血。

2. 实验室检查：WBC 14.42×10⁹/L，中性粒细胞55%，淋巴细胞36%，Hb 30g/L，RBC 1.26×10¹²/L，PLT 295×10⁹/L。PT 12.2秒（对照12秒），APTT 125.6秒（对照35秒），纤维蛋白原1.75g/L（对照2g/L）。

问题

（1）患儿轻微创伤后出现深部血肿，考虑哪方面的疾病？最可能的原因是什么？

（2）如何分析本例的PT、APTT结果？

（3）为明确病因，还应做哪些检测？

（周 强 金艳慧）

书网融合……

| 重点小结 | 题库 | 微课/视频1 | 微课/视频2 | 微课/视频3 |

第十六章 止血与血栓相关检验

✏ 学习目标

1. 通过本章学习，掌握血管壁、血小板、凝血、抗凝系统和纤溶系统的筛选试验及原理；熟悉它们的参考区间和它们在出凝血疾病诊断中的评价；了解临床血栓及出血性疾病中常见病和多发病的检测项目。

2. 具有临床检验标本采集、处理和检测及检验结果初步分析判断的能力；具有熟练操作常用全自动凝血分析仪、血小板聚集仪、血栓弹力图仪的能力。

3. 树立终身学习理念，培养严谨求实的科学态度、创新意识和批评性思维，不断追求优质、高效和专业卓越发展。

血栓与止血检验是了解机体凝血功能的重要手段，在出血与血栓性疾病的诊断、临床抗凝与溶栓治疗监测等方面发挥了重要作用。血栓与止血检验项目较多，包括简便快速、成本较低、灵敏度较高的筛选试验（screening test），以及特异性较好的诊断试验（diagnostic test）。临床医生在选用血栓与止血检验项目时应遵循出血与血栓性疾病的临床诊断思维，在详细了解病史和家族史，充分体格检查的基础上，设计合理的血栓与止血检查的试验组合，并结合临床表现和检验项目的诊断性能，正确分析和运用检验结果，必要时从细胞、分子或基因诊断水平明确疾病的病因。本章主要介绍血管壁和血管内皮细胞、血小板功能、凝血系统以及抗凝与纤维蛋白溶解系统等血栓与止血检验的检测原理、参考区间和临床意义等内容。

第一节 血管壁和血管内皮细胞的检验

PPT

血管内皮作为血管壁与血流之间的选择性屏障，能产生或分泌多种生物活性物质，参与体内血栓与止血过程。

一、束臂试验

【原理】束臂试验（tourniquet test）又称作毛细血管抵抗力试验（capillary resistance test，CRT）或毛细血管脆性试验（capillary fragility test，CFT）。通过给上臂局部加压（维持压力在收缩压和舒张压之间，通常为90~100mmHg，即12.0~13.3kPa），部分阻止静脉血液回流，增加毛细血管负荷，观察前臂皮肤一定范围内新出现的皮下出血点的数目来估计血管壁的通透性和脆性。血管壁的通透性和脆性与其自身的结构和功能、血小板的数量和质量以及一些体液因素如血浆VWF等有关，当上述相关因素出现异常时，将导致毛细血管的完整性受损，血管壁的脆性和通透性增加，新的出血点增多。

【参考区间】5cm直径的圆圈内新的出血点，成年男性小于5个，儿童及成年女性小于10个。

【临床意义】新的出血点个数超过参考区间上限为该试验阳性。见于①血管壁的结构和（或）功能缺陷：如遗传性毛细血管扩张症、过敏性紫癜、单纯性紫癜及其他血管性紫癜。②血小板数量和（或）质量异常：如原发性和继发性血小板减少症、血小板增多症以及遗传性和获得性血小板功能缺陷症等。③血管性血友病（von willebrand disease，VWD）。④其他：如坏血病、某些异常蛋白血症、糖尿病、高血压、风湿性关节炎，偶见于严重的凝血障碍、感染、肝脏疾病及慢性肾炎等。

二、出血时间

【原理】 出血时间（bleeding time，BT）是指皮肤刺破后，让血液自然流出到自然停止所需的时间，此过程的长短反映了血管壁通透性、脆性的变化和皮肤毛细血管与血小板之间的相互作用，包括血小板活化、黏附、聚集、释放等反应。当与这些反应有关的因素，如血小板生成的 TXA_2 与血管壁生成的 PGI_2 之间的平衡失常，VWF 与 Fg 等有缺陷时，BT 可出现异常。

【参考区间】 出血时间测定器法（template bleeding time，TBT）：（6.9±2.1）分钟（>9 分钟为异常）。

【临床意义】

（1）BT 延长　见于①血小板数量明显降低，如原发性或继发性血小板减少症；②血小板功能异常，如血小板无力症（glanzmann's thrombasthenia，GT）；③VWD；④少见于血管壁结构异常，如遗传性出血性毛细血管扩张症；⑤偶见于严重的凝血因子缺乏，如 DIC。

（2）BT 缩短　临床意义不大，主要见于某些严重的血栓前状态和血栓形成，如妊娠高血压综合征、心肌梗死、DIC 高凝期等。

三、血管性血友病因子抗原

血管性血友病因子抗原即 VWF：Ag。

【原理】 使用化学发光法（全自动化学发光仪）或免疫比浊法（全自动血凝仪）检测。

【参考区间】 70%～150%。

【临床意义】 VWF 由内皮细胞合成并分泌，参与血小板的黏附和聚集等反应，是血管内皮细胞的促凝指标之一，同时也是研究和诊断 VWD 的重要指标。

（1）减低　见于 VWD，是诊断 VWD 及其分型的重要指标。

（2）增高　见于血栓性疾病，如心肌梗死、心绞痛、恶性肿瘤等，其他如剧烈运动、感染性疾病、糖尿病等。

四、血管性血友病因子活性

血管性血友病因子活性即 VWF：A。

【原理】 基于 VWF 与血小板结合原理的 VWF 活性测定方法，包括瑞斯托霉素诱导的 VWF 与重组野生型 GPIbα 片段的结合能力检测（VWF：GPIbR）和不依赖瑞斯托霉素的 VWF 与功能获得性 GPIbα 突变体片段的结合能力检测（VWF：GPIbM）等。

【参考区间】 O 型血正常人为 38%～125.2%（n=122）；其他血型正常人为 49.2%～169.7%（n=126）。

【临床意义】 该测定结合 VWF：Ag、FⅧ：C 检测，主要用于 VWD 的诊断和分型。

（1）对于疑似 1 型 VWD 的患者，若 VWF 水平 <30%，无论有无出血症状，均诊断为 1 型 VWD。若 VWF 水平为 30%～50%，有异常出血表现，可诊断为 1 型 VWD。

（2）诊断 2 型 VWD（2N 型除外），应满足 VWF：A 与 VWF：Ag 的比值 [（VWF：A）/（VWF：Ag）] <0.7。

（3）对于怀疑为 2A 型、2B 型或 2M 型 VWD 的患者，可采用 VWF 多聚体分析或 VWF：CB 与 VWF：Ag 的比值［（VWF：CB）／（VWF：Ag）］进行诊断分型。

对于怀疑为 2A 型或 2B 型 VWD 的患者，可采用低浓度的 RIPA 来诊断 2B 型 VWD。对于怀疑为 2N 型 VWD 的患者，可采用 VWF：FⅧ B 诊断。

（4）对于疑似 1C 型 VWD 的患者，优先推荐 DDAVP 输注后 1 小时和 4 小时的血浆 VWF 水平检验结果以评估 VWF 在体内的清除速率。

（5）对于疑似 2 型或 3 型且需进一步诊断分型的 VWD 患者，推荐结合二代基因测序结果和相关分型试验以明确诊断。对于疑似 1 型且家族史阳性的 VWD 患者，可酌情进行二代基因测序。VWF 基因突变是各亚型 VWD 发生的分子基础。基于 VWF 基因突变的位置、性质与类型等，可进一步协助 VWD 患者的诊断和分型（特别是 2 型 VWD）。1 型和 3 型 VWD 的基因突变可位于 VWF 基因任意区域；2A 型突变多位于 VWF 前肽、D3 区、A2 区及 CK 区；2B 型突变多位于 A1 区；2M 型突变多位于 A1 和 A3 区，2N 型突变多位于 D′区。2 型和 3 型 VWD 基因突变检出率均可达 90% 以上，推荐进行基因检测；1 型 VWD 基因突变检出率较低，仅为 65% 左右，可能与患者血型、VWF 转运蛋白、VWF 清除受体等突变有关。此外，基因检测还是鉴别 2N 型 VWD 和血友病 A 以及 2B 型 VWD 和血小板型 VWD 的有效手段。

五、凝血酶调节蛋白

凝血酶调节蛋白（thrombomodulin，TM）。

【原理】有 ELISA 法和化学发光法。

【参考区间】ELISA 法 25～52 μg/L；化学发光法 3.8～13.3IU/ml。

【临床意义】TM 由血管内皮细胞合成和分泌，是血管内皮细胞的抗凝指标之一。正常情况下，血浆中 TM 水平很低，当血管内皮损伤后，血浆中 TM 水平明显升高，并与循环血液中的凝血酶形成 1∶1 TM-凝血酶复合物，该复合物激活 PC 为 APC，APC 有灭活 FⅧa、F Ⅴa 和激活纤溶活性的作用。血浆中 TM 水平下降没有太大的价值。升高见于血栓性疾病，如糖尿病、心肌梗死、脑血栓、DVT、DIC、TTP 等。

第二节　血小板功能的检验

PPT

血小板在止凝血方面具有多种功能。当血小板与受损的血管壁、内皮组织接触或受激动剂激活，血小板被活化，产生黏附、聚集和释放反应，并分泌多种因子，在止血和血栓形成中起着非常重要的作用。血小板功能检查的各项试验，对血小板疾病的诊断和治疗、血栓前状态与血栓性疾病的诊断、预防、治疗和监测等有着重要的意义。

一、血小板功能分析初筛试验

【原理】PFA 检测系统在体外运用血液动力学原理，模拟体内血管损伤时血小板的黏附与聚集。PFA 检测试剂盒由许多集成部分构成，包括毛细管、样本池和带有中央孔的生物活性膜。抗凝全血通过毛细管和中央孔从样本池吸入，使血小板曝露于高剪切流条件，前者黏附到胶原包被的活性膜上。随后，与生理条件下血小板凝集过程相似，血小板接触到激动剂（如肾上腺素或 ADP），立刻被激活并释放颗粒成分。血小板内颗粒成分的释放引起血小板相互的黏附和聚集。血小板聚集后，在孔膜中形成血小板血栓，逐渐减缓并最终阻滞血流经过。PFA 系统检测从检测开始到血小板血栓完全阻塞膜孔的时间，将该时间间隔报告为闭合时间（closure time，CT）。

【参考区间】血小板功能检测（胶原/肾上腺素触发）：CT 为 82～150 秒。

血小板功能检测（胶原/ADP 触发）：CT 为 62～100 秒。

血小板功能检测（ADP/前列腺素/离子钙触发）：CT 为 <106 秒。

【临床意义】①CT 的延长可见于多种遗传性和获得性血小板功能异常性疾病；②CT 延长是筛选 VWD 的试验方法之一；③CT 检测尚可用于抗血小板治疗药物如阿司匹林、氯吡格雷等的有效性监测和风险评估。

二、血小板聚集试验

【原理】血小板聚集试验（platelet aggregation test，PAgT）通常用光学透射比浊法（light transmission aggregometry，LTA）检测。用乏血小板血浆（platelet poor plasma，PPP）及富含血小板血浆（platelet rich plasma，PRP）分别将仪器透光度调整为 100% 和 0%。在 PRP 的比浊管中加入诱导剂激活血小板后，用血小板聚集仪测定 PRP 透光度的变化（即血小板聚集曲线）。通过分析血小板聚集曲线的最大聚集率（maximum aggregation rate，MAR）、达到最大幅度的时间、达到 1/2 最大幅度的时间、2 分钟的幅度、4 分钟的幅度、延迟时间、斜率参数判断血小板的聚集功能。

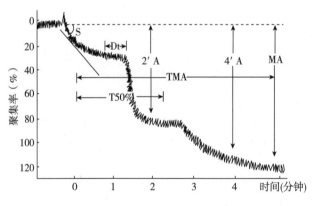

图 16 - 1　血小板聚集曲线的参数分析

【参考区间】血小板聚集曲线（图 16 - 1），血小板聚集曲线常有双峰，第一个峰反映了血小板聚集功能，第二个峰反映了血小板的释放和聚集功能。不同浓度的诱导剂诱导的血小板聚集曲线各不相同（图 16 - 2）。每个实验室的参考区间相差较大，各实验室应根据自己的试验具体情况及试验结果调节诱导剂的浓度，建立自己的参考区间。

【临床意义】

1. 减低　血小板无力症、血小板贮存池病（无第二个峰）、血管性血友病 [瑞斯托霉素作为诱导剂时，常减低（图 16 - 3）]、巨大血小板综合征、低或无纤维蛋白原血症、急性白血病、骨髓增生异常性肿瘤、骨髓增殖性肿瘤、肝硬化、尿毒症、服用抗血小板药物、免疫性血小板减少症、细菌性心内膜炎、维生素 B_{12} 缺乏症等。

2. 增加　见于血栓前状态和血栓形成性疾病，如糖尿病、肾小球肾炎、肾病综合征、心脏瓣膜置换术后、心绞痛、心肌梗死、脑梗死、DVT、抗原－抗体复合物反应、高脂饮食、口服避孕药、吸烟等。

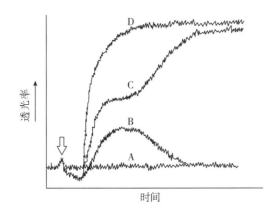

图 16 – 2　各种血小板聚集曲线图

A 血小板无力症；B 血小板贮存池病；

C 巨大血小板综合征；D 正常人

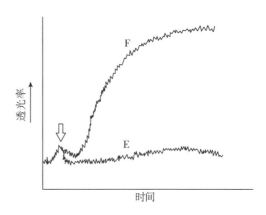

图 16 – 3　不同诱导剂诱导的血管性血友病

患者的血小板聚集曲线

E 血管性血友病；F 正常人

三、血小板活化指标检测

正常人循环血液中的血小板基本处于静止状态，当血小板受刺激剂激活或与受损的血管壁、内皮下组织接触后，血小板被活化。活化血小板膜糖蛋白重新分布，分子结构发生变化，导致血小板发生黏附、聚集，同时发生释放反应。血小板内的储存颗粒与质膜融合，将其内容物释放入血浆。

1. 血浆β – 血小板球蛋白（β – TG）和血小板第 4 因子（PF$_4$）

【原理】ELISA 法。

【参考区间】不同试剂盒略有不同，β – TG 6.6 ~ 26.2μg/L，PF$_4$ 0.9 ~ 5.5μg/L。

【临床意义】①减低见于先天性或获得性 α-贮存池病。②增高表明血小板活化，释放反应亢进，见于血栓前状态及血栓性疾病，如糖尿病伴血管病变、妊娠高血压综合征、系统性红斑狼疮、血液透析、肾病综合征、尿毒症、大手术后、心绞痛、心肌梗死、脑梗死、DIC、DVT 等。③β – TG 主要由肾脏排泄，肾功能障碍时可导致血中β – TG 明显增加；PF$_4$ 主要由血管内皮细胞清除，内皮细胞的这种功能受肝素的影响。因此，肝素治疗时血中 PF$_4$ 增加。

2. 血浆 P – 选择素

【原理】流式细胞术（flow cytometry，FCM）检测。

【参考区间】（1.61 ± 0.72）× 10^{10}分子数/ml。

【临床意义】增加见于血栓前状态及血栓形成性疾病，如心肌梗死、脑血管病变、糖尿病伴血管病变、DVT、自身免疫病等。

四、血小板膜糖蛋白

血小板膜糖蛋白（glycoprotein，GP）是血小板功能的分子基础，其种类较多，主要包括 GPⅡb/Ⅲa 复合物、GPⅠb 等，其分子数量或结构异常均可导致患者发生出血或血栓形成。活化血小板与静止血小板相比，膜糖蛋白的种类、结构、含量等亦呈现显著变化。

【原理】选用不同荧光素标记的血小板膜糖蛋白单克隆抗体与受检者血小板膜上的特异性糖蛋白结合，在流式细胞仪上检测荧光信号，根据荧光的强弱分析，计算出阳性血小板的百分率或者定量检测血小板膜上糖蛋白含量。

【参考区间】血小板膜糖蛋白平均分子数参考区间如下（表 16－1）。

表 16－1　血小板膜糖蛋白平均分子数参考区间

膜糖蛋白（GP）	相应 CD	静止血小板（个分子）	TRAP*活化血小板（个分子）
GP I b	CD42	25000～43000	60000～220000
GP II b/ GP III a	CD41	30000～54000	46000～80000
GP III a	CD61	42000～60000	52000～80000
GMP－140	CD62$_p$	＜500	＞10000

注：* TRAP thrombin receptor activating peptide，凝血酶受体活化肽。

【临床意义】血小板膜糖蛋白检测是血小板功能缺陷病的诊断实验之一，例如 GP I b 缺乏见于巨大血小板综合征，GP II b/ III a 缺乏见于血小板无力症等。

第三节　凝血系统的检验

PPT

凝血系统由内源凝血途径、外源凝血途径和共同凝血途径三部分组成，各部分常用的凝血系统检测方法介绍如下。

一、内源凝血系统的检验

1. 活化凝血时间（activated clotting time，ACT）

【原理】是内源凝血系统的一项筛选试验，在待检全血中加入白陶土－脑磷脂悬液以充分激活因子 XII 和 XI，并为凝血反应提供丰富的催化表面，启动内源凝血途径，引发血液凝固。

【参考区间】72～126 秒。

【临床意义】

（1）ACT 延长　除 F VII 和 F X III 外，常见于 F XI、F XII 缺乏症；严重的 F V、F X、Fg 和 F II 缺乏，如肝病、阻塞性黄疸、新生儿出血症、吸收不良综合征、口服抗凝剂、应用肝素以及低（无）纤维蛋白原血症和纤溶亢进使纤维蛋白原降解增加；DIC，尤其在失代偿期或显性 DIC 时；病理性循环抗凝物增加，如抗 F VIII 抗体或抗 F IX 抗体、SLE 等。

（2）ACT 缩短　见于血栓前状态如 DIC 高凝期等，但敏感性差；血栓性疾病，如心肌梗死、不稳定心绞痛、脑血管病变、糖尿病血管病变、肺梗死、DVT、妊娠高血压综合征、肾病综合征等。

（3）监测肝素抗凝治疗的用量　行体外循环时，由于 APTT 试验不能反映体内肝素的安全水平，因而用 ACT 监测临床肝素的应用（表 16－2）。

表 16－2　ACT 监测临床肝素应用举例

临床应用	ACT（秒）
肝素滴注	150～250
体外循环	180～240（肝素化后 450～600，中和后应＜130）
导管插入术/血管手术	80～200

续表

临床应用	ACT（秒）
血管成形术	300～350
血液透析/心肺旁路术	400～520（通常＞480）

2. 活化部分凝血活酶时间（activated partial thromboplastin time，APTT）

【原理】37℃条件下，以激活剂（白陶土、柔花酸、硅土等）激活因子Ⅻ和Ⅺ，以脑磷脂（部分凝血活酶）代替血小板提供凝血的催化表面，在 Ca^{2+} 参与下，观察乏血小板血浆凝固所需时间，即为活化部分凝血活酶时间，是内源凝血系统较敏感和常用的筛选试验。有手工法和仪器法。

仪器法即指血液凝固分析仪，主要有3种判断血浆凝固终点的方法。

（1）光学法　当纤维蛋白原逐渐变成纤维蛋白时，经光照射后产生的散射光（散射比浊法）或透射光（透射比浊法）发生变化，根据一定方法判断凝固终点。

（2）黏度法（磁珠法）　利用血浆凝固时血浆黏度增高、使正在磁场中运动的小铁珠运动强度减弱，以此判断凝固终点。

（3）干化学法　其原理是将惰性顺磁铁氧化颗粒（paramagnetic iron oxide particle，PIOP）均匀分布于产生凝固或纤溶反应的干试剂中，血液与试剂发生相应的凝固或纤溶反应时，PIOP随之摆动，通过检测其引起的光量变化即可获得试验结果。

【参考区间】20～35秒，不同试剂凝固时间不同，超过正常对照值10秒为异常，每个实验室应建立相应的参考区间。

【临床意义】APTT反映内源凝血系统凝血因子（Ⅻ、Ⅺ、Ⅸ、Ⅷ）、共同途径中FⅡ、FⅠ、FⅤ和FⅩ的水平。虽然，APTT测定的临床意义基本与凝血时间相同，但灵敏度较高，可检出低于正常水平15%～30%凝血因子的异常。APTT对FⅧ和FⅨ缺乏的灵敏度比对FⅪ、FⅫ和共同途径中凝血因子缺乏的灵敏度高。必须指出，单一因子（如因子Ⅷ）活性增高就使APTT缩短，其结果则可能掩盖其他凝血因子的缺乏。

APTT延长主要见于①轻型血友病，可检出FⅧ活性低于15%的患者，对FⅧ活性超过30%和血友病携带者灵敏度欠佳。在中、轻度FⅧ、FⅨ、FⅪ缺乏时，APTT可正常。②VWD，3型患者APTT可显著延长，但不少1型和2型患者APTT并不延长。③对血中抗凝物如凝血因子抑制物、狼疮抗凝物，APTT灵敏度高，而华法林、FⅡ、FⅠ及FⅤ、FⅩ缺乏时灵敏度略差。④纤溶亢进，大量纤维蛋白降解产物（FDP）抑制纤维蛋白聚合，使APTT延长，DIC晚期时，伴随凝血因子大量被消耗，APTT延长更为显著。⑤其他如肝病、大量输入库血等情况也可延长。APTT缩短见于血栓前状态及血栓性疾病、DIC早期。

APTT对血浆肝素的浓度较敏感，是目前广泛应用的肝素治疗监测指标。此时，要注意APTT测定结果必须与肝素治疗范围的血浆浓度呈线性关系，否则不宜使用。一般在肝素治疗期间，APTT维持在正常对照值的1.5～2.5倍为宜。

3. 血浆因子Ⅷ、Ⅸ、Ⅺ和Ⅻ活性

【原理】一期法：受检稀释血浆中分别加入乏FⅧ、FⅨ、FⅪ和FⅫ的基质血浆、白陶土脑磷脂悬液和钙溶液，分别记录开始出现纤维蛋白丝所需的时间。从各自的标准曲线中，分别计算出受检血浆中FⅧ：C、FⅨ：C、FⅪ：C和FⅫ：C相当于正常人的百分率（%）。

【参考区间】FⅧ：C：103%±25.7%。FⅨ：C：98.1%±30.4%。FⅪ：C：100%±18.4%。FⅫ：C：92.4%±20.7%。

【临床意义】

（1）增高　主要见于血栓前状态和血栓性疾病，如静脉血栓形成、PE、妊娠高血压综合征、晚期妊娠、口服避孕药、肾病综合征、恶性肿瘤等。

（2）减低　FⅧ：C 减低见于血友病 A（其中重型≤1%；中型2%～5%；轻型6%～40%）、VWD、DIC、血中存在因子Ⅷ抗体等。FⅨ：C 减低见于血友病 B（临床分型同血友病 A）、肝脏疾病、DIC、维生素 K 缺乏症和口服抗凝剂等。FⅪ：C 减低见于Ⅺ因子缺乏症、DIC、肝脏疾病等。FⅫ：C 减低见于先天性 FⅫ缺乏症、DIC 和肝脏疾病等。

二、外源凝血系统的检验

1. 血浆凝血酶原时间（prothrombin time，PT）

【原理】　在受检稀释血浆中加入过量的 TF（人脑、兔脑、胎盘及肺组织等制品的浸出液）和 Ca^{2+}，使凝血酶原变为凝血酶，后者使纤维蛋白原转变为纤维蛋白。观察血浆凝固所需时间即凝血酶原时间。该试验是反映外源凝血系统最常用的筛选试验。有手工和仪器检测两种方法。仪器法判断血浆凝固终点的方法和原理与 APTT 检测基本相同。

【参考区间】　每个实验室应建立所用测定方法及特定试剂相应的参考区间。通常 ①成人：不同试剂凝固时间不同，一般为 10～15 秒；新生儿比成人延长 2～3 秒；早产儿比成人延长 3～5 秒（出生 3～4 天后达到成人水平）。②凝血酶原时间比值（prothrombin time ratio，PTR）：0.85～1.15。③国际标准化比值（international normalized ration，INR）：华法林治疗不同疾病时，需不同的 INR。

【临床意义】　PT 是检测外源性凝血因子有无缺陷较为敏感的筛选试验，也是监测口服抗凝剂用量的有效监测指标之一。

（1）PT 延长：主要见于①先天性 FⅡ、FⅤ、FⅦ、FⅩ减低（较为少见，一般在低于参考人群水平的10%以下时才会出现 PT 延长，PTR 增大）、纤维蛋白原缺乏（Fg＜0.5g/L）或无纤维蛋白原血症、异常纤维蛋白原血症。②获得性凝血因子缺乏，如 DIC、原发性纤溶亢进症、维生素 K 缺乏、循环抗凝物质增多等。香豆素治疗时，当 FⅡ、FⅤ、FⅦ、FⅩ浓度低于正常人水平40%时，PT 即延长。PT 对 FⅦ、FⅩ缺乏的敏感性较对 FⅠ、FⅡ缺乏的要高，但对肝素的敏感性不如 APTT。

（2）PT 缩短：见于　①DIC 早期（高凝状态）。②口服避孕药、其他血栓前状态及血栓性疾病。

（3）PT 是香豆素类抗凝药物的实验室监测首选指标。临床上，常将 INR 为 2～3 时作为口服抗凝剂治疗时剂量适宜范围。

2. 血浆因子Ⅱ、Ⅴ、Ⅶ、Ⅹ活性

【原理】　一期法：受检稀释血浆分别与乏因子Ⅱ、Ⅴ、Ⅶ、Ⅹ基质血浆混合，再加兔脑粉浸出液和钙溶液，分别作血浆凝血酶原时间测定。将受检者血浆测定结果与正常人新鲜混合血浆比较，分别计算出各自的 FⅡ：C、FⅤ：C、FⅦ：C、FⅩ：C。

【参考区间】　FⅡ：C：97.7%±16.7%。FⅤ：C：102.4%±30.9%。FⅦ：C：103%±17.3%。FⅩ：C：103%±19.0%。

【临床意义】　活性增高主要见于血栓前状态和血栓性疾病。活性减低见于肝病变、维生素 K 缺乏、DIC 和口服抗凝剂；血循环中存在上述因子的抑制物等。目前 FⅡ：C、FⅤ：C、FⅦ：C、FⅩ：C 的检测主要用于肝脏受损的检验，FⅦ：C 下降在肝病的早期即可发生。

三、共同凝血途径的检验

1. 纤维蛋白原

【原理】

（1）Clauss 法（凝血酶法） 受检血浆中加入过量凝血酶，将血浆中的 Fg 转变为纤维蛋白，使血浆凝固，其时间长短与 Fg 含量成负相关。受检血浆的 Fg 含量可从国际标准品 Fg 参比血浆测定的标准曲线中获得。

（2）PT 衍生法 是基于 PT 反应曲线差值确定 Fg 浓度的方法。测定 PT 时，FIB 全部变成纤维蛋白，其浊度与 Fg 浓度成正比（无需加凝血酶），可采用终点法或速率法换算出 Fg 浓度。

（3）免疫比浊法。

【参考区间】成人 2~4g/L；新生儿 1.25~3g/L。

【临床意义】

（1）增高 见于急性时相反应，可出现高纤维蛋白原血症（hyperfibrinogenenia），如感染、外伤、肿瘤等；慢性活动性炎症反应，如风湿病等。Fg 水平超过参考区间上限是冠状动脉粥样硬化心脏病和脑血管病发病的独立危险因素之一。

（2）减低 见于 Fg 合成减少或结构异常性疾病，如先天性低（无）纤维蛋白原血症；异常纤维蛋白原血症（用免疫法检测抗原可正常）；严重肝实质损伤，如肝硬化、酒精中毒等；Fg 消耗增多，如 DIC 等。

（3）溶栓治疗监测 可用于溶栓治疗（如用 UK、t-PA）、蛇毒治疗（如用抗栓酶、去纤酶）的监测。

2. 凝血因子XIII活性

【原理】发色底物法，凝血酶将受检血浆中 FXⅢ 激活成为 FXⅢa，凝血酶使血浆中 Fg 转化为纤维蛋白。FXⅢa 联接于含有甘氨酸乙酯的特殊多肽底物上，释放出胺，使还原型烟酰胺腺嘌呤二核苷酸（NADH）被氧化成烟酰胺腺嘌呤二核苷酸（NAD）。用 340nm 时的吸光度来检测 NADH 的量，从而得到血浆中因子 XⅢ 活性。

【参考区间】FXⅢ：C：70%~140%。

【临床意义】降低见于先天性和获得性因子XⅢ缺乏，后者见于肝病、SLE、DIC、原发性纤溶症、转移性肝癌、恶性淋巴瘤以及抗 FXⅢ 抗体等。

3. 凝血酶–抗凝血酶复合物（TAT）

【原理】化学发光法。

【参考区间】TAT<4ng/ml。

【临床意义】凝血酶与抗凝血酶以 1:1 摩尔相结合形成 TAT，从而使凝血酶灭活，故 TAT 是凝血酶早期形成的分子标志物之一。TAT 升高，则表明凝血酶形成过多，血液呈高凝状态。TAT 水平的升高多见于血栓性疾病，如 AMI、DVT、脑血栓、DIC 以及白血病等。

4. 血浆凝血酶原片段 1+2（F_{1+2}）

【原理】ELISA 法。

【参考区间】0.4~1.1nmol/L。

【临床意义】血浆 F_{1+2} 增高见于高凝状态，血栓性疾病如 DIC、易栓症、急性心肌梗死（acute myocardial infarction，AMI）、静脉血栓形成等。溶栓治疗 AMI 时，若溶栓治疗有效，缺血的心肌成功实现再灌注，则 F_{1+2} 可锐减；用肝素治疗血栓性疾病时，一旦达到有效治疗浓度，则血浆 F_{1+2} 可由治疗前的高浓度降至参考区间内；口服华法林，血浆 F_{1+2} 浓度可降至参考区间以下，当用 F_{1+2} 作为低剂量口服抗凝剂治疗的监测指标时，浓度在 0.4～1.2nmol/L 时，可达到最佳抗凝治疗效果。

5. 可溶性纤维蛋白单体复合物

【原理】ELISA 法。

【参考区间】48.5±15.6mg/L。

【临床意义】纤维蛋白单体是 Fg 转变为纤维蛋白的中间体，是凝血酶水解 Fg 使其失去 FPA 和 FPB 而产生的。当凝血酶浓度低时，纤维蛋白单体不足以聚合形成纤维蛋白凝块，它们自行和 Fg 或纤维蛋白降解产物结合形成复合物。可溶性纤维蛋白单体复合物（soluble fibrin monomer complex，sFMC）是凝血酶生成的另一标志物。sFMC 升高多见于肝硬化失代偿期、DIC、急性白血病（M_3 型）、肿瘤、严重感染、多处严重创伤、产科意外等。

第四节　抗凝系统的检验

一、生理性抗凝物质检测

1. 抗凝血酶活性及抗原 e 微课/视频 1

（1）抗凝血酶活性（antithrombin activity，AT：A）

【原理】发色底物法：基于合成显色底物和 FXa 失活的检测方法，第一步将含有 FXa 试剂的血浆与过量的肝素一起孵育，后续加入合成显色底物定量检测剩余 FXa 的活性，在 405nm 处动态检测硝基苯胺的释放，其检测结果与待测样本中抗凝血酶的水平成反比。

【参考区间】108.5%±5.3%。

（2）抗凝血酶抗原（antithrombin antigen，AT：Ag）

【原理】免疫比浊法。

【参考区间】（0.29±0.06）g/L。

【临床意义】AT 活性或抗原检测是临床上评估高凝状态良好的指标，尤其是 AT 活性下降更具实用性。AT 抗原和活性同时检测，是遗传性 AT 缺乏的分型主要依据。

遗传性 AT 缺乏分为两型：①交叉反应物质（cross reaction material，CRM）阴性型（CRM⁻）即抗原与活性同时下降；②CRM⁺型，抗原正常，活性下降。

获得性 AT 缺乏主要原因：①AT 合成降低，主要见于肝硬化、重症肝炎、肝癌晚期等，可伴发血栓形成；②AT 丢失增加，见于肾病综合征；③AT 消耗增加，见于血栓前期和血栓性疾病，如心绞痛、脑血管疾病、DIC 等。在疑难诊断 DIC 时，AT 水平下降具有诊断价值。而急性白血病时 AT 水平下降更可看作是 DIC 发生的危险信号。在抗凝治疗中，如怀疑肝素治疗抵抗，可用 AT 检测来确定。抗凝血酶替代治疗时，也应首选 AT 检测来监测。

2. 蛋白 C 活性（protein C activity，PC：A） e 微课/视频 2

【原理】

（1）APTT 法　凝血酶和 TM 结合使 PC 活化，APC 具有灭活凝血因子Ⅴa、Ⅷa 的作用，从而使 APTT 延长，其延长的程度与 PC 活性呈直线关系，由此可计算出 PC：A。

（2）发色底物法

【参考区间】100.24%±13.18%。

【临床意义】

（1）PC 活性减低　见于先天性 PC 缺陷，患者表现为反复的无明显原因的血栓形成。根据 PC：A 和 PC：Ag，可分为 I 型（PC：Ag 与 PC：A 均减低）和 II 型（PC：Ag 正常而 PC：A 减低）；获得性 PC 缺陷，如 DIC、肝功能不全、手术后、口服双香豆素抗凝剂、呼吸窘迫综合征等。

（2）PC 活性增高　见于冠心病、糖尿病、肾病综合征、妊娠后期及炎症和其他疾病的急性期。

3. 蛋白 S 活性（protein S activity，PS：A）

【原理】PS 是加速 APC 裂解 Va 的辅因子。在蝰蛇毒激活的血液凝固反应中，在相同 APC 条件下，标本凝固时间延长与 PS：A 成正比。

【参考区间】60% ~130%。

【临床意义】PS 活性减低，见于先天性和获得性 PS 缺乏症，后者见于肝脏疾病、口服抗凝药物等。

4. 组织因子途径抑制物（tissue factor pathway inhibitor，TFPI）活性及抗原

（1）TFPI 活性

【原理】发色底物法。

【参考区间】根据所使用试剂的不同，各实验室应根据具体实验条件和试剂性能建立相应的参考范围。

【临床意义】老年人血浆中 TFPI 含量较高。妊娠时血浆 TFPI 也增高，但胎儿血浆 TFPI 含量较低。先天性 TFPI 缺乏易患血栓形成，然而常见的 TFPI 减少大多数是获得性的。大手术、脓毒血症与 DIC 时往往血浆中 TFPI 减少，主要是过分消耗所致。致死性败血症时往往血浆中 TFPI 增多，可能与广泛性血管内皮受损使之释放增加有关。此外，慢性肾衰竭时血中 TFPI 也增多。

（2）TFPI 抗原

【原理】ELISA 法。

【参考区间】女性总 TFPI 为（76.0±25.0）ng/ml，男性为（86.0±31.6）ng/ml，平均为（81.2±30.4）ng/ml。女性游离 TFPI 为（8.0±3.8）ng/ml，男性为（11.4±4.2）ng/ml；平均为（10.0±4.8）ng/ml。

【临床意义】本试验可检测天然或重组的人 TFPI 与高密度脂蛋白、低密度脂蛋白、极低密度脂蛋白结合的复合物，以及截短形式的人 TFPI。与其他凝血因子无交叉反应。注入肝素可引起血管内皮细胞释放 TFPI，从而引起血浆中 TFPI 增加。

二、病理性抗凝物质检测

1. 复钙交叉实验（cross recalcifcation test，CRT）

【原理】血浆复钙时间延长可能是由于凝血因子缺乏或血液中存在抗凝物质所致。延长的复钙时间如能被等量正常血浆纠正，则提示受检血浆中缺乏凝血因子；如果不被纠正，则提示受检血浆中存在抗凝物质。

【参考区间】若受检血浆与正常血浆等量混合，血浆复钙时间不在正常范围内（2.2~3.8 分钟），则认为受检血浆中存在异常抗凝物质。

【临床意义】本试验可区分血浆复钙时间延长的原因，除可鉴别有无血液循环抗凝物质外，还可筛选内源性凝血系统的功能异常，但由于其敏感性不如 APTT，同时受血小板数量和功能的影响，目前主要用来筛检病理性抗凝物质增多。另外，CRT 对受检血浆中低浓度的肝素及类肝素物质不敏感，必要时可考虑作肝素定量试验。血浆中存在异常的抗凝物质，见于反复输血的血友病患者、肝病患者、

SLE、类风湿关节炎及胰腺疾病等。

2. 血浆肝素水平测定

【原理】 发色底物法。

【参考区间】 正常人本法检测血浆肝素为 0U/L。本法检测肝素的范围是 0 ~ 800U/L。

【临床意义】 在用肝素防治血栓性疾病以及血液透析、体外循环的过程中，可用本试验对肝素的合理用量进行监测。在过敏性休克、严重肝病或 DIC、肝叶切除或肝移植等患者的血浆中肝素亦增多。另需注意①采血与离心必须细心，以避免血小板激活，导致 PF_4 释放，后者可抑制肝素活性；②反应中温育时间和温度均应严格要求，否则将影响检测结果；③严重黄疸患者检测应设自身对照；④制作标准曲线的肝素制剂应与患者使用的一致。

3. 血浆抗 Xa 检测

【原理】 发色底物法。

【参考区间】 正常人血浆抗 Xa 为 0IU/ml。

【临床意义】 抗 Xa 检测是简便、快速和有效检测普通肝素（unfractionated heparin，UFH）或低分子量肝素（low molecular weight heparin，LMWH）的方法。用于预防血栓形成，LMWH 以 0.2 ~ 0.4IU/ml 为宜；用于血栓病治疗，LMWH 以 0.4 ~ 0.7IU/ml 为宜；若超过 0.8IU/ml 则出血的风险增加。

4. 凝血酶时间（thrombin time，TT）

【原理】 受检血浆中加入"标准化"的凝血酶溶液后，测定开始出现纤维蛋白丝所需要的时间为凝血酶时间。

【参考区间】 10 ~ 18 秒（手工法和仪器法有很大不同，凝血酶浓度不同差异更大），各实验室应建立适合自己的参考区间。

【临床意义】 TT 是凝血酶使 Fg 转变为纤维蛋白所需要的时间，它反映了血浆中是否含有足够量的 Fg 以及 Fg 的结构是否符合人体的正常生理凝血要求。在使用链激酶、UK 作溶栓治疗时，可用 TT 作为监测指标，以控制在正常值的 3 ~ 5 倍。

（1）凝血酶时间延长，即受检 TT 值延长超过正常对照 3 秒，以 DIC 时 Fg 消耗多见，也有部分属于先天性低（无）纤维蛋白原血症、原发性纤溶及肝脏病变，也可见于肝素增多或类肝素抗凝物质增多及 FDP 增多。使用直接凝血酶抑制剂达比加群酯时 TT 可显著延长甚至不凝集。

（2）凝血酶时间缩短：主要见于某些异常蛋白血症或巨球蛋白血症。

5. 甲苯胺蓝纠正试验

【原理】 甲苯胺蓝可纠正肝素的抗凝作用，在 TT 延长的受检血浆中加入少量的甲苯胺蓝，若延长的 TT 恢复正常或明显缩短，则表示受检血浆中肝素或类肝素样物质增多。

【参考区间】 在 TT 延长的受检血浆中，加入甲苯胺蓝后 TT 明显缩短，两者相差 5 秒以上，提示受检血浆中肝素或类肝素样物质增多，否则提示 TT 延长不是由于肝素类物质所致。

【临床意义】 单纯的甲苯胺蓝纠正试验有时对肝素类物质不一定敏感，而众多的肝素类物质增多的病理状态，往往伴有高水平的 FDP、异常纤维蛋白原增多等情况。因此，最好与正常血浆、硫酸鱼精蛋白等纠正物同时检测。

血中类肝素物质增多，多见于过敏性休克、严重肝病、肝叶切除、肝移植、DIC，也可见于使用氮芥以及放疗后的患者。

6. 肝素诱导的血小板减少症（heparin induced thrombocytopenia，HIT）抗体检测 ⓔ微课/视频3

【原理】 HIT 抗体检测包括混合抗体（IgG、IgA、IgM）检测和 IgG 特异性抗体检测。基于 ELISA 法或乳胶增强免疫测定等免疫学方法。

【参考区间】正常人无 HIT 抗体。

【临床意义】HIT 是在使用肝素类药物过程中出现，由肝素/PF$_4$ 抗体介导并以血小板计数降低为主要表现的肝素不良反应，常可引发动静脉血栓事件。肝素/PF$_4$ 抗体包含 IgG、IgA、IgM，临床上主要致病类型为 IgG。该抗体激活血小板、促进凝血酶生成。HIT 发病率为 0.1% ~ 5%，可造成严重不良后果甚至导致死亡，因此及时诊断 HIT 对改善患者预后极为重要。与 UFH 相比，用于血栓预防和治疗时，应用 LMWH 发生 HIT 的可能性较小。HIT 混合抗体诊断特异性较低，但敏感性较高，仅可用于排除诊断；IgG 特异性抗体诊断的特异性高，在设定合理临界值的基础上，结合临床评估可实现诊断。

7. 凝血因子Ⅷ抑制物测定

【原理】受检血浆与一定量正常人新鲜血浆混合，在 37℃ 温育一定时间后，测定混合血浆的Ⅷ因子活性，若受检血浆中存在Ⅷ因子抑制物，则混合血浆的Ⅷ因子活性会降低，以 Bethesda 单位来计算抑制物的含量，1 个 Bethesda 单位相当于灭活 50% 因子Ⅷ活性的抗体量。

【参考区间】正常人无因子Ⅷ抑制物。

【临床意义】Bethesda 法不仅可用于因子Ⅷ抑制物检测，还可用于其他因子（Ⅸ、Ⅹ、Ⅺ）抑制物的检测。本法对同种免疫引起的因子抑制物测定较为敏感，对自身免疫、药物免疫、肿瘤免疫和自发性凝血因子抑制物则不敏感。Ⅷ因子抑制物的确定，最终需要进行狼疮抗凝物的检测进行排除。

血浆因子Ⅷ抑制物的出现常见于反复输注血液制品或接受抗血友病球蛋白治疗的血友病 A 患者，也可见于某些免疫性疾病和妊娠期的妇女。

8. 狼疮抗凝物（lupus anticoagulants, LA）检测

【原理】当血浆中存在 LA 时，其可竞争性结合磷脂从而导致依赖磷脂的凝血时间延长（筛查试验），加入过量磷脂则可纠正延长的凝血时间（确诊试验）。蝰蛇毒时间法：蝰蛇毒在磷脂和 Ca^{2+} 存在下，直接激活因子Ⅹ，最终形成纤维蛋白，使血液凝固。由于直接激活绕过接触因子和内源性凝血系统的凝血因子，因此当因子Ⅷ、Ⅸ、Ⅺ、Ⅻ缺陷及其抑制物存在时，该试验不受影响。

【参考区间】正常在 28 ~ 48 秒；其筛查试验与确诊试验比值为 0.8 ~ 1.2。

【临床意义】若筛查试验/确诊试验大于 2.0，提示 LA 强阳性；比值 1.5 ~ 2.0，提示 LA 中等程度阳性；比值 1.2 ~ 1.5，提示 LA 弱阳性；比值小于 1.2，但筛查试验和确诊试验结果均延长，需进一步检测因子Ⅱ、Ⅴ、Ⅹ的活性或明确其抗体。本试验阳性见于有 LA 存在的患者，如 SLE、抗磷脂综合征、静脉血栓栓塞症等。

第五节 纤维蛋白溶解系统的检验

1. 组织型纤溶酶原激活物活性及抗原

（1）组织型纤溶酶原激活物活性（t - PA：A）

1）原理 发色底物法。

2）参考区间 300 ~ 600U/L。

（2）组织型纤溶酶原激活物抗原（t - PA：Ag）

1）原理 ELISA 法。

2）参考区间 1 ~ 12μg/L。

（3）临床意义 t - PA 抗原或活性增高，表明纤溶活性亢进，见于原发及继发性纤溶亢进症，如 DIC，也见于应用纤溶酶原激活物类药物。t - PA 抗原或活性减低，表示纤溶活性减弱，见于高凝状态

和血栓性疾病。

2. 纤溶酶原激活抑制物活性及抗原

（1）纤溶酶原激活抑制物活性（PAI：A）

1）原理　发色底物法。

2）参考区间　100~1000IU/L。

（2）纤溶酶原激活抑制物抗原（PAI：Ag）

1）原理　ELISA法。

2）参考区间　4~43g/L。

（3）临床意义　目前，PAI的检测主要是为观察PAI与t-PA的比例以及了解机体的潜在纤溶活性。因此，PAI与t-PA应同时检测，单纯检测PAI，不管是抗原含量还是活性，意义都不大。增高见于高凝状态和血栓性疾病，减低见于原发性和继发性纤溶。

3. 纤溶酶原活性及抗原

（1）纤溶酶原活性（PLG：A）

1）原理　发色底物法。

2）参考区间　85.55%±27.83%。

（2）纤溶酶原抗原（PLG：Ag）

1）原理　ELISA法。

2）参考区间　0.22±0.03g/L。

（3）临床意义　在溶栓治疗时，因使用的溶栓酶类不同，在治疗开始阶段PLG含量和活性的下降，不一定是纤溶活性增高的标志，应同时进行FDP的测定，以了解机体内真正的纤溶状态。先天性纤溶酶原缺乏症必须强调抗原和活性同时检测，以了解是否存在交叉反应物质。

1）增高　表示PLG激活物的活性（纤溶活性）减低，见于血栓前状态和血栓性疾病。

2）减低　表示纤溶活性增高，常见于原发性纤溶亢进症和DIC外，还见于前置胎盘、胎盘早剥、肿瘤扩散、严重感染、大手术后、重症肝炎、肝硬化、肝移植、门脉高压、肝切除等获得性纤溶酶原缺乏症。PLG缺陷症，可分为交叉反应物质阳性（CRM$^+$）型（PLG：Ag正常和PLG：A减低）和CRM$^-$型（PLG：Ag和PLG：A均减低）。

4. α_2-抗纤溶酶活性及抗原

（1）α_2-抗纤溶酶活性（α_2-PI：A）

1）原理　发色底物法。

2）参考区间　95.6%±12.8%。

（2）α_2-抗纤溶酶抗原（α_2-PI：Ag）

1）原理　ELISA法。

2）参考区间　66.9mg/L±15.4mg/L。

（3）临床意义　α_2-PI的检测具有鉴别诊断的价值，根据α_2-PI：A和α_2-PI：Ag的不同，可将α_2-PI缺陷分为CRM$^+$型和CRM$^-$型。增高见于静脉、动脉血栓形成，恶性肿瘤、分娩后等。减低见于肝病、DIC、手术后、先天性α_2-PI缺乏症。溶栓治疗的动态监测。

5. 纤溶酶-抗纤溶酶复合物（plasmin-α_2-antiplasmin complex，PAP）　PAP是PL与α_2-PI以1:1结合形成的复合物。

（1）原理　化学发光法。

（2）参考区间　PAP<0.8μg/ml。

（3）临床意义 PL 一旦生成后即迅速与 α_2 – PI 以 1∶1 摩尔形成 PAP，使 PL 灭活，是反映体内纤溶激活的直接标志物。PAP 半衰期 6 小时，可直接检测。PAP 增高主要见于 DIC 和血栓性疾病，如 AMI、脑血栓形成、PE、DVT、肾病综合征等。此外，PAP 有助于 AMI 患者溶栓治疗的监测；有助于预测 65 岁以上健康老年人心肌梗死发病危险度；有助于区分不同临床类型的脑梗死；有助于术后 DVT 形成的预测等。

6. 纤溶酶原激活物 – 纤溶酶原激活物抑制物复合物（tissue – type plasminogen activator – plasminogen activator inhibitor 1 complex，tPAI – C） tPAI – C 是 t – PA 与 PAI – 1 以 1∶1 结合形成的复合物。

（1）原理 化学发光法。

（2）参考区间 tPAI – C 男性 < 17.0ng/ml；女性 < 10.5ng/ml。

（3）临床意义 血管内皮细胞损害时，t – PA 和 PAI – 1 都被释放，t – PA 与 PAI – 1 迅速 1∶1 结合形成复合物，是纤溶系统活化的分子标志物，也是反映血管内皮细胞受损的分子标志物。在反映机体纤溶功能时，tPAI – C 比 PAI – 1 更加可靠。tPAI – C 是心梗风险指标，tPAI – C 水平与心梗风险明显相关。男性血浆高水平 tPAI – C 与吸烟或糖尿病协同作用，暴露心梗风险比值（OR）为 4.6∶7.9。

7. 纤维蛋白（原）降解产物（FDP）

（1）原理 胶乳凝集法与免疫比浊法。

（2）参考区间 < 5mg/L。

（3）临床意义 原发性纤溶亢进时，FDP 含量可明显升高。高凝状态、DIC、器官移植的排异反应、妊娠高血压综合征、恶性肿瘤、心、肝、肾疾病及静脉血栓、溶栓治疗等所致的继发性纤溶亢进时，FDP 含量升高。

8. D – 二聚体

（1）原理 乳胶凝集法与免疫比浊法。

（2）参考区间 不同厂家的试剂其参考区间有所区别，通常 D – 二聚体检测用于 VTE 排除的 cut – off 值为 0.5mg/L 纤维蛋白原当量（fibrinogen equivalent units，FEU）。血浆 D – 二聚体水平随年龄增加而逐渐增高，2019 年欧洲心脏病学会（european society of cardiology，ESC）肺栓塞指南建议 50 岁以上中、低度临床可能性患者，应采用年龄校正的 cut – off 值（年龄×10mg/L FEU）。

（3）临床意义

1）D – 二聚体是交联纤维蛋白降解中的一个特征性产物，在 DVT、恶性肿瘤、DIC、心肌梗死、重症肝炎、PE 等疾病中升高。也可作为溶栓治疗有效的观察指标。

2）凡有血块形成的出血，D – 二聚体均呈阳性或升高，如月经期、正常妊娠期、分娩期，手术/创伤，感染/炎症等。该试验敏感度高，但缺乏特异性，如正常老年人也升高。陈旧性血栓患者 D – 二聚体并不高。

3）大量循证医学证据表明，D – 二聚体阴性是排除 DVT 和 PE 的重要试验，也是观察静脉血栓复发的指标。

9. 血浆硫酸鱼精蛋白副凝固试验（plasma protamine paracoagulation test，3P）

（1）原理 在凝血酶的作用下，Fg 释放出肽 A、B 后转变为 FM，纤维蛋白在 PL 降解的作用下产生 FDP，FM 与 FDP 形成可溶性复合物，硫酸鱼精蛋白可使该复合物中 FM 游离，后者又自行聚合呈肉眼可见的纤维状、絮状或胶冻状，反映 FDP 尤其是碎片 X 的存在。

（2）参考区间 正常人为阴性。

（3）临床意义

1）阳性　见于 DIC 的早期或中期。本试验假阳性常见于大出血（创伤、手术、咯血、呕血）和样品置冰箱等。

2）阴性　见于正常人、DIC 晚期和原发性纤溶亢进症。

10. 纤维蛋白单体（FM）

（1）原理　免疫比浊法。

（2）参考区间　（4.54±1.20）ug/ml。

（3）临床意义　临床各种易诱发高凝状态的疾病都可出现结果增高，如败血症、感染性疾病（细菌与病毒感染）、休克、DIC、组织损伤、肿瘤、急性白血病、肝坏死、急性胰腺炎及妊娠高血压综合征等。

第六节　血栓弹力图检测

血栓弹力图（thromboclastegraphy，TEG）是一种动态检测和记录由凝血启动到血小板聚集、纤维蛋白形成、纤维蛋白交联以及血凝块溶解全部动态信息，呈现患者凝血－纤溶的真实全貌的图形，对血液是否存在高凝状态有较准确的判断性。

【原理】利用高速反射光电开关作为信号探测源，将含全血样本的测试杯以一定的角度和速度匀速转动，加入激活剂后血液样本从稀松到黏稠的变化过程，通过恒速离偶电机转动而带动浸入血液样本的转子，转子转动的快慢经过光电开关反射，将其反射时间长短转化成电信号，检测到的电信号通过高速固定脉冲 25kHz 进行比对，经过计算光电开关反射时间区内的脉冲个数从而得出其血凝速度，将其脉冲个数按时间对其描绘形成曲线。TEG 的示意图如下（图 16 - 4）。

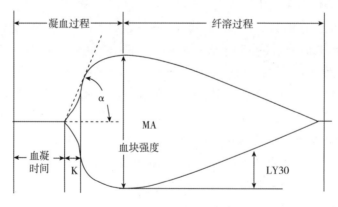

图 16 - 4　TEG 示意图

【参考区间】血栓弹力图仪主要报告参数包括：R 时间、K 时间、α 角、MA 值、LY30、EPL。诱导剂的差异可造成检测结果的变化，故各实验室应设定各自的参考区间。其具体特征及意义如下（表16 - 3）。

表 16 - 3　血栓弹力图主要报告参数

参数	英文名称	描述	意义	全血参考区间
R 时间	reaction time	反映开始到第 1 块纤维蛋白凝块形成（描记图幅度达 2mm）所需的时间	反映内源凝血系统的功能	4.0~9.0 分钟
K 时间	coagulation time	从 R 时间终点至描记幅度达 20mm 所需时间	反映血凝块形成的速率，其中以纤维蛋白的功能为主	1.0~3.0 分钟

续表

参数	英文名称	描述	意义	全血参考区间
角 α	alpha angle	从血凝块形成点至描记图最大曲线弧度作的切线与水平线的夹角	α 参数与 K 参数相同，反映纤维蛋白和血小板在血凝块开始形成时的共同作用的结果，α 参数在极度低凝时要比 K 参数更直观	50°~74°
MA 值	maximum amplitude	TEG 图上的最大振幅，即最大切应力系数	反映正在形成的血凝块的最大强度，主要受血小板（80%）及纤维蛋白原（20%）两个因素影响	51~69 分钟
LY30	percent lysis 30 minutes after MA	MA 值确定后 30 分钟时血凝块溶解的百分比	检测纤溶的一个指标，LY30 过高可提示高纤溶状态	0%~7.5%
EPL	estimated percent lysis	预测在 MA 值确定后血凝块将要溶解的百分比	检测纤溶的一个指标，作用同 LY30	0%~15%

【临床意义】

1. 初步分析凝血功能状态　血栓弹力图可初步反映凝血因子、Fg、血小板的功能情况。可用于①判断患者凝血状态：低凝、高凝、纤溶亢进。②区分原发和继发性纤溶亢进。③评估血栓机率，预防手术后的血栓发生。④监测术后引流出血，判断出血原因，减少二次手术风险。⑤指导临床输血等。

2. 监测药物疗效　血栓弹力图分析中的肝素酶对比试验可精确分析判断肝素、LMWH 及类肝素使用情况，术中鱼精蛋白中和肝素后的残留效果；血栓弹力图血小板图可判断抗血小板药物治疗的安全性、有效性。

知识拓展

止血与血栓检验项目的选择

止血与血栓检验项目中，不同的方法各有其优、缺点，选用不同方法甚至是同种方法的不同试剂对检测同一物质的灵敏度和特异性不同，参考区间也不一样。临床实验室须根据本实验室的实际条件选择合适的方法，并建立自己的参考区间。比如对于异常纤维蛋白原血症的患者，选用 Clauss 法时检测试剂中的凝血酶由于空间构象的不同常无法有效测出纤维蛋白原的浓度，而选用免疫比浊法进行测定，则可有效测出纤维蛋白原的含量。

思考题

答案解析

案例　患者，男，87 岁。

主诉：进行性排尿困难 1 年。

现病史：2 年前无明显诱因出现排尿迟缓，排尿时间延长，尿频、尿急、尿不尽感，无尿痛，无肉眼血尿，无发热，无腰腹部疼痛，给予正规的治疗，症状逐渐加重。1 周前患者突发不能自行排尿，为进一步治疗就诊我院。

既往史：既往体质虚弱，有高血压史 10 余年，否认糖尿病病史，有肾脏病史，无冠心病史，无脑血管意外疾病史。有手术史，1994 年因尿毒症行肾移植，术后规律口服硫唑嘌呤、泼尼松龙；否认头部外伤史，否认肝炎史，否认结核史，否认传染病病史，预防接种史不详，无食物过敏史，未发现药物过敏史。凝血功能检查：血浆凝血酶原时间测定（PT）83 秒。国际标准化比值（INR）：7.74；活化部分凝血活酶时间测定（APTT）：183 秒；血浆纤维蛋白原：6.19g/L。

基本检查：体温 36.2℃；脉搏 105 次/分；呼吸 20 次/分。身高 168cm。体重 69kg。血压 150/88mmHg。双下肋腰曲线存在，双侧肾区平坦无隆起，无压痛及叩击痛，双侧输尿管走行区无压痛，膀胱区无膨隆，压迫耻骨上区无尿意，叩诊正常。

辅助检查：泌尿系统彩超提示前列腺增生。

问题

（1）该病例实验室结果有哪些异常？

（2）凝血酶原时间测定的原理及临床意义有哪些？

（3）活化部分凝血活酶时间测定的原理及临床意义有哪些？

（4）纤维蛋白原检测的方法有哪些？

（李　鹏　冯厚梅）

书网融合……

| 重点小结 | 题库 | 微课/视频 1 | 微课/视频 2 | 微课/视频 3 |

第十七章　出血性疾病

1. 通过本章学习，掌握各种出血性疾病的概念、临床特征和实验室检查；熟悉这些疾病的诊断与鉴别诊断；了解其病因与发病机制。

2. 具有运用实验室检验技术对出血性疾病诊断和鉴别诊断的能力。

3. 树立综合分析问题的理念，能综合运用止血、抗凝和纤溶系统的知识分析出血性疾病的发生机制、临床特征、诊断和治疗监测。

第一节　概　述

PPT

出血性疾病（hemorrhagic disease）是由于遗传性或获得性原因所致机体止血、凝血功能障碍或抗凝、纤溶过度而引起的自发性出血、轻微损伤后过度出血或出血难止的一类疾病。

一、出血性疾病分类

根据病因和发病机制不同，出血性疾病可分为血管性、血小板性、凝血因子异常、纤溶过度和循环抗凝物质增多等类型（表 17 - 1）。

表 17 - 1　出血性疾病分类

常见病因	遗传性	获得性
血管因素	遗传性毛细血管扩张症、血管性血友病、血管周围支撑性组织异常等	过敏性紫癜、单纯性紫癜、药物性紫癜、老年性紫癜、自身免疫性紫癜、感染、代谢因素、化学因素、机械因素所致血管损伤等
血小板因素	血小板无力症、巨大血小板综合征、血小板颗粒缺陷（贮存池病）、血小板病（PF$_3$ 异常）、Wiskott - Aldrich 综合征等	原发免疫性血小板减少症、继发性血小板减少症、继发于其他疾病（如脾切除、肿瘤、炎症等）血小板数量及功能异常性疾病等
凝血因子异常	血友病 A、血友病 B，F X、F V、F Ⅶ、F Ⅺ、F X Ⅲ 缺乏，先天性低（无）纤维蛋白原血症、凝血酶原缺乏、复合性凝血因子缺乏等	肝病、维生素 K 缺乏、获得性血管性血友病、急性白血病、淋巴瘤、结缔组织病、抗磷脂抗体所致的低凝血酶原血症等
纤溶过度	α$_2$ - 抗纤溶酶缺乏、纤溶酶原激活抑制物 - 1 缺乏、纤溶酶原激活物增多	继发于其他疾病（如 DIC、严重肝脏疾病、肿瘤、手术和创伤、溶栓治疗等）所致纤溶亢进

二、出血性疾病的临床特征

出血性疾病多有出血病史，详细询问患者的病史、出血情况，评估其出血严重程度、同时考虑其营养情况和服药情况等，能帮助医生确定进一步的诊断措施和预测将来出血的可能性。部分典型的出血临床表现为：黏膜出血；新生儿面部紫癜、头部血肿、关节积血、血尿、肌肉、颅内和腹膜后出血；损伤相关的出血和轻度自发性出血；脐带残端出血和习惯性流产出血；伤口不易愈合；反复发作的严重鼻出血及慢性缺铁性贫血等。

三、出血性疾病的实验室诊断

出血性疾病发病因素复杂，实验室检查对于明确疾病的病因、确诊以及治疗具有重要意义。常见的实验室诊断分为筛选试验和确诊试验两类（表 17－2），出血性疾病实验室诊断措施如图（图 17－1），特殊情况需要进行基因诊断等进一步分析确诊。

表 17－2　出血性疾病的实验室诊断

试验类型	试验名称
筛选试验	血小板计数、出血时间、凝血时间、活化部分凝血活酶时间、凝血酶原时间、凝血酶时间等
确诊试验	
血管因素	内皮素－1 测定、VWF 测定、凝血酶调节蛋白测定等
血小板因素	血小板形态观察、血小板黏附试验、血小板聚集试验、血小板第 3 因子有效性测定、血小板抗体测定、血小板膜糖蛋白测定等
凝血异常	Fg、各种凝血因子的活性测定等
抗凝异常	抗凝血酶抗原及活性、凝血酶－抗凝血酶复合物、蛋白 C 测定、蛋白 S 测定、狼疮抗凝物测定等
纤溶异常	纤维蛋白（原）降解产物、D－二聚体、纤溶酶原测定、组织型纤溶酶原激活物、3P 试验等

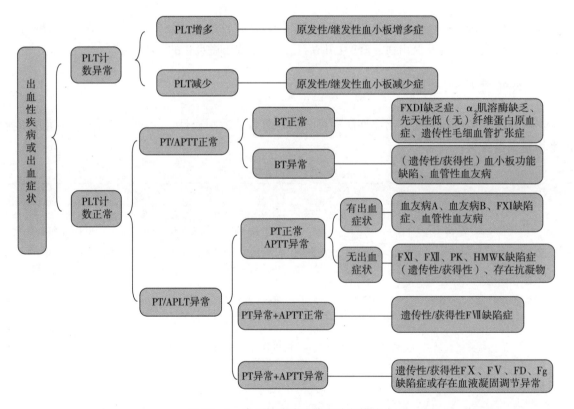

图 17－1　出血性疾病实验室诊断措施

PLT 为血小板；APTT 为活化部分凝血活酶时间；PT 为凝血酶原时间；BT 为出血时间；FXI 为凝血因子 XI；FXII 为凝血因子 XII；PK 为激肽释放酶原，HMWK 为高分子量激肽原；FVII 为凝血因子 VII；FX 为凝血因子 X；FV 为凝血因子 V；Fg 为纤维蛋白原

第二节　遗传性出血性疾病

PPT

遗传性出血性疾病，是由遗传性因素所致的一类出血性疾病，现以下面几种疾病为例分别介绍。

一、血小板无力症

血小板无力症（glanzmann's thrombasthenia，GT）是一种由于血小板 GPⅡb（CD41）或（和）GPⅢa（CD61）的数量或质量异常而引起血小板对多种生理激动剂的诱聚反应缺乏或降低所致的遗传性出血性疾病。该病全球均有分布，属罕见的常染色体隐性遗传，近亲结婚发病率更高。

（一）病因与发病机制

GPⅡb/Ⅲa 复合物是血小板膜上最多的一组糖蛋白，属于整合素家族，激动剂（如 ADP、肾上腺素、凝血酶、胶原和 TXA$_2$）通过正常的血小板 GPⅡb/Ⅲa 受体才能引起血小板聚集，当 GPⅡb 或 GPⅢa 中的任何一个发生缺陷均会引起复合物功能缺陷，GPⅡb/Ⅲa 有缺陷时血小板不能在血管损伤处形成血小板栓子，从而引起出血症状。编码血小板 GPⅡb 和 GPⅢa 的 *ITGA2B* 和 *ITGB3* 基因分别位于染色体 17q21.31 和 17q21.32 并独立表达，分别由 30 个外显子和 15 个外显子组成，二者可发生插入突变、缺失突变、剪接突变、错义突变、碱基置换突变和无义突变等，多见错义突变。基因突变可以引起转录水平异常（提前终止）、转录后剪切异常、前体蛋白转变为成熟蛋白过程异常、糖基化和由合成部位向修饰部位及膜上转运异常，成熟蛋白结构异常（氨基酸缺失或插入或置换），导致 GPⅡb 或 GPⅢa 异常进而使 GPⅡb/Ⅲa 复合物的数量或质量异常。双亲是近亲结婚的患者，患者多表现为纯合子；双亲为非近亲结婚的患者多表现为复合杂合子。

（二）临床特征

大多数 GT 患者表现为严重的早期黏膜皮肤出血，多存在诱发出血的因素，如碰撞、穿刺、口腔疾病及女性生理期等。鼻出血较为常见，一般青少年期以后可以自行减轻；长期慢性牙龈出血可以引起缺铁性贫血；月经增多是女性患者最常见的症状；面部紫癜、黏膜下出血和啼哭可能是新生儿及婴儿的首发表现；也可有间断性胃肠道出血，极少数患者出现血尿和关节出血。患者出血程度差异很大，与血小板数量和功能缺陷程度不成比例。即使基因缺陷类型相同，出血情况也可能不同。

（三）实验室检查

1. 筛选试验

（1）血小板计数及镜检：PLT 数量正常，血涂片上散在分布、不聚集，这点常可作为本病的重要诊断筛选依据。

（2）BT 明显延长、APTT、PT、TT 和 Fg 多正常。

（3）血块收缩试验：绝大部分表现为收缩不良。

（4）血小板聚集试验：对 ADP、肾上腺素、胶原、凝血酶、AA 诱聚无反应或反应减低；对瑞斯托霉素的诱聚反应正常或减低。

（5）血小板释放反应：对肾上腺素和低浓度 ADP、凝血酶及胶原诱导反应减低；对高浓度的凝血酶和胶原反应正常。

（6）血栓弹力图检测：GT 患者的最大振幅（MA）可见降低。

2. 确诊试验　GPⅡb/Ⅲa 含量检测：使用流式细胞术方法检测，血小板表面 GPⅡb/Ⅲa 的含量减少或缺乏，变异型可正常。

（四）诊断和鉴别诊断

1. 诊断

（1）临床表现　呈常染色体隐性遗传；自幼有出血症状，表现为中或重度皮肤、黏膜出血，可有月经过多、外伤和手术后出血难止。

（2）实验室检查　PLT 计数正常，血涂片上血小板散在分布、不聚集成堆；BT 延长；血块收缩不良或正常；ADP、肾上腺素、胶原、凝血酶、AA 均不引起血小板聚集，瑞斯托霉素诱聚试验正常或减低；血小板释放反应减低；血小板膜 GPⅡb/Ⅲa 有量或质缺陷。

2. 鉴别诊断　本症患者呈常染色体隐性遗传，凝血因子正常，黏膜出血为主而无关节、肌肉出血，可以与血友病类出血性疾病进行鉴别；血涂片镜检血小板散在无聚集，血小板聚集功能低下，GPⅡb/Ⅲa 减少，可以与血小板减少导致出血鉴别；患者 VWF、FⅧ：C 均正常可以与 VWD 相鉴别。

二、血友病 微课/视频 1

PPT

血友病（hemophilia）是因遗传性 *F8* 和 *F9* 基因缺陷引起的激活凝血酶原酶功能障碍而导致的一组出血性疾病，分为血友病 A（hemophilia A，HA）和血友病 B（hemophilia B，HB）。血友病为 X 染色体连锁隐性遗传，临床上表现为严重程度不等的关节、肌肉和内脏器官反复出血。

（一）病因与发病机制

1. HA　FⅧ是血浆中的大分子糖蛋白，分子量约 300kDa，现有的研究提示其合成的部位在内皮细胞、肝窦内皮细胞和单核巨噬细胞，血浆含量约为 0.2mg/L。*F8* 基因位于 X 染色体长臂末端（Xq28），为 186kb 的大基因片段，含有 26 个外显子和 25 个内含子，*F8* 的 mRNA 长度是 9029bp。FⅧ在循环血液中与 VWF 以 1：1 复合物的形式存在，后者起载体作用，能防止 FⅧ过早地被降解。

HA 的发病机制实质上是由于 *F8* 基因缺陷所致，其分子缺陷的类型主要表现在以下几个方面。

（1）内含子 22 倒位：*F8* 内含子 22 中的一个 *F8A* 序列与其上游 500bp 处的 2 个具有 *F8A* 高度同源性的序列（α_2、α_3）之一发生了染色体内的同源重组，即所谓内含子 22 倒位，于是导致 *F8* 基因断裂，DNA 的转录受阻，FⅧ的蛋白质不能合成。这是迄今为止发现的导致 HA 的一个较常见的重要的发病机制（图 17-2）。

（2）内含子 1 倒位：*F8* 基因内含子 1 倒位是另一热点突变，2% ~ 5% 的重型 HA 是由该突变所致。

（3）*F8* 基因点突变：包括形成终止密码子的无义突变及改变蛋白质结构的错义突变，前者可引起 FⅧ的加工终止，后者可使 FⅧ功能降低或丧失。

（4）*F8* 基因缺失及插入：包括 *F8* 基因的小缺失/插入及大片段缺失/插入。小缺失及插入为小于 50bp 的片段，若缺失/插入发生在移码处，会导致翻译无法进行，结果产生无活性的蛋白；若缺失/插入发生在翻译的阅读框架内，则仅仅是缺失部分不被翻译，最后产生活性低下的蛋白。*F8* 基因中大于 50bp 的缺失/插入为大片段缺失/插入，常可导致重型 HA 且使抑制物发生率升高，可通过 *F8* 基因拷贝数变异方法进行检测。

（5）异常基因的插入：外来的长散在重复序列（long interspersed nuclear elements，LINE）成分某一部分可插入人类基因组，已发现重型 HA 患者，其 *F8* 基因外显子不同部位插入了 LINE 序列。

（6）基因片段重排：两条染色单体的不等交换可导致基因重排，不能产生正常的 mRNA，使合成的 FⅧ无活性。

（7）影响 mRNA 剪接的突变：某些 *F8* 基因中碱基置换的结果可能影响 mRNA 的正确剪接，导致不同程度 HA。

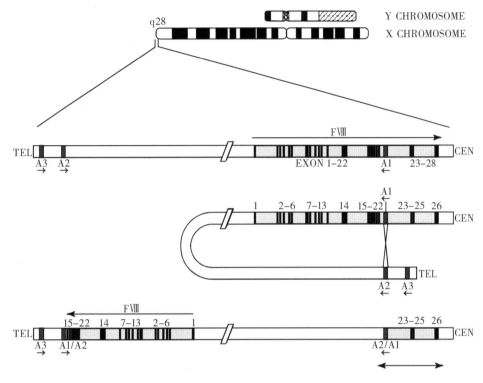

图 17 - 2　内含子 22 倒位示意图

2. 血友病 B　FIX 在肝脏合成，分子量 55kDa，血浆含量约为 5mg/L，是一种维生素 K 依赖的凝血因子。FIX 被 FXIa 或 FVIIa - TF 复合物激活后，FIXa 与 FVIIIa 形成复合物，在 Ca^{2+} 存在的条件下激活 FX。编码 FIX 的 *F9* 基因位于 Xq26.3 - 27.2，全长 34kb，由 8 个外显子和 7 个内含子以及侧翼序列中调控区域构成，其 mRNA 全长 2.8kb，由于 *F9* 基因发生缺失、插入和点突变等使 FIX 质或量的异常可致 HB。

3. 遗传特点　HA/HB 均是性联隐性遗传性疾病，其遗传基因均位于 X 染色体上。男性患者（X^0Y）具有一条含突变基因的 X 染色体（X^0），一条正常的 Y 染色体（Y）；女性携带者（X^0X）含有一条含突变基因的 X 染色体（X^0）及一条正常的 X 染色体（X），其本身多无出血的临床表现，但其所携带的致病基因可以传给下一代；若女性含有两条含突变基因的 X 染色体（X^0）为血友病女患者（X^0X^0），其遗传示意如图（图 17 - 3）。

4. 凝血因子抑制物　指由于重复多次使用凝血因子治疗而产生的能中和 FVIII 或 FIX 的抗体，多为 IgG 型，最常见的是 IgG4 亚型。20% ~ 30% 的重型 HA 患者会产生 FVIII 抑制物，2.4% ~ 4% 重症 HB 患者产生 FIX 的抑制物。在重型血友病患者中，抑制物不改变出血部位、频率或严重程度，而在中型或轻型血友病患者中，抑制物会中和患者自身合成的 FVIII，从而使患者的出血表现转变为重型。出血部位更多发生在黏膜与皮肤、泌尿生殖器官和胃肠道。因此，在这些患者中，由出血引起的严重并发症甚至死亡的风险高。低反应性抑制物是指抑制物水平持续低于 5BU/ml，若高于 5BU/ml 即为高反应性抑制物。高反应性抑制物趋于持续存在，如果很长时间没有接受凝血因子治疗，滴度水平可能回落甚至检测不到，但再次输注特殊因子制品时，3 ~ 5 日内可出现反复记忆性反应。自发性抑制物少见，多数患者产生抑制物是由于大片段的基因缺失所导致。

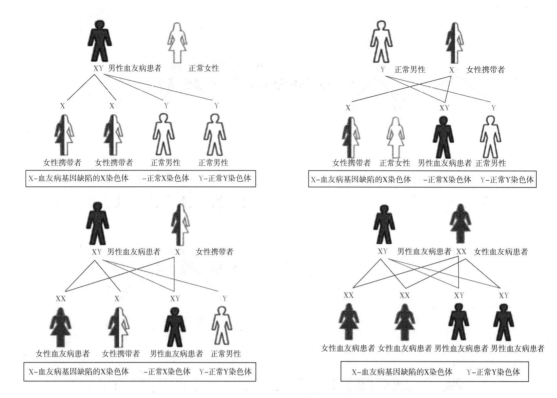

图 17-3　血友病遗传示意图

（二）临床特征

出血症状是本病的主要临床表现，患者终身有自发的或轻微损伤或手术后长时间的出血难止倾向，患者出血时使用常规的止血药物无效，但输注新鲜血浆或针对缺乏的凝血因子制剂则疗效显著。依据患者血浆 FⅧ/FⅨ 的水平与正常人对照相比，临床上将血友病分成重型（FⅧ：C/FⅨ：C<1%），中间型（FⅧ：C/FⅨ：C 1%～5%）和轻型（FⅧ：C/FⅨ：C 5%～40%）。其中，重型患者自幼有自发性出血倾向，关节畸形较早发生；轻型患者较少发生自发性出血，多为外伤后止血困难，关节畸形较少发生。

1. 关节腔积血　是血友病常见的临床表现，常发生在创伤、行走过久、运动之后引起关节滑膜出血，多见于膝关节，其次为踝、髋、肘、肩、腕关节等处。

2. 肌肉出血和血肿　在重型血友病常有发生，多在创伤或肌肉活动过久后发生，多见于用力的肌群，如腹膜后肌群、大腿肌群、臀部肌群、腓肠肌、前臂肌群等。深部肌肉出血时可形成血肿，导致局部肿痛、活动受限；肢体肌肉血肿可引起局部缺血性损伤、纤维变性；在小腿可引起跟腱缩短，在前臂可引起手腕挛缩，腰肌痉挛可引起下腹部疼痛。

3. 皮肤、黏膜出血　由于皮下组织、齿龈、舌、口腔黏膜等部位易于受伤，故为出血多发部位。幼儿多见于额部碰撞后出血或血肿。但皮肤、黏膜出血并非本病的特点。

4. 血尿　重型血友病患者可出现镜下血尿或肉眼血尿，多无疼痛感，亦无外伤史。但若有输尿管血块形成则有肾绞痛的症状。

5. 假肿瘤（血友病性血囊肿）　囊肿可以发生在任何出血部位，多见于大腿、骨盆、小腿、足、手臂，也有时发生于眼。

6. 创伤或外科手术后出血　各种不同程度的创伤、小手术如拔牙、扁桃体摘除、脓肿切开、针灸或肌内注射等都可以引起持久而缓慢的渗血或出血，甚至形成血肿。

7. 其他部位的出血 消化道出血可表现为呕血、黑便、血便或腹痛，多数患者存在原发病灶如胃、十二指肠球部溃疡；咯血多与肺结核、支气管扩张等原发病灶有关；鼻出血、舌下血肿通常是血友病患者口腔内损伤所致；舌下血肿可致舌移位，若血肿向颈部发展，常致呼吸困难；颅内出血多为自发性或在颅脑损伤后发生，是最常见的血友病患者致死的原因。

8. 由出血引起的压迫症状及其并发症 血肿压迫神经，可导致受压神经支配区域麻木、感觉丧失、剧痛、肌肉萎缩等；舌、口腔底部、扁桃体、咽后壁、前颈部出血，则可引起上呼吸道梗阻，导致呼吸困难，甚至窒息死亡；局部血管受压迫，可引起组织坏死。

临床上一般 HA 的出血表现要较 HB 严重，同是重型患者，HB 表现的临床出血次数及出血严重程度也相对较轻。

（三）实验室检查

1. 筛选试验 APTT 延长，PT 正常；少数轻型患者因 FⅧ：C/FⅨ：C 的活性接近正常，其 APTT 和 PT 均可以表现为正常。

2. 排除试验 PLT 计数，BT 及 VWF：Ag 和 VWF：A 检测均在正常范围。

3. 纠正试验 若无抑制物存在，延长的 APTT 可以被等量的正常人血浆所纠正；若血友病患者形成了针对凝血因子的自身抗体，则等量的正常人血浆无法将延长的 APTT 纠正。

4. FⅧ/FⅨ测定 临床常规使用的是活性测定方法，在筛选试验 APTT 延长，PT 正常的基础上，将受检稀释血浆中分别加入乏 FⅧ、FⅨ 的基质血浆、白陶土脑磷脂悬液和钙溶液，看是否能缩短 APTT 来判断受检者的 FⅧ：C 和 FⅨ：C 及凝血因子的缺乏与否。

5. 抑制物的检测 推荐患者在开始接受凝血因子治疗后的 50 天内定期检测抑制物；患者接受手术前必须检测抑制物。

（1）抑制物筛选 采用 APTT 纠正试验，若不能纠正至正常应考虑可能存在抑制物。

（2）抑制物的滴度 此为确诊试验，将不同稀释程度的患者血浆与正常血浆等量混合，孵育 2 小时，测定残余 FⅧ活性。能使正常血浆 FⅧ：C 减少 50% 时，则定义为 FⅧ抑制物的含量为 1 个 Bethesda 单位（BU），此时患者血浆稀释度的倒数即为抑制物滴度，以 BU/ml 血浆表示。

6. 分子生物学检测 血友病患者的基因检测可以鉴别患者家系中具有生育可能的女性是否是致病基因的携带者；若其排除了携带致病基因，其可以正常结婚生育，若其为致病基因的携带者，在妊娠中期可以通过羊水脱落细胞 *F8/F9* 相关基因缺陷的检测，排除或确定胎儿是否是血友病患者或致病基因的携带者。若是前者，在家属的同意下可以及时终止妊娠，避免胎儿的出生。具体的诊断策略包括直接基因缺陷诊断与间接基因缺陷诊断。直接基因检测系通过各种分子检测方法直接确定基因异常的本身，如 HA 的内含子 22 和 1 倒位，各种点突变，缺失、插入或移码突变，基因拷贝数的变异等；HB 的 *F9* 的各种缺失、插入和点突变。而间接基因诊断系选择 *F8/F9* 基因内外系列多态性位点进行 PCR 扩增，然后进行遗传连锁分析，判断携带致病基因的染色体有无遗传给被检者，间接基因诊断是对直接基因诊断结果的确认。在二者不相符合的情况下，应该仔细分析原因，以确保结果的准确（图 17-4）。

（四）诊断及鉴别诊断

1. 诊断依据 关节和肌肉为主的出血表现，重型患者出生后和婴幼儿期即可起病，可以伴有皮肤、黏膜和内脏的出血症状；PLT 计数正常，APTT 延长而 PT 正常，FⅧ：C 或 FⅨ：C 明显降低，其他凝血因子活性正常；APTT 延长可以被等量正常血浆所纠正。

2. 鉴别诊断 HA 需要与 HB、VWD、FⅪ缺乏症和获得性 FⅧ缺乏相鉴别。

（1）HB 本病的遗传特征、临床表现、筛查试验与 HA 相同，但它由 FⅨ缺陷引起，故 FⅨ：C 水平低下而 FⅧ：C 水平正常可作鉴别。

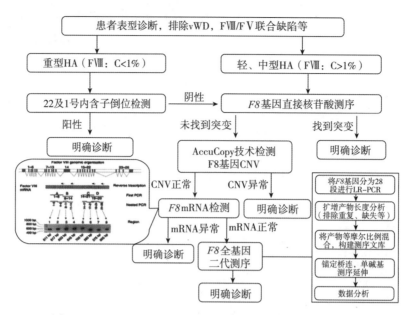

图 17 - 4 血友病基因诊断流程图

（2）VWD 系常染色体显性或隐性遗传，两性均可发病，出血以鼻、齿龈、子宫、胃肠道及泌尿道为主，很少累及关节及肌肉。患者 BT 延长，血浆中 FⅧ：C 水平降低或正常，VWF：Ag 降低，VWF 辅因子活性（VWF：cof）降低，血浆和血小板 VWF 多聚体结构缺失或正常，瑞斯托霉素诱导的血小板聚集试验（RIPA）减低。而 HA 除 FⅧ：C 减低、其他检测均正常。2N 型 VWD 表现与 HA 极其相似，只有通过 FⅧ – VWF 结合试验才能鉴别，VWD 降低而 HA 正常。

（3）FⅪ缺乏症 本病呈常染色体隐性遗传，男女均可发病，杂合子可无出血症状，自发性出血少见，患者 FⅪ：C 水平降低。

（4）获得性 FⅧ缺乏 患者多为身体健康的老年男性，亦可由其他免疫性疾病所致，无遗传性家族史。患者出血的临床表现与 HA 基本相同，但出血程度常常较重，且常为软组织出血。APTT 纠正试验可以作为获得性 FⅧ缺乏的筛检试验，FⅧ水平降低，FⅧ抗体滴度增高。

三、血管性血友病

血管性血友病（von Willebrand disease，VWD）是由于 *VWF* 基因突变导致血浆中 VWF 数量减少或质量异常所致的临床最常见的遗传性出血性疾病。

（一）病因与发病机制

VWF 蛋白由内皮细胞和巨核细胞合成，VWF 单体组合成高度有序的多聚体，其正常生理功能包括：①通过与血小板膜受体糖蛋白 GPⅠb 和 GPⅡb/Ⅲa 以及内皮细胞胶原蛋白的结合，在止血过程中起中间桥作用，协助血小板黏附并聚集于损伤血管处，这种功能需要高分子量 VWF 多聚体的存在；②作为 FⅧ的保护性载体，结合后能使 FⅧ在血浆中保持稳定。编码 VWF 的基因定位于 12 号染色体的短臂（12p13.3），长 178 kb，包括 52 个外显子和 51 个内含子，转录 9 kb 的 mRNA。*VWF* 基因编码 2813 个氨基酸的前体蛋白，包括 22 个氨基酸组成的信号肽、741 个氨基酸的前肽和 2050 个氨基酸的成熟亚单位。VWF 前体蛋白合成后转运至内质网进行加工，在高尔基体中组装成多聚体再分泌至血浆中。VWD 按照其发病机制可分为 1 型、2 型和 3 型，其中 2 型又包括 2A、2B、2M 和 2N 型；多为常染色体显性遗传，男女均可发病，其中 2N 型和 3 型 VWD 呈常染色体隐性遗传，患者为纯合子或复合杂合子。

（二）临床特征

VWF 异常导致血浆 FⅧ：C 减低、血小板黏附功能障碍。患者有皮肤、黏膜、内脏出血或成年女性月经过多，创伤、手术时出血增多，极少数患者可有关节腔、肌肉或其他部位出血。

（三）实验室检查

1. 筛选试验　全血细胞计数正常，依患者病情的不同，BT 和 APTT 可延长或正常，Fg、PT、TT 正常。对筛选结果正常或仅有 APTT 延长且可被正常血浆纠正者，应做确诊试验。

2. 确诊试验　主要包括血浆 VWF 抗原测定（VWF：Ag）、血浆 VWF 瑞斯托霉素辅因子活性测定（VWF：RCo）及 VWF：RCo/VWF：Ag 比值和 FⅧ：C 测定等（表 17 - 3），可以用于 VWD 的初步诊断。

表 17 - 3　VWD 的确诊试验

类型	VWF：RCo	VWF：Ag	VWF：RCo/VWF：Ag	FⅧ：C	FⅧ：C/VWF：Ag
1	减低	减低	>0.7	减低	>0.6
2A	减低	减低或正常	<0.7	减低或正常	>0.6
2B	减低	减低或正常	<0.7	减低或正常	>0.6
2M	减低	减低或正常	<0.7	减低或正常	>0.6
2N	多正常	多正常	>0.7	显著减低	<0.6
3	缺如（＜3%）	缺如（＜3%）	不能检测	显著减低	不能检测

3. 分型试验　包括血浆 VWF 多聚体分析、瑞斯托霉素诱导的血小板聚集（RIPA）、血浆 VWF 胶原结合试验（VWF：CB）、血浆 VWF 与 FⅧ结合试验（VWF：FⅧB）以及 VWF 前肽水平检测（VW-Fpp）等（表 17 - 4）。其中，1 型 VWD 患者确诊常较为困难，实验检查结果在同一患者有时可变化不一，需多次重复检测。

表 17 - 4　VWD 的分型试验

类型	RIPA	VWF：RCo	VWF：CB	VWF：FⅧB	多聚体分析
1	↓	↓	↓	N	正常，但量减少
2A	↓↓	↓↓	↓↓	N	异常（高、中分子量多聚体减少）
2B	↑	↓/N	↓↓	N	异常（高分子量多聚体减少）
2M	↓	↓	↓/N	N	正常（卫星条带可异常）
2N	N	N	N	↓	正常
3	↓↓	↓↓	↓↓	N	缺如（无可见条带）

注：↓为减低，↑为增高，N 为正常。

4. 分子生物学诊断　VWD 患者的基因诊断，是表型诊断的补充和验证。部分患者可能合并几种亚型，基因诊断有利于疾病的精确诊治和开展产前咨询，实现优生优育；但部分 1 型 VWD 患者未检测到 *VWF* 基因的异常，其可能与患者血型或其他与 VWF 转运相关的蛋白异常有关。

（四）诊断与鉴别诊断

1. 诊断　VWD 的诊断高度依赖实验室检测，患者有明显的以皮肤黏膜为主要表现的出血，诊断步骤（图 17 - 5）。血小板计数正常，血小板聚集功能异常，二期止血的筛选试验如 APTT 可以正常或者轻度延长，就要考虑 VWD 的诊断。具体步骤由筛选试验、确诊试验进而分型最后确诊，若进行分子生物学检测，往往可以得出准确的诊断。

2. 鉴别诊断　本病主要与血友病鉴别，血友病患者绝大多数为男性，本病男女均可发病；血友病以关节、肌肉、内脏出血为主要临床表现，本病以皮肤、黏膜出血为主；血友病 FⅧ：C/FⅨ：C 可以不同程度减低，BT 正常，本病除可有 FⅧ：C 减低外，VWF：Ag 呈现不同程度降低，BT 常延长；瑞斯托霉素诱导的血小板聚集试验，血友病正常，本病降低。疑难病例需要进行 VWD 的系列表型检测甚至基因诊断方可鉴别。

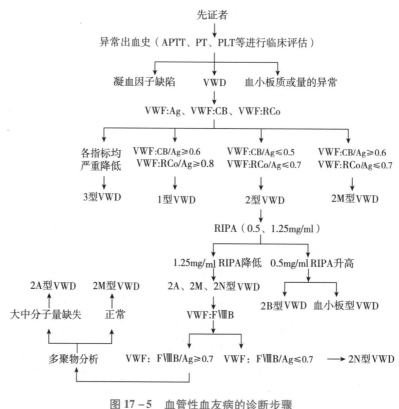

图 17－5　血管性血友病的诊断步骤

四、遗传性纤维蛋白原缺陷症

遗传性纤维蛋白原缺陷症包括遗传性低（无）纤维蛋白原血症和异常纤维蛋白原血症。该类疾病患者临床出血并不多见，异常纤维蛋白原血症患者部分可有血栓形成。

（一）病因与发病机制

Fg 是一种 340kDa 的糖蛋白，由 2 个亚单位通过二硫键相连，每个亚单位又由三条多肽链（Aα、Bβ 和 γ 链）组成，分别由 610 个、461 个和 411 个氨基酸残基组成。Aα、Bβ 和 γ 链分别由三个独立的基因 *FGA*、*FGB*、*FGG* 编码，位于染色体 4q28～4q31。*FGA* 基因全长 5.4kb，含 5 个（或 6 个）外显子；*FGB* 基因全长 8.2kb，含 8 个外显子；*FGG* 基因全长 8.4kb，含 10 个外显子。Fg 主要由肝实质细胞合成和分泌，构建过程在多肽链合成后很快于粗面内质网中完成，并经过修饰加工如糖基化、部分磷酸化等过程后向外分泌。

遗传性低（无）纤维蛋白原血症多数以常染色体隐性遗传，个别低纤维蛋白原血症为常染色体显性遗传，其中半数病例有近亲婚配史。致病机制：①Fg 合成不足或完全缺如；②Fg 合成过程正常，但是由肝脏向外分泌发生障碍，此时合成的 Fg 在肝细胞中过多积聚，亦导致低（无）纤维蛋白原血症；③极少数由于 Fg 代谢过程发生缺陷。

遗传性异常纤维蛋白原血症（hereditary dysfibrinogenemia）多数以常染色体显性或共显性的方式遗传，少数为常染色体隐性遗传，多发生于近亲婚配的家系。纤维蛋白原结构基因内的多种异常导致了纤维蛋白原的分子结构及功能缺陷，而血浆纤维蛋白原的含量正常。Fg 的功能缺陷包括纤维蛋白肽（FPA/FPB）释放受损、纤维蛋白单体（FM）聚合不良以及纤维蛋白多聚体交联障碍等。Fg 是体内凝血系统和纤溶系统的关键组分，因而 Fg 功能的缺陷将引起凝血和纤溶功能障碍，导致出血和（或）血栓形成。

（二）临床特征

低（无）纤维蛋白原血症的患者有轻重不等的创伤或术后出血过多的倾向、伤口愈合延迟和不佳，出生时可有脐带出血难止，成年女性患者月经可见增多等，但是患者出血的严重程度与其 Fg 的水平并不完全相关。

遗传性异常纤维蛋白原血症的临床表现：①无症状，仅有实验指标（如 TT 延长）的异常，约占55%；②出血，约有 25% 的患者有出血症状；③血栓形成，大约有 20% 的患者有血栓形成；④创口愈合延迟和疤痕挛缩；⑤联合表现，有些遗传性异常纤维蛋白原血症患者同时伴有低纤维蛋白原血症，即为遗传性低纤维蛋白原血症。

（三）实验室检查

1. 常规凝血试验 ①遗传性低（无）纤维蛋白原血症患者，全血凝固时间（CT）、APTT、PT、TT、蕲蛇酶时间和爬虫酶时间均呈不同程度延长，均可被正常血浆或 Fg 所纠正；②异常纤维蛋白原血症患者 TT 和爬虫酶时间延长，不能被甲苯胺蓝或鱼精蛋白所纠正，但部分患者的上述指标可以被正常血浆或 Fg 所纠正。

2. 血小板功能试验 遗传性无纤维蛋白原血症患者的血小板计数正常或稍低，50% 患者的 BT 延长。血小板聚集率降低，加入正常血浆或 Fg，可全部或部分被纠正。

3. Fg 含量测定 血浆 Fg 引起出血的临界水平约为 0.6g/L；无纤维蛋白原血症患者的血浆 Fg 含量为 0~0.4g/L；低纤维蛋白原血症患者的 Fg 含量常为 0.5~0.8g/L。正常人 Fg 的活性检测与 Fg 的抗原检测的水平接近，比率是 1∶1，如果 Fg 活性与 Fg 抗原的比率低于 0.7 要考虑异常纤维蛋白原血症。

4. 纤维蛋白原电泳 遗传性异常纤维蛋白原血症患者都有纤维蛋白原基因的异常，而基因异常会改变纤维蛋白原 Aα、Bβ 和 γ 链的分子量或等电点，表现为纤维蛋白原的 1 维和 2 维的凝胶电泳的异常。

5. 分子生物学检测 遗传性纤维蛋白原缺陷症的患者，通常都有纤维蛋白原基因的缺失、插入及突变等异常。应用限制性片段长度多态性结合家系分析，以及 PCR 扩增基因片段结合 DNA 测序等手段可确定存在的基因缺陷。

（四）诊断与鉴别诊断

1. 遗传性低（无）纤维蛋白原血症诊断和鉴别诊断

（1）诊断 ①有遗传家族史；②自幼有出血倾向；③血浆 Fg 降低或缺如；④凝血试验（如 TT）延长和血小板聚集率降低；⑤分子生物学检查可以确定分子缺陷所在；⑥出血时输注血浆或 Fg 制剂有止血效果；⑦排除获得性纤维蛋白原缺乏症和异常纤维蛋白原血症。

（2）鉴别诊断 应与获得性纤维蛋白原缺乏症相鉴别，后者远较遗传性患者多见，继发于某些原发性疾病，如肝脏疾病、原发性和继发性纤溶活性增强（如 DIC）、抗凝物质（如肝素和 FDP）的存在以及使用某些药物（如 L-精氨酸酶、抗淋巴细胞球蛋白和高剂量皮质激素等）后，对纤维蛋白原的结构基因及表达情况进行检测以及解除原发病后重复检查 Fg 含量恢复正常，可与遗传性低（无）纤维蛋白原血症鉴别。

2. 遗传性异常纤维蛋白原血症的诊断和鉴别诊断

（1）诊断　①有阳性的遗传家族史（新发病例除外）；②临床上常表现为出血倾向、血栓形成和伤口裂开等，也可无相应的症状；③实验室检查对本症的诊断和鉴别诊断具有重要价值；④基因诊断检测出纤维蛋白原基因存在缺陷；⑤纤维蛋白原活性与抗原的比率低于 0.7；⑥排除获得性异常纤维蛋白原血症和遗传性纤维蛋白原缺乏症等。

（2）鉴别诊断　遗传性异常纤维蛋白原血症需要与获得性纤维蛋白原缺陷症和胎儿纤维蛋白原血症相鉴别。

1）获得性异常纤维蛋白原血症　①患者往往伴有肝细胞功能或者胆汁淤积功能（如 AST、ALT、ALP、GGT、D－Bil 等）的实验室检查异常；②家族成员的 TT 和（或）爬虫酶时间正常；③患者病情恢复之后重复实验室检查显示纤维蛋白原功能恢复正常。

2）胎儿纤维蛋白原血症　胎儿 Fg 是一种 Aα 链与成人 Fg 不同的 Fg（正常一般出生后一周自行消失），其唾液酸含量较成人 Fg 高，影响了纤维蛋白单体的聚合，表现为 TT 和蝰蛇毒时间延长。由于同时存在正常成人 Fg，故胎儿纤维蛋白原血症无出血和血栓形成倾向，也无伤口裂开等，有助于与遗传性异常纤维蛋白原血症的鉴别。

第三节　获得性出血性疾病

PPT

获得性出血性疾病是指由非遗传因素所致的血液凝固障碍而出现的以出血为主要临床特征的一类疾病，其发生率远高于先天性或遗传性出血性疾病。本症常见的病因有获得性凝血因子缺乏和循环血液中出现病理性的抗凝物质，前者通常由肝病等引起的凝血因子产生不足、合成凝血因子的成分缺乏以及 DIC 等导致的凝血因子消耗过多引起。获得性血液凝固缺陷在临床上常以复合凝血因子缺乏或多种类病因共存多见，其临床表现往往呈复杂性和多样性。本节就临床上常见的几种疾病进行简要阐述。

一、过敏性紫癜

过敏性紫癜（allergic purpura），又称为 IgA 血管炎，是由于机体对某些致敏物质（过敏原）发生变态反应而引起全身性毛细血管壁的通透性和（或）脆性增加，导致以皮肤和黏膜出血为主要表现的临床综合征。过敏性紫癜好发于儿童和青年人，20 岁以前的发病率占 80% 以上，男性多于女性，春秋季节发病较多，发生在 10 岁以内儿童时，也称为许兰－亨诺综合征（Schonlein－Henoch purpura，SHP）。患者起病前 1~3 周常有上呼吸道感染史，可有倦怠、乏力、低热、纳差等前驱症状。

（一）发病机制

本病的发病机制和病因尚不明确，为变态反应性血管炎，相关的过敏原包括以下内容。①引起感染的病原体：细菌、病毒和寄生虫等。②食物：鱼、虾、蟹、蛋、奶等。③药物：某些抗生素、镇痛解热药和抗结核药等。④其他：花粉、昆虫叮咬、预防接种和寒冷性气候等。

这些过敏原可能通过以下两种超敏反应引起血管病变，①速发型超敏反应：由肥大细胞所释放的组胺和白三烯等生物活性物质使毛细血管扩张或通透性增加。②免疫复合物型超敏反应：主要是含 IgA 的免疫复合物沉积在毛细血管壁上从而激活了补体引起血管炎症性反应。

（二）临床特征

根据体征本病分为单纯紫癜型（皮肤型）、腹型（Schonlein 型）、关节型（Henoch 型）、肾型以及混合型。

1. 单纯紫癜型 首起症状以皮肤紫癜最常见，多在前驱症状 2~3 天后分批出现；常对称性分布，以下肢伸侧及臀部多见，紫癜大小不等，呈紫红色，略高出皮肤，可互相融合，常伴荨麻疹、多形性红斑及局限性或弥漫性水肿，偶有痒感；严重的紫癜可融合成大疱，发生中心出血性坏死。皮肤紫癜通常经过约 2 周而逐渐消退。

2. 腹型 约 50% 病例有腹痛，常发生在出疹后的 1~7 天，位于脐周或下腹部，呈阵发性绞痛，可有压痛但无肌紧张，呈症状与体征分离现象，严重者可合并呕吐及呕血、便血等消化道出血。由于肠蠕动紊乱，可诱发肠套叠，在小儿多见。

3. 关节型 以关节肿胀、疼痛为主要表现，多见于膝、踝等大关节，呈游走性，并有明显的红、肿、痛及活动障碍，反复发作，但不遗留关节畸形，易误诊为风湿性关节炎。

4. 肾型 又称为紫癜性肾炎，多见于儿童，一般于紫癜出现后 1~8 周内发生，可持续数月或数年，主要表现为血尿、蛋白尿、管型尿，有时伴有水肿。一般在数周内恢复，也有反复发作，少数发展为慢性肾炎或肾病综合征，严重者可死于尿毒症。

5. 混合型 若有两种以上并存时称为混合型。

6. 其他类型 病变累及呼吸道时，可出现咯血、胸膜炎症状，临床少见；也有并发心肌梗死、肝肿大及睾丸出血；当病变累及脑和脑膜血管时，可出现各种神经系统症状，如头痛、头晕、呕吐甚至昏迷等，但极少见。

（三）实验室检查

1. 一般检验 血常规白细胞计数正常或轻度升高，伴随感染时可明显增高，合并寄生虫感染者嗜酸性粒细胞可增高，红细胞和 Hb 一般正常或轻度降低，合并内脏出血者可呈中度失血性贫血，血小板计数多数正常；尿常规结果取决于肾脏受累程度，若伴发肾炎时，血尿和蛋白尿极为常见，偶尔可见管型尿；胃肠受累时粪便隐血可阳性。约 2/3 病例血沉增高，血清抗链球菌溶血素 "O"、血清循环免疫复合物（circulation immune complex，CIC）增高；在严重肾型病例，血清尿素及肌酐增高。患者的骨髓象检查均正常。

2. 止血与血栓检测 30%~50% 病例束臂试验阳性；凝血检查如血小板功能均正常、BT 和血块收缩等均正常。

3. 免疫学检验 约 50% 病例的血清 IgG 和 IgA 增高；有些病例 IgE 增高，但以 IgA 增高为明显。

4. 其他检验 血管免疫荧光检验可见 IgA 或 C3 在真皮层血管壁沉积，对确诊本病有诊断价值。

（四）诊断

1. 诊断标准

（1）临床表现 发病前 1~3 周常有低热、咽痛、上呼吸道感染及全身乏力等症状；四肢、躯干皮肤紫癜，好发于下肢，对称分布；可伴有腹痛、关节痛和（或）血尿、蛋白尿等。

（2）实验室检查 PLT 计数正常，血小板功能和凝血功能正常。

（3）组织学检查 受累部位皮肤真皮层的小血管周围中性粒细胞聚集，血管壁可有灶性纤维样坏死，上皮细胞增生和红细胞渗出血管外。免疫荧光检查显示血管炎病灶部位的真皮层血管壁有 IgA 和补体 C3 沉着。

（4）除外其他疾病引起的血管炎，如冷球蛋白血症、良性高球蛋白性紫癜、环形毛细血管扩张性紫癜、色素沉着性紫癜性苔藓样皮炎等。

2. 鉴别诊断

（1）遗传性出血性毛细血管扩张症 主要表现为：①上半身皮肤、颜面、唇、舌、口腔、牙龈、鼻腔等黏膜毛细血管扩张，呈红色或暗红色，压之褪色；②常有同一部位的反复出血；病情随年龄增加而加重，幼年时多见鼻出血及牙龈出血，成年后有消化道、泌尿道或呼吸道出血；③有常染色体显性遗传的家族史。

（2）药疹　患者有服药史，皮疹常分布于全身，停药后药疹即可消失。

（3）血小板减少性紫癜　患者的瘀点和瘀斑呈不规则分布，皮疹不隆起，无丘疹、荨麻疹等，PLT 计数减低，BT 延长，骨髓象可见巨核细胞成熟障碍。

（4）肾小球肾炎、狼疮性肾炎　肾小球肾炎患者无皮肤紫癜、腹部及关节症状；狼疮性肾炎有多脏器损害、白细胞减少、血沉增快，狼疮细胞阳性及其他免疫指标异常。

（5）其他疾病　关节型过敏性紫癜需要与风湿性关节炎鉴别，后者主要表现为急性游走性、不对称性多关节炎，呈红、肿、热、痛及运动受限，类风湿因子（rheumatoid factor，RF）阳性、血清抗链球菌溶血素"O"明显升高及血沉增快。腹型过敏性紫癜需要与外科急腹症鉴别，后者包括急性阑尾炎、肠套叠、肠梗阻、肠穿孔等；本症腹痛部位不固定，腹痛虽明显，但局部体征较轻，且多有腹肌紧张，呈主诉与体征分离状态。

二、原发免疫性血小板减少症 🅔 微课/视频 2

PPT

原发免疫性血小板减少症（idiopathic thrombocytopenia purpura，ITP）是一种因免疫性血小板破坏过多造成的获得性自身免疫性出血性疾病，以无明确诱因的孤立性外周血血小板计数减少为主要特点。ITP 约占出血性疾病总数的 1/3，成人发病率为 5/10 万 ~ 10/10 万，临床以皮肤黏膜出血为主，严重者可有内脏甚至颅内出血，出血风险随年龄增高而增加；部分患者仅有血小板减少，没有出血症状。

（一）发病机制

目前该病主要发病机制：①体液免疫和细胞免疫介导的血小板过度破坏；②体液免疫和细胞免疫介导的巨核细胞数量和质量异常，导致血小板生成不足。因此，阻止血小板过度破坏和促血小板生成已成为 ITP 现代治疗不可或缺的重要方面。

（二）临床特征

根据临床特征，ITP 分为急性和慢性两型：①急性型，典型病例见于 3 ~ 7 岁儿童，紫癜出现前 1 ~ 3 周常有上呼吸道感染史；起病急骤，常伴发热、皮肤紫癜、黏膜出血和内脏（胃肠道、泌尿道）出血等，少数病例可发生颅内出血；病程呈自限性，多数病例在半年内自愈；②慢性型，多数见于青壮年；常无诱发因素，起病缓慢，出血以皮肤、黏膜和成年女性月经量过多为主，脾不肿大或稍肿大；病程长可达一年至数年，且有反复发作的倾向，两者比较如下（表 17 - 5）。

表 17 - 5　急性 ITP 和慢性 ITP 的比较

	急性型	慢性型
主要发病年龄	3 ~ 7 岁小儿	成人，20 ~ 40 岁
发病前感染史	1 ~ 3 周前常有感染史	常无
起病	急	缓慢
口腔与舌黏膜出血	严重时有	一般无
血小板计数	常 $< 20 \times 10^9 / L$	$(30 \sim 80) \times 10^9 / L$
嗜酸性粒细胞计数增多	常见	少见
淋巴细胞增多	常见	少见
骨髓中巨核细胞	正常或增多，不成熟型	正常或明显增多，但产板巨减少或缺如
病程	2 ~ 6 周，最长 6 个月	数月至数年
自发性缓解	80%	少见，常反复发作

（三）实验室检查

（1）一般检查 PLT 计数明显减少，慢性者一般较急性为高；BT 延长，血块收缩不良，束臂试验（＋）；除大量出血外，一般无明显贫血及白细胞减少；ITP 血涂片多见单纯的 PLT 减少和大小不均，没有白细胞和红细胞异常，有助于排除假性血小板减少、遗传性血小板病、TTP、DIC、MDS 或恶性肿瘤相关的血小板减少。

（2）血小板形态及功能 外周血小板形态可有改变，如体积增大、形态特殊、颗粒减少、染色过深等；这些血小板对 ADP、胶原、凝血酶或肾上腺素的聚集反应增强或减弱；血小板第 3 因子活性减低，血小板黏附功能减低。

（3）骨髓检查 骨髓中巨核细胞增多，以幼稚型巨核细胞增多明显，细胞胞质中颗粒减少，嗜碱性较强，产生血小板的巨核细胞明显减少或缺乏，胞质中出现空泡、变性。在少数病程较长的难治性 ITP 患者，骨髓中巨核细胞数可减少。

（4）血小板抗体 目前推荐的血小板抗体的检测方法为血小板抗原单克隆抗体固定试验（monoclonal antibody immobilization of platelet antigens，MAIPA），其对 ITP 诊断的敏感性和特异性较高，直接用于检测抗血小板 GP Ⅱ b/ Ⅲ a、GP Ⅰ b/Ⅸ 的特异性抗体，并能区分免疫和非免疫性血小板减少，有助于 ITP 诊断及治疗过程中的疗效监测。

（5）其他指标 网织血小板（reticulated platelets，RP）、TPO、血小板微颗粒（PMP）、幽门螺杆菌（helicobacter pylori，Hp）的检测等。RP 代表新生血小板，同时检测 RP 和 TPO 可鉴别血小板减少的原因。ITP 患者因血小板破坏增多，巨核细胞代偿性增多，TPO 水平无明显升高，而 RP 百分率明显增高；再障患者，巨核细胞和血小板均减少，血清 TPO 水平升高，RP 显著降低。有学者研究发现，血清 TPO 水平高的 ITP 患者治疗反应不佳，因为 TPO 水平升高，提示该患者巨核细胞也存在受抑制现象。PMP 增高伴有大血小板的患者，止血功能较好，出血倾向减少；Hp 的检测简便易行、无创，阳性患者应根除 Hp；自身免疫性抗体检测（风湿系列、抗磷脂抗体、抗甲状腺抗体等）应作为常规筛选项目。

（四）诊断

ITP 的诊断是临床排除性诊断，2020 年版成人原发免疫性血小板减少症的专家共识的诊断要点如下。

（1）至少连续 2 次血常规检查血小板计数减少，血细胞形态无明显异常。

（2）脾脏一般不增大。

（3）骨髓检查显示巨核细胞数量增多或正常、伴成熟障碍。

（4）必须排除其他继发性血小板减少症：自身免疫病、甲状腺疾病、药物、淋巴系统增殖性疾病、骨髓增生异常（如 AA、MDS 等）、各种恶性血液病、肿瘤浸润、慢性肝病、脾功能亢进、普通变异性免疫缺陷病（common variableimmunodeficiency，CVID）、感染、疫苗接种等所致的继发性血小板减少；血小板消耗性减少；妊娠期血小板减少；假性血小板减少以及先天性血小板减少等。

（5）诊断 ITP 的特殊实验室检查如下，①血小板膜糖蛋白特异性自身抗体：可以鉴别免疫性与非免疫性血小板减少。主要应用于下述情况：骨髓衰竭合并免疫性血小板减少、一线及二线治疗无效的 ITP 患者、药物性血小板减少及罕见的复杂疾病（如单克隆丙种球蛋白血症和获得性自身抗体介导的血小板无力症）；但是不能鉴别原发与继发性免疫性血小板减少症。②TPO 水平检测：TPO 不作为 ITP 的常规检测，可以鉴别血小板生成减少（TPO 水平升高）和血小板破坏增加（TPO 正常），有助于 ITP 与不典型 AA 或低增生性 MDS 的鉴别诊断。

（6）出血程度分级：应用出血评分系统量化 ITP 患者出血情况及风险评估，利于疾病分级及疗效监测。

（五）鉴别诊断

主要与继发性血小板减少性紫癜进行鉴别。

三、继发性血小板减少性紫癜

继发性血小板减少性紫癜（secondary thrombocytopenic purpura，STP）是指有明确病因或在某些原发病的基础上发生的血小板减少伴随临床出血的一组病变。它不是一种独立性疾病而是原发病的一种临床表现。该组病变的临床特点包括引起血小板减少的原发性疾病的临床表现，有类似 ITP 的皮肤、黏膜和内脏的出血倾向，有时还能引起血栓形成。

（一）实验室检查

1. 一般检查 束臂试验阳性、PLT 减少和 BT 延长，血块收缩和凝血酶原消耗试验不佳。

2. 骨髓象 随病因不同而异：再生障碍者，巨核细胞减少；PLT 破坏加速和分布异常者，巨核细胞增多。

3. 其他检查 与免疫因素相关者（如 SLE 等），可检测到抗核抗体等自身免疫性抗体，血小板寿命缩短；若血栓性因素导致血小板减少，往往伴有贫血、微血管性溶血、血小板活化和血管内皮受损等指标改变；慢性肝肾功能衰竭引起的血小板减少性出血，伴随相关生化指标的改变。

（二）诊断和鉴别诊断

血小板减少性紫癜临床并不少见，而且病情严重，需及早诊治，否则会发生严重的出血，病死率较高。依据上述检验已能大致诊断有关原发病，对其中较特殊的疾病可作如下分析。

1. Evans 综合征 亦称原发性血小板减少性紫癜伴自身免疫性溶血性贫血。它主要是通过自身免疫机制同时破坏了血小板和红细胞，引起血小板减少和溶血性贫血的一种疾病。除有 ITP 的阳性结果外，还有抗球蛋白试验（Coombs 试验）阳性和溶血性贫血的检测异常，如 Hb 减低、网织红细胞增高，血涂片上出现有核红细胞和破碎红细胞，骨髓红系增生，间接胆红素、游离 Hb 和尿含铁血黄素增高等。

2. 血栓性血小板减少性紫癜（thrombotic thrombocytopenic purpura，TTP） TTP 是一组微血管血栓出血综合征，TTP 起病急骤，临床特征有发热、出血和溶血组成的"三联征"；或合并神经症状和肾损害的"五联征"。实验室检查可见不同程度贫血，常有 WBC 增高，PLT 显著降低，骨髓象巨核细胞常伴成熟障碍；凝血检查 BT 多数延长；血浆 ADAMTS-13 活性显著降低或抑制物阳性；血清游离 Hb 增高，血清乳酸脱氢酶明显升高。

3. 溶血尿毒症综合征（hemolytic uremic syndrome，HUS） 本综合征的病因和发病机制未明，也有人认为是 TTP 的一部分。有些病例与革兰阴性菌感染、产生内毒素、激发 DIC、导致纤维蛋白在肾小球毛细血管内沉积、并发急性肾衰竭有关。90% 以上的病例见于 4 岁以下的婴儿和儿童，少数见于孕妇和产妇。临床上常经过 7～10 天的前驱期后急速进入严重的无尿性急性肾衰竭，并伴有明显的出血、溶血、黄疸、心力衰竭和神经系统等症状。

▶ 知识拓展 ◀ ┈┈

血栓性血小板减少性紫癜（TTP）

TTP 是一组微血管血栓出血综合征，其主要临床特征包括微血管病性溶血性贫血、血小板减少、神经精神症状、发热和肾脏受累等。主要发病机制涉及血管性血友病因子裂解酶（VWF-CP/AD-

AMTSl3）活性缺乏、血管内皮细胞 VWF 异常释放、血小板异常活化等方面。TTP 分为遗传性和获得性两种，后者根据有无原发病分为特发性和继发性。遗传性 TTP 系 *ADAMTSl3* 基因突变导致酶活性降低或缺乏所致，常在感染、应激或妊娠等诱发因素作用下发病。特发性 TTP 多因患者体内存在抗 AD-AMTSl3 自身抗体（抑制物），导致 ADAMTSl3 活性降低或缺乏，是主要的临床类型。继发性 TTP 系因感染、药物、肿瘤、自身免疫病、造血干细胞移植等因素引发 ADAMTSl3 活性降低，发病机制复杂，预后不佳。本病多见于 10～40 岁的青壮年女性，起病急骤；临床特征有发热（占 98%）、出血（96%）和溶血（96%）组成的"三联征"；若合并神经症状（92%）和肾损害（84%），构成了本症典型的"五联征"。

四、肝病所致的凝血障碍

人体内绝大多数的凝血因子、抗凝蛋白及纤溶成分都是在肝内合成，同时部分凝血因子也在肝脏被灭活，严重肝病患者常出现复杂的止凝血异常，出血是其常见的临床表现，是患者死亡的重要原因之一。

（一）病因与发病机制

肝病出血的原因和机制甚为复杂，主要有以下几个方面。

1. 凝血因子和抗凝蛋白合成减少　当肝细胞受损或坏死时，肝细胞合成凝血因子（除 Ca^{2+} 和组织因子外的其他凝血因子）和抗凝蛋白（AT、肝素辅因子 Ⅱ、PC、PS 等）的能力减低，这些因子或蛋白的血浆水平降低，导致凝血和抗凝机制紊乱。

2. 凝血因子和抗凝蛋白消耗增多　肝病常并发原发性纤溶亢进或 DIC，此时血浆中 PL 水平增高，PL 不仅可以水解纤维蛋白（原），而且可以水解多种凝血因子（如 FV、FⅦ、FⅨ、FX、FⅪ、FⅩⅢ），同时也消耗大量抗凝蛋白，致使这些因子或蛋白的血浆水平进一步降低。

3. 异常抗凝物质和血浆 FDP 增多　肝病时肝细胞合成肝素酶的能力减低，使类肝素抗凝物质不能及时被灭活而在循环血液中积累。此外，高纤溶酶血症致使纤维蛋白（原）降解，产生大量 FDP，FDP 具有抗凝血作用。

4. 血小板异常　在肝炎病毒损伤骨髓造血干（祖）细胞、脾功能亢进和免疫复合物等因素的作用下，抑制了血小板的生成和血小板黏附、聚集和释放等功能，致使血小板数减少，寿命缩短及功能低下。

（二）临床特征

肝病患者常出现多项止凝血试验异常，但只有少数病例有出血的临床表现，其出血一般为皮肤瘀斑、鼻出血、牙龈出血、成年女性月经过多，严重者可因食管和胃底静脉曲张破裂而出现呕血、黑便等，部分患者可出现血尿。

（三）实验室检查

肝病时血栓与止血的检测及结果如下（表 17-6）。

表 17-6　肝病的血栓与止血主要检验结果

检测项目	急性肝炎	慢性肝炎	重症肝炎	肝硬化	原发性肝癌	肝叶切除
APTT	N/↑	↑	↑↑	↑/N	N/↑	↑
PT	N/↑	↑	↑↑	↑/N	N/↑	↑
TT	N/↑	↑	↑↑	↑/N	N/↑↑	↑

检测项目	急性肝炎	慢性肝炎	重症肝炎	肝硬化	原发性肝癌	肝叶切除
HPT	N/↓	↓	↓↓	↓	N/↓	↓
凝血因子						
依赖 VitK 因子活性	N	↓/↓↓	↓↓	↓↓	↓/不定	↓
Fg 和 FV：C	N/↑	N/↓	↓	↓/↓↓	↓/不定	↓
FⅧ：C	N/↑	↑/N	↑↑	↑↑	↑	↑
VWF：Ag	↑	↑	↑↑	↑↑	↑	↑↑
抗凝因子						
AT	N/↓	↓	↓↓	↓	↓/N	↓
PC 和 PS	N/↓	↓	↓↓	↓↓	↓/N	
类肝素物质	N	N/↓	↑↑	↑	↑	N/↑
HC - Ⅱ	N/↓	↓	↓↓	↓	↓	↓
纤溶因子						
ELT	N	N/↓	不定	↓	不定	↓
t - PA	↑	↑	↑↑	↑↑	↑	↑
PAI	↓	↓	↓↓	↓↓	↓	↓
PLG	N	↓	↓↓	↓	↓	↓
α_2 - PI	N	↓	↓	↓	↓	↓
FDPs	N/↑	N/↑	↑↑	↑↑	↑	↑
D - Dimer	N/↑	N/↑	↑	↑	↑	↑/N
血小板检测						
PLT 计数	N	N/↓	↓	↓	不定	↓
PLT 功能	N/↓	↓/N	↓	↓/N	↓/N	N
PLT 膜糖蛋白	N	↓	↓	↓	↓	↓
BT	N	N	↑	↑	N	N

注：↑，增高或延长；↑↑，明显增高或延长；↓，减低或缩短；↓↓，明显减低或缩短；N，正常；HPT，肝促凝血酶原激酶试验；HC - Ⅱ，肝素辅因子Ⅱ；ELT，优球蛋白溶解时间测定。

（四）诊断

肝病的凝血障碍主要依赖实验室诊断。一般说来，观察肝病病情和判断预后有价值的指标是：①FⅦ：C 和 FⅡ：C 减低，先于肝功能异常，可作为肝病早期诊断的指标之一；②Fg 和 FV：C 减低反映肝病严重，或进入肝硬化；③异常凝血酶原增高是诊断原发性肝癌的参考指标之一；④FⅧ：C 和 VWF 水平越增高，反映肝功能损伤越严重，FⅧ：C 降低预示并发 DIC；⑤FⅩⅢa：Ag、AT 的水平低于 35% 或 PLG 水平低于 20% 时提示预后不佳；⑥肝病时常呈多个因子的联合变化，故需综合分析，但上述指标的异常并不说明一定会有临床出血症状。

五、依赖维生素 K 凝血因子缺乏症

人体内的 FⅡ、FⅦ、FⅨ、FⅩ 以及抗凝蛋白的 PC、PS 等，在肝内的生物合成过程中需要维生素 K 的参与，故称之为维生素 K 依赖性凝血因子。维生素 K 可使依赖维生素 K 凝血因子前体分子 N 端的谷氨酸再羧基化转变为 γ 羧基谷氨酸（γ - Glu），后者是唯一可以与钙离子结合的氨基酸，结合 γ - Glu后的钙离子再与磷脂表面结合，使这些凝血因子激活，最终生成凝血酶。在缺乏维生素 K 的情况下，凝血过程受阻，从而出现凝血障碍。依赖维生素 K 因子缺乏症是一种获得性多个因子联合缺乏

的出血性疾病，常有明确的病因，临床上除有原发病的表现外，尚有出血表现。

（一）病因与发病机制

1. 维生素 K 吸收不良 在肠道内吸收不良的原因有：①完全阻塞性黄疸和胆汁丧失过多所致的肠内胆盐缺乏；②肠瘘、结肠炎和肿瘤引起肠道吸收功能不良；③长期口服液体石蜡类润滑剂，使肠道内脂溶性维生素 K 随之排泄过多等。

2. 维生素 K 合成不足 肠道正常菌群可以合成维生素 K_2，被肝脏吸收；经常服用广谱抗生素可致肠道菌群失调，引起维生素 K_2 缺乏。

3. 新生儿出血症 出生 3~7 天的新生儿由于从母体获得的维生素 K 已耗尽；又缺乏肠道正常菌群，自身合成维生素 K_2 的量不足；加之肝功能尚未完善，不能及时合成依赖维生素 K 凝血因子补充体内的需求。

4. 口服抗凝剂 香豆素类衍生物（法华林、新抗凝药等），通过抑制羧基化酶的活性使依赖维生素 K 凝血因子不能形成 γ - Glu，从而影响此类因子的合成及功能。

（二）临床特征

除原发病的症状、体征外，本症主要表现为皮肤瘀斑、鼻出血、牙龈出血、成年女性月经过多、血尿、黑便等；外伤或手术后伤口渗血或出血，严重者可有颅内出血；新生儿出血多在出生后 2~3 天，以脐带残端、胃肠道出血多见，出血较轻，少有肌肉、关节及深部组织的出血。

（三）实验室检查

1. 筛选试验 APTT 延长，PT 延长（依赖维生素 K 因子活性下降到正常人的 30%~35% 以下水平才体现）。

2. 确诊试验 ①F Ⅱ、F Ⅶ、F Ⅸ、F Ⅹ 活性减低，活性常降为正常的一半以下；PC、PS 活性低于正常人40%；②血浆维生素 K 浓度检测，成人 <100ng/L，脐血 <50ng/L 即可诊断；③血浆非羧化的 F Ⅱ 浓度常升高及尿中 24 小时内 γ - Glu 水平 <25μmol。

（四）诊断

（1）存在引起维生素 K 缺乏的基础疾病或有口服抑制维生素 K 作用的药物史（如华法林）。
（2）有皮肤、黏膜及内脏的轻、中度出血。
（3）PT、APTT 延长，F Ⅶ：C、F Ⅸ：C、F Ⅹ：C 和 F Ⅱ：C 减低；PC、PS 活性下降。
（4）维生素 K 治疗有效。

六、获得性抗凝物质增多

人体内可以含有一定量的循环抗凝物质（或抑制物），但不一定会引起出血症状；如果循环抗凝物质异常增多则可使凝血发生障碍引起出血症状。循环抗凝物质主要有两大类：①一类是特异性针对某个凝血因子的抗体，如 F Ⅷ、F Ⅸ、F Ⅴ、F Ⅶ、F Ⅺ、Fg 及 VWF 等抑制物；②另一类是非特异性凝血因子抑制物，如狼疮样抗凝物质和肝素样抗凝物质等，这些抗凝物质多数是内生的多克隆抗体，主要是 IgG，少数是 IgM 或其混合型。

（一）F Ⅷ 抑制物

F Ⅷ 抑制物是获得性凝血因子抑制物中最常见的一种，是一种抑制或灭活 F Ⅷ 的抗体，致使 F Ⅷ：C 水平重度降低。因此，临床出血症状酷似 HA，且对常规抗血友病球蛋白制剂的效果不佳。

1. 病因与发病机制 部分重型 HA 患者体内基本无 F Ⅷ 的合成与分泌，反复输注含 F Ⅷ 的血液制品后，FⅧ成为异体抗原，诱导免疫反应，刺激机体产生同种抗 FⅧ抗体。妊娠、自身免疫病、恶性肿瘤、药物以及 DIC 等也可产生 FⅧ抑制物，其发病机制未明。近年发现抑制物产生与基因突变有关，HA 患者常有基因大片段缺失、点突变、插入等异常改变，临床呈重型表现者发生抑制物的几率较高，而轻、中型者几率较低。非 HA 患者的 FⅧ抑制物是由于机体多种抗体与 FⅧ有交叉反应性而产生的一种自身免疫反应从而灭活 FⅧ，致使 FⅧ活性降低。

2. 临床特征　HA 伴 FⅧ抑制物产生者，临床出血症状往往突然加重且替代治疗效果欠佳。非 HA 者体内产生 FⅧ抑制物时，可出现类似血小板减少的出血症状，如皮肤大面积瘀斑、消化道/泌尿道出血等，甚至有颅内出血等严重症状，但关节无畸形，无既往出血史，需进行鉴别诊断。

3. 实验室检查

（1）筛选试验　PT，TT 正常，APTT 延长且不能被正常血浆纠正，FⅧ：C 随孵育时间延长呈进行性下降。

（2）FⅧ抑制物定量（Bethesda 法）　由于该试验并不能完全中和自身抗体，因此测定的抗体滴度往往比实际低。

4. 诊断　以 Bethesda 方法证实抗 FⅧ抗体存在，>0.6BU/ml 可明确诊断。

（二）肝素样抗凝物质

肝素是一种酸性黏多糖，是高度硫酸化的葡胺聚糖，由肥大细胞产生，广泛存在于人体组织中。肝素样抗凝物质增多大多为获得性的，除肝素治疗剂量过大外，常见于严重肝病、DIC、SLE、肾病综合征、出血热、急性白血病、恶性肿瘤、放射病和器官移植等。

1. 病因与发病机制　肝素的抗凝作用主要表现在以下几个方面：①作为 AT 的辅因子，可加速 AT 对凝血酶的灭活；②抑制多种以丝氨酸为酶活性中心的凝血因子（FIX、FX、FXI、FXII等）的活性；③增强血管内皮细胞的抗血栓能力；④促进纤溶，与血小板结合，抑制血小板表面凝血酶的生成。肝素样抗凝物质同样具有葡胺聚糖的理化性质，具有与肝素相同的抗凝作用。

2. 临床表现　除原发病的症状和体征外，主要表现为皮肤瘀斑、鼻出血、牙龈出血、胃肠道出血、血尿，成年女性月经量过多以及创伤、手术异常出血等。

3. 实验室检查

（1）筛选试验　APTT 延长但不能被正常血浆纠正；TT 延长，可被甲苯胺蓝或硫酸鱼精蛋白纠正而不被正常血浆纠正；蝰蛇毒时间正常；血小板计数正常或减少。

（2）确诊试验　血浆肝素定量测定增高。

4. 诊断　根据实验室检查、类肝素物质产生的原因和临床特征进行诊断。

（三）狼疮样抗凝物质

该抗凝物质因最初见于 SLE 患者的血清中，因此称之为"狼疮抗凝物质"（lupus anticoagulant，LA），后来又发现 LA 也见于其他免疫性疾病、恶性肿瘤、感染、药物反应患者，甚至正常人，故称之为"狼疮样抗凝物质"（lupus like anticoagulant，LA）。LA 是一种对多种凝血因子活性和凝血不同阶段反应具有干扰作用的抗凝物质，系抗磷脂抗体。

1. 病因与发病机制　在体外，LA 主要通过结合磷脂复合物及抑制磷脂表面发生的凝血反应来干扰依赖磷脂的凝血过程而使凝血时间延长。然而，在体内 LA 与磷脂蛋白形成的复合物可以干扰凝血酶调节蛋白与凝血酶的结合，抑制 PC 活性，并与 APC/PS 复合物竞争磷脂表面，使 APC 灭活 FVa、FⅧa 发生障碍，导致高凝状态；此外，LA 还能增强血小板聚集、抑制纤溶活性。因此，LA 在体内会促进血栓形成。

2. 临床特征　以多部位血栓形成为临床特征，育龄期妇女可反复发生流产，也有部分患者无症状，仅在偶然情况下发现 APTT 延长。

3. 实验室检查

（1）筛选试验 依赖磷脂的凝血筛选试验延长（稀释的蛇毒凝固时间、APTT、SCT、稀释的 PT），加入等量正常的乏血小板混合血浆不能纠正。由于抗体的异质性，且针对不同的抗原，应选用多种试验证实。

（2）确诊试验 如筛选试验延长，且不能被正常混合血浆纠正，此时，加入高浓度的磷脂补充磷脂，使延长的筛选试验缩短或恢复到正常，证实血浆中存在 LA。注意要排除其他抗凝物质存在，如 F V 抑制物、FⅧ抑制物和肝素等。

4. 诊断 至少 2 次以上 LA 确诊试验阳性，且检测时间间隔 12 周以上。

七、弥散性血管内凝血 微课/视频 3

弥散性血管内凝血（disseminated intravascular coagulation，DIC）是在多种严重疾病基础上，由特种诱因引发凝血及纤溶系统激活，导致全身微血栓形成，在这个过程中大量凝血因子被消耗并激发了纤溶亢进，引起全身出血及微循环衰竭的临床综合征。临床上以出血、栓塞、微循环障碍及微血管病性溶血为突出表现。大多数 DIC 起病急骤、病情复杂、进展迅速，如不及时治疗常危及患者生命。

（一）病因与发病机制

引发 DIC 的病因很多，其中以感染性疾病最常见，占发病总数的 31% ~43%；其次为恶性肿瘤，占 24% ~34%；病理产科占 4% ~12%；手术及创伤占 1% ~5%；其他常见的疾病还有血液病、血管和心肺疾病以及肝、肾疾病等。近年来，医源性 DIC 的发病率日趋增高，占 DIC 发病总数的 4% ~8%，主要与药物、手术、放化疗及不正常的医疗操作有关。

DIC 的发病机制非常复杂，且因基础疾病不同而异，但主要是由于凝血酶及纤溶酶的生成，在体内产生许多促进凝血和纤溶的活性物质所致。

1. 凝血过程的启动 严重感染、恶性肿瘤、严重或广泛创伤、产科意外、缺氧、酸中毒及某些白血病细胞均可引起组织和内皮细胞的损伤，导致 TF 或组织因子类物质释放入血，激活外源凝血途径触发凝血反应，形成大量微血栓，这在 DIC 的发病过程中具有极其重要的作用；当血管内皮细胞损伤，或在细菌、病毒、内毒素、抗原 - 抗体复合物以及病毒转化的激肽释放酶等因素的作用下，FⅫ被激活，启动内源凝血系统，也是 DIC 发生的重要环节。另外，血管内溶血所释放的大量磷脂和 ADP，白细胞接受刺激后所产生的促凝物质也是启动凝血并引起超强凝血反应的因素之一。

2. 血小板消耗 多种 DIC 的致病因素均可引起血小板消耗，在血管内皮破损处发生黏附、聚集和释放反应，通过多种途径加速凝血。

3. 纤溶系统的激活 引发 DIC 的许多致病因素可以同时直接或间接地激活纤溶系统，产生大量纤维蛋白（原）降解产物（FDP、D - 二聚体等），加重凝血紊乱。

（二）临床特征

DIC 的临床特征与其基础病变、临床类型及所处阶段有密切关系，除原发病的临床表现外，主要临床特征如下。

1. 出血倾向 出血是 DIC 最常见的症状之一，发生率为 84% ~95%；DIC 的出血多为自发性、持续性渗血。出血部位可遍及全身，多见于皮肤、黏膜、牙龈、外科手术创面及穿刺部位；其次为内脏出血，表现为咯血、呕血、尿血、便血、阴道出血，严重者可发生颅内出血。

2. 休克/循环衰竭 也是 DIC 最常见的临床表现之一，发生率为 30% ~80%；DIC 所致的休克或循环衰竭往往表现为发生突然，临床上不能找到最常见的休克原因；休克常与出血、栓塞等症状同时出现，但休克与出血的量不成比例。休克早期即可出现肾、肺、大脑等多种器官功能不全的症状与体征，顽固性休克是 DIC 病情严重、预后不良的征兆。

3. 微血管栓塞　DIC 的栓塞为微血管栓塞，分布广泛。①体表浅层栓塞：表现为皮肤、黏膜发绀，进而发生灶性坏死、斑块状坏死或溃疡形成。②栓塞也常发生于体腔深部：如肾、肺、脑等生命重要器官，可表现为急性肾衰竭、呼吸衰竭、意识障碍及原因不明的颅内高压综合征等。

4. 微血管病性溶血　大约25%的患者可发生微血管病性溶血，可表现为进行性贫血，贫血程度与出血量不成比例，偶见皮肤、巩膜黄染。

（三）实验室检查

1. 血涂片检查　外周血涂片可发现畸形红细胞或红细胞碎片，通常 >3%。

2. 血小板计数　PLT < 100×10^9/L 或进行性下降，发生概率约90%。

3. 血浆纤维蛋白原测定　血浆 Fg < 1.5g/L，或呈进行性下降或 >4g/L，与疾病进展相关。

4. 血浆 PT、APTT 测定　二者均呈进行性延长，但 DIC 早期可在正常范围。

5. 血浆 FDP、D – 二聚体测定　定量试验结果增高，且呈进行性增高。

6. 3P 试验　38% ~78% DIC 患者阳性。

7. 其他试验　DIC 的实验诊断指标还很多，如血小板活化指标：血浆 β–TG、P 选择素增高。凝血指标：FⅧ：C 降低、F_{1+2}、FPA 增高。抗凝指标：AT 降低、TAT 增高。纤溶指标：SFM、PAP 增高等。这些分子标志物的检测，如有条件开展，通常用于疑难病例的诊断。

（四）诊断

DIC 诊断中，基础疾病和临床表现是两个很重要的部分，不可或缺，同时还需要结合实验室指标来综合评估，任何单一的常规实验诊断指标用于诊断 DIC 的价值十分有限。2017 年 DIC 中国专家共识提出了中国弥散性血管内凝血诊断积分系统（Chinese DIC scoring system，CDSS）（表 17 – 7）。此外，DIC 是一个动态的病理过程，检测结果只反映这一过程的某一瞬间，利用该积分系统动态评分将更有利于 DIC 的诊断。

表 17 –7　中国弥散性血管内凝血诊断积分系统（CDSS）

积分项	分数
存在导致 DIC 的原发病	2
临床表现	
不能用原发病解释的严重或多发出血倾向	1
不能用原发病解释的微循环障碍或休克	1
广泛性皮肤、黏膜栓塞，局灶性缺血性坏死、脱落及溃疡形成，不明原因的肺、肾、脑等脏器功能衰竭	1
实验室指标	
血小板计数	
非恶性血液病	
≥100×10^9/L	0
80×10^9/L ~ 100×10^9/L	1
<80×10^9/L	2
24 小时下降≥50%	1
恶性血液病	
<50×10^9/L	1

续表

积分项	分数
24 小时下降≥50%	1
D-二聚体	
<5mg/L	0
5~9mg/L	2
≥9mg/L	3
PT 及 APTT 延长	
PT 延长 <3 秒且 APTT 延长 <10 秒	0
PT 延长≥3 秒或 APTT 延长≥10 秒	1
PT 延长≥6 秒	2
纤维蛋白原	
≥1.0g/L	0
<1.0g/L	1

注：非恶性血液病，每日计分 1 次，>7 分时可诊断为 DIC；恶性血液病，临床表现第一项不参与评分，每日计分 1 次，>6 分时可诊断为 DIC。PT：凝血酶原时间。APTT：活化部分凝血活酶时间。

（五）鉴别诊断

1. 原发性纤溶亢进 严重肝病、恶性肿瘤、感染、中暑、冻伤可引起 PAI 活性减低，导致纤溶活性亢进、Fg 减少、其降解产物 FDP 明显增加，引起临床广泛、严重出血，但无血栓栓塞和微循环衰竭表现。原发性纤溶亢进时无血管内凝血存在，无血小板消耗与激活。故血小板计数正常、D-二聚体正常或轻度增高（表 17-8）。

表 17-8 DIC 与原发性纤溶亢进的实验鉴别要点

项目	DIC	原发性纤溶亢进
PLT	减低	正常
PT	延长	正常/轻度延长
APTT	延长	正常/轻度延长
D-二聚体	升高	正常
FDP	升高	正常/升高
FⅧ：C	减低	正常
SFM	升高	正常

2. 血栓性血小板减少性紫癜 TTP 是一组以血小板血栓为主的微血管血栓出血综合征，其主要临床特征包括微血管病性溶血性贫血、血小板减少、神经精神症状、发热和肾脏受累等。遗传性 TTP 系 *ADAMTS13* 基因突变导致酶活性降低或缺乏所致。特发性 TTP 因患者体内存在抗 ADAMTS13 自身抗体（抑制物）而导致 ADAMTS13 活性降低或缺乏。继发性 TTP 由感染、药物、肿瘤、自身免疫病等因素引发。DIC 起病多急，病程短，而 TTP 可急可缓，病程多稍长；DIC 多有微循环衰竭，而 TTP 则少见循环衰竭；DIC 黄疸较少见或较轻，而 TTP 却常见较重的黄疸；DIC 血栓的性质为纤维蛋白血栓为主，而 TTP 为血小板血栓为主；FⅧ：C 在 DIC 中降低，而 TTP 中多正常。

3. 溶血性尿毒症综合征 HUS 是以微血管内溶血性贫血、血小板减少和急性肾衰竭为特征的综合征。病变主要局限于肾脏，主要病理改变为肾脏毛细血管内微血栓形成，少尿、无尿等尿毒症表现更为突出，多见于儿童与婴儿，发热与神经系统症状少见。HUS 分为流行性（多有血性腹泻的前驱症状）、散发性（常无腹泻）和继发性。实验室检查：尿中大量蛋白、红细胞、白细胞、管型、血红蛋白尿、含铁血黄素及尿胆素，肾功能损害严重。HUS 患者血小板计数一般正常，血涂片破碎红细胞较少，血浆 ADAMTS13 活性无降低。

？ 思考题

答案解析

案例　患儿，男，9 个月。

主诉：左面颊血肿伴面色苍白 6 天。

现病史：患儿 6 天前在家中不小心外伤致使左脸颊血肿，呈进行性加重入院。血常规检查：WBC 13.9×10⁹/L，Hb 55g/L，RBC 2.28×10¹²/L，PLT 332×10⁹/L；生化检查：肝肾功正常。凝血相关检查：血块收缩试验，良好；APTT 96 秒/对照 33 秒，TT 、PT 、Fg、FⅡ：C、FⅤ：C、FⅦ：C、VWF、LA、D–二聚体及 FDP 均正常，FⅧ：C 1.3%，FⅨ：C 68.0%，FⅩ：C 85.0%，FⅪ：C 76.0%，FⅫ：C 81.0% 。

既往史：第 2 胎第 1 产，出生正常，既往体健，无特殊病史。

家族史：患者外婆和母亲为血友病 A 携带者，舅舅为血友病 A 患者。

体格检查：体温、血压及脉搏正常，神志清，精神可。中度贫血貌，面色、甲床苍白，左面颊部可见一 3.5cm×4.5cm 大小血肿，左腹股沟处可见 4.2cm×5.1cm 大小瘀斑，不高出皮面，压之不褪色，其他体格检查无明显异常。

问题

（1）通过上述病史与检查结果，该患者可能的诊断是什么？需与哪些疾病鉴别诊断？

（2）如要进一步确诊的话还需要做的进一步检查项目有哪些？

（3）请叙述血友病 A 的常见实验室检测和诊断标准。

（彭赛亮）

书网融合……

重点小结　　　　题库　　　　微课/视频 1　　　微课/视频 2　　　微课/视频 3

第十八章　血栓性疾病

PPT

✎ 学习目标

1. 通过本章学习，掌握血栓性疾病的概念及相关实验室检查。熟悉该疾病的临床表现、诊断及鉴别诊断；了解其发病机制。

2. 具有综合应用各种实验室检测方法对血栓性疾病进行诊断及综合分析能力。

3. 树立学术探索理念，不断提升自身的专业素养，促进实验室和临床的紧密结合，为临床诊断和治疗提供保障。

第一节　概　述

血栓性疾病是指由于血流形式改变、血管壁损伤或血液成分改变，导致血液在血管内部过度凝结形成血栓的一类疾病。这些疾病可以涉及静脉或动脉，导致不同的临床表现和后果。随着人口老龄化、人们生活方式及习惯的改变，血栓性疾病逐渐成为全球性的重大健康问题，其发病率高居各种疾病之首且呈渐增之势。主要的血栓性疾病包括以下内容。①DVT：通常发生在下肢，脱落会导致 PE 等严重后果。PE 可能会导致呼吸困难、胸痛甚至死亡。②动脉血栓形成：常见于冠状动脉，可以导致心肌梗死；在其他动脉内形成血栓也会引起相关器官的缺血和损伤。③脑血栓：在脑血管内形成的血栓，可能导致中风或短暂性脑缺血发作（transient ischemic attack，TIA）。按照血栓组成成分可分为血小板血栓、红细胞血栓、纤维蛋白血栓、混合血栓等。

血栓形成的主要机制涉及 Virchow 三联征：血液流变学异常、血管内皮损伤以及血液高凝状态。血栓形成的风险因素如遗传因素、长期卧床位、大手术等情况也可能增加罹患血栓性疾病的风险。血栓形成（thrombosis）和血栓栓塞（thromboembolism）是两个概念，前者指在一定条件下，血液有形成分在血管（多数为小血管）形成栓子，造成血管部分或全部堵塞、相应部分血供障碍的病理过程；后者则指血栓由形成部位脱落，在随血流移动的过程中部分或全部堵塞某些血管，引起相应组织和（或）器官缺血、缺氧、坏死（动脉血栓）及瘀血、水肿（静脉血栓）的病理过程。

血栓性疾病的治疗和预防策略因疾病的类型和严重程度而异，需要个体化的管理方案。对高危人群进行有效的预防和早期诊断治疗，可以显著降低血栓形成的风险和相关的严重后果。

第二节　易栓症

易栓症（thrombophilia）于 1965 年在报道首例遗传性 AT 缺乏症伴血栓栓塞时提出。近年来，该词的含义已扩大到其他有血栓栓塞的凝血因子异常，血液凝固调节蛋白缺陷和纤溶成分缺陷或代谢障碍等疾病。易栓症本身并非一种疾病而是症状，多数有易栓倾向者并不发生血栓，而其如发生血栓，则临床可表现为一种或多种血栓症状，主要临床表现为静脉血栓栓塞（venous thromboembolism，

VTE）。血栓形成是环境、遗传等多因素共同作用的结果。

如因基因突变等因素造成抗凝血相关因子的异常，称为遗传性易栓症。常见的遗传性易栓症包括PC 缺陷症、PS 缺陷症、AT 缺陷症、因子 V Leiden（F V Leiden）和凝血酶原 G20210A 突变等，均是由于基因缺陷导致相应蛋白减少和（或）质量异常所致，可通过基因分析和（或）蛋白活性水平测定发现。如因为存在容易引发血栓的疾病，如抗磷脂综合征、恶性肿瘤，以及易发生血栓的危险状态，如肥胖、制动、创伤、手术等因素造成血栓易发状态，称为获得性易栓症，通常获得性易栓症都有其独立的原发疾病。

一、病因与发病机制

血栓形成指在心血管系统管腔中形成的血凝块。血管壁（内皮）损伤、血液流动形式（血流动力学）变化和血液成分的改变（血小板、凝血因子、抗凝因子、和抗纤溶因子）是血栓形成的基本因素。血管内皮损伤和血小板活化与动脉血栓形成的关系更为密切，而血流淤滞和血浆凝血相关因子的变化在静脉血栓形成中的意义更为突出。常见的遗传性易栓症中尤以抗凝血相关因子缺陷为主。

1. 遗传性 AT 缺陷症 AT 是体内主要的凝血酶抑制物，对其他丝氨酸蛋白酶（FIXa、FXa、FXIa、FXIIa）也有抑制作用。AT 由肝脏合成，其基因位于染色体 1q 23～25，有 5 个内含子和 6 个外显子，基因长 15000bp。本病的发病机制是由于 AT 基因突变所致。近年来 AT 基因缺陷的研究发现多个点突变，可引起其分子缺陷，导致与凝血因子活性中心结合的反应位点缺失，或是催化 AT 功能的肝素结合位点缺陷。根据 AT 的抗凝活性和肝素结合能力，将 AT 缺陷症分成二型：I 型是由于 AT 蛋白质合成障碍所致，多数是因为小片段基因的缺失、插入，无义突变，或因为剪切部位的突变所导致。I 型缺陷的 AT 功能与含量均下降；II 型是由于 AT 结构和功能异常。按其抗凝活性与肝素结合能力又可分为三种亚型，①II RS（反应部位）型，指反应位点的功能异常；②II HRS（肝素结合部位）型，指肝素结合位点的功能异常；③II PE（多种分子功能缺陷）型，指 AT 对凝血酶、因子 Va 的灭活能力降低，对肝素亲和力下降，或出现异常巨大分子等。

2. 遗传性 PC 缺陷症 PC 由肝脏合成，依赖维生素 K，作为丝氨酸蛋白酶原存在于血浆中，凝血酶和 TM 结合后可水解并活化 PC，内皮细胞 PC 受体可加速活化过程。APC 通过水解和不可逆灭活因子 Va 和因子 VIIIa，下调凝血活性。PC 浓度降低有利于凝血酶生成，导致高凝状态。PC 缺陷症的发病机制是基因突变，其中错义突变为多见，其次为无义突变，其他还有碱基缺失、插入等。根据 PC 的功能与含量，可以将其缺陷分为两型：①I 型为 PC 活性及含量均下降型，由于 PC 合成减少或具有正常功能的 PC 分子减少，故活性/含量比率 > 0.75；②II 型血浆 PC 含量正常，活性明显下降。由于肝脏合成的异常 PC 分子存在功能缺陷，其活性/含量比率 < 0.75。

3. 遗传性 PS 缺陷症 PS 是一种单链糖蛋白，依赖维生素 K，在肝脏内合成。PS 在血浆中以两种形式存在，60% 与血浆补体蛋白 C4b 以 1：1 的非共价键结合（结合型），无抗凝活性；40% 以游离形式存在（游离型），具抗凝活性，作为 APC 的辅因子灭活因子 Va 和 VIIIa。PS 缺陷症的发病机制主要是PS 的点突变。导致游离型 PS 含量和活性降低。在 PS 缺陷症中，已发现的基因缺陷包括片段缺失或插入、终止密码移位、错义或无义突变。根据 PS 的活性与抗原含量，将 PS 缺陷症分为三型：①I 型是总蛋白 S（TPS）水平和游离的蛋白 S（FPS）水平都低于正常；②II 型指 PS 抗原正常，抗凝活性下降；③III 型指血浆中 PS 抗原水平和抗凝活性平行下降。

4. 遗传性抗活化蛋白 C 症 抗活化蛋白 C 症，也称活化的蛋白 C 抵抗（activated protein C resistance，APCR），指与正常人 APC 反应相比，患者血浆 APC 的抗凝作用明显降低。基因分析表明产生

APCR 的主要原因是 *F5* 基因序列的 1691 位核苷酸 G 突变为 A，造成其蛋白产物 506 位 Arg 变成 Gln，称为 FV Leiden。正常情况下，APC 作用于 FV 的 Arg506，使其断裂，导致因子 Va 失去促凝活性。而 APC 对 FV 的 Gln506 位点不敏感，降低了 APC 灭活 FVa 的能力。但 APCR 阳性并非都是 FV Leiden，其他缺陷如纯合子型 FV 缺乏症、FV Cambridge（Arg306Thr）、FV Hong Kong（Arg306Gly）等均有 APCR 阳性。

5. **凝血酶原相关突变**　凝血酶作为凝血和抗凝系统共同作用的蛋白，其功能的改变也可导致血栓的形成，目前已经报道的凝血酶与血栓相关基因突变位点有：① G20210A 基因多态性，即凝血酶原基因 3′非翻译区具有多态性，20210 位碱基由 G 变成 A，虽然对基因转录没有影响，蛋白功能没有变化，但可增加转录产物的翻译，导致肝脏合成和分泌凝血酶原增加，激发凝血酶生成潜力增高，加大血栓形成风险。②Arg596Gln、Arg541Trp 和 Phe382Leu 杂合突变，这三种突变在中国遗传性易栓症患者中的检出率可达 3.5%，分别通过影响凝血酶调节蛋白、蛋白 C 通路受损以及抗凝血酶抵抗等作用使得患者体内呈现高凝状态，导致血栓形成。

二、临床特征

遗传性易栓症中，主要临床特点是增加血栓形成倾向，多为静脉血栓栓塞性疾病（venous thromboembolism，VTE），部分疾病也伴有动脉血栓形成。不同易栓症发生 VTE 的危险程度不同，从终生无血栓形成到反复出现 VTE 不等。其临床表现和血栓形成特点存在差异（表 18-1）。一般而言，纯合子发生血栓的机会高于杂合子，症状较杂合子严重。单一因素引起的血栓可能性较低，而同时存在多个遗传性或（和）获得性危险因素时出现血栓的危险性明显增高。

表 18-1　几种易栓症临床表现

项目	AT 缺陷症	PC 缺陷症	PS 缺陷症	FV Leiden
静脉血栓栓塞症（>90% 患者）				
下肢深静脉血栓形成	常见	常见	常见	常见
肺栓塞	常见	常见	常见	常见
浅表血栓性静脉炎	少见	多见	多见	多见
肠系膜静脉血栓形成	多见	多见	多见	少见
颅内静脉血栓形成	多见	多见	多见	少见
动脉血栓形成	少见	少见	多见	
血栓形成家族史	50%~60%	50%~60%	50%~60%	23%~31%
40~45 岁首次发生血栓形成	80%	80%	80%	30%
反复发作	是	是	是	是
新生儿暴发型紫癜	可见	可见	可见	未见
获得性因素诱发血栓形成				
妊娠合并	37%~44%	12%	19%	28%
避孕药	可见	少见	少见	可见

三、实验室检查

对可疑患者的血浆蛋白应当先测定活性，然后用免疫分析法检测抗原水平，进行分型。有些疾病的血浆蛋白并无异常，则需要通过分子生物学方法进行基因分析（表 18-2）。

表 18 – 2　易栓症实验诊断方法

易栓症	分型	项目			
AT 缺陷		AT：Ag	AT：A	肝素结合活性	交叉免疫电泳
	I	降低	降低	降低	正常
	II RS	正常	降低	降低	正常
	II HBS	正常	正常	降低	异常
	II PE	降低	降低	降低	异常
蛋白 C 缺陷		PC：Ag	抗凝活性	蛋白酶活性	
	I	降低	降低	降低	
	II a	正常	降低	降低	
	II b	正常	降低	正常	
蛋白 S 缺陷		TPS：Ag	FPS：Ag	PS：A	
	I	降低	降低	降低	
	II	正常	正常	降低	
	III	正常	降低	降低	

易栓症实验室检测中的几点注意事项。

（1）易栓症急性期或抗栓治疗时，不宜实施表型检测。

（2）在疑为 AT、PC 或 PS 缺陷症时，应选用的筛选试验，分别为肝素结合活性、凝固法 PC 活性和游离型 PS 活性，且进行活性检测时必须停用各种抗栓药物治疗，以避免药物对检测结果的干扰。

（3）易栓症患者实施相关凝血、抗凝、纤溶等蛋白基因检测，不受疾病急性期和抗栓治疗的影响。

四、诊断

易栓症中无症状者较多，实验检查为其诊断主要依据。根据患者临床上静脉血栓形成、遗传方式、发病机制、检验结果等对其进行诊断分型。

第三节　抗凝和溶栓治疗监测

血栓性疾病的抗栓治疗，包括抗凝、溶栓和抗血小板治疗。在有效抵抗血栓栓塞的基础上，多数患者可以得到较好的疗效。但若治疗强度过大，则可以造成出血的危险；反之，由于各种情况造成的抗栓效果降低，患者不能很好获益。实验室检测可以对抗栓治疗的效果进行监测，发现异常及时进行治疗方案的调整，使治疗尽可能地规避风险，发挥更佳的效果。

一、抗凝治疗的监测

抗凝治疗经历了八十余年漫长的历史时期，逐步由多靶点拮抗剂（肝素和华法林等）向单靶点抑制剂（利伐沙班和达比加群等）转化，新型口服抗凝药的问世，给血栓病患者带来极大的福音。

1. 口服华法林（warfarin）用药的监测　华法林是最常用的香豆素类依赖维生素 K 凝血因子抑制剂，后者抑制凝血因子 II、VII、IX 和 X 的凝血活性。这些凝血因子需要在 γ 位进行羧基化后才具有凝血活性，维生素 K 是羧基化酶的辅酶，而维生素 K 自还原状态向环氧化状态转化的过程中，需要有维生素 K 环氧化物还原酶复合物 1（VKORC1）的催化，华法林通过抑制后者的活性，使维生素 K 两种形式间的转化受阻，从而使上述 4 个凝血因子的羧基化不能有效实现，以达到抗凝效果。华法林是典型的治疗窗窄药物，有效剂量和中毒剂量接近，其非线性动力学/药效学导致个体间变异大，影响药效的因素众多包括年龄、环境、合并用药、食物、种族、遗传等。因此，临床上必需进行实验室监测，以保证用药安全。目前，国际通用的方法是监测 PT 的国际标准化比值（INR），建议抗凝治疗的强度应该维持 INR 在 2.0～3.0 之间（我国以 2.0～2.5 为宜）。华法林代谢过程中，VKORC1 和 CYP2C9 的活性直接影响其对凝血因子的抑制效果，而其活性直接受二者的基因位点的多态性影响。若华法林的疗效与期待情况差异较大，应该对有关基因进行检测，以排除相关基因多态性对药物代谢的影响，但不作为常规推荐。

2. 普通肝素的监测　普通肝素（unfraction heparin，UFH）是最常用的肠道外抗凝剂，其本身并无抗凝作用，其机制是通过与 AT 结合放大 AT 的抗凝效果至 1000 倍，后者可灭活以丝氨酸蛋白酶为活性中心的凝血因子（F II、F IX、F X、F XI、F XII）以抗 F II a 为主。UFH 的分子量为 8000～10000Da，皮下注射半衰期为 1.0～1.5 小时。肝素抗凝过程中可导致严重出血及少数患者发生肝素诱导血小板减少（heparin induced thrombocytophilia，HIT）甚至血栓形成的副作用，因此临床接受肝素抗凝治疗的患者必须进行监测。

（1）肝素活性　一般认为，预防血栓形成，肝素活性应该控制在 0.1～0.15U/ml；治疗用药时则控制在 0.3～0.7U/ml。

（2）AT：A　当 AT：A 高于 90% 时，肝素的抗凝效果较好，若低于 70% 则抗凝效果下降，低于 50% 则肝素丧失抗凝效果。

（3）血小板计数　肝素治疗时，血小板计数进行性降低会发生在少数患者，接受肝素治疗前应该进行血小板数量的检测，应用肝素 5 天后，若发现血小板计数逐步下降至治疗前的 50% 以下，需要考虑是否存在 HIT，经过临床评估后及时进行 PF$_4$ 肝素复合物（PF$_4$ - heparin complex）抗体（即 HIT 抗体）的检测。

（4）肝素治疗的采血时间　对结果的合理解释非常重要。若肝素制剂由输液泵 24 小时缓慢维持，则采血时间无固定要求；若是皮下注射，则一般设定 2 次注射的中点或下次治疗前采血。这样，可以比较客观地反映药物的峰浓度及谷浓度值。

3. 低分子肝素的监测　低分子肝素（low molecular weight heparin，LMWH）由普通肝素经过特定工艺降解制得，其分子量为 4000～6000Da，半衰期为 1.5～2.0 小时。LMWH 的抗凝活性仍然依赖 AT，但主要以抗 F X a 为主，其次是抗 F II a。使用时仅在以下特殊情况时需要实验室监测：剂量调整、超重患者、妊娠期妇女、新生儿以及治疗过程中出现出血或血栓症状的患者。

（1）抗凝活性　预防用药，一般控制在 0.1～0.15AXaU/ml。治疗用药：①每 12 小时用药一次，0.6～1.0AXaU/ml；②每 24 小时用药一次，抗凝活性控制在 0.85～1.3AXaU/ml。

（2）AT：A　LMWH 的抗凝效果，同样依赖于 AT 活性。若用药后发现抗凝效果不佳，需要及时监测 AT 活性，后者明显降低者，需要及时补充血浆以提高 AT 水平。

（3）血小板计数　LMWH 治疗时，血小板计数下降者较 UFH 少，但并不能完全排除 HIT 发生的可能性。所以抗凝治疗前后均应进行血小板数量的检测，发现血小板计数逐步下降至治疗前的 50% 以下，需要考虑是否存在 HIT，及时进行 HIT 抗体的检测。

（4）LMWH 治疗的采血时间　皮下注射，一般在用药 4 小时采血。

4. 新型口服抗凝治疗的监测　新型口服抗凝药分为"直接因子 X a 拮抗剂和直接因子 II a 拮抗剂"，代表性的药物分别是利伐沙班和达比加群。该类药物是单个因子直接拮抗剂，不依赖 AT，具有可预期的药代动力学和药效学，口服生物利用度高，双通道代谢，发挥作用迅速，不受饮食限制，所以一般情况下无需监测。但是，用药过量、急诊手术、妊娠、极端体重、儿童以及肾功能不全患者需要进行药物含量的检测。因子Ⅹa拮抗剂利伐沙班可以用抗Ⅹa试验评估；而因子Ⅱa拮抗剂达比加群浓度可以通过凝血酶时间（TT），稀释的凝血酶时间（dTT）和蝰蛇毒凝血时间（ecarinclotting time，ECT）来反映，各实验室应自行探索和建立相应界值。

二、溶栓治疗的监测

溶栓治疗的目的是通过溶栓药物（rt-PA、UK等）促进机体内部PL的生成，使血栓成分中的纤维蛋白溶解以达到使血管再通、缺血部位恢复再灌注的目的。但纤溶系统的激活在水解纤维蛋白的同时，也使Fg和其他凝血因子被水解从而造成出血。为避免血液的过度低凝，推荐溶栓治疗过程中维持Fg在1.0g/L以上，TT为正常对照值的1.5~2.5倍，FDP在30~40mg/L较为适宜。

三、抗血小板治疗的监测

由于血小板功能的多样性及检测手段的不甚完善，抗血小板治疗（常用药物有阿司匹林、氯吡格雷、替格瑞洛等）的监测一直存在争议。为保证治疗的获益，对抗血小板治疗的有效性进行检测，排除常见的阿司匹林和氯吡格雷抵抗十分必要；此外，抗血小板合并抗凝治疗若有出血并发症需要鉴别出血原因时，实验室检测也非常必要。抗血小板治疗常用的方法学包括不同诱导剂（阿司匹林用AA为诱导剂，P2Y12受体抑制剂用ADP为诱导剂）的血小板聚集功能检测，流式细胞术检测血小板表面P-选择素（CD41/CD61）、血栓弹力图的血小板图检测血小板的抑制率，血管扩张刺激磷酸蛋白（vasodilator stimulated phosphoprotein，VASP）的血小板反应指数检测等。

知识拓展

易栓症的基因诊断

易栓症是一组严重危害人民生命健康的疾病，已经称为全球第三的死亡原因。其风险因素涉及较多，有遗传性因素和获得性因素，对于反复发作的血栓性疾病的患者需要考虑遗传性因素的作用，开展基因诊断可以为此类患者的个性化抗凝治疗提供依据。易栓症的基因存在人群地域的差异，需要采用合适的基因诊断策略和手段，不可直接照搬相关突变热点。

❓ 思考题

答案解析

案例 患者，男，27岁，在校学生。

主诉：上腹痛1日余。

现病史：一日前晨起无明显诱因下出现上腹持续性隐痛，伴腹胀，呕吐，呕吐物为棕褐色内容物，无恶心，无发热，无胸闷胸痛，大便一次，成形，有排气。白细胞22×10⁹/L，中性粒细胞百分比91.1%，Hb 102g/L，RBC 3.56×10¹²/L，PLT 332×10⁹/L；肝肾功能相关指标正常。凝血相关检查：APTT 26秒/对照33秒，PT、TT、Fg均正常，FDP 15.2mg/L，D-二聚体5.3mg/L。腹部增强CT：门静脉干及分支、脾静脉、肠系膜上/下静脉栓塞，中下腹小肠管壁增厚水肿，周围肠系膜水肿、渗出，盆腔少量积液，脾脏强化不均。在当地医院急诊行抗感染、解痉止痛、禁食、抗凝治疗，无明显好转，为进一步治疗转至上级医院就诊。

既往史：否认肝炎、结核病史及接触史，否认外伤手术史，否认药物过敏史。既往体健，无特殊病史。

体格检查：腹平软，右侧腹部压痛，无反跳痛。

问题

（1）通过上述病史与检查结果，该患者可能的诊断是什么？需要与哪些疾病鉴别诊断？

（2）如要进一步确诊，还需要做的进一步检查项目是什么？

（3）请简述易栓症的实验室检测和分子诊断策略。

（王学锋　戴　菁）

书网融合……

重点小结

题库

PBL 实践教程

案例一

第一部分

患者，男，57 岁，以"胸肋部、腰部疼痛半个月"为主诉入院。入院前半个月余无明显诱因出现胸肋部、腰部疼痛，呈持续性，程度中等，未向他处放射，活动无明显受限，无关节肿胀、强直、破溃，无颜面红斑、环形红斑、皮疹，无口腔溃疡、光过敏、脱发，无头晕、头痛、胸闷，无咽痛、咳嗽、咳痰，无腹痛、腹泻，无颜面、四肢浮肿等，就诊省立医院，查血常规示 WBC 7.1×10^9/L，Hb 103g/L，PLT 243×10^9/L。胸部 CT 示双肺下叶及左肺上叶舌段感染性病变。查胸片示右第 6、左第 3 肋陈旧性骨折。胸、颈椎 MR 示胸椎退行性变 T_7、L_1 椎体压缩性骨折，颈椎退行性变，$C_{4/5}$、$C_{5/6}$、$C_{6/7}$ 椎间盘突出症。骨髓象示异常浆细胞占 45.5%。予头孢哌酮、舒巴坦、左氧氟沙星抗感染及对症治疗，上述症状未见明显好转，今为进一步治疗，就诊我院。

【讨论要点】

1. 浆细胞增高的疾病有哪些？
2. 浆细胞增高与骨痛、骨折是否有关？应如何解释？
3. 根据现有的信息，你的最初诊断是什么？
4. 患者肺部感染和本次病情有关联吗？为何对患者常规抗感染及对症治疗，症状未见明显好转。
5. 你打算进一步做什么检查以明确诊断？

第二部分

患者以"胸肋部、腰部疼痛半个月"为主诉入院。

入院体检：T 36.5℃，P 80 次/分，R 20 次/分，BP 130/70mmHg。神志清楚，全身皮肤黏膜无皮疹、黄染，浅表淋巴结未触及肿大。胸骨中下段压痛，双侧胸肋部压痛，双肺呼吸音清，未闻及干湿性啰音。心律齐，未闻及杂音。腹软，无压痛，全腹未触及包块，肝脾肋下未触及，肠鸣音4次/分，无振水音，讨贝氏区存在，移动性浊音阴性。脊柱无畸形，各棘突明显压痛。四肢关节无红肿压痛。双下肢无浮肿。

实验室检查：血常规示 WBC 5.43×10^9/L，Hb 87g/L，PLT 174×10^9/L。血涂片检查示红细胞呈缗钱状排列，可见浆细胞。骨髓象示骨髓增生明显活跃，粒∶红为 1.8∶1，异常浆细胞占 47%，该类细胞体积在 10～30μm，核为长圆形、偏心，核染色质排列细致，有核仁 1～2 个大而清楚。粒系增生欠活跃，各阶段比例均减低，形态无殊。成熟淋巴细胞形态比例无殊。巨核细胞数量中等，全片共 28 个，其中颗粒巨 26 个，产板巨 2 个，产血小板功能差（附图 1）。生化检查示总蛋白（TP）93.2g/L，白蛋白（ALB）20.7g/L，球蛋白（GLB）72.5g/L，尿素氮（BUN）8.2mmol/L，肌酐（CREA）270umol/L，Ca^{2+}：2.8mmol/L。

血清免疫学检查：血 β_2 微球蛋白 6.09μg/ml，尿 β_2 微球蛋白 > 2.5μg/ml，IgG 87.30g/L，免疫球蛋白 IgM 0.26g/L，IgA 0.47g/L，轻链 κ 2.28g/L，轻链 λ 42.80g/L；血 Ig 单克隆带检出，λ 单克隆带检出；尿 λ 单克隆带检出。

尿、粪常规大致正常。尿本周蛋白阴性。

心电图：大致正常。

胸、颈椎 MR 示胸椎退行性变 T_7、L_1 椎体压缩性骨折，颈椎退行性变，$C_{4/5}$、$C_{5/6}$、$C_{6/7}$ 椎间盘突出症。

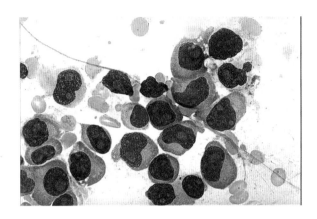

附图 1　该患者的骨髓象（×1000）

【讨论要点】

1. 这些实验室检查、辅助检查有何意义，哪些检查是必须的，哪些检查是不需要的？

2. 免疫球蛋白异常增高的病因有哪些？主要机制是什么？

3. 免疫球蛋白异常增高可能会引起哪些症状？

4. 单克隆性免疫球蛋白增高有什么临床意义？

5. 尿本周蛋白检查对诊断有意义吗？

6. β_2 微球蛋白检查的意义何在？

7. 该患者骨髓涂片中有何异常？如果患者拒绝行骨髓检查，应该如何与之进行沟通？

8. 放射性核素显像检查是否有必要？

9. 目前诊断是什么？

10. 排除继发性球蛋白增高的疾病：SLE、肝硬化、类风湿关节炎、肺部疾病、过敏性疾病、寄生虫感染、慢性感染如肺结核。

第三部分

患者骨髓检查报告示骨髓增生明显活跃，粒：红为 1.8：1，异常浆细胞占 47%。

血清免疫固定电泳 IgG 阳性，λ 链阳性。血、尿 β_2 微球蛋白升高。

我国 MM 的诊断标准如下。

骨髓中浆细胞 >15% 并有异常浆细胞（骨髓瘤细胞）或组织活检证实为浆细胞瘤。

血清中出现大量单克隆免疫球蛋白（M 成分）：IgG > 35g/L，IgA > 20g/L，IgD > 2.0g/L，IgE >2.0g/L，IgM >15g/L；或尿中单克隆免疫球蛋白轻链（本周蛋白）>1.0/24h。

结合患者的临床表现、实验室检查以及影像学等结果，根据国际骨髓瘤基金会提出的 2005 年最新 MM 国际分期标准，本例患者可诊断为多发性骨髓瘤Ⅲ期。完善相关检查、排除禁忌后予 PCD 方案化疗（万珂 2.4mg biw ×4 次 + CTX 0.4 biw ×4 次 + 地塞米松 40mg biw ×4 次），配合止呕、护肝、水化、碱化治疗，并予以天晴依泰缓解患者疼痛。治疗完成后，患者一般情况稳定，予以出院。

【讨论要点】

1. 还需进一步做何检查进行评价其严重程度？

2. 患者对治疗有何期望，你如何评价其治疗前景。

3. 如何评估其症状程度，有无改善的可能，如何减轻患者的骨痛。

4. 血清免疫固定电泳检查在诊断多发性骨髓瘤中的价值。

5. 多发性骨髓瘤分期标准。

6. 多发性骨髓瘤治疗方案如何选择？如何评价疗效？

7. 本例化疗方案涉及的各种药物作用机制是什么？

8. 多发性骨髓瘤的并发症应如何处理，如：贫血、腰痛、肾功能不全？

9. 骨骼破坏辅助检查的方法有 X 线，CT、MRI，各有何优势。

10. 如何预防进一步发展骨折？防止骨骼破坏的药物应用。

第四部分

本案例小结

本病例中心议题是：免疫球蛋白异常升高的原因、机制、相关的实验室检查、诊断，以及如何根据循证医学合理选择实验室检查。

本教案在血液导流的基础和临床方面主要讨论点如下。

1. 免疫球蛋白增高的临床意义。

2. 免疫球蛋白生理机制。

3. 浆细胞疾病诊断及鉴别诊断

4. 多发性骨髓瘤的临床表现和实验室检查。

5. 多发性骨髓瘤诊断及分期标准。

6. 血清免疫固定电泳检查在诊断多发性骨髓瘤中的价值。

7. 多发性骨髓瘤治疗方案如何选择？

8. 多发性骨髓瘤的并发症及处理

9. 检查骨骼破坏的辅助检查方法 X 线、CT、MRI 等在多发性骨髓瘤诊疗中的应用。

10. 如何预防进一步发展骨折？防止骨骼破坏的药物应用。

11. 在疾病诊治过程中医患之间的沟通技能。

多发性骨髓瘤的诊断思路见图（附图 2）。

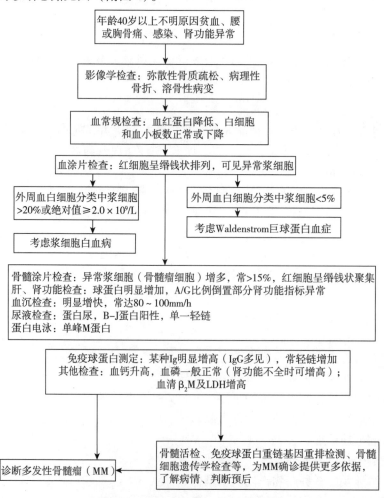

附图 2 多发性骨髓瘤的诊断思路

案例二

第一部分

周六下午的急诊室，来了一位年轻的女性患者（26 岁），鼻中塞有消毒棉以止血。患者自诉从昨晚开始流鼻血，牙龈也有出血。她告诉你，她的小腿皮肤上有许多散在的红色斑点，非常困扰她，已有一个月。

患者无发热、寒战、恶心、呕吐、腹部疼痛或关节痛。患者自诉来就诊前 2 周有过上呼吸道感染，服用过阿莫仙，没有明显的药物反应，目前已经痊愈。月经正常，最后一次月经大概是 2 周前。既往无鼻衄、淤紫或关节积血等出血过多的情况。无家族异常出血史，无特殊服药史。

【讨论要点】

1. 何为出血性疾病？引起出血的原因有哪些？

2. 试述止凝血机制？

3. 出血的时间和类型对临床诊断有价值吗？

4. 出血性疾病的问诊应包括哪些方面，其对诊断有何价值？

5. 根据现有的信息，你的最初诊断是什么？

6. 你打算进一步做什么检查以明确诊断？

7. 该患者上呼吸道感染和本次病情有关联吗？

8. 哪些药物会引起出血？

第二部分

患者具体检查情况如下。

体格检查：T 36.8℃，P 86 次/分，R 20 次/分，BP 110/70mmHg，其他无明显阳性体征。无热度，神志清楚，定位感好，神经系统检查无异常，表现有一些焦虑。无明显黄疸和苍白。鼻衄和齿龈有少量渗血。双下肢皮肤可见分布大量鲜红色或暗红色的淤点、淤斑（附图 3）。关节无肿胀及畸形。浅表淋巴结未触及，无肝脾肿大。

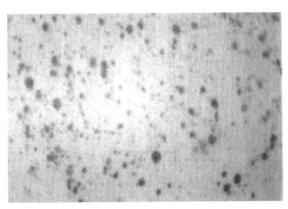

附图 3　患者体检下肢所见的紫癜

血常规：Hb 130g/L，RBC 4.14×10^{12}/L；WBC 8×10^9/L；PBL 16×10^9/L。

出凝血检查：PT 12 秒（正常对照 13 秒），APTT 36 秒（正常对照 34 秒），TT 16 秒（正常对照 17 秒），血浆硫酸鱼精蛋白副凝固（3p）试验阴性，血浆 D - 二聚体 0.5mg/L，纤维蛋白原 3.5g/L，束臂试验阳性，出血时间 8 分钟，血块收缩试验：24 小时未完全收缩。

尿血红蛋白定性试验为阴性。

肝肾功能正常，总胆红素13.2μmol/L，直接胆红素4.8μmol/L，间接胆红素8.4μmol/L，白蛋白22g/L，球蛋白22g/L。

免疫球蛋白PAIgG>78.8ng/10^7血小板，PAC3>18.0ng/10^7血小板。

抗人球蛋白试验（Coombs）阴性，抗核抗体（ANA）阴性，抗线粒体抗体阴性，抗双链DNA（抗ds-DNA）抗体阴性，抗Sm抗体阴性，类风湿因子（RF）阴性。

其他检查：胸部X线、心电图检查正常。腹部B超：肝脾不大。

【讨论要点】

1. 试述PT、APTT检查的临床意义？

2. 如果血常规显示血小板减少，则患者是否真的一定是血小板减少？

3. 血小板减少的原因有哪些？主要机制是什么？

4. 如何利用出凝血的相关实验室检查来诊断出凝血疾病？

5. 上述所做的检查对于该患者是否都是必须的？

6. 目前你的诊断是什么？

7. 进一步你将选择做什么检查？

8. 患者为什么会表现出焦虑？你将如何处理？

第三部分

（一）

患者的骨髓检查报告显示（附图4、5）：骨髓增生活跃，G：E为1.81：1；粒系增生，占有核细胞的56%，各阶段比例形态大致正常；红系增生，占有核细胞的31%，中、晚幼红为主，成熟红细胞大致正常，淋巴细胞占10%；全片见巨核细胞183个，其中幼稚巨核细胞占18%，颗粒巨核细胞占72%，巨核细胞裸核10%，未见产板型巨核细胞，血小板少见呈大小不一、可见巨大血小板、内容物颗粒少。

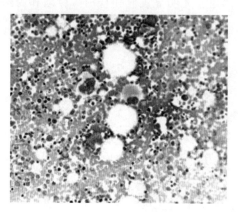
附图4 该患者的骨髓象（×200）

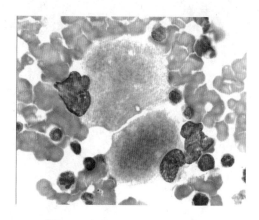
附图5 该患者的骨髓象（×1000）

【讨论要点】

1. 试述骨髓检查的临床意义？

2. 骨髓检查报告单中包含的要素有哪些？

3. 该患者是否需要做骨髓检查？从该患者的骨髓报告结果中你可以得出什么结论？

4. 目前你是否可以排除继发性血小板减少性紫癜，如SLE、AA、急性白血病、Evans综合征、TTP、DIC等。

（二）

该患者就诊当天即于输注浓缩血小板 5U，泼尼松 60mg/d（1mg/kg·d），丹那唑 0.2g，每日 3 次；第二天复查 PLT 40×10^9/L，患者皮肤无新鲜淤点。但第 4 天，皮肤又出现新的淤点，PLT 20×10^9/L，再次输注浓缩血小板 5U；第六天复查 PLT 19×10^9/L，即予大剂量静脉输注免疫球蛋白，共 5 天，疗程后血小板计数逐渐恢复，一个月后患者 PLT 110×10^9/L。泼尼松逐减，随访观察。

【讨论要点】

1. 试述 ITP 的治疗原则？

2. 该患者自行缓解的可能性大吗？

3. 该患者输注血小板是否有效？

4. 如果该患者缓解后又复发，你考虑下一步的治疗措施是什么？

5. 如果切脾治疗患者难以接受，应如何向患者解释沟通以保持良好医患关系？

第四部分

本病例小结如下。

本病例中心议题是：出凝血的机制，出血性疾病（血小板减少）的实验室检查和诊断。以及如何从减轻患者经济负担角度出发，根据循证医学合理选择实验室检查。

1. 引起血小板减少的原因 ①血小板生成减少；②血小板生存时间缩短（破坏增多、消耗增多）；③分布异常（多见于脾大、脾功能亢进）；④血液稀释（如大出血后反复输血、输入大量库存血等）。

2. 骨髓异常浸润 例如恶性肿瘤、骨髓纤维化，因化学、药物或射线病毒所致的骨髓增生低下可引起血小板生成减少。在这些病例中，血小板减少通常伴有白细胞和红细胞的异常造血。血小板生存时间缩短是另一个引起血小板减少的原因，生存时间缩短可以是血小板破坏增加，如 ITP（抗血小板 IgG 抗体引起），药物引起的血小板减少性紫癜，继发性免疫性紫癜（如淋巴瘤，狼疮，感染 HIV 1），以及输血后紫癜；也可以是血小板消耗过多，如 DIC，HUS，TTP。

3. 免疫性血小板减少性紫癜 因抗体黏附于血小板后在脾脏破坏增加，也可以影响骨髓生成血小板。急性 ITP 常见于幼儿，通常是上呼吸道感染后，并且往往是自限性的。儿童，ITP 病程常 3～6 个月。成人往往是隐匿性或亚急性，常见于 20～40 岁的女性，持续数月到数年，少有自发缓解。患者临床特征是血小板减少，淤点或黏膜出血，没有系统性中毒，没有淋巴结或肝脾肿大，除了血小板外周血细胞计数和血涂片正常。ITP，抗血小板抗体谨慎使用，因为常见假阳性，骨髓象显示巨核细胞增加但其他正常。

4. PT、APTT、TT 联合应用

（1）PT、APTT、TT 均正常　除正常人外，可见于遗传性与获得性因子 XIII 缺陷、α_2 抗纤溶酶缺陷、血小板质与量异常、血管壁异常所致的出血和凝血因子的亚临床轻度缺陷。

（2）PT 延长、APTT、TT 正常　多为遗传性或获得性因子 VII 缺乏。

（3）APTT 延长、PT、TT 正常　常见于内源凝血因子缺陷，如血友病、血管性血友病、因子 XI 缺陷症和获得性因子 VIII、IX 缺乏症、凝血因子抑制物、狼疮抗凝物等。

（4）PT、APTT 延长、TT 正常　见于遗传性或获得性因子 I、II、V、X 缺陷症。

（5）PT、APTT 和 TT 均延长　见于异常抗凝物，如肝素和 FDP 增多、纤维蛋白原缺乏或分子结构异常、多发性骨髓瘤、巨球蛋白血症等。

5. 血小板减少治疗 明确血小板减少的病因给予正确的治疗。如果明确诊断为 ITP，治疗很简单。ITP 患儿 80%，6 周内自发缓解，但成人很少见。许多医生治疗患者特别是成人患者，口服类固醇，每千克体重 1～2mg 强的松。通常不需要输注血小板除非危及生命的情况下，因为 ITP 输注的血小板生存时间只有几分钟。脾脏可破坏结合抗体的血小板，患者对强的松无反应可考虑脾切除。当血小板计数小于10^9，通常采用静脉注射免疫球蛋白（IVIg），同时使用类固醇。切脾无效时可使用免疫抑制剂。

血小板减少疾病的诊断思路如下（附图6）。

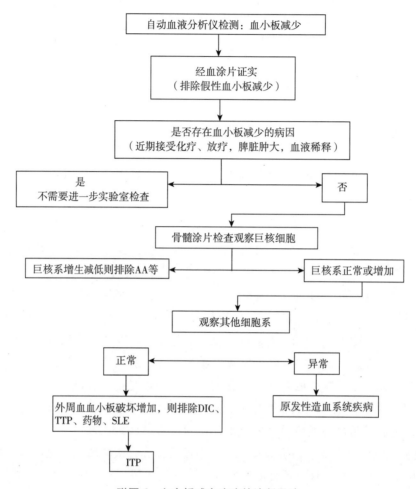

附图6　血小板减少疾病的诊断思路

（戴　菁）

参考文献

［1］中国中西医结合学会检验医学专业委员会.急性白血病系别判断的流式细胞免疫分型专家共识［J］.中华检验医学杂志, 2021, 44（12）: 1113－1125.

［2］中华医学会血液学分会白血病淋巴瘤学组.成人急性髓系白血病（非急性早幼粒细胞白血病）中国诊疗指南（2023年版）［J］.中华血液学杂志, 2023, 44（9）: 705－712.

［3］Joseph DK, Erie S, Oussama A, et al. The 5th edition of the World Health Organization Classification of Haematolymphoid Tumours: Myeloid and Histiocytic/Dendritic Neoplasms. Leukemia［J］. Leukemia, 2022, 36（7）: 1703－1719.

［4］王霄霞, 夏薇, 龚道元.临床骨髓细胞检验形态学［M］.北京: 人民卫生出版社, 2019.

［5］刘艳荣.实用流式细胞术血液病篇［M］.2版.北京: 北京大学医学出版社, 2023.

［6］裴彩霞, 詹茜, 刘岑鸟.34例成人系别模糊的急性白血病病例分析［J］.中华血液学杂志, 2023, 44（11）: 940－944.

［7］中国临床肿瘤学会指南工作委员会.中国临床肿瘤学会（CSCO）恶性血液病诊疗指南2024［M］.北京: 人民卫生出版社, 2024.

［8］中华医学会血液学分会白血病淋巴瘤组.成人急性髓系白血病（非急性早幼粒细胞白血病）中国诊疗指南（2023版）［J］.中华血液学杂志, 2023, 44（9）: 705－712.

［9］中华医学会血液学分会实验诊断学组.急性髓系白血病微小残留病检测与临床解读中国专家共识（2021年版）［J］.中华血液学杂志, 2021, 42（11）: 889－897.

［10］中华医学会血液学分会实验诊断学组.急性淋巴细胞白血病微小残留病检测与临床解读中国专家共识（2023年版）［J］.中华血液学杂志, 2023, 44（4）: 267－275.

［11］尹为华, 李小秋.第5版WHO造血与淋巴组织肿瘤分类组织细胞/树突细胞肿瘤及淋巴组织间质源性肿瘤解读［J］.中华病理学杂志, 2024, 53（1）: 12－15.

［12］Allen CE, Merad M, Mcclain KL. Langerhans－cell histiocytosis［J］. N Engl J Med 2018, 379（9）: 856－868.

［13］Xu J, Huang X, Wen Y, et al. Systemic juvenile Xanthogranuloma has a higher frequency of ALK translocations than *BRAF* V600E mutations［J］. J Am Acad Dermatol, 2023, 88（3）: 656－659.

［14］中国医师协会血液科医师分会, 中华医学会儿科学分会血液组, 噬血细胞综合征中国专家联盟.中国噬血细胞综合征诊断与治疗指南（2022版）［J］.中华医学杂志, 2022, 102（20）: 1492－1499.

［15］沈悌, 赵永强, 血液病诊断及疗效标准［M］.4版.北京: 科学出版社.2018.